DIE CHIRURGIE DER HANDVERLETZUNGEN

VON

Dr. J. ENDER
LEITENDER ARZT DER UNFALLABTEILUNG
DES A. Ö. LANDESKRANKENHAUSES STEYR

Dr. H. KROTSCHECK
ASSISTENT IM ARBEITSUNFALLKRANKENHAUS XII
DER ALLGEM. UNFALLVERSICHERUNGSANSTALT WIEN

Dr. R. SIMON-WEIDNER
LEITENDER ARZT DER CHIRURGISCHEN ABTEILUNG
DER STÄDT. KRANKENANSTALTEN ESSLINGEN/N.

ALLE FRÜHER UNFALLKRANKENHAUS WIEN (VORSTAND PROF. DR. L. BÖHLER)
DER ALLGEMEINEN UNFALLVERSICHERUNGSANSTALT

MIT 179 ZUM TEIL FARBIGEN ABBILDUNGEN
(474 EINZELBILDERN)

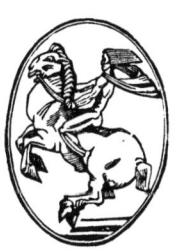

WIEN

SPRINGER-VERLAG

1956

ISBN-13: 978-3-7091-7857-7   e-ISBN-13: 978-3-7091-7856-0
DOI: 10.1007/978-3-7091-7856-0

ALLE RECHTE, INSBESONDERE DAS DER ÜBERSETZUNG
IN FREMDE SPRACHEN, VORBEHALTEN

OHNE AUSDRÜCKLICHE GENEHMIGUNG DES VERLAGES IST ES AUCH NICHT
GESTATTET, DIESES BUCH ODER TEILE DARAUS AUF PHOTOMECHANISCHEM
WEGE (PHOTOKOPIE, MIKROKOPIE) ZU VERVIELFÄLTIGEN

© BY SPRINGER-VERLAG IN VIENNA 1956
Softcover reprint of the hardcover 1st edition 1956

UNSEREM LEHRER
PROF. DR. LORENZ BÖHLER
IN DANKBARER VEREHRUNG GEWIDMET

Vorwort

Vielfältig und unendlich groß ist die Zahl der Handverletzungen. Ein Drittel aller Arbeitsunfälle betreffen Hand und Finger. Bedenkt man, daß in Österreich 1952 bei der Allgemeinen Unfallversicherungsanstalt allein von 130 265 Arbeitsunfällen 36,75% Hand- und Fingerverletzungen waren, und daß bei den westdeutschen gewerblichen Berufsgenossenschaften im selben Jahr 1,6 Millionen Arbeitsunfälle zur Meldung kamen, bei denen der Prozentsatz der Hand- und Fingerverletzungen etwa gleich hoch war, dann erkennt man, welch ungeheure Bedeutung diese Verletzungen und deren Heilung für die Arbeitskraft eines Volkes haben. Auch die rein wirtschaftliche Bedeutung dieser Verletzungen nicht nur für die Betroffenen, sondern auch für die Gesamtheit, läßt sich an Hand dieser Zahlen leicht ermessen.

Es ist ein großes Verdienst BÖHLERS, als einer der ersten dies erkannt und der Behandlung der Hand- und Fingerverletzungen besonderes Augenmerk geschenkt zu haben. Sein Schüler KRÖMER hat 1938 in dem Buch „Die verletzte Hand" die damaligen Erfahrungen am Unfallkrankenhaus Wien zusammengefaßt.

In den Vereinigten Staaten war es vor allem STERLING BUNNELL, der in seiner unübertroffenen Lebensarbeit der Technik und Methodik der Handchirurgie neue Gesichtspunkte verliehen und sie in seinem Buch „Surgery of the Hand" mitgeteilt hat. Unter seinem Einfluß hat dieses Gebiet der Chirurgie in den letzten 15 Jahren einen großen Aufschwung genommen und eine bedeutende Erweiterung erfahren. Wir hatten oft Gelegenheit, im Unfallkrankenhaus Wien diese Methoden anzuwenden.

Das vorliegende Buch hat den Zweck, dem praktischen Arzt alle Möglichkeiten der modernen Handchirurgie insbesondere auf Grund der reichen, im Unfallkrankenhaus Wien gewonnenen Erfahrungen vor Augen zu führen und dem Chirurgen die Methoden in einfacher Form nahezubringen und ihm eine schnelle Orientierung zu ermöglichen.

Dem Springer-Verlag verdanken wir die Anregung zur Herausgabe des Buches sowie großzügigstes Entgegenkommen bei der Ausstattung.

Wien, den 30. Oktober 1956.

Josef Ender

Hans Krotscheck   **Rolf Simon-Weidner**

Inhaltsverzeichnis

Seite

Bau und Funktion der Hand 1

Die Hand als Greif- und Tastorgan 1
Die Grundformen des Greifens 1
    Welches sind die einfachsten Greifformen? 1.
    Der Daumen 2
        Die Beweglichkeit des Daumens 2
        Opposition und Reposition 2. — Adduktion und Abduktion des Daumens 3.
    Der Handteller 6
    Die dreigliedrigen Finger 6
        Die bewegenden Kräfte der Finger 7
        Die langen Beuger 9. — Die oberflächlichen Beuger 9. — Die langen Fingerstrecker 10. — Die Streckaponeurose 10. — Der Sehnengleitapparat 11.
    Das Handgelenk 12
    Die Nerven der Hand 12
        Folgen nach Totaldurchtrennung eines gemischten Nerven an der Hand 12
        Verlauf und Lähmungsform des Nervus radialis 12. — Verlauf und Lähmungsform des Nervus medianus 13. — Verlauf und Lähmungsform des Nervus ulnaris 13.
        Die sensible Nervenversorgung 14
        Das sensible Endgebiet des Nervus radialis 14. — Das sensible Endgebiet des Nervus ulnaris 14. — Das sensible Endgebiet des Nervus medianus 15.
        Vegetative Ausfallserscheinungen an der Hand nach Nervenverletzungen 16
    Die Blutversorgung 16
    Koordination und Stabilisierung der Gelenke 17
    Die Ruhe- und Funktionsstellung der Hand und der Finger 18

Die Behandlung der frischen Hand- und Fingerverletzungen 19

    A. Die Behandlung der geschlossenen Hand- und Fingerverletzungen 19
    Finger- und Handquetschungen 19
        Behandlung 19.
    Zerrungen der Gelenksbänder 20
        Zerrung der Fingergelenke 20
        Zerrung des Handgelenkes 20
    Zerreißungen der Gelenkbänder der Finger 20
    Die Verrenkung der Fingergelenke 22
    Die Handgelenksverrenkungen 22
        Die Verrenkung der Hand im Radiokarpalgelenk 22
        Die interkarpale Verrenkung der Hand 23
        Die perilunäre Verrenkung der Hand 23
        Die perilunären Verrenkungsbrüche 25
        Verrenkungen im Karpometakarpalgelenk 26

Seite

Die frischen geschlossenen Knochenbrüche im Bereich der Hand 29
  Die Brüche der Handgelenksgegend 29
    Der Bruch der Speiche an typischer Stelle 30
      Behandlung 30. — Behandlung der Brüche mit Verschiebungen 30.
    Der volare Verrenkungsbruch der Speiche an typischer Stelle 33
      Die Transfixation im Gipsverband 33.
    Epiphysenlösungen am distalen Speichenende 34
    Kahnbeinbrüche der Hand 34
      Die Erkennung 35. — Brüche der Tuberositas des Kahnbeines 36. — Brüche
      des Kahnbeinkörpers 36. — Behandlung frischer Kahnbeinbrüche 36.
  Die Brüche der Mittelhandknochen 38
    Häufigkeit 38.
    Brüche des 1. Mittelhandknochens 38
    Der Verrenkungsbruch an der Basis des 1. Mittelhandknochens (BENNET) 38
      Behandlung frischer BENNETscher Verrenkungsbrüche 38.
    Brüche an der Basis des 1. Mittelhandknochens 39
    Schaftbrüche des 1. Mittelhandknochens 40
    Brüche der Mittelhandknochen II bis V 40
      Einrichtung und Ruhigstellung 41.
    Serienbrüche des 2. bis 5. Mittelhandknochens 42
      Die Osteosynthese der Mittelhandknochen 42.
    Die subkapitalen Brüche des 5. Mittelhandknochens 43
    Epiphysenlösungen der Mittelhandknochen 43
  Fingergliedbrüche 44
    Brüche des Grundgliedes 44
    Brüche des Mittelgliedes 44
    Brüche des Endgliedes 44
      Behandlung der Schaftbrüche 44.
    Gelenksbrüche der Finger 46
      Behandlung 46.

B. Die Behandlung der offenen Hand- und Fingerverletzungen 46
    Die Untersuchung frischer offener Handverletzungen 46.
  Die Wundbehandlung 48
    a) Die konservative Wundbehandlung 48. — b) Die operative Wundbehandlung 49.
  Die Technik der Wundausschneidung 49
  Allgemeiner Behandlungsplan 50
    Blutleere 51. — Ausschneiden der Haut und Schnittführung 52.
  Die Verletzung der Fingernägel 54
  Die Versorgung frischer Hautwunden 54
  Die Versorgung von Wunden mit Hautverlust 55
    Verschiebelappen 56
    Die freie Hauttransplantation 58
      Der Vollhautlappen nach WOLFE-KRAUSE 58. — Flächenplastik nach THIERSCH,
      Dermatomlappen 60. — Plastik nach REVERDIN 60.
    Die gestielte Lappenplastik 61
    Deckung eines Hautdefektes am Finger durch einen gestielten Lappen vom
    Nachbarfinger 64. — Übersicht der Möglichkeiten zur Deckung von Hautdefekten bei frischen Handverletzungen 69. — Technik der Bildung und Übertragung von Hauttransplantaten 69.
  Die Verbrennung 78
  Die Behandlung offener Knochenbrüche 79
    Die offenen Brüche der Speiche an typischer Stelle 80
    Die offenen Brüche des 1. Mittelhandknochens 80
    Die offenen Brüche des 2. bis 5. Mittelhandknochens 82
    Die offenen Brüche der Fingerglieder 82

Die Behandlung offener Gelenksverletzungen und Verrenkungen 84
Die Behandlung frischer offener Nervenverletzungen 84
    Die Technik der primären direkten Nervennaht 84. — Die Regeneration verletzter Nerven 85.
Die Behandlung von frischen offenen Sehnenverletzungen und Durchtrennungen 88
    Die Behandlung der teilweisen Sehnendurchtrennung 88. — Die Behandlung der vollständigen Sehnendurchtrennung 88.
  Die Technik der Sehnennaht 90
    Die Schnittführung 91. — Blutleere und örtliche Betäubung 91. — Nahttechnik 91. — Die Achternaht 91. — Die Doppelrechtwinkelnaht 91. — Die versenkte Sehnennaht nach BUNNELL 91. — Reinsertion einer Sehne am Knochen des Endgliedes 93.
  Versorgung durchtrennter Sehnen im Beugebereich 94
    Beugesehnendurchtrennungen an einem dreigliedrigen Finger 94
      Ausfallserscheinungen 94. — Die Durchtrennung beider Beugesehnen im Sehnenkanal der dreigliedrigen Finger 94. — Isolierte Durchtrennung der oberflächlichen Beugesehne an einem dreigliedrigen Finger 94. — Isolierte Durchtrennung der tiefen Beugesehne an einem dreigliedrigen Finger 94.
    Durchtrennung der Beugesehnen in der Hohlhand 95
    Durchtrennung der langen Beugesehne am Daumen 95
      Ausfallserscheinungen 95.
    Durchtrennung der Beugesehnen oberhalb des Handgelenkes 97
    Durchtrennung der Sehne des Flexor carpi radialis oder ulnaris 98
  Versorgung durchtrennter Sehnen im Streckbereich 98
    Durchtrennung der Strecksehnen am Daumen 99
      Frische Sehnendurchtrennungen im Strecksehnenbereich des Daumens 99.
    Durchtrennung der Streckaponeurose an den Fingern 100
      Der gedeckte Riß der Streckaponeurose über dem Grundgelenk 100. — Behandlung 100. — Der gedeckte Riß der Streckaponeurose über dem Mittelgelenk 100. — Behandlung 100. — Behandlung der offenen Durchtrennungen der Strecksehne über den Mittelgelenken 101. — Behandlung des subkutanen Risses der Strecksehne über dem Endgelenk 101.
    Frische Durchtrennung der Strecksehnen des 2. bis 5. Fingers am Handrücken 102
      Behandlung 102.
    Frische, gleichzeitige Durchtrennung von Beuge- und Strecksehnen 104
      Behandlung 104.
    Nachbehandlung und Fixation von Sehnennähten 104

Die Behandlung nicht frischer offener Hand- und Fingerverletzungen 104

Veraltete Verletzungen der Hand und Finger 107
  Untersuchung veralteter Verletzungen 107
  Allgemeiner Behandlungsplan 108
  Zusammenfassung 109
Die Korrektur von Narben an der Hand 110
  Korrektur von schmerzhaften Fingerstümpfen 113
Veraltete Gelenksverletzungen 113
Die Kapsulektomie 115
Die Gelenksplastik 117
  Plastik des Grundgelenkes eines dreigliedrigen Fingers 118
Die Gelenksresektion 118
Die Bandplastik 119
  Technik 119
Die Arthrodese 119
  Die Technik der Handgelenksarthrodese 122
  Arthrodese des Handgelenkes bei einem Speichendefekt 123
  Die Arthrodese der Karpometakarpalgelenke II bis V 123

Seite

Die Arthrodese des Sattelgelenkes am Daumen 125
    1. Die Bolzungsarthrodese 125. — 2. Extraartikuläre Arthrodese des Daumensattelgelenkes (FOERSTER) 126.
Die Arthrodese der Fingergelenke.. 126
    Stellung der Fingergelenke bei Arthrodesen 129

Veraltete Knochenbrüche der Hand und Finger 131
  Veraltete Brüche der Speiche an typischer Stelle................................ 131
    Die operative Korrektur 131
    Die Entfernung des Ellenköpfchens 133
  Veraltete Kahnbeinbrüche und Pseudarthrosen des Kahnbeines 133
    1. Behandlung bei verbreitertem Bruchspalt 133
    2. Behandlung bei Brüchen mit Resorptionshöhlen an den Bruchenden 133
    3. Behandlung der Kahnbeinpseudarthrosen................................. 134
      Die Technik der Pseudarthrosenbehandlung des Kahnbeines durch Spanverpflanzung 134. — Die Totalexstirpation des Kahnbeines 135. — Die Teilexstirpation des zentralen Fragmentes 135. — Die Arthrodese des Handgelenkes 135. — Die Teilarthrodese des Handgelenkes 135.
  Die Behandlung veralteter BENNETscher Verrenkungsbrüche...................... 137
    Die operative Einrichtung... 137
  Veraltete Brüche und Pseudarthrosen der Mittelhandknochen..................... 138
  Der Verlust eines Metakarpalköpfchens 138
  In Fehlstellung geheilte Fingerbrüche 139
  Behandlung von Pseudarthrosen der Fingerglieder 141

Veraltete Nervenverletzungen 142
  1. Die motorischen Ausfallserscheinungen an der Hand nach Nervenverletzungen..... 142
  2. Die sensiblen Ausfallserscheinungen... 142
  3. Vegetative Ausfallserscheinungen an der Hand nach Nervenverletzungen 143
    Die vasomotorischen Störungen nach Nervenverletzungen 143
    Die trophischen Störungen nach Nervenverletzungen.......................... 143
    Die sekretorischen Störungen nach Nervenverletzungen 143
    Die Atrophie nach Nervenverletzungen...................................... 143
    Die Kontraktur nach Nervenverletzungen................................... 144
    Die elektrische Erregbarkeit bei Nervenverletzungen 144
  Behandlung nicht mehr frischer Nervenverletzungen 145
    Anzeige zur operativen Freilegung eines Nerven.............................. 147
    Gegenanzeigen zur operativen Freilegung eines Nerven 148
  Die operative Behandlung veralteter Nervenverletzungen......................... 148
    Die Technik der direkten Nervennaht 148
      1. Die Einnahme der Entspannungsstellung 149. — 2. Die Mobilisierung der Nerven 149. — 3. Nervenverlagerung 149. — 4. Kürzung von Knochen 150. — 5. Die allmähliche Dehnung zur Verlängerung der Nerven 150. — 6. Die freie Nerventransplantation zur Überbrückung größerer Defekte 150.
    Die Technik der Querschnittvereinigung..................................... 151
      Die Technik der Nervennaht 151. — Die partielle Nervennaht 151. — Die äußere Neurolyse 151. — Die innere Neurolyse 152. — Nochmalige Operation 152.

Die veralteten Sehnenverletzungen 154
  Die sekundäre Versorgung durchtrennter Sehnen 154
    Veraltete Durchtrennung der Strecksehne am Daumen........................ 155
      Technik der Verpflanzung der Indicis-proprius-Sehne auf die lange Daumenstrecksehne 155.
    Veraltete Strecksehnendurchtrennungen am Handrücken 155
    Veraltete Strecksehnendurchtrennungen über End- und Mittelgelenk 157
    Die FOWLER-Plastik 157
    Veraltete Durchtrennungen der Streckaponeurose über den Grund- und Mittelgliedern der Finger 158

Seite

Veraltete Durchtrennung beider Beugesehnen am Unterarm 158
Veraltete Beugesehnendurchtrennungen in der Hohlhand 159
Veraltete Durchtrennungen der langen Daumenbeugesehne in der Hohlhand 159
Veraltete Durchtrennungen der Beugesehnen im „Niemandsland" 159
Die freie Sehnenverpflanzung... 159
    Die Technik der freien Sehnenverpflanzung 160.
   Ersatz der tiefen Beuger.. 164
    Fixation von Beugesehnennähten und Sehnenplastiken 164.
Sehnenverpflanzungen (Transposition) zur Wiederherstellung der Funktion nach irreparablen Nervenlähmungen oder Muskeldefekten (Muskel-Sehnen-Plastik)........... 164
   Sehnenplastik bei Radialislähmung... 165
   Sehnentransposition mit freien Sehnenverpflanzungen zur Wiederherstellung der Funktion nach Defekt der Streckmuskulatur und ihrer Sehnen................. 167
   Ersatzoperationen bei Medianuslähmung... 169
   Ersatzoperationen bei Opponenslähmung.. 169
   Die Sehnenverpflanzungen bei Opponenslähmung............................... 169
   Die Ersatzoperationen bei Ulnarislähmung....................................... 172
    Der Ersatz des M. interosseus I und die Wiederherstellung der Abduktion des Zeigefingers 173. — Die Korrektur der Krallenhand durch den Ersatz der Mm. interossei I bis IV 173. — Die Technik der Verpflanzung der oberflächlichen Beugesehnen auf die Streckaponeurose 174.
   Die kombinierte Medianus- und Ulnarislähmung................................. 176

Die Amputationen an der Hand und den Fingern..................................... 177
   Amputation am Endglied 178
   Amputation am Mittelglied 178
   Amputation am Grundglied 178
   Amputationen der Mittelhand 178
  Technik der Fingerkürzungen... 179
   Nachbehandlung nach Fingeramputationen...................................... 179

Ersatzoperationen bei Fingerverlust 180
   Die Phalangisation 181
    Technik der Spalthandbildung nach KREUZ 181. — Die Methode von HILGENFELDT, Verlängerung des 1. Mittelhandknochens durch Aufstockung mit dem 2. Mittelhandknochen bei Verlust des 1. und 2. Fingers 182. — Drehosteotomie des 5. Fingers 185.
   Der Daumenersatz nach NIKOLADONI... 186
    Technik der Bildung einer Bauchhautwalze und Einpflanzung eines Knochenspanes 186.
   Die Fingerauswechslung... 187
    Die Fingerauswechslung nach LUKSCH (1903) und HILGENFELDT 187. — Die Technik der Auswechslung des Mittelfingers zum Daumen nach HILGENFELDT 188.
   Bildung eines Gegengreifers zum Daumen bei Verlust des 2. bis 5. Fingers....... 191

Die DUPUYTRENsche Kontraktur.. 192
    Die Behandlung 192. — Die Operationstechnik 192. — Nachbehandlung 195.

Die VOLKMANNsche ischämische Kontraktur... 195

Die lokale ischämische Muskelkontraktur der Hand................................... 198

Die Infektionen 199
   Allgemeines... 199
   Einteilung der Infektionen 200
   Allgemeines über die Behandlung 200
   Art der Betäubung.. 200
   Blutsperre.. 200
   Art des Eingriffes... 200

	Seite
Die Infektion der Lymphwege	201
Das Panaritium cutaneum	202
Das Kragenknopfpanaritium	202
Die Paronychie	202
Das Panaritium subunguale	202
Das Panaritium subcutaneum	203
Die oberflächlichen Eiterungen an der Streckseite der Finger und am Handrücken	203
Das Panaritium tendinosum	203

  Die Behandlung des Panaritium tendinosum des 2. bis 4. Fingers 204. — Die Behandlung des Panaritium tendinosum des Daumens und des 5. Fingers 204.

Auf den Vorderarm fortschreitende Handphlegmonen	206
Der Schwielenabszeß	206
Die Infektion der Faszienräume der Hohlhand	206
Das Panaritium osseum	207
Die Infektion der Gelenke	207
Literaturverzeichnis	209
Sachverzeichnis	237

Bau und Funktion der Hand

Die Hand als Greif- und Tastorgan

Der Wiener Anatom Hyrtl hat in seinem Handbuch der topographischen Anatomie, das um die Mitte des vorigen Jahrhunderts erschienen ist, die Bedeutung und Funktion der menschlichen Hand mit folgenden Worten beschrieben:

„Im allgemeinen stellt die Hand im gestreckten Zustand eine Art Schaufel dar, welche sich der Gestalt der zu ergreifenden Körper mit Leichtigkeit anschmiegen kann und die kräftigsten sowie die zartesten Bewegungen mit berechneter Sicherheit ausführt. Ihr Bau macht sie vorzugsweise zu einem ergreifenden Organ und durch das Greifen zu einem für tausendfache Zwecke dienstbaren Werkzeug. Die Hand ist es, welche dem Geist die Macht zur Ausführung seiner Gedanken verleiht, durch die er die verschiedenen Formen der Materie beherrscht, bildet, schafft und zu den mannigfaltigsten Zwecken verwendet. Sie ist die allzeit fertige Dienerin und Vollstreckerin seiner Geheiße. In ihren zahllosen Bewegungen kombinieren sich Kraft, Schnelligkeit und Leichtigkeit auf die vollkommenste Weise.

Als Trägerin des Tastsinnes steht sie in den ersten Monaten der Kindheit nur den Lippen an Feinheit des Gefühls nach. Erst durch Übungen erlangt die Hand später jene richtige und höchst geläufige Gebrauchsweise, durch welche die Tastwahrnehmung unter allen Sinnesperzeptionen am wenigsten Täuschungen unterliegt. Deshalb sagt der Deutsche ‚begreifen' für verstehen und gebraucht ‚Begriff' für ‚Wahrnehmung'."

Greifen und Tasten sind die beiden Hauptfunktionen einer Hand; sie sind weitgehend voneinander abhängig. Das Gefühl ist dem Griff übergeordnet und leitet ihn. Die normale Sensibilität ist daher von großer Bedeutung für die Funktion einer Hand.

Die Grundformen des Greifens

Die menschliche Hand vermag eine Unzahl von Bewegungen mit großer Vollkommenheit auszuführen. Bei schwerverletzten Händen wird es aber nicht immer möglich sein, diese Vollkommenheit wiederherzustellen. Wir müssen uns dann mit der Wiederherstellung einer einfachen Greiffunktion zufrieden geben.

Welches sind die einfachsten Greifformen? Zur Verth unterscheidet zwei Grundformen des Greifens:

1. den Spitz-, Zangen- oder Feingriff (Abb. 1) und
2. den Breit- oder Grobgriff (Abb. 2).

Beim *Spitzgriff* benützt die Hand die Opposition des Daumens gegen Zeige- und Mittelfinger; viel seltener wird dabei auch der 4. und 5. Finger mitverwendet. Mit diesem Griff faßt also die Hand die vielfältigen Kleinigkeiten des täglichen Lebens, wie Nadeln, Streichhölzer, Schreibfedern, Löffel.

Beim *Grob-* oder *Breitgriff* beansprucht die Hand zum festen, umfassenden Halt vor allem die dreigliedrigen Finger gegen den Handteller und zum Teil auch den Daumen. Dabei tritt der

Daumen allerdings an Wichtigkeit zurück. Es ist dies der Griff, bei dem die Hand mit großer Kraft die Handwerkzeuge der Werkarbeit, wie Feilen, Hammer usw., umfaßt.

Beiden Greifarten ist das Gegeneinanderarbeiten zweier Greifarme, also eine Art Zangenmechanismus, gemeinsam. Der *Zangenmechanismus* stellt die ursprünglichste Greifform dar

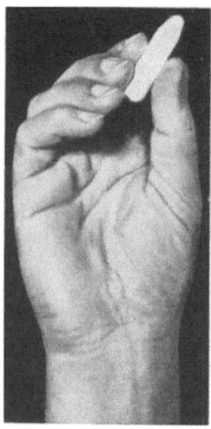

Abb. 1. Der Spitz-, Zangen- oder Feingriff

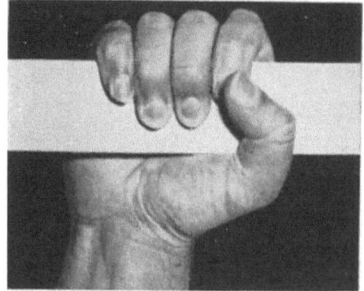

Abb. 2. Der Breit- oder Grobgriff

und soll bei der Behandlung verletzter und vor allem verstümmelter Hände wiederhergestellt werden. Den einen Zangenarm bildet der Daumen und den anderen der Handteller und die dreigliedrigen Finger.

Der Daumen

Die Griechen nannten den Daumen Gegenhand. Man kann sogar behaupten, daß der Daumen die halbe Hand bedeutet. Wenn dies auch nur mit Einschränkung gilt, so nimmt doch der Daumen unter den Fingern eine Sonderstellung ein, denn er ist aus der Reihe der übrigen Finger herausgestellt und gegen die Hohlhand verschoben. Er ist auf den radialen Eckpfeiler des nach volar konkaven Gewölbes der Handwurzelknochen aufgesetzt und schon in seiner Ruhelage den anderen Fingern gegenübergestellt.

Das Karpometakarpalgelenk ist ein reines Sattelgelenk, das in seiner Funktion einem Kugelgelenk gleichkommt und dem Daumen seine ungewöhnlich große Beweglichkeit gibt. Vorausgesetzt, daß die übrigen Finger auch aktiv frei beweglich sind, kann er mit der ganzen Volarseite der dreigliedrigen Finger und auch mit der Dorsalseite des Mittel- und Endgliedes in Berührung gebracht werden.

Der Daumen ist aber nicht nur ein gut beweglicher, sondern vor allem dank seiner Muskulatur auch ein kräftiger Gegengreifer.

Die Beweglichkeit des Daumens

Opposition und Reposition. Die wichtigste Bewegung des Daumens ist die *Opposition;* sie ist nur der Hand des Menschen eigen und besteht im wesentlichen darin, daß der Daumen aus seiner Ruhelage sich gegen die Handmitte bewegt und dabei im Sinne der Pronation gedreht wird. Sie stellt also eine zusammengesetzte Bewegung dar, bei der alle kurzen Daumenmuskeln und zu Beginn auch der Abductor pollicis longus beteiligt sind. Die Gegenüberstellung des Daumens wird durch den M. opponens und den Flexor pollicis brevis bewirkt, die durch den N. medianus versorgt werden (Abb. 3).

Die gegensinnige Bewegung zur Opposition stellt die *Reposition* dar; sie erfolgt durch den Abductor pollicis longus und den Extensor pollicis longus und brevis. Diese Muskel werden vom N. radialis versorgt.

Der doppeltgefiederte Abductor pollicis longus und der Extensor pollicis brevis kommen aus der tiefen Schicht der Streckmuskulatur am Vorderarm. Ihre Sehnen ziehen dorsal der radialen Handstrecker und dann am Speichengriffel durch das 1. Sehnenfach. Der Abductor pollicis longus setzt an der Basis des 1. Mittelhandknochens an, während der Extensor pollicis brevis nach peripher bis zum Grundglied des Daumens zieht. Der Extensor pollicis longus kommt von der Dorsalseite der Elle. Seine Sehne zieht am Handgelenk durch das 3. Sehnenfach, sie bildet die ulnare Begrenzung der Tabatiere und zieht dann weiter über das Grundgelenk bis zum Endglied des Daumens. Auch an der Streckseite des Grundgliedes ist seine Sehne noch ein deutlicher Strang, so daß hier eine Durchtrennung leicht versorgt werden kann. Bei einer Durchtrennung proximal des Grundgelenkes schlüpft

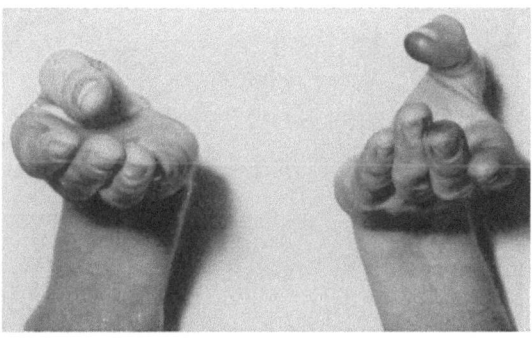

Abb. 3. Rechte Hand: Adduktion des Daumens. Linke Hand: Opposition des Daumens

die Sehne meist bis zum Vorderarm zurück und schon nach einigen Wochen ist der Muskel soweit kontrakt, daß der proximale Stumpf nicht wieder vorgezogen und durch direkte Naht mit dem peripheren vereinigt werden kann (Abb. 4).

Adduktion und Abduktion des Daumens. Der M. adductor pollicis entspringt breitbasig von der Volarseite des 3. Mittelhandknochens und zieht zum ulnaren Sesambein des Daumengrundgliedes. Bei der Spalthandbildung ist daher der 3. Mittelhandknochen unbedingt zu erhalten. Die durch den Adduktor hervorgerufene Bewegung erfolgt senkrecht zur Oppositions- und Repositionsachse, es wird dabei der Daumen an den Zeigefinger angelegt und gleichzeitig supiniert. Wenn nach Durchtrennung des N. medianus der M. opponens ausfällt, so kommt es zum Überwiegen des vom Ulnaris versorgten Adductor pollicis. Siehe Abb. 3 (rechte Hand).

Die gegensinnige Bewegung zur Adduktion stellt die Abduktion des Daumens dar. Sie wird durch den Abductor pollicis brevis und longus ausgeführt, die vom Nervus radialis versorgt werden.

Der Daumen besitzt seine größte Beweglichkeit im Sattelgelenk. Die Beweglichkeit des *Grundgelenkes* hingegen ist durch starke, breite Seitenbänder ziemlich beschränkt. Das Grundglied kann aus der Streckstellung nur ungefähr 40 Grad gebeugt werden. Infolge der kräftigen Bänder ist das Grundgelenk in seitlicher Richtung weitgehend stabil, wodurch der Griff des Daumens wesentlich gefestigt wird. Zerreißungen und Verletzungen der Daumengrundgelenksbänder sind immer schwere Verletzungen und dürfen nicht außer acht gelassen werden.

Das *Endgelenk* des Daumens ist ein Scharniergelenk und wie das Grundgelenk von kräftigen Bändern geschient. Meist kann das Endglied überstreckt und bis 90 Grad gebeugt werden. Das Endgelenk ist besonders für das kraftvolle Umgreifen eines Gegenstandes bedeutungsvoll. Die Beugung des Daumenendgliedes bewirkt der Flexor pollicis longus. Der Muskel entspringt von der Volarseite der Speiche, er ist von den Beugern der übrigen Finger vollkommen getrennt, seine Sehne reicht weit nach proximal, sodaß sie auch proximal des Handgelenkes leicht Z-förmig verlängert werden kann. Im Bereich des Karpalkanals kreuzt die Sehne den N. medianus. Hier kann sie ausnahmsweise mit der Sehne des tiefen Zeigefingerbeugers verwachsen sein. Nach Verlassen des Karpalkanals verläuft sie durch eine Rinne, die von den beiden Köpfen des Flexor

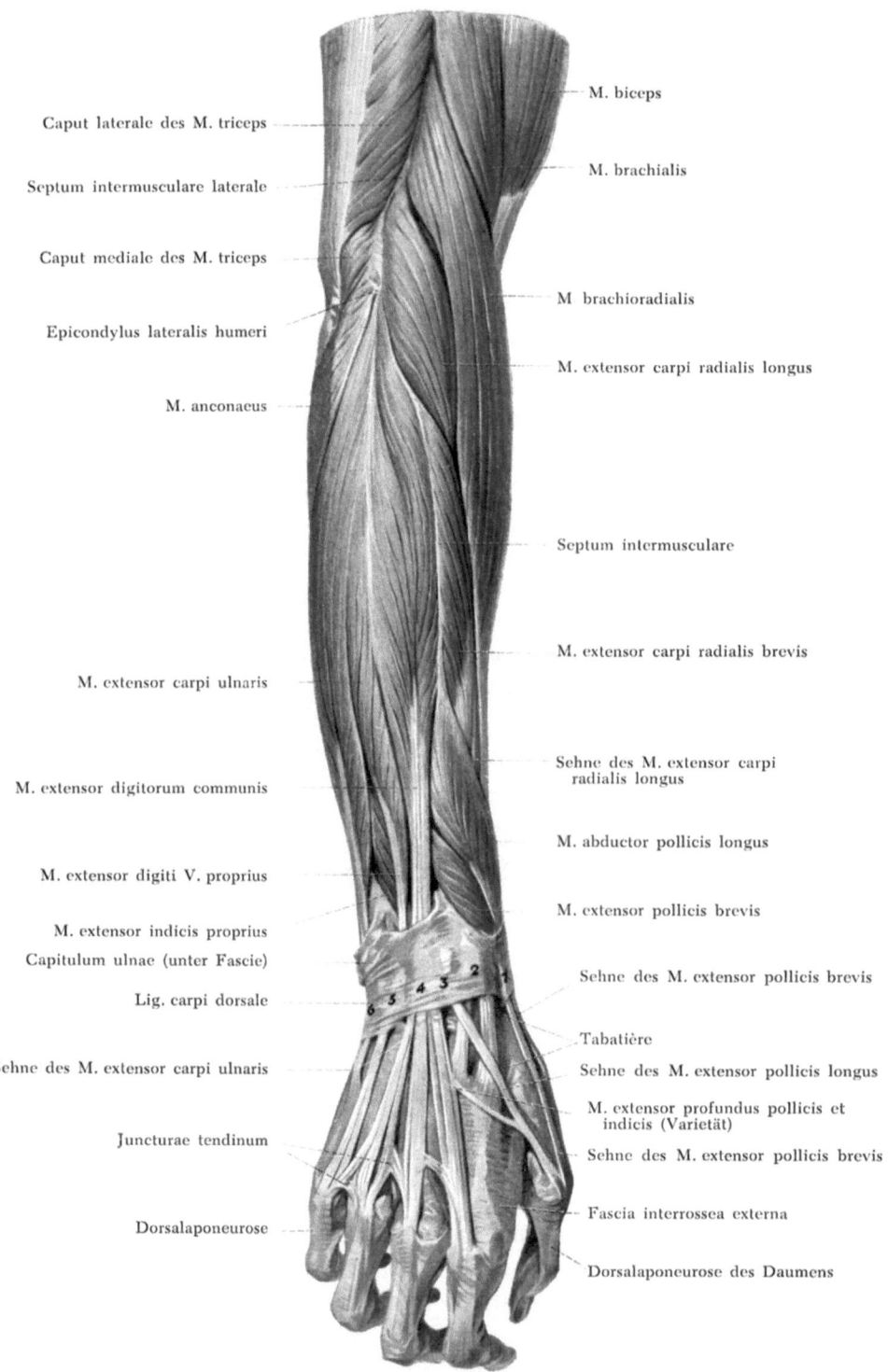

Abb. 4. Oberflächliche dorsale Muskeln des Vorderarmes. Mittelstellung zwischen Pro- und Supination. Am Daumen ein typischer M. ext. pollicis longus und außerdem ein M. ext. profundus pollicis et indicis (Varietät), der sich mit jenem vereinigt. Nr. 1 bis 6: Die Fächer für die Sehnen der Strecker. (Aus H. Braus: Anatomie des Menschen, Bd. I, 3. Aufl. Berlin-Göttingen-Heidelberg: Springer-Verlag, 1954)

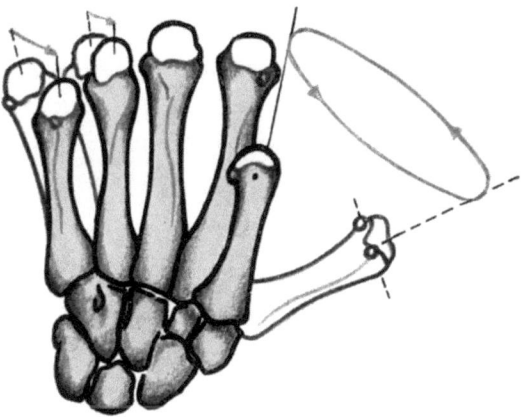

Abb. 5. Die Beweglichkeit der Mittelhandknochen

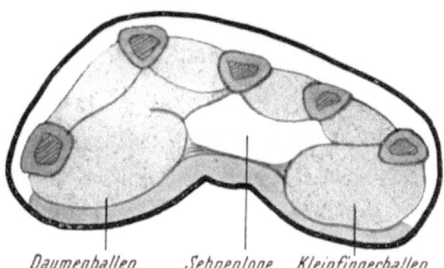

Abb. 6. Querschnitt durch die Mittelhand

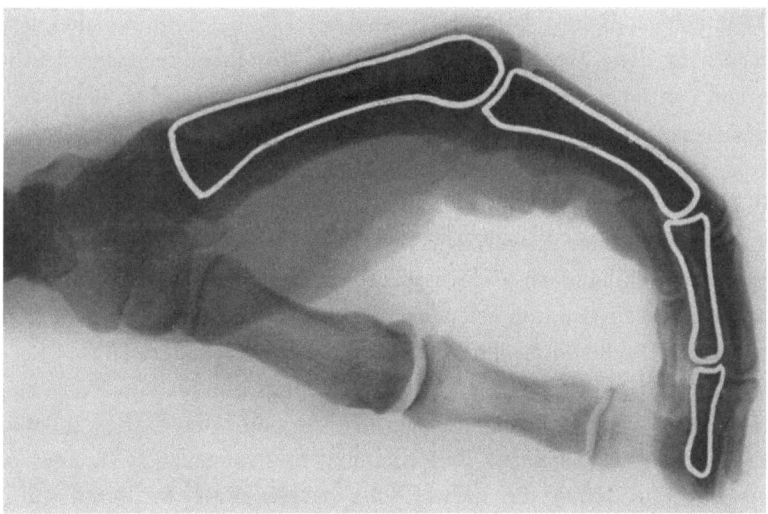

Abb. 7. Der Längsbogen

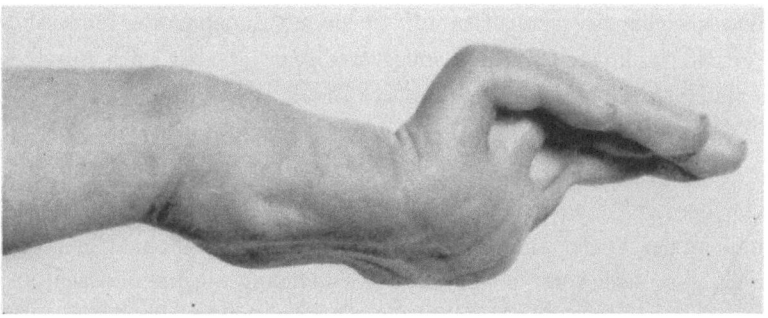

Abb. 8. Unterbrechung des Längsbogens infolge Ulnarislähmung

pollicis brevis gebildet wird, und zieht über das Grundgelenk zum Endglied. Am Grundgelenk wird die Sehne von einem starken, ungefähr 1 cm breiten Annularligament festgehalten, wodurch sie eine Führung erhält. Dieser Sehnenkanal ist im Vergleich zu denen an den übrigen Fingern verhältnismäßig kurz. Da der lange Daumenstrecker und der lange Daumenbeuger, die beide am Endglied ansetzen, sich ungefähr das Gleichgewicht halten, ist der Daumen in seiner Ruhelage nahezu vollkommen gestreckt.

Der Handteller

Wie bereits erwähnt, bilden Handteller und die vier dreigliedrigen Finger den anderen Zangenarm. Die knöcherne Stütze des Handtellers sind der 2. bis 5. Mittelhandknochen, die von der schmalen Handwurzel aus divergierend nach peripher streben, wodurch die Greifplatte wesentlich verbreitert wird. Die Breite der Mittelhand ist für den Haltegriff besonders bedeutungsvoll. Die Mittelhandknochen sind in Fortsetzung des dorsal konvexen Karpalbogens zu einem Quergewölbe zusammengefügt. Die Verbindung des 2. und 3. Mittelhandknochens mit den Handwurzelknochen ist ziemlich fest, die des 4. und 5. locker. Peripher wird dieser Hohlhandbogen durch kräftige, zwischen den Mittelhandköpfchen verlaufende Bänder zusammengehalten. Das lockere Anfügen des 4. und 5. Mittelhandknochens an die Karpalknochen gestattet eine Volarbeugung des 4. Mittelhandknochens von 10 Grad und eine des 5. von 20 Grad. Dabei ist besonders der M. opponens digiti V beteiligt. Sowohl beim Faustschluß als auch bei der Opposition des Daumens wird diese Bewegung des 4. und 5. Mittelhandknochens deutlich (Abb. 5).

Im großen und ganzen bilden aber der 2. bis 5. Mittelhandknochen einen festen Rahmen, der starken Druckbeanspruchungen standzuhalten vermag. Zwischen den Mittelhandknochen sind die Mm. interossei, auf engem Raum zusammengedrängt, in zwei Schichten untergebracht. Ihre Sehnen ziehen dorsal der Ligamenta capitulorum transversa und volar der queren Grundgelenksachse zur Dorsalaponeurose der Finger. Die Zwischenknochenmuskulatur ist durch ein festes Faszienblatt gegen die Hohlhand abgeschlossen. Nach LANZ-WACHSMUTH läßt der Aufbau der Hand eine Druckkammerkonstruktion erkennen. Durch senkrecht verlaufende Faserzüge sind sämtliche Schichten der Hohlhand an die Mittelhandknochen verankert (Abb. 6).

In der Hohlhand gibt es drei große Faszienlogen. Durch die mittlere Faszienloge treten die vom Vorderarm zu den Fingern ziehenden Sehnen, Nerven und Gefäße. Die randständigen Logen werden von den Muskeln des Daumens und Kleinfingerballens ausgefüllt. Den Abschluß der Hohlhand gegen die Haut bildet die fächerförmig ausgebreitete, subkutan gelegene Palmaraponeurose, mit der einerseits die Haut der Hohlhand ziemlich fest verbunden ist, von der anderseits aber auch senkrechte Züge zwischen den Beugesehnen bis zu den Mittelhandknochen reichen.

Infolge der festen Verankerung der Haut der Hohlhand auf ihrer Unterlage kann sie kaum verschoben werden. Es ist daher schwierig, bei Hautdefekten in der Hohlhand diese durch Verschiebelappen zu decken. Die Haut der Hohlhand ist derb, widerstandsfähig und auch stärkeren funktionellen Beanspruchungen gewachsen, auf die sie mit Zunahme der Hornschicht antwortet. Wegen dieses großen funktionellen Anpassungsvermögens ist aber auch durch freie oder gestielte Transplantationen schwer ein gleichwertiger Ersatz zu schaffen.

Die dreigliedrigen Finger

Die vier dreigliedrigen Finger bilden das bewegliche Element des zweiten Zangenarmes. Die knöcherne Grundlage der Finger sind die Grund-, Mittel- und Endphalangen. Ähnlich wie die Mittelhandknochen eine nach volar konkave Längskrümmung erkennen lassen, finden wir diese auch an den Knochen des Grund- und Mittelgliedes. Dadurch zeigen die einzelnen Fingerstrahlen von der Basis des Mittelhandknochens bis zum Endglied einen leicht volar konkaven Längsbogen (Abb. 7). Allerdings erfährt er in der peripheren Hälfte durch drei Gelenke eine Unterbrechung und hat seinen schwächsten Punkt am Fingergrundgelenk, da dieses auch überstreckt werden kann und seine Stellung vom Muskelgleichgewicht abhängig ist (Abb. 8).

Das *Grundgelenk* der Finger stellt ein Kugelgelenk dar. Der proximale Gelenkskörper, der vom Mittelhandköpfchen gebildet wird, ist in seinem dorso-volaren Durchmesser wesentlich größer als im radio-ulnaren. Die Gelenkspfanne, von der Grundphalange gebildet, wird volar noch durch eine in die Gelenkskapsel eingelagerte Faserknorpelplatte vergrößert, die bei der Strekkung und Beugung des Grundgelenkes diese Bewegungen mitmacht. Der Bewegungsraum des Grundgelenkes ist durch die Seitenbänder gehemmt. Ihre Ursprungsstellen liegen dorsal des Drehpunktes der Mittelhandköpfchen. Von hier ziehen sie dann schräg nach volar zur Basis des Fingergrundgliedes. Daher sind diese Bänder bei Streckstellung des Grundgelenkes entspannt, sodaß das Fingerspreizen durch die Mm. interossei ermöglicht wird. Bei Beugung hingegen sind sie maximal gespannt und das Spreizen gesperrt. Bei langer Ruhigstellung in Streckstellung können diese Bänder schrumpfen und es ist dann die Fingerbeugung behindert. Um Bewegungseinschränkungen der Fingergrundgelenke zu vermeiden, müssen sie in mittlerer Beugung fixiert

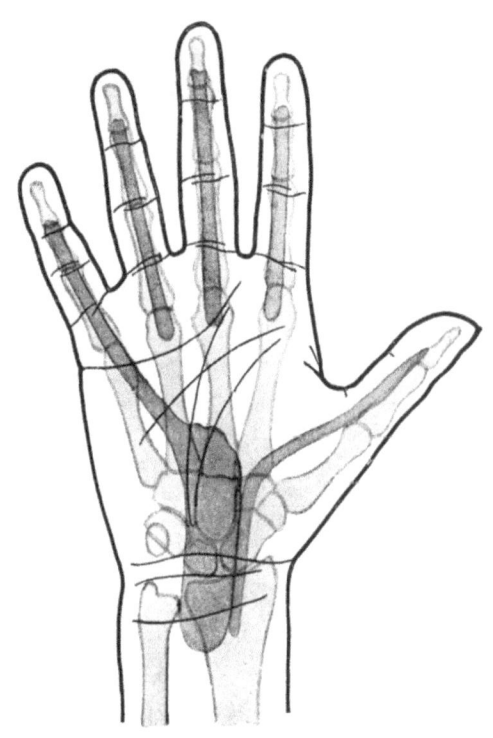

Abb. 9. Lage der Fingergelenke und der Sehnenscheiden zu den Finger- und Hohlhandbeugefalten (Nach Lanz-Wachsmuth)

werden. Auf die Handoberfläche projiziert liegen die Grundgelenke nicht in Höhe der Schwimmhäute, sondern sind in die Hohlhand verschoben und befinden sich ungefähr zwischen der Linea mensalis und den Schwimmhäuten (Abb. 9).

Im Gegensatz zu den Grundgelenken sind die *Mittel-* und *Endgelenke* der Finger reine Scharniergelenke. Infolge starker Seitenbänder sind sie in jeder Stellung seitlich stabil. Bandverletzungen der Mittelgelenke sind daher besonders zu beachten. Auch am Mittelgelenk wird die Gelenkspfanne volar durch eine derbe Faserplatte vergrößert, die eine Gleitbahn für die Beugesehnen darstellt. Die Beweglichkeit des Mittelgelenkes beträgt 180 bis 80 Grad und ist etwas größer als die des Endgelenkes, das aus der Streckstellung nur bis zirka 90 Grad oder noch weniger gebeugt werden kann.

Die bewegenden Kräfte der Finger

Die Finger sind frei von Muskeln; diese sind in der Hohlhand und größtenteils am Vorderarm untergebracht, also dort, wo genügend Raum vorhanden ist für die zur Kraftentfaltung nötige Verkürzung.

Die Finger werden hauptsächlich von drei Muskelgruppen bewegt:

1. den langen Beugern,
2. den langen Streckern und
3. den kurzen Handmuskeln. (Abb. 10, 11, 12.)

8 Bau und Funktion der Hand

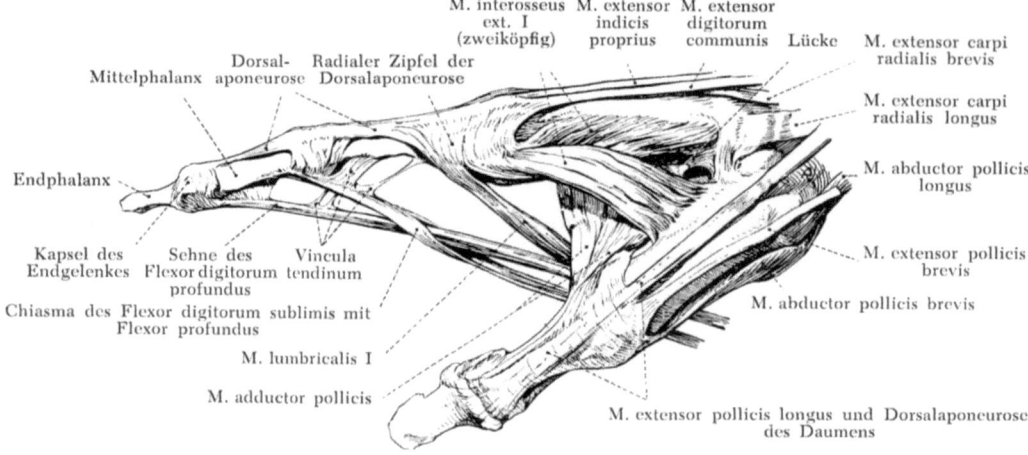

Abb. 10. Sehnen des Zeigefingers und Daumens. Die Sehnenscheiden sind abgetragen und die langen Beugesehnen nach unten gezogen. (Aus H. Braus: Anatomie des Menschen, Bd. I, 3. Aufl. Berlin-Göttingen-Heidelberg: Springer-Verlag, 1954)

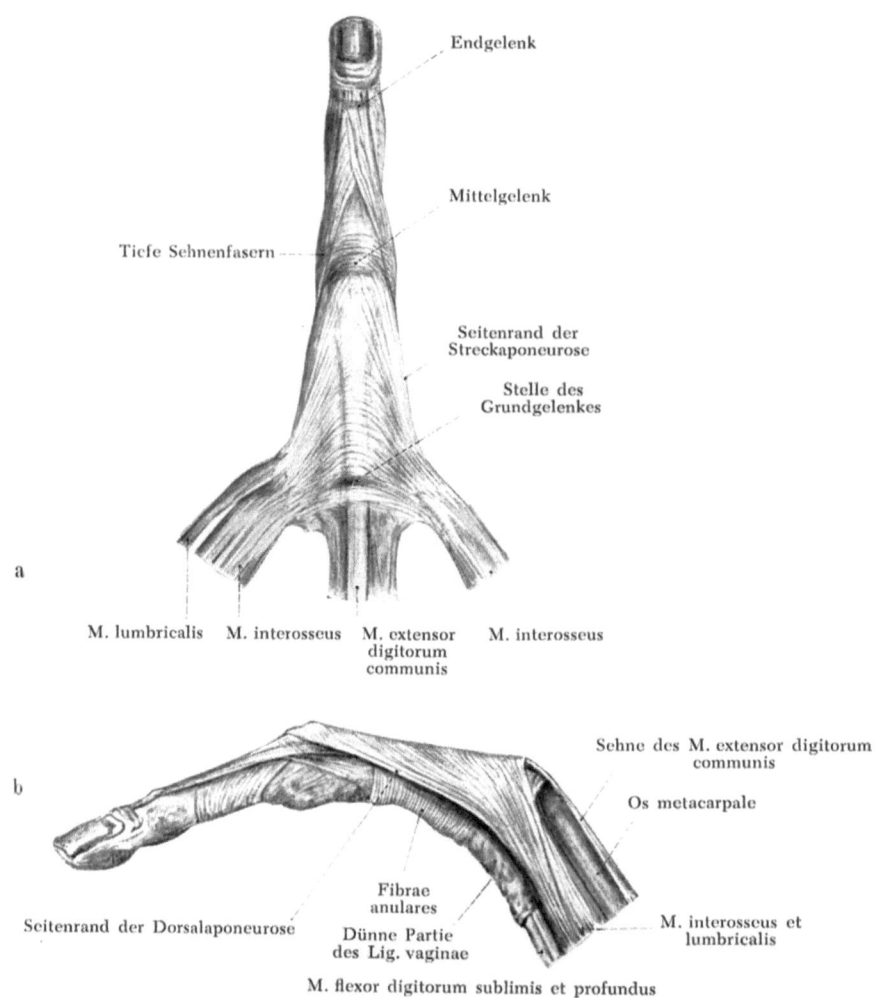

Abb. 11 a und b. Streckaponeurose des rechten Mittelfingers. In a die Aponeurose flach ausgebreitet. (Aus H. Braus: Anatomie des Menschen, Bd. I, 3. Aufl. Berlin-Göttingen-Heidelberg: Springer-Verlag, 1954)

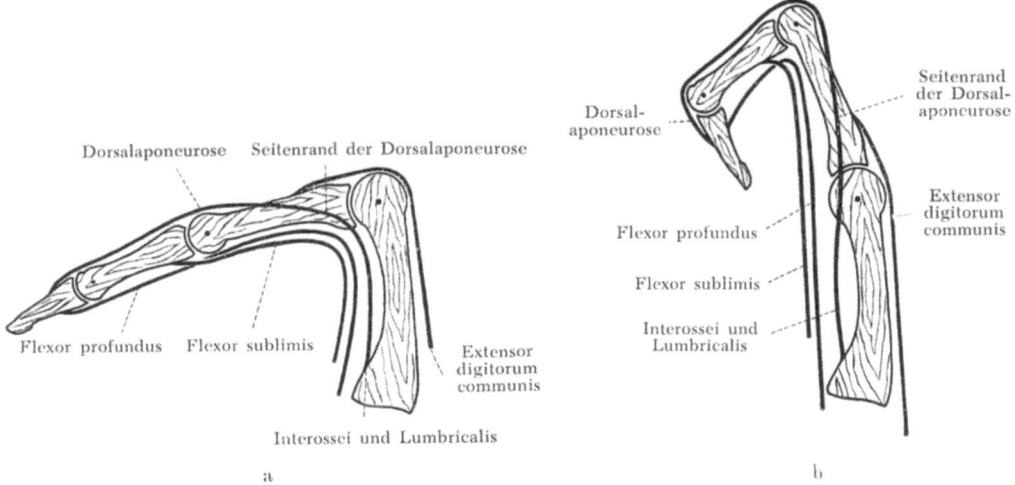

Abb. 12 a und b. Modell der Fingerbeuger und -strecker. a Wirkung der kurzen Muskeln (Interossei, Lumbricales). b Wirkung der langen Muskeln (lange Beuger und Strecker). (Aus H. Braus: Anatomie des Menschen, Bd. I, Bewegungsapparat, 3. Aufl. Berlin-Göttingen-Heidelberg: Springer-Verlag, 1954)

Die langen Beuger. Jedes der drei Fingergelenke hat seinen bevorzugten Beugemuskel. Die Beugung des Endgelenkes erfolgt durch den Flexor profundus. Dieser gehört der tiefen Muskelschicht am Vorderarm an. Hier sind die tiefen Beuger für die dreigliedrigen Finger noch kaum unterteilt. Am ehesten ist noch die Sehne des Zeigefingers abgesondert. Im Karpalkanal liegen die Sehnen in der Reihenfolge der sie versorgenden Finger als tiefste Schicht nebeneinander; auch hier sind sie oft noch gemeinsam. In der Hohlhand ziehen sie durch die mittlere Faszienloge und an den Fingern in engen osteofibrösen Kanälen bis zum Endglied. Im Bereich des Fingergrundgliedes treten die tiefen Beugesehnen durch die oberflächlichen. In der Hohlhand entspringen von der Radialseite der tiefen Beugesehnen die Mm. lumbricalis, sodaß bei einer Durchtrennung der tiefen Beuger peripher davon die proximalen Sehnenstümpfe an einem weiteren Zurückschlüpfen gehindert werden.

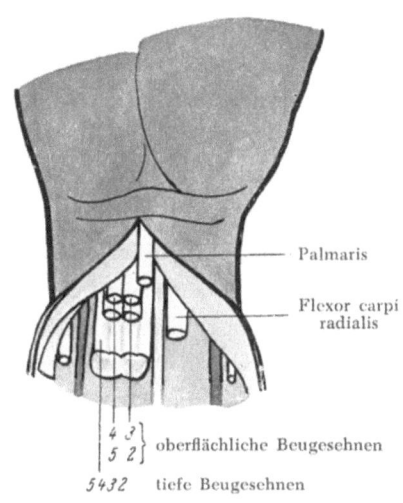

Abb. 13. Lage der oberflächlichen und tiefen Beugesehnen innerhalb und proximal des Karpalkanals

Die tiefen Beuger für den 2. und 3. Finger werden vom N. medianus und die des 4. und 5. Fingers vom N. ulnaris versorgt.

Die oberflächlichen Beuger. Die Beugung der Mittelgelenke erfolgt vor allem durch die oberflächlichen Beuger, die am Vorderarm die oberflächliche Muskelschicht bilden. Ihre Sehnen liegen im Bereich des Karpalkanals übereinander, und zwar liegt radial die Sehne des 3. Fingers über der Sehne des 2. und ulnar daneben die des 4. Fingers über der des 5. (Abb. 13). Auch die Sehnen der oberflächlichen Beuger ziehen dann durch die mittlere Faszienloge der Hohlhand. Am Fingergrundglied spaltet sich jede Sehne in zwei Zipfel, zwischen denen die tiefe Beugesehne durchtritt, und setzt, nachdem sie sich über dem Mittelgelenk wieder vereinigt hat, an der proximalen Hälfte des Mittelgliedes an.

Die oberflächlichen Beuger werden durch den N. medianus versorgt. Bei einer Durchtrennung beider Beugesehnen in Höhe des Mittelgelenkes zieht sich im allgemeinen nur der proximale Stumpf der tiefen Beugesehne bis in die Hohlhand zurück, während der proximale Stumpf der oberflächlichen Beugesehne durch ihre Verbindung mit der verstärkten Gelenkskapsel zurückgehalten wird. Nach Vernarbung der Sehnendurchtrennung kann daher auch noch eine gewisse Funktion für das Mittelgelenk erhalten bleiben.

Die Beugung des Grundgelenkes erfolgt außer durch die oberflächlichen und tiefen Beuger, deren Sehnen über dieses hinwegziehen, vor allem durch die Mm. interossei und lumbricales. Ihre Sehnen ziehen, wie bereits erwähnt, volar der queren Grundgelenksachse nach peripher und vereinigen sich zu beiden Seiten des Grundgliedes zu einer dreieckigen Sehnenplatte, die mit queren Faserzügen dorsal auch das Grundglied umgreift, wodurch die Beugewirkung dieser Muskulatur auf das Grundgelenk besonders betont wird. Die Lumbricales stellen gleichsam eine Verbindung zwischen den beiden Muskelsystemen der langen Fingerbeuger und langen Fingerstrecker dar und sie sind von besonderer Wichtigkeit für die Stabilität der Fingergrundgelenke. Ihre Bedeutung liegt aber auch darin, daß sie unabhängig von der Stellung des Handgelenkes auf die Fingergelenke einwirken können (die Lumbricales besitzen, da sie an den Sehnen der tiefen Beuger in der Hohlhand entspringen, einen transportablen Ursprung), während die langen Beuger, da sie vom Vorderarm kommen, weitgehend von der Stellung des Handgelenkes abhängig sind und bei Beugung des Handgelenkes an Kraft einbüßen und teilweise insuffizient werden.

Die langen Fingerstrecker. Die Streckung der Finger erfolgt durch die langen Fingerstrecker, die zunächst am Grundglied der Finger ansetzen und daher im wesentlichen nur auf das Grundgelenk wirken. Jeder Finger hat eine lange Strecksehne, nur der 2. und 5. Finger haben außerdem noch einen zusätzlichen Strecker. Die Sehne des Indicis proprius liegt volar und ulnar des Zeigefingerstreckers und sie kann auch leicht entbehrt werden. Sie wird daher häufig für Sehnentranspositionen verwendet.

Die langen Strecker gehören am Vorderarm der oberflächlichen Muskelschicht an. Ihre Sehnen ziehen zusammen mit der des Indicis proprius am Handgelenk durch das 4. Sehnenfach, am Handrücken streben sie fächerförmig auseinander und ziehen zu den einzelnen Fingern. Sie sind hier durch variabel angelegte Junctura tendinum verbunden. Diese bewirken, daß beim Ausfall einer Strecksehne am Handrücken die Nachbarsehne unter Umständen teilweise ihre Funktion übernehmen kann. Die Strecksehne des Digiti V proprius zieht durch das 5. Sehnenfach am Handgelenk.

Über dem Fingergrundglied vereinigt sich die lange Strecksehne mit den von seitlich kommenden Sehnen der Lumbricales und Interossei zu einer dünnen, aber breiten Sehnenplatte (Streckaponeurose).

Die Streckaponeurose (siehe Abb. 11). Die lange Strecksehne teilt sich über der Grundphalange in drei Faserzüge. Der mittlere und oberflächliche Faserzug zieht, durch ein dünnes Gleitgewebe vom Periost getrennt, über das Mittelgelenk und setzt an der Basis des Mittelgliedes an. Dieser Faserzug hat allerdings nur dann eine Streckwirkung auf das Mittelgelenk, wenn das Grundgelenk gleichzeitig gebeugt ist. Die beiden seitlichen Züge vereinigen sich mit den Sehnen der Lumbricales und Interossei. Sie ziehen seitlich des Mittelgelenkes dorsal seiner Gelenksachse vorbei und vereinigen sich dann wieder als ganz dünne Sehnenplatte an der Streckseite der Mittelphalange und setzen an der Basis der Endphalange an. Die Interossei und Lumbricales bewirken eine Beugung der Grundgelenke und eine Streckung der Mittel- und Endgelenke. Außerdem spreizen und schließen sie die Finger, wobei zum Teil die langen Strecker und Beuger unterstützend wirken.

Die Strecksehnen am Handrücken und die Streckaponeurose an den Fingern werden durch eine dünne Lage lockeren Subkutangewebes und von der Haut bedeckt. Die Haut selbst ist hier besonders gut verschieblich und es kann ein bestehender Hautdefekt auch leicht durch einen lokalen Verschiebelappen gedeckt werden. Wenn die Haut der Streckseite auch reichlich bemessen ist, so können trotzdem schon kleinere Narben die Fingerbeugung behindern.

Der Sehnengleitapparat. Die Kraftübertragung auf Hand und Finger erfolgt durch die Sehnen, die vom Vorderarm über das Handgelenk bis zu den Fingern ziehen. Am Vorderarm sind die Muskeln und Sehnen in ein lockeres Gleitbindegewebe, das von Fettgewebe durchsetzt ist, eingelagert, am Handgelenk erhalten sie aber sowohl dorsal wie volar einen speziellen Gleitapparat: die Sehnenscheiden. Die Sehnen ziehen hier durch osteofibröse Kanäle, in denen sie bei Bewegungen des Handgelenkes festgehalten werden. Diese Kanäle sind von einer synovialen Membran ausgekleidet, von der aus dann ähnlich einem Darmgekröse ein zartes Blatt mit Gefäßen und Nerven an die Sehnen heranzieht. Die Sehne selbst ist mit einer Epithelschicht überzogen; um die Gleitfähigkeit der Sehnen noch zu erhöhen, ist im Sehnenscheidenspalt eine geringe Menge Plasma. An der Streckseite des Handgelenkes gibt es sechs relativ kurze Sehnenscheiden für die Strecksehnen, sie reichen nach proximal nur wenig über das Ligamentum carpi dorsale hinauf, peripher enden sie am Handrücken ungefähr in Höhe der Basis der Mittelhandknochen. An der Volarseite des Handgelenkes befinden sich im Bereich des Karpalkanals zwei tiefe Sehnenscheidensäcke. Der radiale Sehnenscheidensack umhüllt die lange Daumenbeugesehne, der ulnare die Sehnen für die vier dreigliedrigen Finger. Die proximale Begrenzung dieser beiden Sehnenscheidensäcke liegt ungefähr fingerbreit proximal des queren Handwurzelbandes, die distale Begrenzung reicht für die Beugesehnen des 2., 3. und 4. Fingers bis zum proximalen Drittel der entsprechenden Mittelhandknochen. Die Sehnenscheide des langen Daumenbeugers und die des 5. Fingers reichen aber vom Handgelenk nach peripher bis zum Fingerendglied (siehe Abb. 9).

Nach Verlassen des Sehnenscheidensackes am Handgelenk ziehen die Beugesehnen des 2., 3. und 4. Fingers durch das lockere Bindegewebslager der mittleren Faszienloge der Hohlhand. Im Bereich der Finger werden sie von einem speziellen Halt- und Gleitapparat aufgenommen. Am Finger ziehen die Beugesehnen in engen osteofibrösen Kanälen, die einerseits von der quer-konkaven Volarfläche der Phalangen, von der Volarseite der Gelenkskapsel der Interphalangealgelenke und anderseits von derben Bandmassen (Ligamentum vaginale) gebildet werden. Das Ligamentum vaginale ist im Bereich des Fingergrund- und Mittelgliedes durch das Ligamentum annulare überspannt und daher besonders derb, hingegen über den Fingergelenken (Mittel- und Endgelenk) zart und nur von kurzen, sich kreuzenden Fasern (Ligamentum cruciatum) verstärkt. Die Annularligamente, die die Beugesehnen an die Fingerglieder halten, sind bei der Versorgung von Verletzungen besonders zu schonen oder wiederherzustellen, weil sonst die Sehne ihre Führung verliert.

Auch an den Fingern sind diese osteofibrösen Kanäle von einer zarten synovialen Membran ausgekleidet, die zarte gefäß- und nervenführende Brücken zur Sehne bildet (Vincula tendinum longum et breve) und die Sehnen mit einer synovialen Schicht umkleidet und glättet. Die Sehnenscheiden reichen nach proximal 2 cm über das Ligamentum vaginale hinaus. Peripher enden sie an der Basis des Fingerendgliedes. Die Vincula tendinum heften die Sehnen an ihre Unterlage, sodaß nach einer Durchtrennung proximale Sehnenstümpfe eventuell vor einem allzu weiten Zurückschlüpfen bewahrt bleiben.

Der gesamte Gleitapparat ist gegenüber Traumen und Infektionen sehr empfindlich; dies gilt besonders von den Abschnitten der Sehnenkanäle. Verklebungen der Sehngleitflächen können zu einer schweren Funktionsbehinderung der Finger führen.

Das Handgelenk

Seine Bewegungen erfolgen in zwei Gelenken, nämlich in einem proximalen zwischen den Vorderarmknochen und der proximalen Handwurzelreihe und einem peripheren zwischen der 1. und 2. Handwurzelreihe. Das Handgelenk gestattet eine Volarbeugung von zirka 80 Grad, dabei ist besonders das proximale Gelenk beteiligt. Die Dorsalbeugung im Handgelenk, die zirka 70 Grad ausmacht, geht vor allem im peripheren Gelenk zwischen den Handwurzelreihen vor sich. Außer dieser Flächenbewegung ist noch eine Randbewegung nach radial und ulnar ausführbar, wobei die nach ulnar größer ist als die nach radial. Bei diesen Randbewegungen verschiebt sich die proximale Handwurzelreihe wie ein knöcherner Diskus entgegen der Richtung der Beweglichkeit der Hand. Bei der Bewegung der Hand nach radial weicht das Kahnbein außerdem nach volar aus und umgekehrt kippt es nach dorsal bei der Handbewegung nach ulnar. Der Bewegungsumfang des Handgelenkes ist je nach der Festigkeit der Bänder ziemlich starken individuellen Schwankungen unterworfen. Während die periphere Handwurzelreihe durch kräftige, quer verlaufende Bänder fest aneinandergefügt ist, ist der Zusammenhalt der Knochen der proximalen Handwurzelreihe ziemlich lose. So kommt es, daß bei der häufigsten Handverrenkung, nämlich der periulnären Verrenkung, die periphere Handwurzelreihe zusammen mit dem Naviculare und dem Triquetrum als einheitlicher Block verrenkt.

Die bewegenden Kräfte für die Volarbeugung sind außer den Fingerbeugern vor allem zwei Handgelenksbeuger, die Mm. flexores carpi radialis und ulnaris. Dazu kommt noch der M. palmaris, der individuell verschieden stark entwickelt ist. Seine Sehne läßt sich gut als freies Sehnentransplantat verwenden.

Die Dorsalflexion wird durch die langen Fingerstrecker und außerdem durch eigene Handgelenksstrecker, den Extensor carpi radialis longus und brevis und den Extensor carpi ulnaris bewirkt. Die ulnare Gruppe der Handgelenksstrecker und -beuger führen bei ihrer gemeinsamen Wirkung zur Ulnarabduktion, während die radiale Gruppe der Handgelenksstrecker und -beuger die Radialabduktion bewirkt.

Die Nerven der Hand

Die Impulse für alle diese Bewegungen kommen von der gegenüberliegenden Großhirnrinde, durchlaufen die Pyramidenkreuzung und Pyramidenbahn und verlassen das Rückenmark über das Vorderhorn. Die Rückenmarknerven formieren sich zu einem Armplexus, aus dem sich die drei Hauptnerven für Vorderarm, Hand und Finger, nämlich der N. radialis vor allem für die Streckseite, der N. medianus und ulnaris vor allem für die Beugeseite, herauslösen. Diese Nerven stellen gemischte Nerven dar und sie führen nicht nur motorische und sensible Fasern, sondern auch efferente Fasern für die Trophik.

Folgen nach Totaldurchtrennung eines gemischten Nerven an der Hand

Die Hand ist in ihrer Funktion als Sinnesorgan und Greifwerkzeug auf die ungestörte Leitfähigkeit der sie versorgenden Nerven angewiesen. Ist diese unterbrochen, so sind sensible, vegetative und motorische Ausfallserscheinungen im Ausbreitungsgebiet des betreffenden Nerven die Folge.

Verlauf und Lähmungsform des Nervus radialis. Der N. radialis stammt aus den Segmenten C 5 bis Th 1 und liegt in der Achselhöhle hinter der Arteria axillaris. Von dort verläuft er im Sulcus nervi radialis an der dorsalen Fläche des Oberarmes, vom lateralen Trizepskopf bedeckt, in langgezogener Spirale nach lateral abwärts. Motorisch versorgt er am Oberarm den M. triceps. Am Übergang des mittleren zum unteren Oberarmdrittel durchbohrt er das laterale Septum intermusculare und liegt bei gestrecktem Ellbogen fingerbreit medial dem lateralen Epicondylus in der Rinne zwischen dem M. brachio-radialis, den er versorgt, und dem M. brachialis, dann spaltet er sich vor oder etwas oberhalb des Capitulum radii in seinen motorischen Ramus profundus, der den M. supinator schräg durchbohrt und ihn versorgt, und den sensiblen Ramus superficialis. Am unteren Rand des M. supinator teilt sich der motorische Nerv in die Äste für die Streckmuskulatur des Unterarmes auf.

Ausfall: Bei peripherer Durchtrennung sind die Hand- und Fingerstrecker gelähmt. Hand und Finger hängen nach der Beugeseite und können aktiv nicht mehr gestreckt werden *(Fallhand)*. Der Faustschluß ist möglich, aber er erfolgt mit verminderter Kraft. Bei Durchtrennung des Radialis am Oberarm ist außerdem noch der Trizeps gelähmt.

Verlauf und Lähmungsform des Nervus medianus. Der N. medianus stammt aus C 6 bis Th 1 und liegt in der Achselhöhle und in den oberen zwei Dritteln des Oberarmes auf der Arteria brachialis, in der Ellenbeuge ulnar neben ihr. Unterhalb durchbohrt er meistens den an seinem schrägen Faserverlauf erkennbaren M. pronator teres und liegt dann zwischen den oberflächlichen und tiefen Fingerbeugern. Oberhalb des Handgelenkes ist er als kräftiger Nerv radial neben der Palmarissehne gleich unter der Faszie leicht darzustellen. Im Karpalkanal liegt er radial über den Sehnen der oberflächlichen Fingerbeuger und teilt sich danach in seine Endäste für die Daumenballenmuskulatur (außer dem Adductor pollicis) und die Mm. lumbricales I und II auf. Am Unterarm innerviert der N. medianus den Pronator teres und quadratus (Ramus interosseus) und die Beugemuskulatur außer dem Flexor carpi ulnaris und den ulnaren Teil des Flexor digitorum profundus für die Beugung des 4. und 5. Fingers.

Ausfall: Die motorischen Ausfallserscheinungen sind bei Medianusverletzungen nicht konstant, weil sowohl der Flexor digitorum profundus für den 2. und 3. Finger als auch die gesamte Daumenballenmuskulatur vom N. ulnaris (Hohlhandanastomose) versorgt werden können, sodaß bei Medianuslähmung die Opposition des Daumens weitgehend erhalten bleiben kann.

Bei einer Durchtrennung des N. medianus oberhalb des Handgelenkes sind von den Daumenballenmuskeln folgende gelähmt:

1. der M. opponens,
2. das Caput radiale des Flexor pollicis brevis und
3. der Abductor pollicis brevis.

Dadurch überwiegt der Extensor pollicis longus und Abductor pollicis longus und der Daumen steht in Extension, Adduktion und Auswärtskreiselung. Er kann nicht mehr opponiert werden. Bei einer hohen Durchtrennung des N. medianus sind die oberflächlichen Fingerbeuger und die tiefen Beuger für den Daumen, Zeige- und Mittelfinger ausgefallen. Es entsteht dadurch das Bild der *Schwurhand,* d. h. neben der Unmöglichkeit der Opposition besteht auch die Unmöglichkeit einer aktiven Daumenbeugung, einer aktiven Beugung des Zeigefingers im Mittel- und Endgelenk und des Mittelfingers im Endgelenk.

Verlauf und Lähmungsform des Nervus ulnaris. Der N. ulnaris stammt aus C 6 bis Th 1, liegt in der Achselhöhle und den oberen zwei Dritteln des Oberarmes medial neben der Arterie, durchbohrt das mediale Septum intermusculare und ist im Sulcus nervi ulnaris an der Dorsalseite des Epicondylus medialis humeri leicht zu finden. Im oberen Unterarmbereich liegt er unter der Muskulatur, dann radial neben der Sehne des M. flexor carpi ulnaris, am Handgelenk liegt er auf dem Ligamentum carpi transversum, also oberflächlicher als der N. medianus, und dann radial neben dem Os pisiforme. Hier teilt er sich in seinen gut darstellbaren sensiblen Ramus superficialis zur Versorgung der Beugeseite des 4. und 5. Fingers und den mit dem Ramus profundus arteriae ulnaris bogenförmig zur tiefen Hohlhand ziehenden motorischen Ramus profundus. Dieser versorgt zunächst die Hypothenarmuskulatur und dann die Lumbricales III und IV, die dorsalen und volaren Mm. interossei und schließlich den M. adductor pollicis sowie den tiefen Kopf des Flexor pollicis brevis. Am Unterarm gibt der N. ulnaris unterhalb des Ellbogens Äste für den M. flexor carpi ulnaris und den ulnaren Teil des Flexor digitorum profundus für den 4. und 5. Finger ab.

Ausfall: Bei Durchtrennung des N. ulnaris im Oberarmbereich können der 4. und 5. Finger nicht voll zur Faust geschlossen und der gestreckte Daumen meist nicht an den Zeigefinger angelegt werden. Die Daumenkuppe kann die Kleinfingerspitze nicht berühren. Typisch ist der früh einsetzende Schwund der Zwischenknochenmuskulatur, sodaß es durch Überwiegen der Strecker zur Überstreckung des Grundgliedes der vier dreigliedrigen Finger bei Beugung ihrer Mittel- und Endgelenke kommt (*Krallen-* oder *Klauenhand*). Wegen fehlender Adduktion der Finger können Gegenstände nicht zwischen ihnen gehalten werden.

Bei Verletzungen des N. ulnaris im distalen Drittel des Unterarmes kann die Beugefähigkeit der beiden ulnaren Finger erhalten bleiben. Bei Verletzungen in der Hohlhand wird entsprechend ihrer Lokalisation nur ein Teil der Fingergrundgelenke in Überstreckung gehen, aber fast immer die Adduktion des gespreizten Daumens ausfallen. Dieser Ausfall macht sich besonders bemerkbar beim Zusammendrücken von Daumen und Zeigefinger (Schlüsselgriff).

Der Verlust der Interossei führt außerdem zur Unmöglichkeit der Beugung der Finger in den Grundgelenken bei gleichzeitiger Streckung der Mittel- und Endgelenke.

Die sensible Nervenversorgung

Die sensiblen Endgebiete benachbarter Nerven überlagern sich an der Hand weitgehend, sodaß sogenannte Mischzonen entstehen, in denen der Ausfall eines der beteiligten Nerven nicht feststellbar ist. Die sensiblen Ausfallserscheinungen erstrecken sich daher nach einer Nervendurchtrennung auf ein kleineres Gebiet, als es dem von der Anatomie bekannten Endbereich der Nerven entspricht. Der Sensibilitätsverlust ist nur auf das vom betroffenen Nerven allein versorgte Endgebiet, die sogenannte autonome Zone, beschränkt. Die autonome Zone kann sehr variabel sein und ist außerdem für die einzelnen Qualitäten verschieden. So zeigt die Analgesie im allgemeinen eine geringere Ausdehnung als die Berührungs- und Temperaturempfindlichkeit, ebenso wie die Tiefensensibilität meistens gegenüber der Oberflächenempfindlichkeit auf ein kleineres Gebiet beschränkt ist (Abb. 14, 15).

Das sensible Endgebiet des Nervus radialis. Anatomisch versorgt der sensible Ramus superficialis des N. radialis den radialen Bereich des Handrückens bis zum Daumengrundgelenk, bis zum Mittelgelenk des 2. Fingers und die radiale Hälfte des 3. Fingers. Er greift aber manchmal weit auf den Daumenballen oder ulnar auf die Streckseite des 3., 4., ja sogar des 5. Fingergrundgliedes über. Sein autonomes Ausbreitungsgebiet kann durch Anastomosen mit den Endästen des N. medianus und des N. ulnaris oder auch sensiblen Unterarmnerven so eingeschränkt sein, daß die Sensibilitätsstörungen bei Radialisdurchtrennung sehr geringen Umfang zeigen oder auch ganz fehlen können.

Das sensible Endgebiet des Nervus ulnaris. Der Hauptstamm des N. ulnaris hat für die Hand zwei sensible Äste. In mittlerer Höhe des Unterarmes zweigt meist der Ramus dorsalis manus für die ulnare Hälfte des Handrückens bis zu den Mittelgelenken des 5. und 4. und die ulnare Hälfte des 3. Fingers ab. Er kann aber auch weit in das Ausbreitungsgebiet des N. radialis vordringen und geht häufig Anastomosen mit sensiblen Unterarmnerven ein. Anderseits kann sein autonomer Bereich auf einen kleinen Teil des ulnaren Handrückens und die Streckseite des 5. Fingers beschränkt sein.

Für die Beugeseite zweigt der Ramus superficialis radial neben dem Os pisiforme ab und zerfällt dann in seine Äste für die Beugeseite des 5. Fingers und die ulnare Hälfte des 4. Fingers. Die ulnare Seite des Handtellers wird meist von höher abgehenden Hautästen aus dem N. ulnaris versorgt. Die sensible Ausbreitung des N. ulnaris kann im Handteller bis zum Daumenballen reichen. Eine ziemlich konstante Anastomose besteht zwischen ihm und dem Ramus digitorum communis des N. medianus in mittlerer Höhe der Mittelhandknochen unter dem oberflächlichen Arterienbogen. Anderseits kann sein autonomes Gebiet bei Durchtrennung des N. ulnaris oberhalb des Handgelenkes nur auf die Beugeseite des 5. Fingers beschränkt sein.

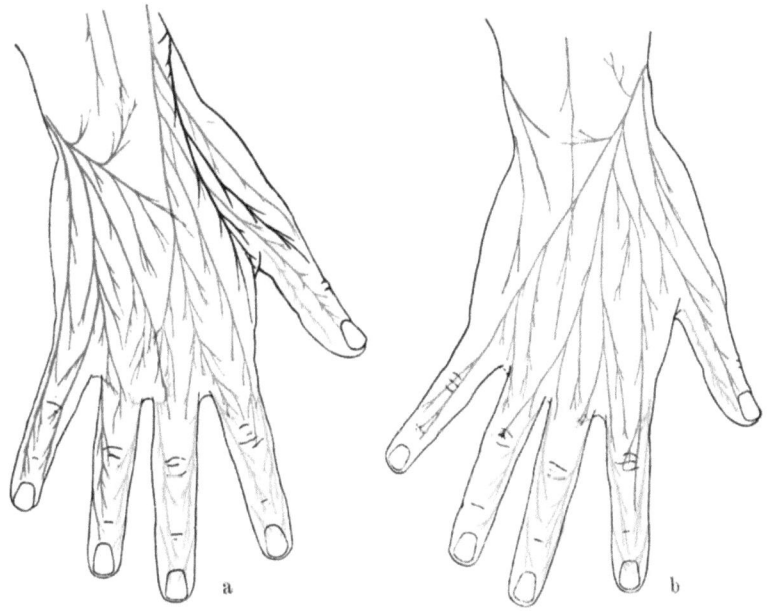

Abb. 14 a und b. Verzweigung des Cutan. antibr. lat., Radialis superficialis, Ulnaris und Medianus am Handrücken. a Normales Verhalten; b abnormales Verhalten, Radialis superficialis stark entwickelt, Ramus dorsalis des N. ulnaris auf ein Minimum reduziert. Schwarz = Cut. ant. lateralis; blau = Radialis; rot = Ulnaris; gelb = Medianus. (Aus Spalteholz.) (Aus „Handbuch der Neurologie" von O. Bumke und O. Foerster. Berlin: J. Springer, 1929)

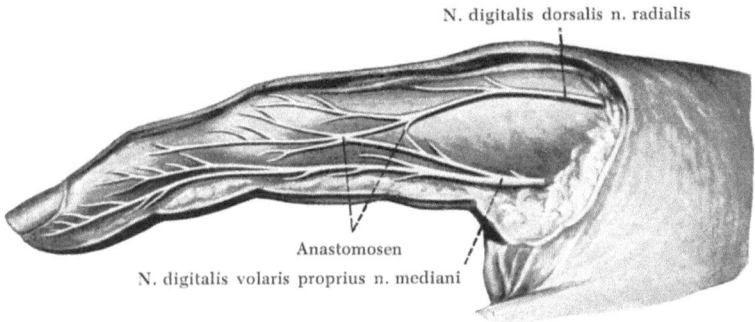

Abb. 15. Anastomosen zwischen N. digitalis dorsalis des N. radialis und N. digitalis volaris proprius N. mediani. (Nach Spalteholz.) (Aus „Handbuch der Neurologie" von O. Bumke und O. Foerster. Berlin: J. Springer, 1929)

Das sensible Endgebiet des Nervus medianus. Der stärkste Nerv für die Hand ist der N. medianus, der oberhalb des queren Handbandes Hautäste für die Beugeseite der Handgelenksgegend und den Handteller abgibt. Er verläuft oberflächlich im Karpalkanal und teilt sich dann in drei sensible Nn. digitorum communes, die ihrerseits zwischen den Beugesehnen verlaufen und in der Mitte der Hohlhand oder noch peripherer davon in sechs Nn. digitorum volares proprii zerfallen. Die beiden Äste für den Daumen und für die Radialseite des Zeigefingers liegen ziemlich oberflächlich und sind daher häufiger durchtrennt als die gemeinsamen Hohlhandnerven für den 2. und 3. Finger und für den 3. und 4. Finger, die dorsal des Niveaus der Beugesehnen verlaufen und daher mehr geschützt sind. So versorgt der N. medianus sensibel meist den größten Teil der Handgelenksgegend und des Handtellers mit dem Daumenballen sowie die Beugeseite des 1. bis 3. und die radiale Hälfte des 4. Fingers.

An den Fingern greifen die volaren Fingernerven sowohl des N. ulnaris als auch des N. medianus fast regelmäßig auf die Streckseite des Mittel- und Endgliedes über, die also von den volaren Fingernerven sensibel versorgt werden, während eine fast konstante Anastomose dorsal zu beiden Seiten des Zeige- und Mittelfingers den N. radialis an der sensiblen Versorgung der 2. und 3. Fingerkuppe beteiligt. Bei Durchtrennung des N. medianus kann aber sein autonomes sensibles Ausfallsgebiet auf die Beugeseite des 2. und die Streckseite der Mittel- und Endglieder des 2. und 3. Fingers beschränkt sein.

Vegetative Ausfallserscheinungen an der Hand nach Nervenverletzungen

Bei der Verletzung eines die Hand versorgenden Nerven pflegen zu den sensiblen und motorischen Ausfallserscheinungen ausgesprochen vegetative Störungen hinzuzutreten, und zwar werden meist alle Gebilde im Ausbreitungsgebiet des verletzten Nerven betroffen (Abb. 16).

Die Blutversorgung

Die wesentlichsten Blutgefäße für Hand und Finger liegen an der Beugeseite des Vorderarmes, in der Hohlhand und an der Beugeseite der Finger.

Im Unterarmbereich liegen die beiden Hauptgefäße, die Arteria radialis und ulnaris, zunächst in der Muskulatur geschützt und werden am Handgelenk oberflächlicher. Die Durchtrennung oder Unterbindung eines der beiden Gefäße am Vorderarm führt nie zu Ernährungsstörungen der Hand, da die beiden Arterien durch zwei Gefäßbogen in der Hohlhand miteinander verbunden sind.

Meist von der Arteria ulnaris abgehend, reicht die Arteria interossea bis zum Handgelenk und manchmal als mehr oder weniger starkes Gefäß bis in die Hohlhand. Sie kann mit den dorsalen, aus der Arteria radialis und dem Rete olecrani versorgten Handgefäßen die Durchblutung der Hand gewährleisten. Bei Operationen an der Hand in Blutleere muß ihretwegen diese am Oberarm angelegt werden.

Am Handgelenk teilt sich die Arteria radialis; der dünne Ast zieht durch die Thenarmuskulatur, diese versorgend, in die Hohlhand und bildet mit Zweigen der Arteria ulnaris den volar der Beugesehnen und Nerven liegenden *oberflächlichen Hohlhandbogen*.

Der größere Ast der Arteria radialis zieht durch die Tabatiere bis zur Streckseite des 1. Zwischenknochenraumes und teilt sich in die Arteria princeps pollicis für den Daumen und in eine Arterie, die durch die Zwischenknochenmuskulatur hindurch in die Hohlhand zieht und mit Ästen der Arteria ulnaris den dorsal der Sehnen und Nerven liegenden *tiefen Hohlhandbogen* bildet.

Hand und Finger sind von einem reichen Gefäßnetz durchzogen, es bestehen häufig Anastomosen zwischen den Arterien, sodaß die Ernährung auch dann gewährleistet ist, wenn einzelne verletzt sind.

Vom oberflächlichen Hohlhandbogen ziehen zusammen mit den Hohlhandnerven vier Hauptäste zwischen den Sehnen nach peripher bis zu den Schwimmhäuten, wo sie sich teilen und zu den Fingern ziehen.

Der Daumen wird hauptsächlich von der Arteria princeps pollicis von dorsal her ernährt.

Vom tiefen Hohlhandbogen ziehen vier Arteriae metacarpae nach peripher, wobei sie im Bereich der Grundgelenke Anastomosen mit den gemeinsamen Fingerarterien eingehen. Von den tiefen Gefäßen durchbohren aber auch dünne Äste die Zwischenknochenmuskulatur und gelangen auf den Handrücken.

Die arterielle Blutzufuhr zu den Fingern erfolgt von den volaren Gefäßen aus, die ähnlich wie die volaren Fingernerven nicht nur die ganze Volarseite der Finger, sondern auch noch die

Dorsalseite des Mittel- und Endgliedes versorgen. Wenn nur eines der beiden Gefäße durchtrennt ist, ist die Blutversorgung des Fingers gewährleistet. Bei Durchtrennung beider volaren Gefäße ist sie bereits zweifelhaft (siehe Abb. 15). Außerdem sind dabei meist auch die begleitenden Nerven durchtrennt, wodurch die trophischen Störungen noch verstärkt werden.

Die dorsalen Fingerarterien enden am Grundglied, sie sind daher für die Blutversorgung der Finger im allgemeinen von untergeordneter Bedeutung. Nur am Daumen sind sie so stark ausgebildet, daß sie seine Ernährung allein übernehmen können.

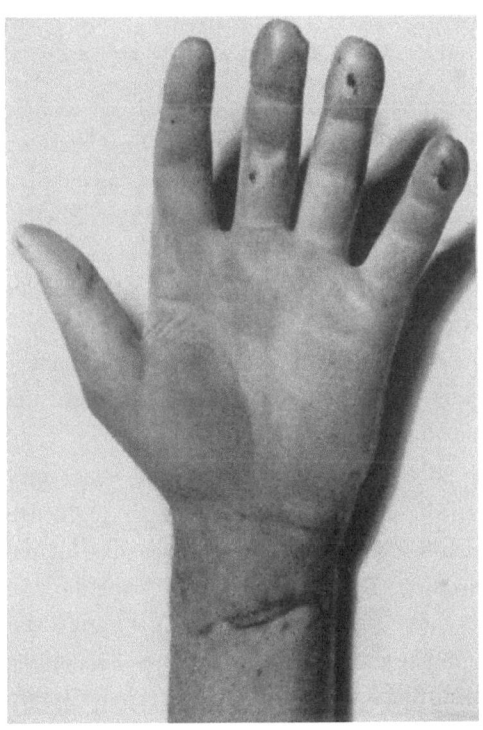

Abb. 16.

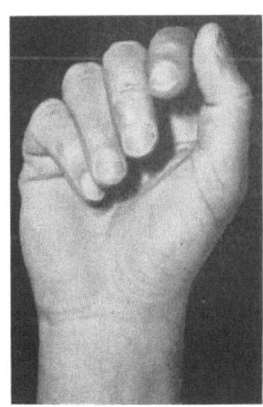 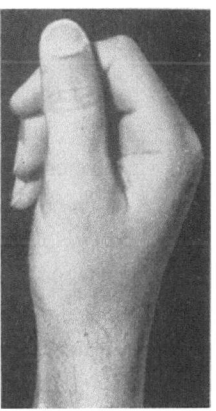

a   b

Abb. 17 a und b. Die Funktionsstellung oder Ruhehaltung der Hand und Finger

Abb. 16. Trophische Ulcera an allen Fingern der Hand nach Medianus- und Ulnarisdurchtrennung

Koordination und Stabilisierung der Gelenke

Führen wir eine Bewegung aus, so handelt es sich nur ganz selten um die Tätigkeit eines einzelnen Muskels, sondern meist um die Zusammenarbeit vieler, wobei die gleichsinnig arbeitenden Muskeln vom Dehnungswiderstand (Tonus) der Antagonisten über das Nervensystem reguliert werden, sodaß die Bewegungen gleichförmig ablaufen (Koordination). Arm und Hand stellen eine Gliederkette dar. Um periphere Gelenke für sich allein bewegen zu können, müssen proximale Gelenke fixiert werden, weil sonst auf periphere Gelenke wirkende Sehnen und Muskeln, wie z. B. der Flexor digitorum profundus, dessen Sehne über das Handgelenk, das Fingergrund- und Mittelgelenk zum Endgelenk zieht, bei seiner Funktion nicht nur eine Beugung des Endgelenkes, sondern auch eine der übersprungenen Gelenke bewirkt.

Für die isolierte Volarbeugung der Finger ist die Feststellung des Handgelenkes notwendig, die durch die gleichzeitige Innervation der Handgelenksstrecker und -beuger erfolgt. Für die isolierte Beugung der Fingermittel- und Endgelenke ist die Feststellung des Grundgelenkes erforderlich durch die gleichzeitige Innervation des langen Fingerstreckers und der Interossei. Die Stabilisierung eines Gelenkes setzt also zwei auf dieses Gelenk gegensinnig wirkende Muskelgruppen voraus, die zwangsläufig ihren Ansatz immer zentral von dem der das periphere Gelenk bewegenden Muskeln haben müssen. Da die oberflächlichen Fingerbeuger keine entsprechenden Antagonisten am Mittelgelenk haben (die Interossei- und Lumbricalissehnen ziehen über das Mittelgelenk hinweg und setzen am Endglied an), ist die isolierte Beugung des Endgelenkes eines Fingers nicht möglich, da das Mittelgelenk nicht gleichzeitig stabilisiert werden kann.

Bei der Behandlung von Lähmungen der Fingerbeuger können durch operative Stabilisierung des Handgelenkes sechs Sehnen mit ihren Muskeln gewonnen werden, die dann, falls sie nicht gelähmt sind, für die Transplantation auf die Fingerbeuger verwendet werden können, so daß ein aktiver Faustschluß möglich wird.

Die Ruhe- und Funktionsstellung der Hand und der Finger

Um eine möglichst kraftvolle Beugung in einem peripheren Gelenk zu erzielen, ist es notwendig, daß proximale Gelenke in einer ganz bestimmten Stellung fixiert werden. Diese Stellung wird oft automatisch eingenommen. Wenn wir die Finger kräftig beim Faustschluß beugen, wird das Handgelenk in leichter Dorsalflexion festgestellt. Bei dieser Stellung sind die langen Fingerbeuger in der günstigsten Position für ihre Wirkung. Diese Ausgangsstellung für die kraftvolle Fingerbeugung nennen wir die Funktionsstellung der Hand; sie ist bei einer Dorsalflexion der Hand im Handgelenk von 20 Grad gegeben.

Diese Funktionsstellung fällt nun praktisch mit der Ruhehaltung der Hand zusammen; sie ist bedingt durch den ausgeglichenen Muskeltonus der drei Hauptmuskelgruppen: der langen Hand- und Fingerbeuger und -strecker sowie der kurzen Handmuskeln.

In der Ruhehaltung ist die Hand im Handgelenk 20 Grad dorsal flektiert und leicht proniert. Die Finger sind in mittlerer Beugung, dabei nimmt die Beugung vom Zeigefinger gegen den 5. Finger immer stärker zu, außerdem besteht eine leichte Konvergenz der Kuppen des 2. und 5. Fingers, der Daumen ist an den Zeigefinger locker angelegt. Da sich in dieser Stellung die drei Hauptmuskelgruppen das Gleichgewicht halten und da diese Stellung gleichzeitig die Funktionsstellung der Hand ist, so ist dies zwangsläufig auch die günstigste Stellung für die Ruhigstellung verletzter Hände und Finger. Auch die meisten Knochenbrüche der Hand und der Finger lassen sich nach ihrer Einrichtung in dieser Stellung halten (Abb. 17 a und b).

Jede von dieser Stellung abweichende Haltung der Hand, sei sie nun hervorgerufen durch eine Lähmung oder durch eine Kontraktur der Muskel, durch oberflächliche oder tiefe Narben, durch fehlgeheilte Knochenbrüche oder in Fehlstellung versteifte Gelenke, beeinträchtigt die Gebrauchsfähigkeit einer Hand. Es ist die Behinderung in der Regel um so größer, je weniger die Funktionsstellung aktiv eingenommen werden kann.

Ist eine Fehlstellung oder Fehlhaltung bereits vorhanden, dann muß diese in erster Linie beseitigt werden und die Hand in die Funktionsstellung übergeführt werden, um damit den Muskeln die günstigste Ausgangsbasis für ihre Wirkung zu geben.

Hand und Vorderarm bilden eine mechanische Einheit. Da für das Gleichgewicht der langen Beuger und Strecker die Stellung der Hand im Handgelenk verantwortlich ist, muß bei der Korrektur einer Fehlhaltung zunächst einmal eine Fehlstellung im Handgelenk beseitigt werden (Schiene, schonendes Redressement, Keilosteotomie). Ist das Handgelenk bereits in der Funktionsstellung, dann muß in der nächsten Etappe eine etwa vorhandene Fehlstellung der Fingergrundgelenke korrigiert werden, um auch das Gleichgewicht der kurzen Handmuskel wiederherzustellen.

Die Behandlung der frischen Hand- und Fingerverletzungen

A. Die Behandlung der geschlossenen Hand- und Fingerverletzungen

Finger- und Handquetschungen (Abb. 18 a und b)

Quetschungen der Finger und der Hand zählen bei der manuell arbeitenden Bevölkerung zu den häufigsten Verletzungen überhaupt. Die Schmerzhaftigkeit dieser Verletzungen veranlaßt den Patienten, den Arzt aufzusuchen. Vom örtlichen Druckschmerz mit nur geringer umschriebener Schwellung finden wir alle Übergänge bis zur extremen, die ganze Hand umfassenden Schwellung mit diffusem Druckschmerz und vollständiger Bewegungsbehinderung der Finger. Klinisch läßt sich nur selten ein Knochenbruch mit Sicherheit ausschließen. Symptome wie der Fernschmerz,

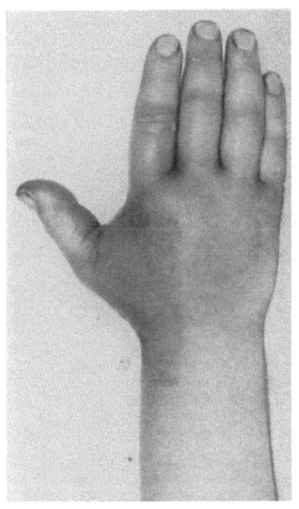
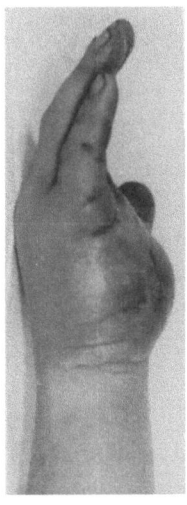
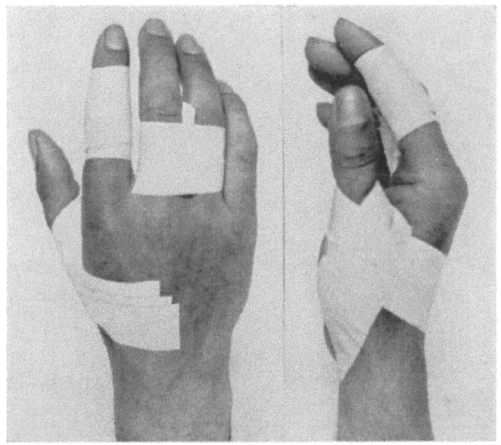

Abb. 18 a und b. Schwere Quetschung der rechten Mittelhand. Volle Wiederherstellung durch Ruhigstellung

Abb. 19. Heftpflasterverbände zur Ruhigstellung von Gelenkszerrungen an den Fingern. (Aus Krömer: Die verletzte Hand. Wien: W. Maudrich, 1938)

Stauchungsschmerz und Biegungsschmerz lassen uns oft im Stich und ergeben kein eindeutiges Resultat. Es ist daher immer zweckmäßig, die genaue klinische Untersuchung durch eine Röntgenaufnahme in beiden Ebenen abzuschließen.

Behandlung. Bei leichteren Quetschungen ist eine Behandlung überflüssig, es genügt die Schonung der Hand durch einige Tage. Umschläge mit handwarmem Wasser werden vom Verletzten angenehm empfunden und fördern den Rückgang der Schwellung. Vor der Verordnung von Umschlägen muß bei geringen Hautschäden allerdings gewarnt werden. Besteht die Gefahr einer Hautnekrose, so geben wir einen sterilen Verband und kontrollieren den Verletzten regelmäßig. Bestehen starke Schmerzen, vor allem bei Bewegungen, dann ist eine Ruhigstellung angezeigt. Einzelne Finger werden bei Mittelstellung der Gelenke auf einer Fingerschiene gelagert, sind mehrere Finger betroffen, so verwenden wir eine ulnare Fingerschiene oder eine Schiene, die z. B. Daumen und Zeigefinger ruhigstellt. Bei schweren Quetschungen stellen wir mittels dorsaler oder volarer Gipsschiene ruhig, welche im Bedarfsfalle noch mit einer ulnaren Fingerschiene kombiniert werden kann. Auch bei Handquetschungen muß auf eine entsprechende Übungsbehandlung geachtet werden.

Zerrung der Gelenksbänder

Die Funktion einer Hand hängt weitgehend von der Beweglichkeit, der Stabilität und der Schmerzfreiheit ihrer Gelenke ab.

Zerrung der Fingergelenke

Bewegungseinschränkungen nach Gelenkszerrungen findet man häufiger bei jenen Gelenken, bei denen die Gelenkskörper durch starke Seitenbänder zusammengehalten werden (Grundgelenk des Daumens und die Mittelgelenke der vier dreigliedrigen Finger). Zerrungen im Bereich der Grundgelenke der dreigliedrigen Finger heilen meist auch ohne Behandlung folgenlos aus.

Gelenkszerrungen entstehen entweder durch Überstreckung oder durch seitliche Knickung der Gelenke, dabei sind die betroffenen Bänder nicht zerrissen, sondern nur gedehnt, so daß auch klinisch keine Lockerung der Seitenfestigkeit feststellbar ist. Bei der Gelenkszerrung besteht klinisch Schwellung, lokaler Druck- und Bewegungsschmerz sowie Schmerzen beim seitlichen Abknicken des Fingers im betroffenen Gelenk. Da diese Beschwerden lange Zeit bestehen bleiben können, empfiehlt es sich, bei stärkeren klinischen Erscheinungen den Finger auf einer Fingerschiene ruhigzustellen und eventuell Umschläge zu machen. Weniger starke Distorsionen behandeln wir zunächst mit Umschlägen und legen dann über das Gelenk einen Dachziegelverband mit Heftpflaster an (Abb. 19).

Zerrung des Handgelenkes

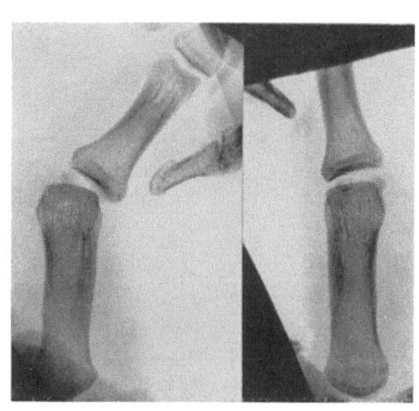

Abb. 20. Zerreißung des ulnaren Grundgelenksseitenbandes am Daumen. Gehaltenes Röntgenbild mit Vergleich

Zerrungen des Handgelenkes sind häufig. Hier wird man bei jeder stärkeren Verstauchung aber an die Möglichkeit eines Kahnbeinbruches denken, besonders wenn die Dorsalflexion stark eingeschränkt und erhöhter Druckschmerz in der Tabatiere auslösbar ist. Auch wenn Spezialröntgenaufnahmen (siehe S. 35) den Verdacht zunächst nicht bestätigen, behandeln wir wie bei einem Kahnbeinbruch und wiederholen die Aufnahmen nach 2 und nach 4 Wochen, weil die einer Knochenverletzung folgende Resorption an der Verletzungsstelle dann auch eine feine Fissur zur Darstellung bringt. Manchmal deckt die Röntgenaufnahme auch einen schalenförmigen Abriß an der Dorsalseite des Dreieckbeines auf, der besonders deutlich im Seitenbild erkennbar ist.

Bei Zerrungen des Handgelenkes ohne Knochenbeteiligung legen wir bei starken Beschwerden eine dorsale Gipsschiene für 10 Tage an, bei solchen mit Knochenbeteiligung für 3 Wochen.

Zerreißungen der Gelenksbänder der Finger

Wesentlich schwerwiegender als Bandzerrungen an den Fingergelenken sind im allgemeinen die Dauerfolgen nach unbehandelten Zerreißungen der Kapsel und Bänder. Diese entstehen meist durch seitliche Knickung der Gelenke oder durch Überstreckung mit größerer Gewalt. Nach einer Bandzerreißung läßt sich das Gelenk meist seitlich aufklappen und so kann das Ausmaß der Verletzung röntgenologisch durch gehaltene Vergleichsaufnahmen in örtlicher Betäubung (Abb. 20) festgestellt werden. Die Bandzerreißungen sind häufig mit kleinen Knochenabrissen kombiniert. Diese finden sich häufig volar oder seitlich der Mittelgelenke sowie seitlich an der Basis des Grundgliedes, nur selten zwischen den Köpfchen der Mittelhandknochen.

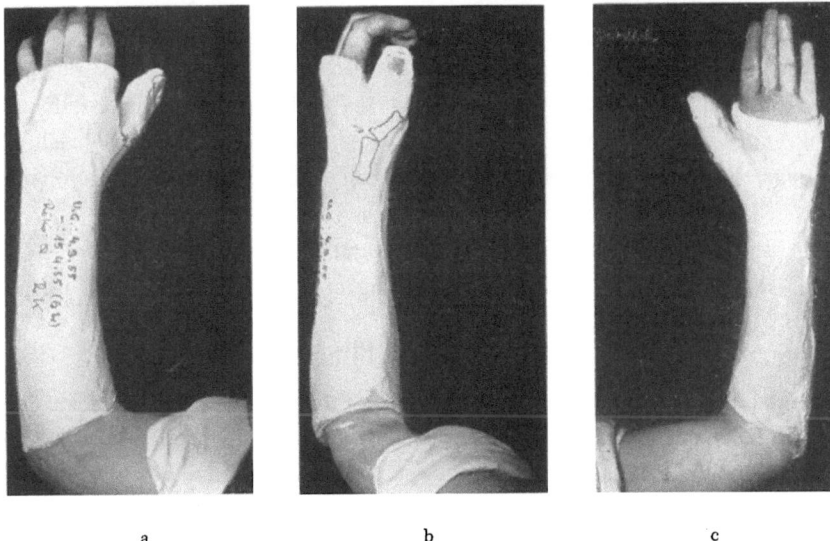

Abb. 21 a bis c. Verbandanordnung bei Zerreißung des ulnaren Seitenbandes vom Daumengrundgelenk. a Ansicht von dorsal, b Ansicht von radial, c Ansicht von volar

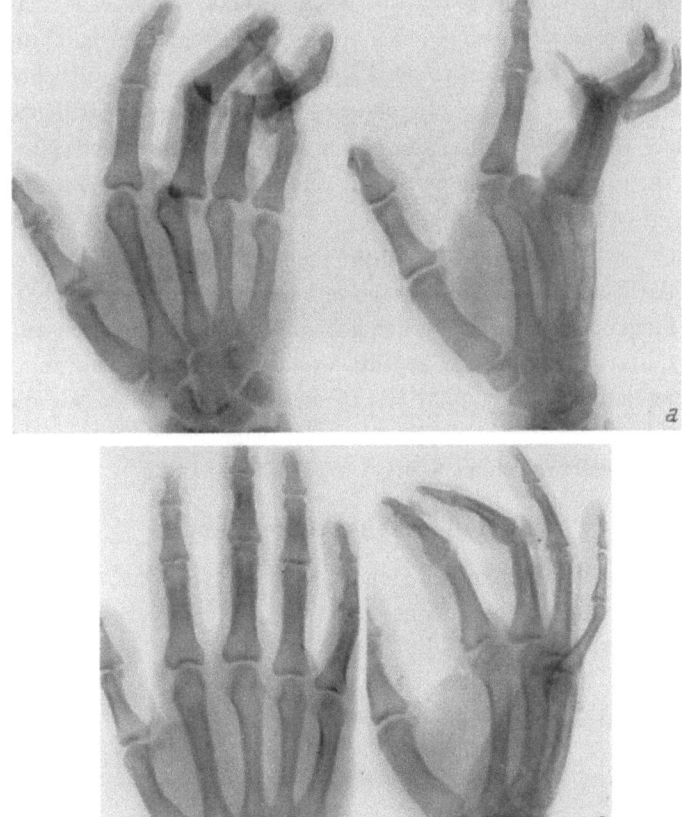

Abb. 22 a und b. a Offene Verrenkung der Mittelgelenke und geschlossene Verrenkung der Grundgelenke des 3. und 4. Fingers rechts. Behandlung: Wundausschneidung, Einrichtung, Ruhigstellung mit dorsaler Gipsschiene und volarer Fingerschiene für den 3. und 4. Finger. b Röntgen 8 Wochen nach der Verletzung. Freie Beweglichkeit aller Fingergelenke

Am folgenschwersten sind Zerreißungen der Seitenbänder im Bereich des Daumengrundgelenkes und der Fingermittelgelenke, da diese Gelenke dadurch ihre Stabilität verlieren. Diese Zerreißungen müssen innerhalb der ersten 8 Tage nach der Verletzung bei gleichzeitig bestehendem Knochenausriß 4 Wochen lang und sonst 6 Wochen lang ruhiggestellt werden. Für das Daumengrundgelenk legen wir eine dorsale Gipsschiene mit Daumeneinschluß bis zum (Abb. 21 a bis c) Endglied und für die Fingermittelgelenke häufig eine Cellonagipshülse in leichter Beugestellung des Mittelgelenkes für 4 Wochen an.

Die Prognose der knöchernen Bandausrisse ist günstiger als die der reinen Bandrupturen, wenn auch das Röntgenbild die knöcherne Anheilung oft lange Zeit hindurch nicht nachweist.

Die Verrenkung der Fingergelenke

Die Verrenkungen im End- und Mittelgelenk der Finger sind meist leicht zu erkennen und auch zu beheben. Sie entstehen fast immer durch Überstreckung, sodaß der periphere Gliedabschnitt nach dorsal luxiert und dort federnd fixiert ist. Die meisten Verrenkungen lassen sich durch einfachen Zug ohne Betäubung einrichten. Bei ängstlichen Patienten oder falls die Einrichtung doch einmal Schwierigkeiten macht, wird das Gelenk mit 1 ccm 2%igem Novocain betäubt. Die Verrenkungen des Daumenendgelenkes sind häufig offen (Behandlung der offenen Verrenkungen siehe S. 84).

Die Verrenkungen der Fingergrundgelenke werden wegen ihrer schweren Erkennbarkeit eher übersehen, außerdem lassen sich diese manchmal nur schwer einrichten. Dies trifft besonders für das Daumengrundgelenk zu, wo das 1. Metakarpalköpfchen manchmal durch die Kapsel schlüpft (Knopflochmechanismus), sich an der Beugesehne verhakt, und so eine irreponible Verrenkung herstellen kann. In diesen Fällen muß von einem seitlichen Schnitt aus die Verrenkung operativ beseitigt werden. In der Regel gelingt aber in örtlicher Betäubung auch die Einrichtung einer Grundgelenksluxation, wenn man das Grundglied 90 Grad nach dorsal abbiegt, in dieser Stellung dann nach peripher verschiebt und schließlich auf dem 1. Metakarpalköpfchen beugt (Abb. 22 a und b).

Nach röntgenologisch bewiesener Einrichtung genügt zur Fixation für die Mittel- und Endgelenke meist ein dachziegelartiger Heftpflasterverband, während wir nach Grundgelenksluxationen eine volare Fingerschiene für 3 Wochen geben. Nach jeder Luxation eines Fingergelenkes soll nach erfolgter Einrichtung jedoch geprüft werden, ob das Gelenk zum Zeichen für eine Seitenbandverletzung seitlich aufklappbar ist. In diesen Fällen stellen wir das Gelenk in mittlerer Beugestellung durch eine Cellonafingerhülse oder beim Daumengrundgelenk durch eine dorsale Gipsschiene mit Daumeneinschluß 4 bis 5 Wochen lang ruhig.

Die Handgelenksverrenkungen

Nach dem anatomischen Aufbau der Handwurzel unterscheiden wir drei Hauptgelenke, in denen Verrenkungen nach dorsal oder seltener auch nach volar vorkommen können.
1. Die radiokarpale Verrenkung,
2. die interkarpale Verrenkung,
3. die karpometakarpale Verrenkung (Abb. 23).

Die Verrenkung der Hand im Radiokarpalgelenk

Diese Verrenkung tritt selten in reiner Form auf, meist kommt es zu Verrenkungsbrüchen mit Abscherung an der dorsalen oder volaren Kante des distalen Speichenendes oder eines oder beider Griffelfortsätze. Vielfach sind diese Verletzungen offen, sie lassen sich leicht unter Zug einrichten. Reine Luxationen sollen 4 Wochen lang mit einer dorsalen Gipsschiene, Verrenkungsbrüche bis zu 6 Wochen fixiert werden. Die Prognose ist gut (Abb. 24 a und b).

Die interkarpale Verrenkung der Hand

Diese Verrenkungen sind verhältnismäßig häufig und betragen 3 bis 4% aller Luxationen, sie treten entweder rein als perilunäre Verrenkung der Hand nach dorsal oder volar auf oder sind mit Frakturen kombiniert.

Die Verrenkungen der Handwurzel um Mond- und Kahnbein sowie um Mond- und Dreiecksbein gehören hingegen zu den größten Seltenheiten.

Die Diagnostik dieser Verletzungen bereitet erfahrungsgemäß oft Schwierigkeiten, ihre möglichen Folgen jedoch erfordern eine genaue Aufklärung und eine entsprechende Behandlung.

Die perilunäre Verrenkung der Hand

Jede in der Anamnese erwähnte gewaltsame Dorsalflexion im Handgelenk muß an eine perilunäre Verrenkung denken lassen, vor allem wenn die Finger und das Handgelenk bei schmerzhafter Beweglichkeit in Beugestellung gehalten werden und vor dem volaren Radiusende eine Schwellung oder Druckschmerzhaftigkeit besteht. Manchmal gibt sich die Verletzung klinisch auch schon

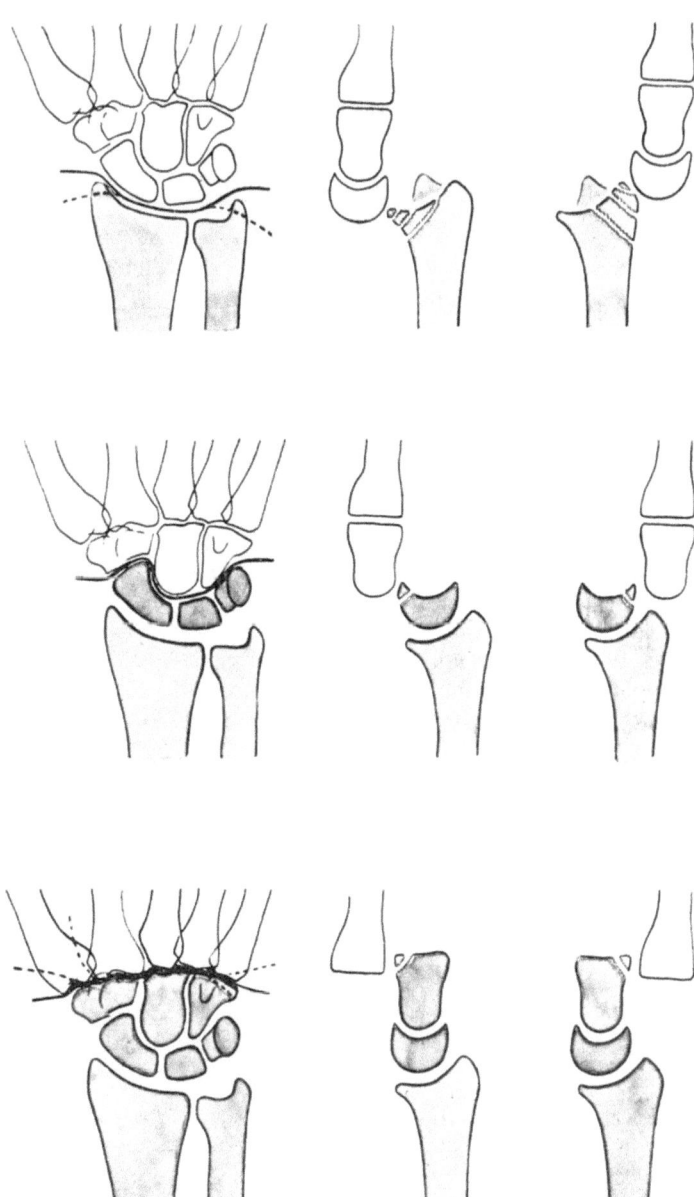

Abb. 23. Die Verrenkungen der Hand in den 3 Hauptgelenksflächen nach Schnek. Der weiße Teil ist gegenüber dem dunklen verrenkt. Die ausgezogene Linie entspricht der reinen Trennungsfläche, die gestrichelte entspricht der unreinen Trennungsfläche, bei welcher die Verrenkung von Knochenbrüchen begleitet ist. Oben: Luxatio radiocarpea. Mitte: Luxatio intercarpea. Unten: Luxatio carpometacarpea. Auch bei den seitlichen Bildern sind bei den dorsalen und volaren Verrenkungen in jeder Hauptgelenksfläche die entsprechenden Knochenabrisse zu sehen. (Aus L. Böhler: Technik der Knochenbruchbehandlung. Wien: W. Maudrich, 1951)

durch eine Parästhesie im Medianusgebiet zu erkennen, die durch Druck des verschobenen Mondbeines auf die Nerven entsteht. Man wird diese Verletzung auf den Röntgenbildern, besonders den Seitenaufnahmen, nicht übersehen, wenn man an sie denkt (Abb. 26 a bis e).

Die Einrichtung muß sofort erfolgen, und zwar entweder in örtlicher Betäubung mit 2%igem Novocain oder in Plexusanästhesie, manchmal wird auch eine Narkose nötig sein. Es kommt darauf an, daß durch gleichmäßigen, 10 Minuten andauernden starken Zug an den Fingern bei gestrecktem Handgelenk (am einfachsten mit Mädchenfängern und Gegenzug am Oberam

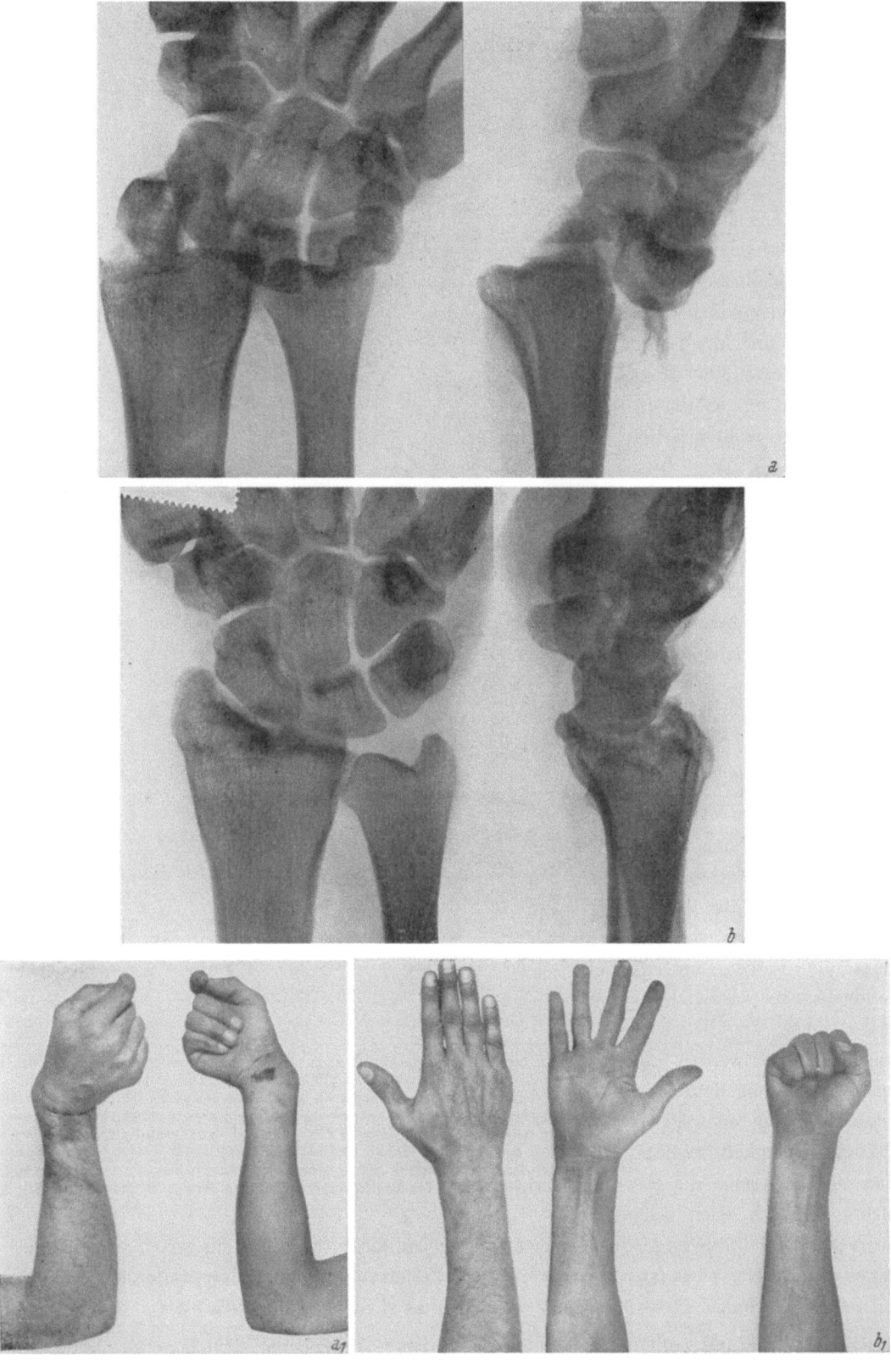

Abb. 24 a und b. a und a₁ offene Verrenkung der rechten Hand im Radiokarpalgelenk nach dorsai mit Abscherung des Speichengriffels. b und b₁ Röntgenbild und funktionelles Ergebnis nach Einrichtung

bei Belastung von 5 bis 10 kg) der verlorengegangene Raum zwischen Radius und Handwurzel für das Mondbein wiederhergestellt und das Mondbein durch die gespannten Beugesehnen wieder an seinen Platz gedrückt wird.

Ein Repositionshindernis entsteht manchmal durch eine mehr oder weniger starke Drehung des Mondbeines um seine Längsachse im Supinationssinn. Sie ist am besten auf dem (Abb. 25) a.-p.-Bild erkennbar, weil die normale Dreiecksform des luxierten Mondbeines bei Drehung in der Aufsicht eine plumpe, nach radial konvexe Dreiecksform annimmt, während auf dem seitlichen Bild die Halbmondform verzerrt ist.

Wenn man in diesem Fall die Hand vor Ausübung des Zuges auch in Supination bringt, geht das Mondbein gewöhnlich gut an seinen Platz zurück. Man kann im übrigen seine Reposition durch direkten Druck gegen das meist fühlbare Mondbein fördern. In seltenen Fällen, in denen seitliche Aufnahmen während der Einrichtung zeigen, daß sich das Mondbein trotz langdauerndem, gleichmäßigem, starkem Zug nicht in seinen Raum hineindreht, kann mit einer Kanüle auf das Mondbein eingestochen und die Drehung perkutan bewirkt werden.

Nach erfolgter Einrichtung geben wir eine dorsale Gipsschiene für 3 Wochen.

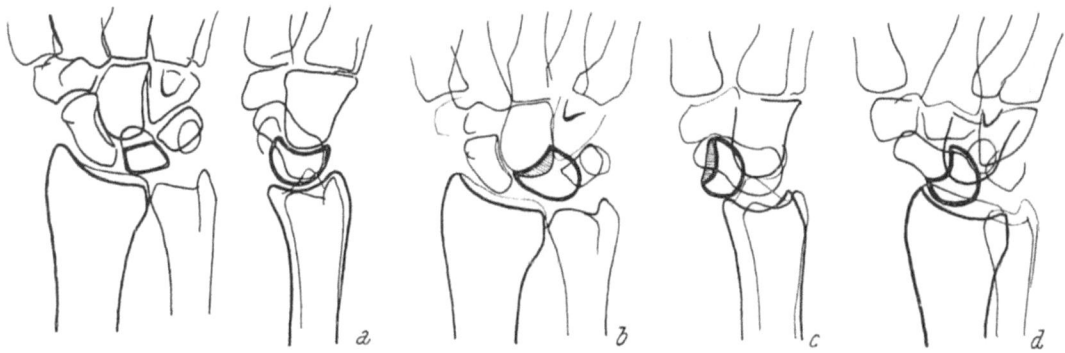

Abb. 25 a—d. a Röntgenpause eines normalen Handgelenkes mit der normalen Form des Mondbeines von beiden Seiten. b Röntgenpause einer perilunären Verrenkung bei Supinationsdrehung des verrenkten Mondbeines. Es erscheint infolge der Drehung zur Radialseite hin als plumpes Dreieck mit radial-konkavem Rand. (Ist das verrenkte Mondbein nicht verdreht, so erscheint es in der a.-p.-Aufnahme nahezu als reines Dreieck. Siehe Abb. 26 a.) c Seitenbild zu Abb. 25 b. Das Mondbein hat infolge seiner Verdrehung nicht mehr die reine Mondform wie in Abb. 25 a. d Röntgenpause bei Supinationsdrehung des verrenkten Mondbeines in halber Pronation aufgenommen. Während Vorderarm und Handwurzel schräg getroffen sind, erscheint bei dieser Projektion das Mondbein in der typischen Profilstellung, weil die Pronation der Hand die Supination des Mondbeines ausgleicht. (Aus L. Böhler: Technik der Knochenbruchbehandlung. Wien: W. Maudrich, 1951)

Die perilunären Verrenkungsbrüche

Am häufigsten ist mit der perilunären Verrenkung der Hand eine Kahnbeinfraktur verbunden (DE QUERVAIN), dabei sind die Bruchstücke des Kahnbeines um mindestens volle Knochenbreite gegeneinander verschoben. Die Einrichtung gelingt bei frischen Fällen meist nach den vorher für die reine perilunäre Verrenkung angegebenen Gesichtspunkten, es muß jedoch darauf geachtet werden, daß die Kahnbeinfragmente (siehe Abb. 26 b) sich gut aufeinanderlegen, was oft durch Drehung und Bewegung im Handgelenk erreicht wird. Diese Verletzungen stellen wir mindestens 12 Wochen mit einer dorsalen Gipsschiene ununterbrochen ruhig. Die Röntgenkontrolle entscheidet dann jedoch, ob die Ruhigstellung noch längere Zeit fortgesetzt werden muß. Falls nach 12 Wochen am Kahnbein noch ein Frakturspalt von mehr als 2 mm besteht, führen wir zu dieser Zeit bereits eine Spanverpflanzung durch.

Die perilunären Verrenkungen können auch mit Verletzung anderer Handwurzelknochen, so z. B. mit Fraktur des Dreieckbeines, kombiniert sein (siehe Abb. 26 c), auch ein oder beide Griffelfortsätze können mitbetroffen sein. Die Ruhigstellung beträgt dann 4 Wochen.

Verrenkungen im Karpometakarpalgelenk

Sie entstehen durch stärkere Gewalteinwirkung und treten daher vielfach auch als offene Verrenkung auf. Die Diagnose ist durch die meist sichtbare oder wenigstens tastbare Stufe zwischen Handwurzel und Mittelhand schon klinisch leicht zu stellen, da in der Regel mehrere Mittelhandknochen gleichzeitig luxiert sind. Von einer divergierenden Verrenkung sprechen wir, wenn der 1. Mittelhandknochen nach volar und die übrigen nach dorsal luxiert sind (Abb. 27 a und b).

Die Einrichtung ist meist einfach, während die Fixation bei gleichzeitigem Bestehen größerer Wunden schwierig sein kann.

Auch die isolierten Verrenkungen oder Teilverrenkungen des 1. Mittelhandknochens im Sattelgelenk sind leicht zu reponieren und werden durch eine dorsale Gipsschiene mit Daumeneinschluß 6 Wochen ruhiggestellt.

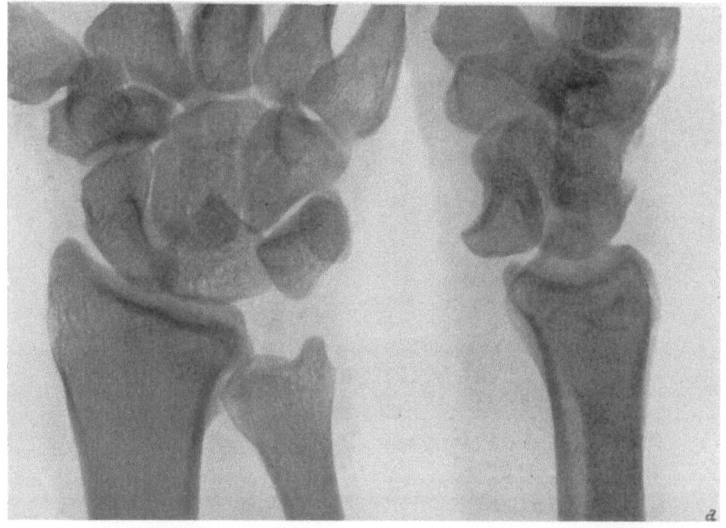

Abb. 26 a bis e.

a Reine perilunäre Verrenkung der Hand nach dorsal (frisch)

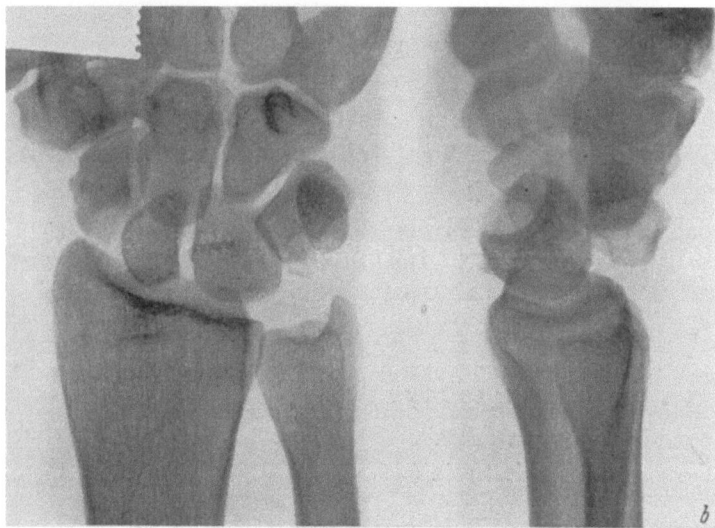

b Transnaviculoperilunäre Verrenkung der Hand (de Quervain) (frisch)

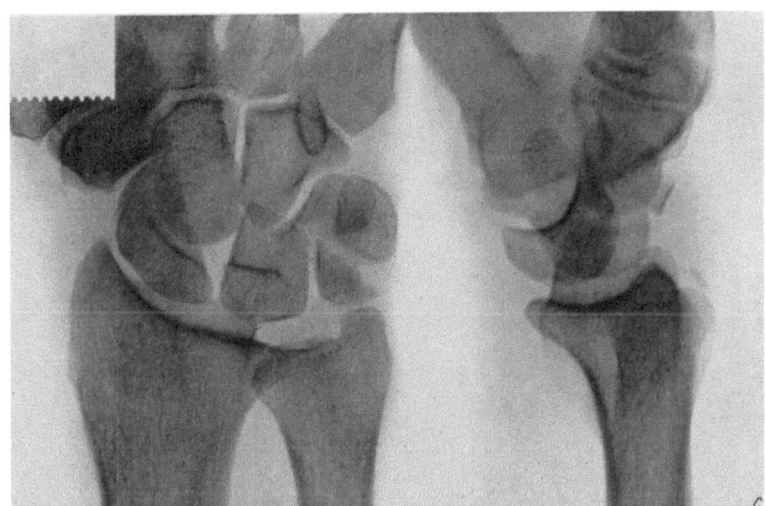

c Transtriquetroperilunäre Verrenkung der Hand (frisch)

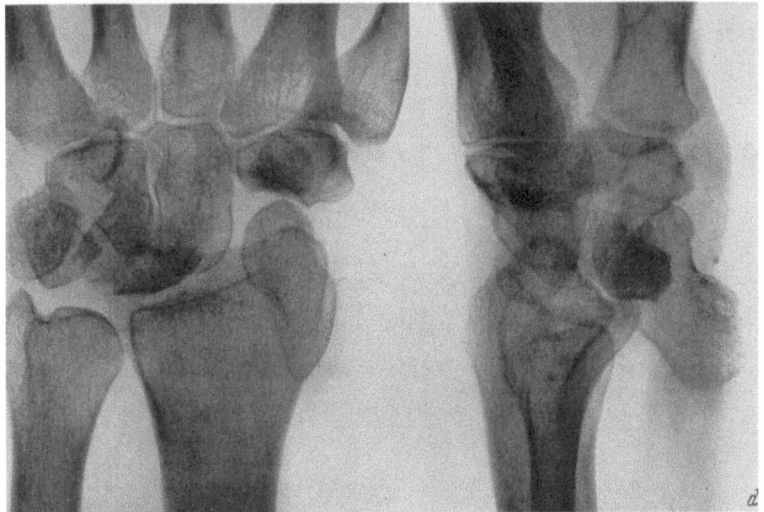

d Peri-naviculolunäre Verrenkung der Hand (veraltet)

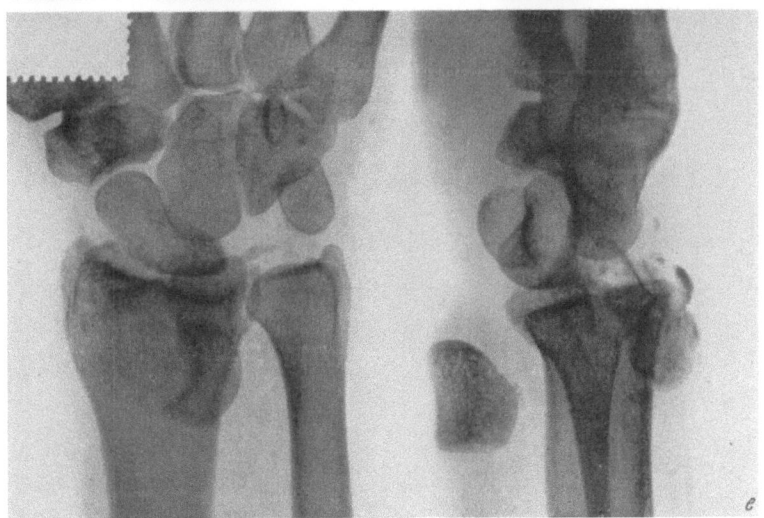

e Perinaviculo et peritriquetrolunäre Verrenkung der Hand (frisch)

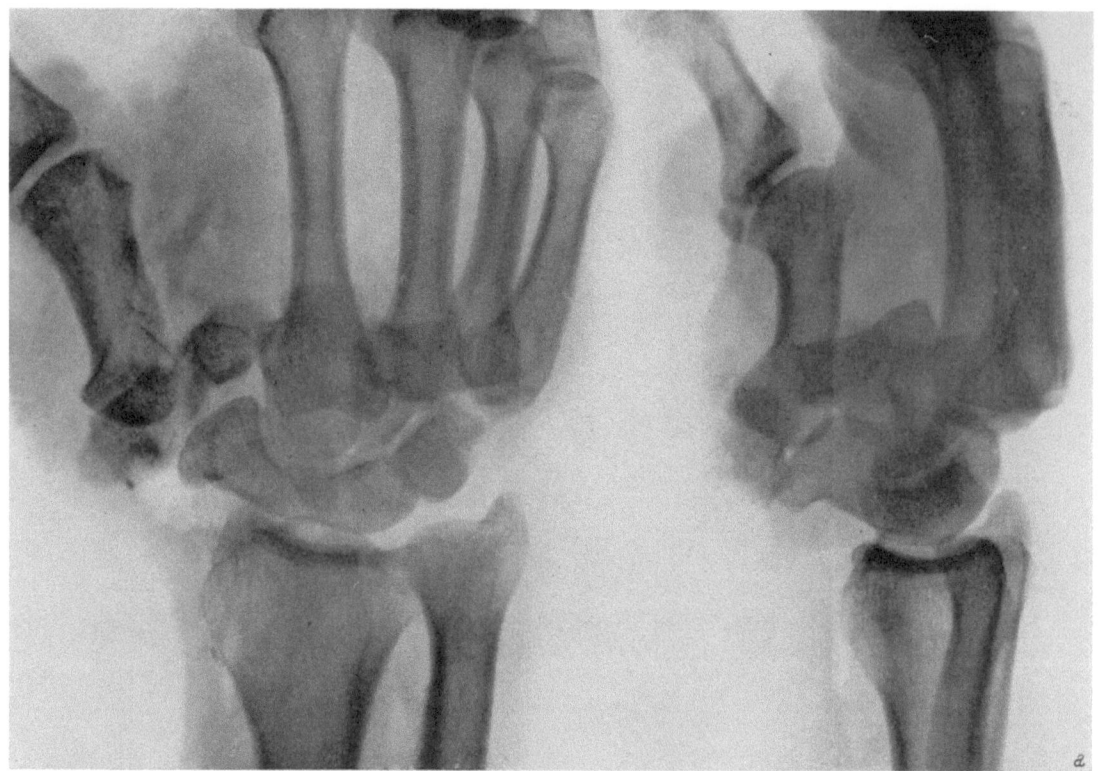

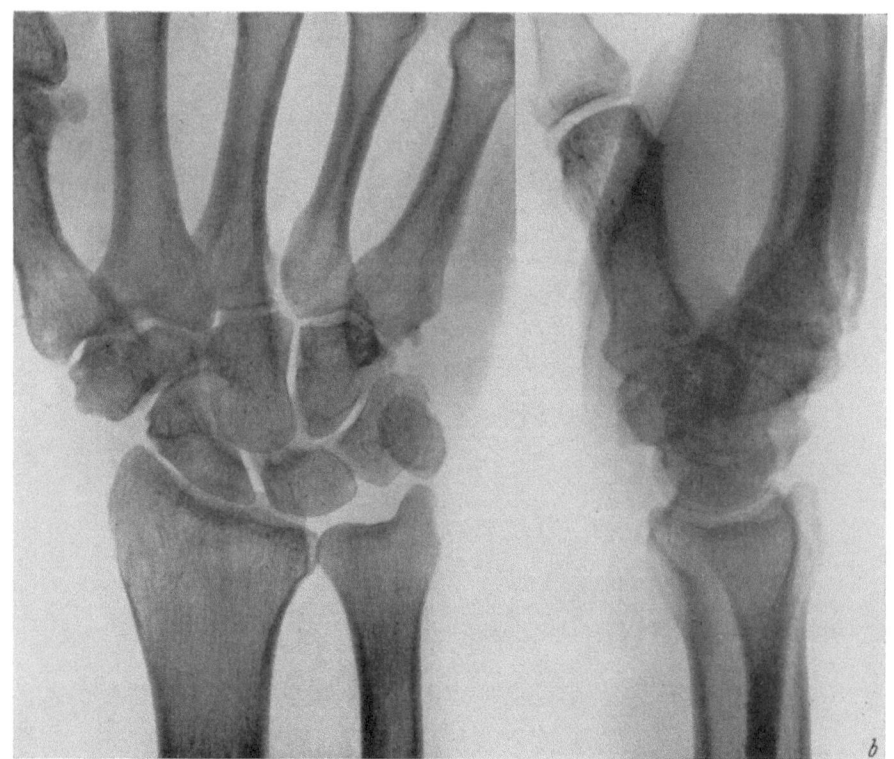

Abb. 27.

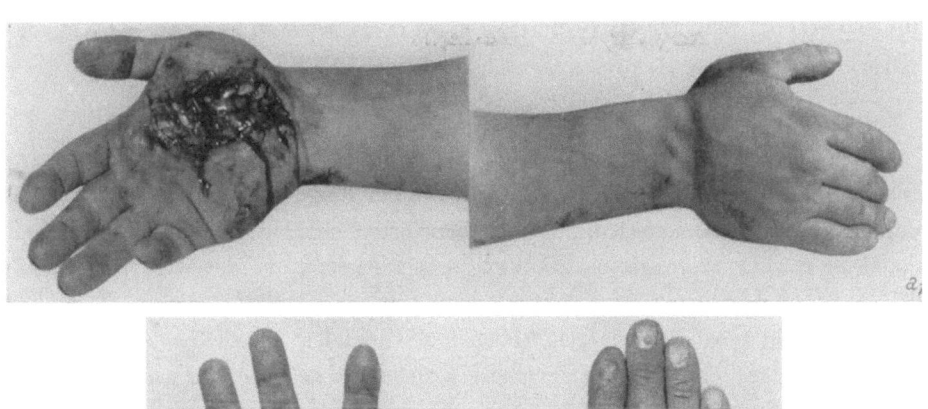
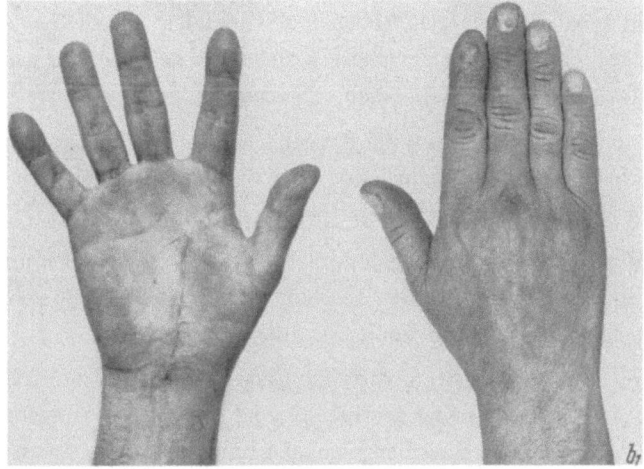
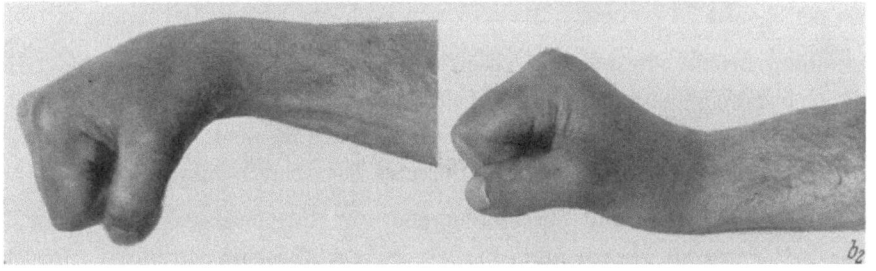

Abb. 27 a und b. a Röntgenbild einer offenen karpo-metakarpalen Verrenkung der rechten Hand. Der 1. Mittelhandknochen ist mit dem größten Teil des Multangulum majus nach volar verrenkt, der 2. bis 5. Mittelhandknochen sind nach dorsal verrenkt. a_1 Photo zu Abb. 27 a, ausgedehnte Wunde in der Hohlhand infolge Explosion. An der Streckseite ist deutlich eine Stufe in Höhe der Karpometakarpal-Gelenke 2 bis 5 sichtbar. b Röntgen 3 Monate nach der Verletzung. Die Verrenkung ist gut eingerichtet. b_1 und b_2 Freie Beweglichkeit aller Finger, geringe Bewegungseinschränkung im Handgelenk

Die frischen geschlossenen Knochenbrüche im Bereich der Hand

Häufigkeit: Am häufigsten sind Brüche der Fingerglieder. Es folgen der Reihe nach Mittelhandknochen — distales Speichenende — Kahnbein und dann die übrigen Handwurzelknochen.

Die Brüche der Handgelenksgegend

Entstehung: Die meisten Brüche der Handgelenksgegend entstehen durch Sturz auf die ausgestreckte Hand. Hierbei können folgende Knochenverletzungen vorkommen:

1. Bei Erwachsenen: Radiusbruch an typischer Stelle. Bei Jugendlichen: Epiphysenlösungen am distalen Radiusende. Bei Kindern: Wulstbruch (Grünholzbruch) am distalen Radiusende, der Bruch beider Unterarmknochen im distalen Drittel.

2. Bruch des Kahnbeines.

3. Perilunäre Verrenkung der Hand, die in 25% der Fälle mit einem Bruch des Kahnbeines (DE QUERVAIN) verbunden ist.

4. Brüche der übrigen Handwurzelknochen (selten).

Der Bruch der Speiche an typischer Stelle

Der Bruch der Speiche an typischer Stelle ist in der Regel geschlossen und meist sind nur ältere Verletzte betroffen. Klinisch findet man Schmerzen im Handgelenk; bei Verschiebungen Bajonettstellung sowie Bewegungseinschränkung im Handgelenk und der Vorderarmdrehung und eventuell auch der Finger.

Das Röntgenbild zeigt einen queren Abbruch des distalen Speichenendes 1 bis 2 cm proximal des Handgelenkes, dabei ist das periphere Bruchstück entweder im gesamten erhalten, es kann aber auch vielfach zersplittert sein (Abb. 28 a und b).

Bei diesen Trümmerbrüchen reichen die Bruchflächen meist in das Handgelenk und nicht selten besteht dann bei diesen Gelenksbrüchen eine Stufe im Bereich der distalen Speichengelenksfläche und ein entsprechend großer Knorpelschaden.

Das periphere Bruchstück ist meist nach dorsal und radial verschoben und geknickt. Außerdem kann es noch proniert sein. Eine Subluxation der peripheren Speichenbruchstückes im distalen Radioulnargelenk nach zentral kann hinzukommen.

Bei 3% der Brüche der Speiche am distalen Ende besteht jedoch eine Verschiebung des peripheren Bruchstückes nach volar und zentral, es sind dies Verrenkungsbrüche mit kleinerer oder größerer Stufe in der distalen Speichengelenksfläche.

Neben der Speiche ist bei beiden Bruchformen auch der Ellengriffel häufig mitabgebrochen.

Behandlung. Brüche ohne oder mit geringer Verschiebung werden mit dorsaler Gipsschiene 3 Wochen lang ruhiggestellt. Brüche bei sehr alten Leuten und bei Verletzten in schlechtem Allgemeinzustand oder bei röntgenologisch vermindertem Kalkgehalt der Knochen werden ohne Einrichtung 4 bis 5 Wochen lang mit einer dorsalen Gipsschiene ruhiggestellt.

Behandlung der Brüche mit Verschiebungen. Zur Einrichtung wenden wir im allgemeinen die örtliche Betäubung an. Hierzu injizieren wir 20 ccm Novocain mit Adrenalinzusatz in den Bruchspalt. Muß eine Verschiebung später als 8 Tage nach der Verletzung eingerichtet werden, so ist gewöhnlich eine kurze Allgemeinbetäubung oder Plexusanästhesie notwendig.

Die Einrichtung erfolgt durch Zug besonders am Daumen und den übrigen Fingern und Gegenzug über eine Gurte, die knapp oberhalb des rechtwinkelig gebeugten Ellbogens angebracht und an einem Haken an der Wand befestigt ist. Eine andere Möglichkeit der Extension zur Einrichtung von Speichenbrüchen ist in Abb. 29 a und b dargestellt. Durch Zug, der gegebenenfalls durch Daumendruck auf das distale Fragment unterstützt wird, müssen die Radialverschiebung und die dorsale Abknickung des peripheren Bruchstückes beseitigt werden, weil hiervon das funktionelle und auch das kosmetische Resultat weitgehend abhängt. Allein durch kräftigen Längszug kann eine etwa vorhandene stärkere dorsale Knickung des peripheren Bruchstückes beseitigt werden. Manchmal ist leichtes Abbiegen der Hand nach volar erforderlich, wobei darauf geachtet werden muß, daß die Hand nicht im Sinne der Pronation verdreht wird.

Besteht ein Trümmerbruch, dann ist von jedem stärkeren Abbiegen der Hand nach volar Abstand zu nehmen. Die Bruchstücke werden nach Ausübung eines entsprechenden Längszuges von dorsal und volar her zwischen den Händen zusammengepreßt.

Nach der Einrichtung wird eine dorsale Gipsschiene von den Zwischenfingerfalten bis zum Ellbogengelenk angelegt. Diese soll die radiale und ulnare Handkante etwas umfassen, ebenso

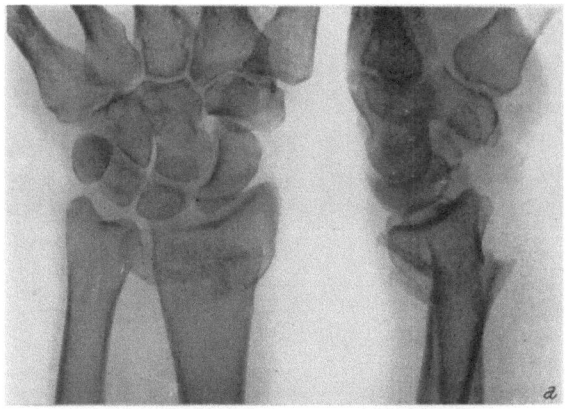
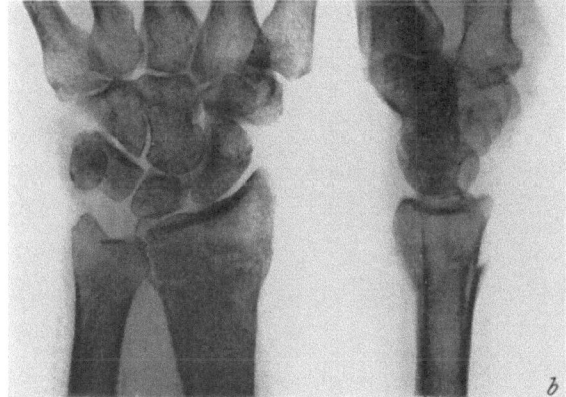

Abb. 28 a und b. a Bruch der linken Speiche an typischer Stelle. Das periphere Speichenbruchstück ist nach zentral, radial und dorsal abgesunken. b Röntgenkontrolle bei Gipsabnahme. Gute Stellung in beiden Ebenen

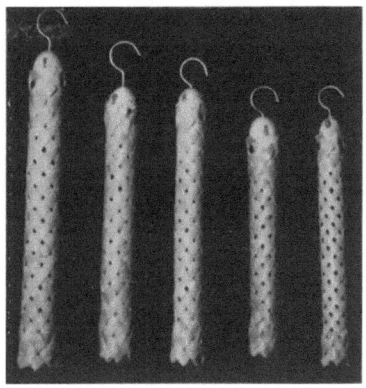

Abb. 29 a. „Mädchenfänger" verschiedener Größe

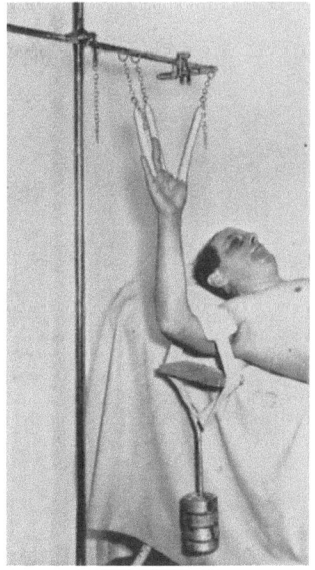

Abb. 29 b. Aufhängung des Armes mit „Mädchenfängern" zur Einrichtung eines Bruches im Vorderarmbereich oder einer Verrenkung im Handgelenksbereich

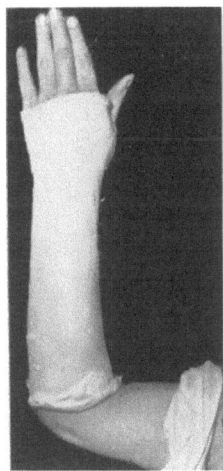
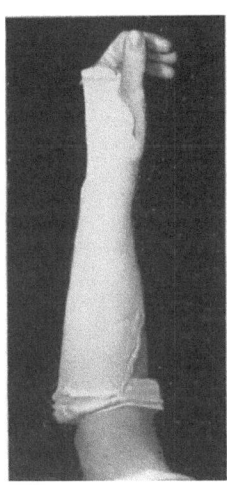
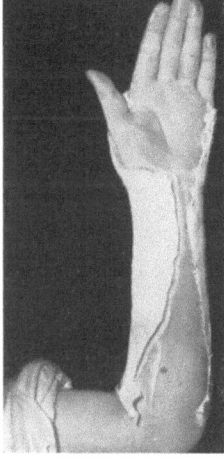

a   b   c

Abb. 30 a bis c. Dorsale Gipsschiene zur Ruhigstellung eines typischen Speichenbruches. a Ansicht von dorsal. (Die Gipsschiene reicht vom Ellbogengelenk bis zu den Zwischenfingerfalten.) b Ansicht von radial. c Ansicht von volar. (Die Gipsschiene reicht um die Speichenseite des Vorderarmes weit an die Volarseite)

das Handgelenk und das distale Speichenende (Abb. 30 a, b und c). Sie muß von volar an das zentrale und von dorsal an das periphere Bruchstück besonders gut anmodelliert sein. Das Handgelenk steht ulnar abduziert und in Streckstellung, der Vorderarm zwischen Pro- und Supination. Nach Erhärten des Gipsverbandes wird eine Röntgenkontrolle durchgeführt. Zeigt das Röntgenbild eine gute Stellung, dann wird die feuchte Mullbinde, mit der die Gipsschiene befestigt wurde, bis auf den letzten Faden gespalten und durch eine trockene ersetzt, um Durchblutungsstörungen zu vermeiden.

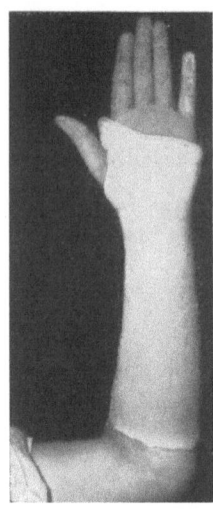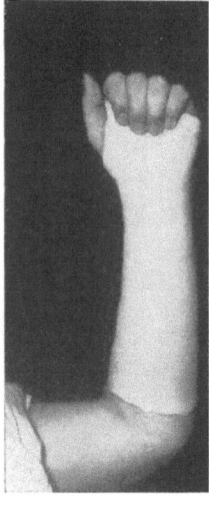

Abb. 31 a und b. Volare Gipsschiene zur Ruhigstellung eines typischen Speichenbruches mit Verschiebung des peripheren Bruchstückes nach volar oder eines volaren Verrenkungsbruches. a Die Gipsschiene reicht vom Ellbogengelenk bis zur distalen, queren Hohlhandfalte. b Bei einer derartigen Verbandanordnung können die Fingergrundgelenke voll gebeugt werden

Wir wiederholen jedoch die Einrichtung des Bruches, wenn die Röntgenkontrolle zeigt, daß

1. im a.-p.-Bild die Aufrichtung und Einrichtung ungenügend ist,

2. im Seitenbild noch eine erhebliche dorsale Abknickung des peripheren Bruchstückes besteht,

3. das periphere Fragment noch verdreht ist, was meistens klinisch im Gipsverband schon an der Einschränkung der Unterarmdrehung in einer Richtung nach der Einrichtung auch ohne Röntgenkontrolle erkannt werden kann.

4. noch eine Subluxation im distalen Radioulnargelenk besteht.

Die Übungsbehandlung beginnt sofort nach der Einrichtung und betrifft alle nicht fixierten Gelenke, vor allem die Finger und die Schulter. Sie wird zweimal wöchentlich überwacht.

Die Verletzten müssen auf jeden Fall für den nächsten Tag nach der ersten Einrichtung wiederbestellt werden, um etwa auftretende Störungen der Durchblutung, die sich durch Anschwellen der Finger und Auftreten stärkerer Schmerzen kundtun, durch neuerliches Spalten des Verbandes rechtzeitig zu beseitigen. Bestehen keine Zirkulationsstörungen, dann wird am Tage nach der Einrichtung der Gipsverband durch eine zirkuläre Gipsbinde abgeschlossen und beschriftet. Diese Gipsbinde darf nicht durch die Hohlhand geführt werden.

Die erste Röntgenkontrolle wird 8 Tage nach der Einrichtung vorgenommen. Gleichzeitig führen wir einen Gipswechsel unter mäßigem Zug durch Einhängen der Finger in Mädchenfänger und Aufhängen derselben am Extensionsgestell durch, da der erste Verband nach Rückgang der Schwellung meistens locker geworden ist. Zeigt nun die Röntgenkontrolle eine geringe Fehlstellung der Bruchstücke, dann kann diese anläßlich des Umgipsens ohne Narkose durch schonenden Längszug beseitigt werden.

Eingreifende Korrekturen vermeiden wir besonders bei älteren Verletzten.

Bei eingerichteten Brüchen beträgt die Dauer der Ruhigstellung 4 bis 5 Wochen.

Bei unstabilen Bruchformen, z. B. Schräg-, Trümmer- oder Verrenkungsbrüchen, verwenden wir anstatt der einfachen dorsalen Gipsschiene einen Oberarmgipsverband zur Fixation.

Die Prognose des Speichenbruches an typischer Stelle ist bei schonender Einrichtung, nicht zu häufigen Korrekturen und bei entsprechender Überwachung der Durchblutung (kein enger Verband) und Übungsbehandlung gut.

Der volare Verrenkungsbruch der Speiche an typischer Stelle

Die Einrichtung dieser Brüche erfolgt nach Längszug durch leichte Dorsalflexion der Hand. Dadurch kann die Verschiebung des peripheren Bruchstückes nach volar und zentral ausgeglichen werden. Diese Brüche sollen nach der Einrichtung mit dorsal flektiertem Handgelenk und volarer Gipsschiene (Abb. 31) ruhiggestellt werden. Da der stehengebliebene dorsale Anteil der distalen Speichengelenksfläche oft schmal ist, ist diese Bruchform unstabil und kann schlecht durch den Gipsverband allein in guter Stellung gehalten werden. Bei schmaler Basis ist daher der Transfixationsgips angezeigt.

Die Prognose dieser Brüche ist im allgemeinen schlechter als die der typischen Speichenbrüche mit dorsaler Abknickung, da es viel schwieriger ist, eine gute Stellung zu erhalten, und jede vermehrte volare Knickung des peripheren Bruchstückes die Dorsalflexion der Hand behindert.

Dauer der Ruhigstellung fünf Wochen.

Die Transfixation im Gipsverband. Die Transfixation ist angezeigt bei Trümmerbrüchen und volaren Verrenkungsbrüchen, die selten sind und häufig unstabile Bruchformen darstellen. Trotzdem verwenden wir sie im allgemeinen nur bei Verletzten unter 40 Jahren, da sie bei älteren Verletzten zur Einschränkung der Fingerbeweglichkeit führen kann.

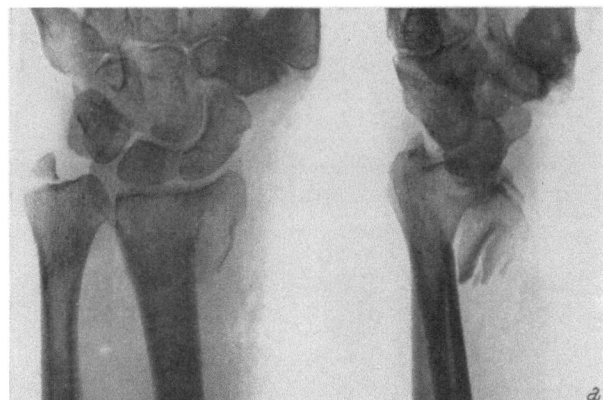
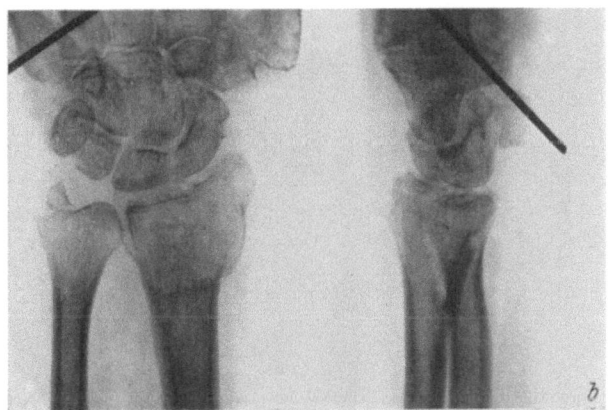
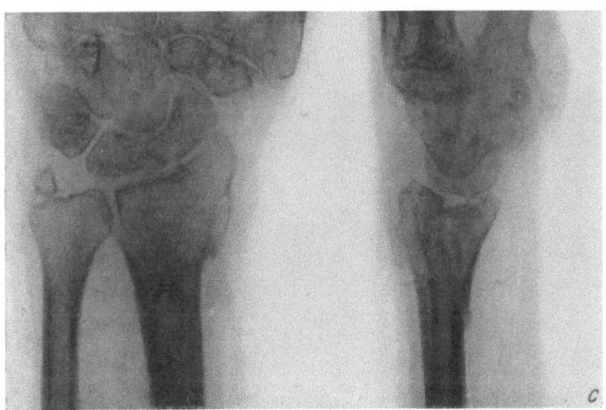

Abb. 32 a bis c. a Volarer Verrenkungsbruch der linken Speiche an typischer Stelle. b Röntgen nach Einrichtung und Transfixation (zur Transfixation ist ein Kirschnerdraht durch den 1. Mittelhandknochen gebohrt). c Heilung in guter Stellung (es besteht noch eine mäßige Atrophie)

Nach dem Einrichten wird durch den 2. bis 5. Mittelhandknochen knapp peripher der Basis in querer Richtung ein 1,5 mm starker Kirschnerdraht gebohrt und darüber ein Oberarmgipsverband angelegt, der direkt der Haut aufliegt. Der Kirschnerdraht wird nach Anlegen des Gipsverbandes an beiden Seiten mit zwei Stellschrauben versehen, die überragenden Enden werden abgezwickt und die beiden Stellschrauben nach Umwickeln mit Zellstoff in den Gipsverband einbezogen (Abb. 32 a bis c).

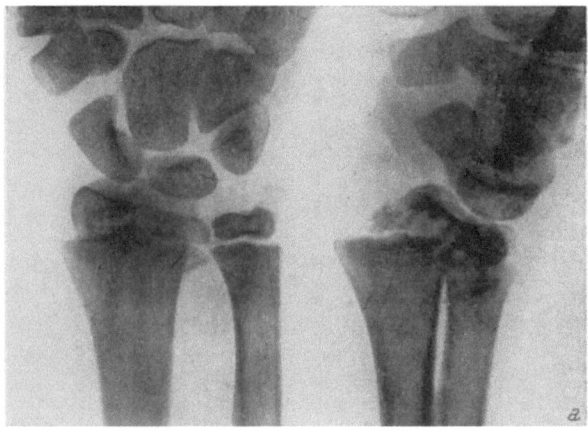
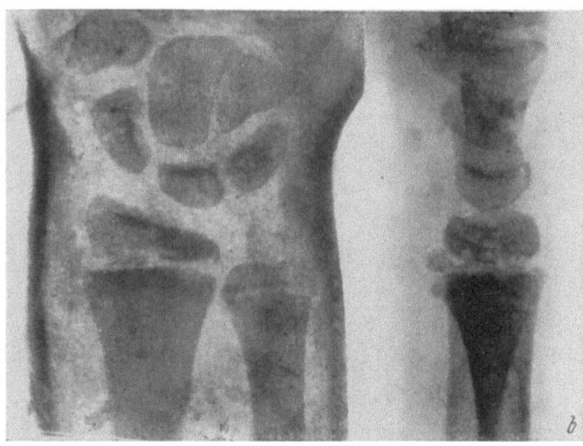
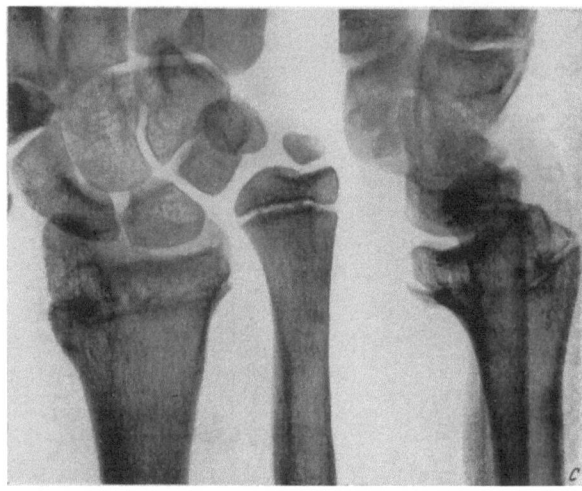

Abb. 33 a bis c. Epiphysenlösung am distalen Speichenende rechts bei einem 11jährigen Schüler. a die Epiphyse ist um halbe Epiphysenbreite nach dorsal verschoben und gekippt, außerdem ist sie sagittal gespalten und komprimiert. b Nach Einrichtung und Ruhigstellung mit dorsaler Gipsschiene. Die Epiphysenlösung ist ideal eingerichtet, der Bruchspalt durch die Epiphyse selbst ist jetzt deutlich zu erkennen. c Nachuntersuchung nach 7 Jahren. Es besteht eine Manus radioflexa, die Epiphysenfuge am peripheren Speichenende ist vorzeitig verknöchert

Epiphysenlösungen am distalen Speichenende

Bei Jugendlichen kommt es anstatt zu einem Bruch am distalen Speichenende zur Lösung der distalen Epiphysenfuge der Speiche. Die Epiphyse ist dabei in der Regel nach radial und dorsal verschoben und geknickt. Die Epiphysenlösung ist selten rein, sondern meist ist ein Knochenkeil des Schaftes mit der Epiphyse abgebrochen und verschoben.

Die Einrichtung erfordert einen sehr kräftigen Längszug und ein Abbiegen der Hand nach volar.

Die Ruhigstellung erfolgt 3 bis 4 Wochen mit dorsaler Gipsschiene. Die Gefahr einer sekundären Verschiebung ist gering und daher ist in der Regel das beim typischen Speichenbruch übliche Umgipsen 8 Tage nach der Einrichtung nicht notwendig. Die meisten Epiphysenlösungen heilen folgenlos aus, wenn sie eingerichtet wurden. Wachstumsstörungen nach Epiphysenlösungen werden nur selten beobachtet, und zwar nur dann, wenn nicht genau eingerichtet wurde oder wenn die Epiphysenfuge anläßlich des Unfalles gequetscht, komprimiert und teilweise zerstört wurde (Abb. 33).

Kahnbeinbrüche der Hand

Sie sind häufig schwer zu erkennen und werden oft übersehen. So wurden in den Jahren 1925 bis 1952 im Unfallkrankenhaus Wien 410 Kahnbeinpseudarthrosen beobachtet, bei denen eine Behandlung nicht mehr möglich war. TROJAN und JAHNA haben die im Unfallkrankenhaus Wien während der Jahre 1925 bis 1952 zur Behandlung gekommenen Kahnbeinbrüche zusammengestellt. Es sind 734 frische Brüche, 194 veraltete, 139 Abbrüche der Tuberositas des Kahnbeines und 46 perilunäre Verrenkungen der Hand mit Kahnbeinbrüchen (DE QUERVAIN).

Die Erkennung. In erster Linie stützt sich die Diagnose auf das Röntgenbild. Klinisch wird der Verdacht erhoben, wenn eine schmerzhafte Bewegungseinschränkung des Handgelenkes

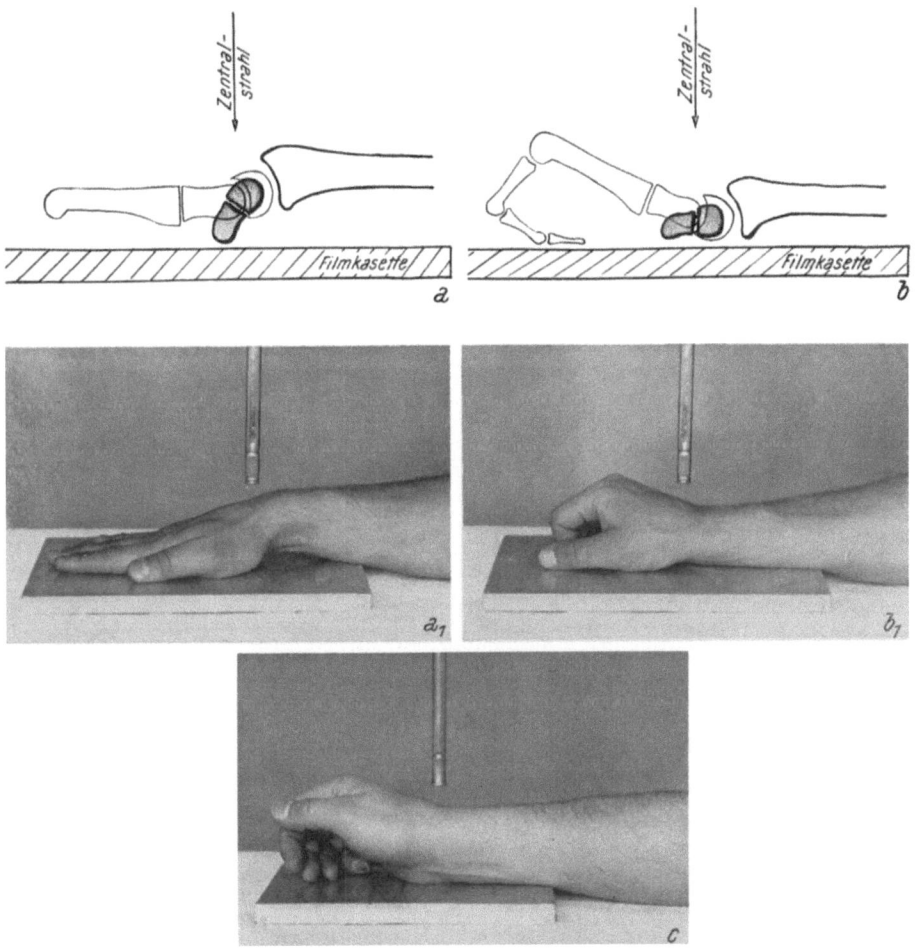

Richtige Darstellung des Kahnbeines im Röntgenbild.

Abb. 34 a bis c. a Kippstellung des gebrochenen Kahnbeines und Verschwinden des Bruchspaltes bei gestreckten Fingern und flach aufgelegter Hand. Das Kahnbein erscheint verkürzt. b Stellung der Hand und des gebrochenen Kahnbeines bei gebeugten Fingern. Der Bruchspalt ist voll getroffen. a₁ Foto zu Abb. 34 a. Ungünstige Lagerung der Hand für die dorso-volare Aufnahme des Kahnbeines. Wenn die Hand auf der Kassette flach aufliegt, steht das Handgelenk und das Kahnbein in Beugestellung. Dadurch verschwindet der Bruchspalt. b₁ Richtige Lagerung der Hand für die dorso-volare Aufnahme des Kahnbeines. Siehe Abb. 34 b. Das Kahnbein stellt sich waagrecht ein und der Bruchspalt wird gut getroffen. c Lagerung der Hand bei leichter Dorsalbeugung des Handgelenkes mit gebeugten Fingern und bei Supinationsdrehung von 45 Grad. (Aus L. Böhler: Die Technik der Knochenbruchbehandlung, 12. und 13. Aufl., Wien: W. Maudrich, 1951)

besonders nach der Streckseite hin besteht und eine isolierte Druckschmerzhaftigkeit über dem Kahnbein festzustellen ist. Die Druckpunkte liegen in der Tabatiere und volar knapp proximal der Basis des 1. Mittelhandknochens.

Bei erhobenem klinischem Verdacht machen wir folgende Röntgenaufnahmen:

1. Handgelenk a.-p. und seitlich bei gestreckten Fingern.
2. Handgelenk a.-p. bei gebeugten Fingern, also bei leichter Dorsalflexion der Hand.
3. Ein Handgelenksbild in 25 bis 45 Grad Supination bei gebeugten Fingern (Abbildung 34 a und b).

Fallen diese ersten Röntgenaufnahmen nach der Verletzung negativ aus, so dürfen wir uns bei klinisch begründetem Verdacht nicht zufrieden geben, weil ein haarfeiner Bruchspalt vorliegen kann, der sich der Erkennung im Röntgenbild zunächst entzieht. Wir legen eine dorsale Gipsschiene an und wiederholen die oben beschriebenen Röntgenaufnahmen nach 2 Wochen und auch nach 4 Wochen, falls die Aufnahmen 14 Tage nach der Verletzung ebenfalls keinen eindeutigen Befund zeigten und der klinische Verdacht weiterbesteht. Ein zunächst kaum erkennbarer haarfeiner Bruchspalt verbreitet sich im Laufe der folgenden 2 bis 4 Wochen durch Resorption an den Bruchenden, sodaß er dann röntgenologisch bei Anwendung der oben beschriebenen Röntgentechnik immer faßbar wird. Auf diese Weise ist es uns in vielen Fällen gelungen, Kahnbeinbrüche mit anfangs negativen Röntgenbefunden 2 oder 4 Wochen später röntgenologisch doch noch aufzuklären und durch genügend lange Ruhigstellung zur Ausheilung zu bringen.

Einteilung der Kahnbeinbrüche. Der Bruchspalt kann extraartikulär liegen und nur die sogenannte Tuberositas (Kahnbeinhöcker) betreffen oder er durchsetzt den Kahnbeinkörper und reicht ins Gelenk.

Brüche der Tuberositas des Kahnbeines. Bei 15 bis 20% der Kahnbeinbrüche kommt es nur zum Abbruch der Tuberositas (Kahnbeinhöcker). Diese Brüche heilen immer knöchern und hinterlassen keine Beschwerden. Sie werden der Schmerzen wegen 3 Wochen lang mit einer dorsalen Gipsschiene ruhiggestellt.

Brüche des Kahnbeinkörpers. Bei etwa 80 bis 85% aller Kahnbeinbrüche durchsetzt der Bruch den Kahnbeinkörper. Am häufigsten ist die Mitte des Kahnbeines betroffen. Der Bruch des Kahnbeines kann in verschiedenen Richtungen verlaufen. Seltener sind Brüche, die im proximalen oder distalen Drittel des Kahnbeinkörpers liegen. Auf jedes dieser beiden Drittel entfallen etwa 10%. Hiervon haben diejenigen im zentralen Drittel eine schlechte Prognose, weil es häufig zum Auftreten von Ernährungsstörungen in dem kleineren zentralen Bruchstück kommt.

TROJAN und JAHNA unterscheiden bei den die Mitte des Kahnbeines betreffenden Brüchen je nach der Richtung des Bruchspaltes

1. den horizontalen Schrägbruch,
2. den Querbruch,
3. den vertikalen Schrägbruch (Abb. 35 a, b, c).

Bei der Gruppe 3 verläuft der Bruchspalt in der Richtung der Speichenschaftachse. Dieser Bruchverlauf ist röntgenologisch meist schwer und oft nur daran zu erkennen, daß auf dem Bild in Supinationsdrehung das radiale volare Ende des peripheren Bruchstückes spitz zuläuft. Die Erkennung dieser Bruchform ist wichtig, weil auch sie eine ungünstige Prognose hat und infolge von Scherkräften zur verzögerten Heilung oder Pseudarthrosenbildung neigt (Abb. 36 a, b, c, d).

Unter den Kahnbeinbrüchen sind also zwei Formen hinsichtlich ihrer knöchernen Heilung gefährdet:

1. Die Brüche im zentralen Drittel.
2. Die vertikalen Schrägbrüche der Kahnbeinmitte.

Behandlung frischer Kahnbeinbrüche. Besteht nach den klinischen Zeichen der Verdacht auf einen Kahnbeinbruch, so stellen wir die Hand mit einer dorsalen Gipsschiene vom Ellbogen bis zu den Zwischenfingerfalten ruhig, auch wenn sich röntgenologisch bei der ersten Untersuchung unsere Vermutung nicht bestätigt (siehe oben).

Ein Bruch des Kahnbeinkörpers muß mindestens 6 Wochen im Gips ruhiggestellt werden. Die beiden als gefährdet bezeichneten Bruchformen, nämlich der Bruch im zentralen Drittel und der vertikale Schrägbruch, werden bei uns wenigstens 12 Wochen lang mit einer dorsalen Gipsschiene fixiert. Hierbei soll das Handgelenk in neutraler Stellung und keinesfalls ulnar abduziert stehen. Auf Einschluß des Daumens in den Gipsverband haben wir wieder verzichtet, nachdem uns Nachuntersuchungen gezeigt haben, daß dadurch keinerlei Vorteile bezüglich des Heilverlaufes zu erwarten sind. Manche Verletzte sind nach Anlegen der dorsalen Gipsschiene schmerzfrei und nehmen ihre Arbeit wieder auf. Bei den gefährdeten Bruchformen sollte man davon aber abraten.

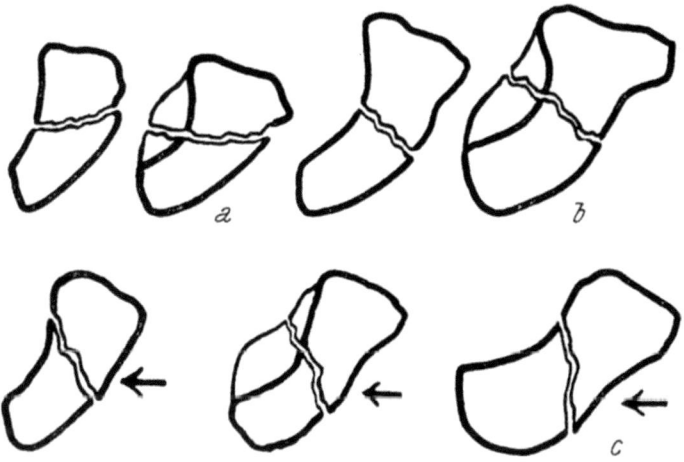

Abb. 35 a bis c. Die Bruchformen des Kahnbeines der Hand (Trojan-Jahna). a Horizontaler Schrägbruch (47,02%), b Querbruch (49,85%), c Vertikaler Schrägbruch (3,13%). Die beiden Skizzen in a und b entsprechen den Spezialaufnahmen des Kahnbeines bei gebeugten Fingern und in leichter Supination. Die dritte Skizze bei c entspricht dem Handgelenksseitenbild, da diese Bruchform manchmal nur im Seitenbild sichtbar ist. Der Pfeil zeigt das typische, spitz zulaufende radial-volare Ende des peripheren Bruchstückes. (Aus Wien. med. Wschr. E. Trojan: Die Bruchformen des Kahnbeines der Hand, *104*, Nr. 51/52, 1954)

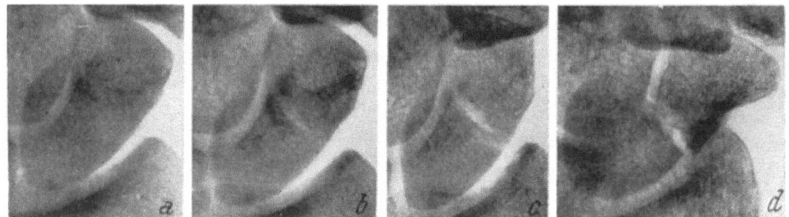

Abb. 36 a bis d. Vertikaler Schrägbruch des Kahnbeines. a a.-p.-Bild, b Drehbild eines vertikalen Schrägbruches in Kahnbeinmitte links. Die Verlaufsrichtung des Bruchspaltes nähert sich der Vorderarm-Handachse. Besonders typisch ist das spitz zulaufende, radial volare Ende des peripheren Bruchstückes. Der Bruchspalt ist im gewöhnlichen a.-p.-Bild nicht sichtbar (a) und gelangt erst auf der Spezialaufnahme zur Darstellung (b). c a.-p.-Bild, d Drehbild desselben Kahnbein-Bruches nach Ruhigstellung mit einer dorsalen Gipsschiene durch 6 Wochen, der Bruchspalt ist breiter geworden, keine Zeichen einer knöchernen Überbrückung. Insgesamt wurde 18 Wochen ruhiggestellt, ohne daß eine knöcherne Heilung eintrat, weshalb nach dieser Zeit eine Spanverpflanzung durchgeführt wurde. Anschließend an die Operation weitere Fixation durch 8 Wochen. Knöcherne Heilung. (Aus Jb. Wiederherstellungschir. u. Traumatologie, Vol. II [1954], „Behandlungsergebnisse von 734 frischen einfachen Brüchen des Kahnbeinkörpers der Hand", L. Böhler, E. Trojan, H. Jahna. S. 87—111)

In jedem Falle eines Kahnbeinbruches kontrollieren wir in achttägigem Abstand den Verband und erneuern ihn, wenn er nicht mehr genügend Halt bietet.

Abnahme des Gipsverbandes und Dauer der Ruhigstellung. In den meisten Fällen kann nach frischem Kahnbeinbruch so lange ruhiggestellt werden, bis der Bruchspalt nicht mehr sichtbar ist. Bei Brüchen im distalen und mittleren Drittel genügt in den meisten Fällen eine Fixierung von 6 Wochen. Bei Brüchen im zentralen Drittel und bei vertikalen Schrägbrüchen kommt es vor, daß auch nach 12 Wochen röntgenologisch noch keine sicheren Zeichen einer Heilung feststellbar sind. In diesen Fällen setzen wir die Ruhigstellung fort.

Jedoch kann die Entscheidung, wann ein frischer Kahnbeinbruch geheilt ist, auch schwierig sein. Haben sich bei noch erkennbarem Bruchspalt zwei parallele Verdichtungsstreifen an den beiden Bruchenden gebildet, so ist dies ein sicheres Zeichen ihrer Festigkeit. In etwa der Hälfte der Fälle wird während der Ruhigstellung das proximale Bruchstück infolge einer Durchblutungsstörung kalkdichter. Besonders häufig sieht man diese Störung bei Brüchen im zentralen Drittel und bei vertikalen Schrägbrüchen. Beginnt sich das kalkdichte Fragment von peripher fortschreitend durch Revaskularisierung aufzuhellen, so ist auch dies ein Zeichen der knöchernen Heilung. Eine weitere Ruhigstellung ist dann nicht mehr nötig. Manchmal sind Reste der Kalkdichte noch nach Jahren zu sehen.

Die Ergebnisse der Nachuntersuchung von Trojan und Jahna zeigen, daß die Prognose des Kahnbeinbruches bei entsprechender Ruhigstellung gut ist. Sie fanden in unserem Material 96% der frischen Brüche knöchern geheilt. Bei ihnen bestanden keine Beschwerden und selten Bewegungseinschränkungen.

Die Brüche der Mittelhandknochen

Häufigkeit. Zur Verth errechnete auf einen Mittelhandknochenbruch 2,5 Finger- und 0,5 Brüche der Handwurzelknochen. In den 10 Jahren 1939 bis 1949 kamen im Unfallkrankenhaus Wien auf einen (1855) Mittelhandknochenbruch 7,3 (13.530) Finger- und 0,6 (1184) Handwurzelknochenbrüche.

Die Brüche des 1. und 5. Mittelhandknochens erfordern eine besondere Besprechung.

Brüche des 1. Mittelhandknochens

Während am 2. bis 5. Mittelhandknochen die Schaft- und Köpfchenbrüche zahlenmäßig die Basisbrüche weit überwiegen, ist beim 1. Mittelhandknochen die Basis am häufigsten betroffen. Fast alle Basisbrüche des 1. Mittelhandknochens entstehen durch Sturz oder Schlag auf den ausgestreckten opponierten Daumen. Deshalb findet man häufig Hautabschürfungen.

Wir finden an der Basis des 1. Metakarpus

1. Verrenkungsbrüche (Bennet),
2. Basisbrüche ohne Gelenkbeteiligung,
3. Epiphysenlösungen bei Jugendlichen.

Der Verrenkungsbruch an der Basis des 1. Mittelhandknochens (Bennet)

Die genaue Beurteilung dieser Luxationsfraktur im Sattelgelenk des Daumens erfolgt röntgenologisch. Für die a.-p.-Aufnahme wird der Daumen bei stark proniertem Unterarm mit seiner Streckseite auf die Kasette aufgelegt. Für das seitliche Bild liegt die Radialseite des Daumens auf. Typisch für die Bennetsche Fraktur ist der intraartikuläre Abbruch eines volaren Keiles aus der Basis des 1. Mittelhandknochens und die Subluxation des übrigen Basisanteiles nach dorsal und zentral (Abb. 37 a bis c.).

Behandlung frischer Bennetscher Verrenkungsbrüche. Die sorgfältige Einrichtung und Fixation dieser Luxationsfraktur ist wichtig, weil nicht behobene Subluxationen zu Arthrosen und schmerzhaften Funktionsstörungen im Sattelgelenk des Daumens führen.

Die Einrichtung erfolgt nach örtlicher Betäubung durch Abduktion des Daumens im Sattelgelenk, Druck von dorsal auf die Basis des 1. Mittelhandknochens und Gegendruck von volar auf sein Köpfchen (Abb. 38 a, b). Dieser Druck muß auch während der Erhärtung des Gipsverbandes ausgeübt werden, das Daumengrundgelenk muß dabei gebeugt bleiben.

Der im Sattelgelenk gestreckt und abduziert stehende Daumen wird durch dorsale Gipsschiene mit Daumeneinschluß bis zum Endgelenk fixiert. Der Gips muß den Daumenballen ausreichend umfassen und dorsal an der Basis sowie volar am Köpfchen des 1. Metakarpus gut anmodelliert sein.

Die Röntgenkontrolle wiederholen wir nach 8 Tagen, um eine eventuell wieder zustande gekommene Subluxation rechtzeitig erkennen und beseitigen zu können.

Je nach Größe des abgebrochenen Gelenksanteiles und dem Grad der Verrenkung stellen wir 5 bis 6 Wochen ruhig.

Die Behandlung mit elastischem Dauerzug am Fingerkuppendraht wurde bei uns in den vergangenen Jahren nicht mehr durchgeführt. Ebenso war die operative Einrichtung von frischen

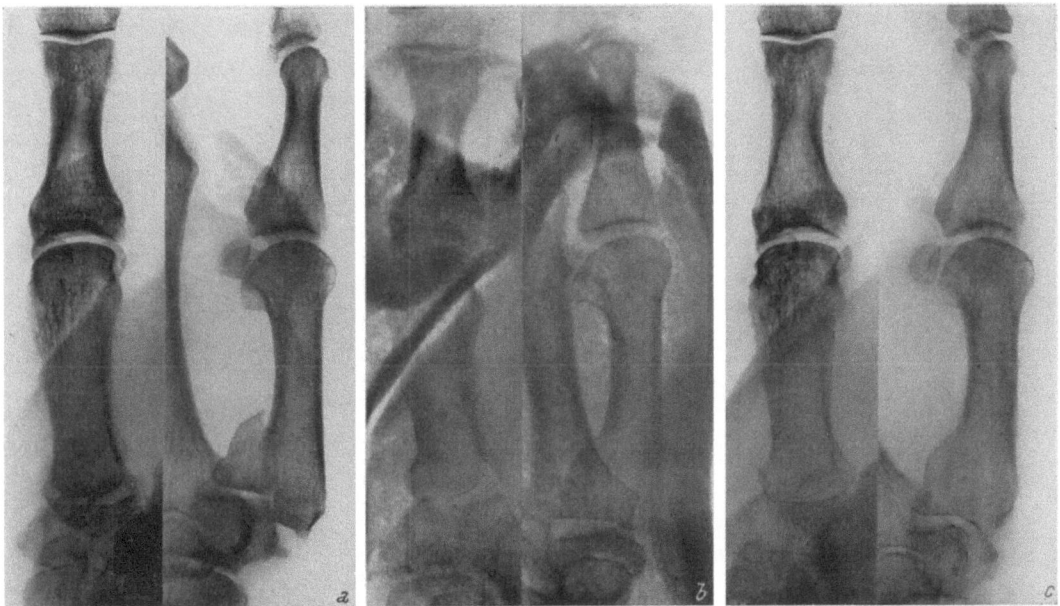

Abb. 37 a bis c. Verrenkungsbruch an der Basis des 1. Mittelhandknochens (Bennet). a Primäres a.-p.- und Seitenbild. b Nach Einrichtung und Ruhigstellung mit dorsaler Gipsschiene mit Daumeneinschluß. (Der 1. Mittelhandknochen erscheint nicht abduziert, da für das Seitenbild des 1. Mittelhandknochens die Hand proniert werden muß.) c Knöcherne Heilung in guter Stellung, normale Gelenksverhältnisse

Brüchen nur in Ausnahmefällen notwendig, bei denen durch Abbruch eines großen volaren Keiles oder durch Trümmerbruch der Basis eine sehr unstabile Bruchform vorlag, die sich nicht reponiert halten ließ, oder wenn eine Stufenbildung der Gelenksfläche durch die Reposition nicht zu beseitigen war. Technik der operativen Behandlung siehe S. 137 (Abb. 126 a bis c).

Brüche an der Basis des 1. Mittelhandknochens

Diese Brüche zeigen bei fehlender Seitenverschiebung meist eine Abknickung nach volar. Wenn keine Verkürzung besteht, läßt sich der Bruch ohne Längszug durch Druck gegen das Köpfchen von volar und Gegendruck von dorsal auf die Basis einrichten. Allerdings geraten diese Brüche leicht im Gips wieder in ihre alte Fehlstellung. Eine Nachkorrektur bei Achsenknickungen bis 20 Grad ist aber unnötig, weil sie funktionell belanglos sind und erst Fehlstellungen über 20 Grad zur Abduktionsbehinderung des Daumens führen.

Die Ruhigstellung erfolgt 5 Wochen lang durch eine dorsale Gipsschiene mit Daumeneinschluß bis zum Endgelenk, wobei auf das Anmodellieren des Gipsverbandes besondere Sorgfalt verwendet werden muß.

Die Behandlung der Epiphysenlösungen der Basis des 1. Mittelhandknochens bei Jugendlichen unterscheidet sich nicht von der der Basisbrüche Erwachsener.

Schaftbrüche des 1. Mittelhandknochens

Die geschlossenen Schaftbrüche zeigen in der Regel die gleichen Verschiebungen und Achsenknickungen wie die Brüche an der Basis. Typisch ist der nach volar offene Winkel zwischen den Bruchstücken. Die Einrichtung erfolgt wie bei Basisbrüchen.

Ruhigstellung 4 bis 5 Wochen.

Brüche der Mittelhandknochen II bis V

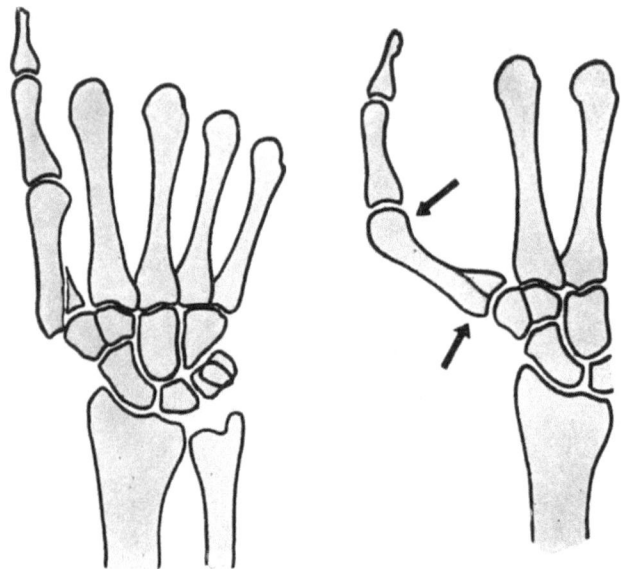

Abb. 38 a und b. a Bennetscher Verrenkungsbruch. b Einrichtung durch Druck auf die Basis von dorsal bei abduziertem 1. Mittelhandknochen

Von den Mittelhandknochen II bis V sind die endständigen, nämlich der 2. und 5., häufiger gebrochen als die geschützt liegenden mittelständigen. 30% aller Metakarpalbrüche betreffen den fünften. Bei 20% sind gleichzeitig mehrere Knochen verletzt, worunter Serienbrüche des 2. und 5. Mittelhandknochens keine Seltenheit sind.

Die Bruchformen sind ziemlich regelmäßig und betreffen als Schräg-, Quer- oder Splitterbrüche hauptsächlich den Knochenschaft. Auch offene Brüche sind infolge der oberflächlichen Lage der Knochen häufig.

Durch den Zug der Mm. interossei und das Überwiegen der Beugemuskulatur kommt es fast regelmäßig zu einer Abknickung der Bruchstücke nach volar. Es sind dann die Köpfchen der Mittelhandknochen volar in der Hohlhand deutlich tastbar. Durch den Zug der Mm. interossei und lumbricales, deren Sehnen jetzt dorsal der queren Grundgelenksachse verlaufen, und teilweise auch durch den Zug der Strecksehnen geraten die Grundgelenke der Finger in Überstreckung, sodaß der Faustschluß unvollständig und in seiner Kraft herabgesetzt ist. Wird dieser Zustand nicht behoben, so entstehen sogenannte Klauenfinger, die gewöhnlich eine schwere Funktionsminderung der Hand darstellen. Auch wenn die häufig vorhandene Verdrehung des peripheren Fragmentes gegen das zentrale nicht beachtet wird, entstehen erhebliche Störungen, weil sich die gedrehten Finger nun beim Faustschluß überkreuzen (Abb. 39 a und a_1).

Schwierigkeiten können auch die bei schweren Brüchen oft mitverletzten Weichteile machen, unter denen die Verletzungen der Strecksehnen und der Interossialmuskeln am meisten zu befürchten sind. So kommt es trotz guter Reposition manchmal zur Einbeziehung von Strecksehnen oder Zwischenknochenmuskulatur in den Kallus mit entsprechendem Funktionsverlust.

Verzögerte Bruchheilungen oder gar Pseudarthrosen sind selten.

E r k e n n u n g. Ein einzelner Metakarpalbruch kann so schmerzfrei verlaufen, daß der Verletzte unter Umständen weiterarbeitet. Lokaler Druckschmerz, Schwellung und Schmerzen bei Druck und Zug am entsprechenden Finger ermöglichen die Diagnose, die das Röntgenbild sichert.

Die Röntgenaufnahme: Für das seitliche Bild zur Darstellung des 2. bis 4. Mittelhandknochens soll die Hand 10 bis 20 Grad proniert sein, zur Darstellung des 5. hingegen supinieren wir die Hand etwa 10 bis 20 Grad.

Einrichtung und Ruhigstellung. Die geschlossenen Brüche im Mittelhandbereich sollen konservativ behandelt werden. Bei Brüchen ohne Verschiebung legen wir eine dorsale Gipsschiene und eine volare Fingerschiene in mittlerer Beugung für den dazugehörigen Finger an.

Die Einrichtung typisch verschobener Brüche geschieht

1. durch Dorsalflexion des Handgelenkes von zirka 20 Grad zur Entspannung der Strecker;

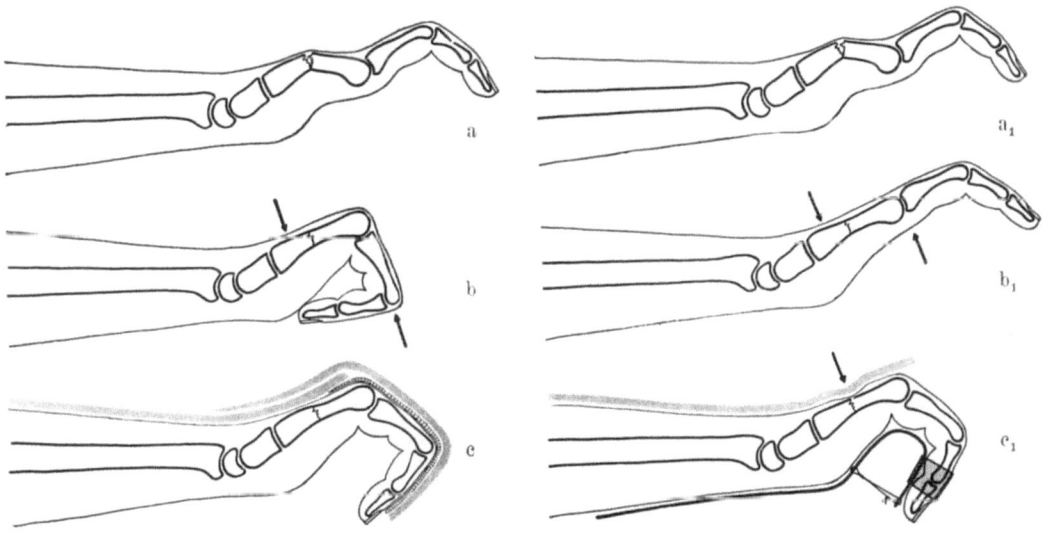

Abb. 39 a bis c. Bruch eines Mittelhandknochens. a und a_1 Typische Fehlstellung, b und b_1 Möglichkeiten der Einrichtung, c und c_1 Möglichkeiten der Fixation. (Aus L. Böhler: Die Technik der Knochenbruchbehandlung, 12. und 13. Aufl., Wien: W. Maudrich, 1951)

2. durch Druck auf die Bruchstelle von dorsal unter gleichzeitigem Gegendruck auf das Metakarpalköpfchen und Aufrichten des peripheren Bruchstückes von volar aus (siehe Abbild. 39 b_1).

Hierzu kann man auch den dazugehörigen Finger im Grundgelenk 90 Grad beugen und ihn als Griff benützen, an dem man das Metakarpalköpfchen dorsalwärts verschiebt unter gleichzeitigem Gegendruck von dorsal her gegen die Bruchstelle (siehe Abb. 39 b).

3. Eine bestehende Verkürzung wird durch Längszug, Drehung durch Gegendrehung des Fingers ausgeglichen. Seitenverschiebungen lassen sich meistens durch seitliches Zusammenpressen der Handkanten ausgleichen.

Nach der Röntgenkontrolle legen wir eine dorsale Gipsschiene vom Ellbogen bis zu den Zwischenfingerfalten an unter Dorsalflexion des Handgelenkes von etwa 20 Grad.

Der zum verletzten Knochen gehörige Finger wird sodann in mittlerer Beugung auf einer volaren Fingerschiene fixiert, die so gebogen ist, daß sie von volar her einen Druck auf das Mittelhandknochenköpfchen ausübt (Abb. 39 c, 40, 41, 42). Hierbei dürfen Verdrehungen der Bruchstücke nicht übersehen werden. Diese sind ausgeglichen, wenn die Fingerenden des 2. und 3. Fingers auf das Kahnbein, die des 4. und 5. auf das Mondbein zeigen.

Abschluß des Gipsverbandes am folgenden Tage durch Anlegen einer zirkulären Gipsbinde bis zum Handgelenk wie beim typischen Radiusbruch. Ruhigstellung 3 bis 4 Wochen.

Serienbrüche des 2. bis 5. Mittelhandknochens

Sind alle Mittelhandknochen gebrochen, so halten wir es bei völlig unstabilen Brüchen für zweckmäßig, wenigstens die randständigen, also den 2. und 5., durch Osteosynthese zu stellen, da sie den übrigen Mittelhandknochen dann zur Schienung dienen können (BÖHLER).

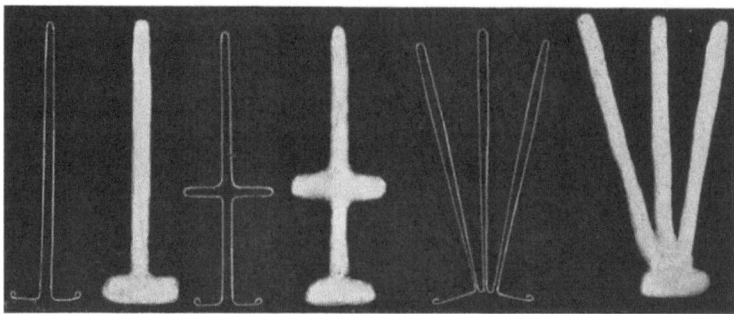

Abb. 40. Fingerschienen aus 3 mm starkem Aluminiumdraht, ungepolstert und gepolstert. Links, Fingerschiene ohne Querstück für den Daumen oder für einen dreigliedrigen Finger, wenn die Ruhigstellung mittels dorsaler Gipsschiene und Fingerschiene erfolgt. Mitte, Fingerschiene für einen dreigliedrigen Finger mit Querstück. Rechts, Fingerschiene für drei Finger. (Aus L. Böhler: Die Technik der Knochenbruchbehandlung, 12. und 13. Aufl., Wien: W. Maudrich, 1951)

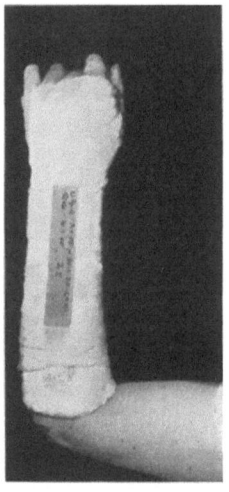 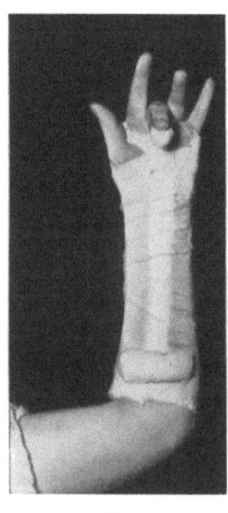 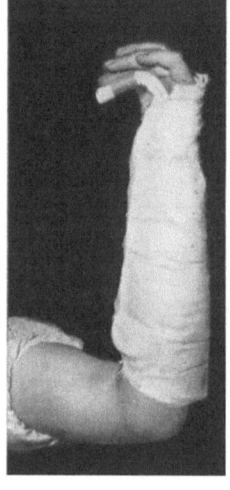 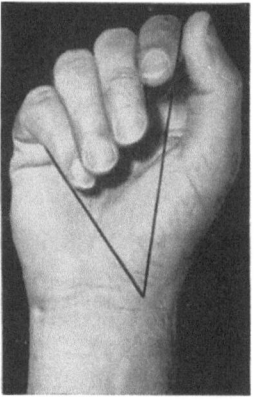

a   b   c

Abb. 41 a bis c. Bruch des 3. Mittelhandknochens links, nach Einrichtung ruhiggestellt mit dorsaler Gipsschiene und volarer Fingerschiene für den 3. Finger. a Ansicht von dorsal (Beschriftung des Verbandes auf aufgeklebtem Heftpflasterstreifen). b Ansicht von volar. c Ansicht von ulnar. 24 Stunden nach Einrichtung und Fixation wird der Verband mit einer zirkulären Gipsbinde abgeschlossen und endgültig beschriftet. Die Spitze der Fingerschiene wird mit Draht zur Beugeseite des Handgelenkes fixiert

Abb. 42. Das Konvergieren der Finger bei Mittelstellung der Fingergelenke

Die Osteosynthese der Mittelhandknochen. Sie kommt zur Anwendung, wenn bei starken Verschiebungen die konservative Einrichtung nicht gelingt, besonders aber, wenn mehrere Knochen gleichzeitig gebrochen sind.

Für Drehbrüche eignet sich die einfache Drahtumschlingung. Die hauptsächlich für Querbrüche empfohlene Markdrahtung haben wir in den letzten Jahren seltener angewendet. Wir fixieren heute meistens mit gekreuzten Bohrdrähten perkutan und fassen dabei, um einen besseren Halt zu gewinnen, benachbarte Metakarpalknochen mit.

Die Drähte werden nach der Röntgenkontrolle subkutan abgekniffen und nach 6 Wochen durch kleine Inzisionen entfernt (Abb. 43).

Die subkapitalen Brüche des 5. Mittelhandknochens

30% aller Metakarpalfrakturen betreffen den 5. Mittelhandknochen. Der subkapitale Bruch ist hier am häufigsten. Köpfchenabbrüche sind an den anderen Mittelhandknochen selten, am ehesten noch am zweiten und dritten. Meistens ist das periphere Fragment nach volar und radial abgeknickt. Diese Abknickung soll beseitigt werden.

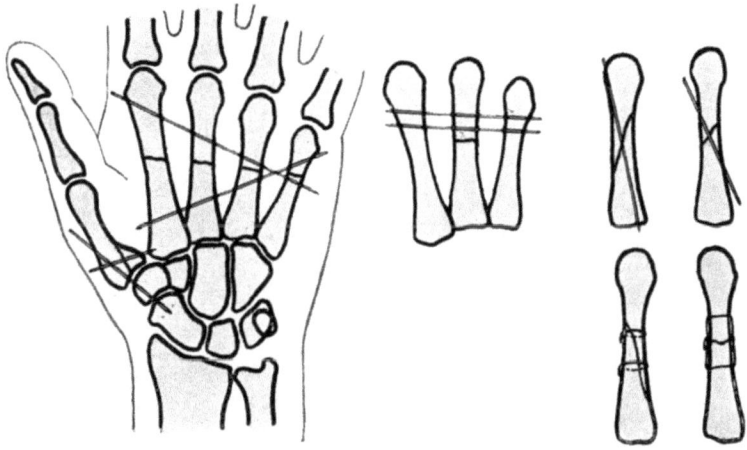

Abb. 43. Schematische Darstellung verschiedener Osteosyntheseformen bei Mittelhandknochenbrüchen. In der linken Skizze ist die Fixation eines Bennetschen Verrenkungsbruches und eines Bruches des 2. bis 5. Mittelhandknochens mit gekreuzten Bohrdrähten dargestellt. Die beiden rechten unteren Skizzen zeigen eine zirkuläre Drahtumschlingung bei einem Schrägbruch und eine Längsdrahtnaht bei einem Querbruch

In Lokalanästhesie gelingt es meistens ohne Schwierigkeiten, durch Druck vom Handteller aus gegen das Metakarpalköpfchen und Gegendruck über der Bruchstelle am Handrücken das Köpfchen wieder in seine richtige Stellung zu heben. Eine stärkere Verdrehung ist gegebenenfalls durch Drehung des Kleinfingers, dessen Spitze auf das Mondbein zu gerichtet sein soll, zu beseitigen. Man kann sich auch hier die Einrichtung dadurch oft erleichtern, daß man den im Grundgelenk rechtwinkelig gebeugten Kleinfinger als Griff benützt, an dem man das Bruchstück dorsalwärts hebt.

Nach der Röntgenkontrolle wird eine dorsale Gipsschiene vom oberen Vorderarmdrittel bis zu den Zwischenfingerfalten angelegt, die am 5. Finger bis zum Mittelgelenk verlängert ist, seitlich den Kleinfingerballen umfaßt, auch volar das Grundglied des 5. Fingers einschließt und eventuell auch das Grundglied des 4. Fingers einbezieht. Man achte darauf, daß der Kleinfinger nicht nach ulnar abgespreizt oder im Grundgelenk überstreckt ist. Nach 8 Tagen ist eine Röntgenkontrolle erforderlich, da sich diese Brüche oft verschieben und korrigiert werden müssen.

Bei ein- oder mehrfachen subkapitalen Abbrüchen anderer Mittelhandknochen wird die Einrichtung auch in der oben beschriebenen Weise durchgeführt.

Die Fixation erfolgt jedoch durch volare Gipsschiene bis zu den Fingerkuppen.

Dauer der Ruhigstellung 3 bis 4 Wochen.

Selten finden wir auch ins Gelenk reichende Brüche der Mittelhandköpfchen. Bei diesen besteht häufig eine Stufe im Gelenk und der Hauptanteil des Mittelhandköpfchens ist mit dem freien Grundglied nach zentral zu verschoben. Diese lassen sich leicht einrichten, jedoch ist es oft notwendig, sie operativ zu stabilisieren (Bohrdrähte). Meist sind diese Brüche offen (siehe S. 82).

Epiphysenlösungen der Mittelhandknochen

Sie werden bei Kindern und Jugendlichen beobachtet und erfordern eine genaue Einrichtung entsprechend dem Vorgehen bei subkapitalen Brüchen Erwachsener. Sie können immer konservativ behandelt werden.

Fingergliedbrüche

Fingergliedbrüche sind häufig offen. Oft ermöglicht aber erst das Röntgenbild ihre sichere Erkennung, da die Schmerzhaftigkeit eines Fingergliedbruches überraschend gering sein kann. Wir müssen zwischen Schaft-, Basis- und Gelenksbrüchen unterscheiden.

Brüche des Grundgliedes

Drei Viertel aller Grundgliedbrüche sind Schaftbrüche, die meist als Quer- oder Schrägbrüche, seltener als Splitterbrüche auftreten. Ihre typische Verschiebung ist im Gegensatz zu den Metakarpalbrüchen der nach dorsal offene Winkel, wobei die gelenksnahen, peripheren

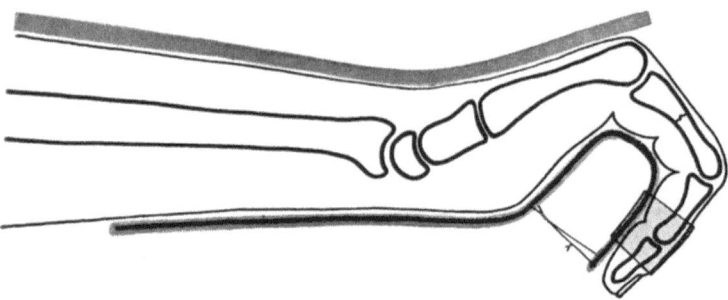

Abb. 44 a. Richtige Lage einer dorsalen Gipsschiene mit volarer Fingerschiene zur Ruhigstellung eines Fingergrundgliedbruches. Grund- und Mittelgelenk sind zirka 100 bis 110 Grad gebeugt. Der Knick der Fingerschiene liegt in Höhe der queren distalen Hohlhandfalte. (Aus L. Böhler: Technik der Knochenbruchbehandlung, 12. u. 13. Aufl., Wien: Maudrich, 1951)

Brüche am stärksten abgeknickt zu sein pflegen. Stärkere Seitenverschiebungen und auch Verdrehungen der Fragmente sieht man fast nur bei offenen Brüchen mit umfänglichen Weichteilverletzungen, weil diese Verschiebungen bei der geschlossenen Fraktur durch den starren osteofibrösen Sehnenkanal und die Dorsalaponeurose verhindert werden. Verdrehungen müssen jedoch ausgeglichen werden. Verkürzungen treten fast nur bei Schrägbrüchen auf. Auch die Brüche an der Basis zeigen meist nur geringe Verschiebung. Die Abscherungsbrüche der Basis gehören zu den Gelenksbrüchen und werden dort besprochen.

Brüche des Mittelgliedes

Auch hier kommt es am häufigsten zum Schaftbruch mit querem oder schrägem Verlauf. Allerdings sieht man beim Mittelglied eher einmal eine Abwinkelung des peripheren Bruchstückes nach volar. Da Achsenknickungen des Mittelgliedes schwere Funktionsstörungen verursachen, müssen sie sorgsam eingerichtet werden.

Brüche des Endgliedes

Am Nagelglied sind die Basisbrüche am häufigsten und die Abrißbrüche des Strecksehnenansatzes, deren Behandlung auf S. 101 bis 103 (Abb. 93 bis 96) beschrieben ist. Diesen Strecksehnenausrissen sehen die Abscherungsbrüche an der Basis ähnlich. Jedoch kann es beim Versuch ihrer Einrichtung durch Überstreckung des Endgliedes zur Subluxation nach volar kommen.

Behandlung der Schaftbrüche. Ihre Einrichtung gelingt fast immer in Lokalanästesie. Die Ruhigstellung erfolgt mittels dorsaler Gipsschiene bis zu den Zwischenfingerfalten bei 20 Grad dorsal flektiertem Handgelenk und mit einer volaren Fingerschiene für den verletzten Finger. Das Mittelhandstück der Fingerschiene wird möglichst kurz gehalten und ihr Fingerteil stark gebogen, und zwar so, daß ihr Krümmungsscheitel wenig zentral der Bruchstelle liegt und dort als Hypomochlion wirkt. Das Endglied wird mit Heftpflaster an der Schiene befestigt, wobei darauf zu achten ist, daß keine Verdrehung zustande kommt und die Fingerkuppe zum Os naviculare zeigt. Wir verbinden das freie Ende der Schiene mit ihrem Mittelstück durch einen Draht, damit sie nicht aufgebogen werden kann (Abb. 44 a, b).

Schrägbrüche der Grundglieder, die zu stärkerer Verkürzung neigen, können unter Umständen mit gutem Erfolg mit Drahtnaht versorgt werden (Abb. 45).

Bei Schaftbrüchen beträgt die Ruhigstellung 4 bis 5 Wochen. Röntgenologisch ist zwar nach dieser Zeit meist noch kein Kallus zu sehen, die Bruchstelle ist aber klinisch fest und bedarf keiner weiteren Ruhigstellung. Bei Fingerbrüchen führen wir innerhalb der ersten 3 Wochen Röntgenkontrollen in achttägigem Abstand durch, weil eventuell auftretende Verschiebungen dann noch gut korrigiert werden können. Ein Dauerzug am Fingerkuppendraht wurde seit Jahren bei uns nicht mehr durchgeführt und kann auch nicht empfohlen werden.

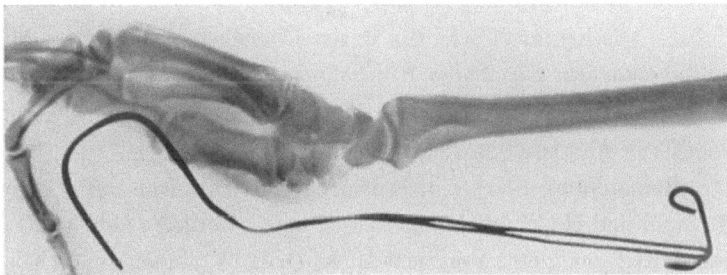

Abb. 44 b. Richtige Lage einer Fingerschiene zur Ruhigstellung eines dreigliedrigen Fingers im Röntgenbild. Alle Gelenke stehen in Funktionsstellung

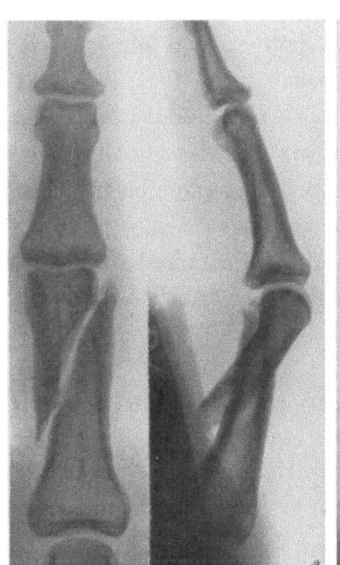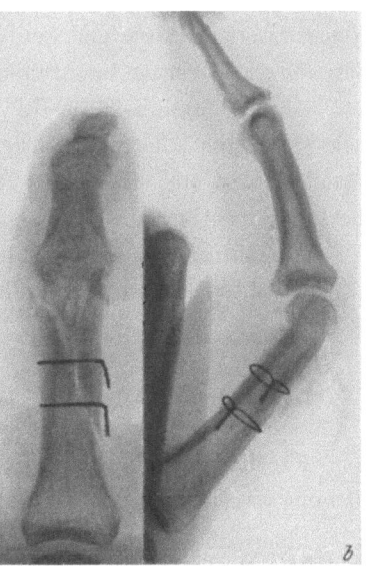

Abb. 45 a und b. a Frischer Schrägbruch eines Mittelfingergrundgliedes mit typischer Verschiebung (dorsal offener Winkel). b Röntgenkontrolle 5 Wochen nach der Verletzung. Osteosynthese mittels zweier zirkulärer Drahtnähte. Der Bruchspalt ist noch deutlich zu erkennen. Der Bruch ist klinisch fest

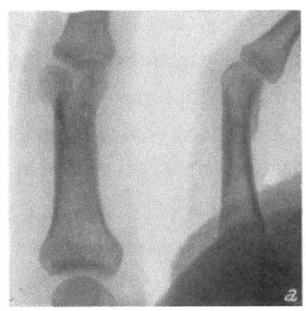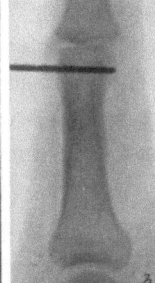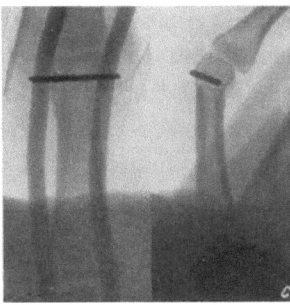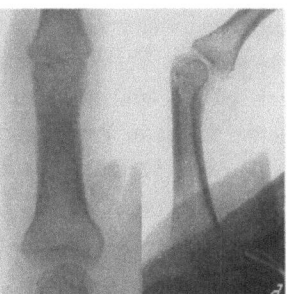

Abb. 46 a bis d. a frischer Bruch des radialen Anteiles der Zeigefingergrundgliedrolle mit Verdrehung um 90 Grad. b Blutige Reposition und Fixation mit Bohrdraht. c der Bohrdraht ist subkutan abgezwickt. Ruhigstellung mittels dorsaler Gips- und volarer Fingerschiene für 4 Wochen. d Röntgenkontrolle in beiden Ebenen 3 Monate nach der Verletzung. Der Bohrdraht ist entfernt, der Bruch in idealer Stellung geheilt, das Fingermittelgelenk frei beweglich

Gelenksbrüche der Finger

Wenn die Bedeutung der Fingergelenksbrüche auch zahlenmäßig stark zurücktritt, so müssen sie doch deshalb besonders beachtet werden, weil sie bei nicht entsprechender Einrichtung und Ruhigstellung schwere Gelenksschäden mit Bewegungseinschränkungen hinterlassen. Wir unterscheiden nach BÖHLER:

1. Abbruch beider Kondylen: sie sind am Grund- und Mittelglied gewöhnlich quer abgebrochen, können aber zusätzlich sagittale Bruchflächen aufweisen, so daß Y- oder T-Formen entstehen.

2. Abbruch nur eines Kondyls: meistens ohne starke Verschiebung. In anderen Fällen kann das Rollenfragment aber auch gekippt oder stärker verdreht sein.

3. Abscherungsbrüche der Basis: Entstehen meistens am Mittelglied und gehen mit einer Subluxation des peripheren Bruchstückes nach volar und proximal einher (Luxationsfraktur).

4. Abrißbrüche: durch Streck- oder Beugesehnenausriß an der Basis des Endgliedes oder knöcherne Ausrisse von Gelenkskapseln und -bändern.

Behandlung. Stärker dislozierter Kondylenbrüche mit Verdrehungen müssen operativ eingerichtet und mit dünnen Bohrdrähten fixiert werden (Abb. 46). Sie haben eine ungünstige Prognose, weil das kleine Fragment leicht abstirbt (aseptische Knochennekrose) und zum Knorpelschwund führt.

Y- oder T-Brüche der Kondylen und der seitliche Abbruch einer Rolle lassen sich meist konservativ einrichten und werden dann mit gut anmodellierter Cellonafingerhülse bei gestrecktem Finger 4 Wochen lang ruhiggestellt.

Abscherungsbrüche an der Basis mit Subluxation lassen sich meist gut reponieren, aber schwer fixieren. Hierfür brauchen wir eine dorsale Gipsschiene bei 20 Grad Dorsalflexion des Handgelenkes und eine volare Fingerschiene, um einen Gegendruck gegen das Gelenk von volar her und einen Zug am Finger ausüben zu können.

Abrißbrüche an der Basis des Endgliedes siehe S. 101 bis 103 (Abb. 93 bis 96).

Die Ruhigstellung eines Fingergelenksbruches beträgt 4 Wochen. Röntgenkontrolle alle 8 Tage.

B. Die Behandlung der offenen Hand- und Fingerverletzungen

Für die Behandlung der offenen Hand- und Fingerverletzungen ist der Zeitpunkt ihrer Entstehung ausschlaggebend, wir teilen sie nach diesem in drei Gruppen ein.

Innerhalb der ersten 12 Stunden nennen wir eine offene Verletzung *frisch*, nach dieser Zeit wird sie als *nicht mehr frisch* und nach Abheilung als *veraltet* bezeichnet.

Die Untersuchung frischer offener Handverletzungen. Eine eingehende systematische Untersuchung soll uns ein möglichst genaues Bild vom Hergang der Verletzung, dem Allgemeinzustand des Verletzten und vom Verletzungsbereich geben. Den Befund legen wir sofort schriftlich nieder, weil erfahrungsgemäß bei der Vielfalt von Verletzungen und Symptomen Einzelheiten leicht in Vergessenheit geraten. Zur Erleichterung und besseren Übersicht sind Stempelbilder der Hand sehr zweckmäßig, da ein großer Teil des Lokalbefundes auf einfache Weise in diese eingetragen werden kann.

Die Festlegung eines lückenlosen Befundes ist nicht nur die Grundlage für unser weiteres Vorgehen, sondern dient manchmal auch einer später notwendigen Aufklärung des Verletzten oder seines Kostenträgers.

Frischverletzte sollen immer sitzend, Schwerverletzte liegend befragt und untersucht werden. Dabei wird der Unterarm und die verletzte Hand auf ein nebenstehendes Tischchen gelagert.

Der Allgemeinzustand eines Handverletzten muß, wie bei jeder anderen Verletzung, zuerst beachtet werden. Schwere Schockzustände, die dem Grad der Verletzung manchmal keineswegs entsprechen, sind häufig. Einen stärkeren Blutverlust wird man hingegen nur selten sehen.

Aus der allgemeinen Anamnese sind uns das Alter, der Beruf, die sozialen Verhältnisse wichtig, ferner ob der Verletzte Links- oder Rechtshänder ist und ob die gleiche Hand früher schon einmal verletzt wurde, wann dies war und ob davon ein Funktionsausfall oder eine Verstümmelung zurückgeblieben ist.

Der Zeitpunkt einer jeden offenen Verletzung muß möglichst genau bestimmt werden. Der Verletzungshergang soll genau geklärt werden und auch die Form und Gewalt des Gegenstandes, der die Verletzung unmittelbar verursacht hat, ermittelt werden. Man kann grundsätzlich unter-

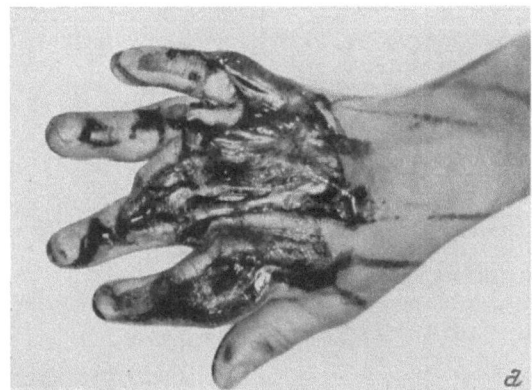 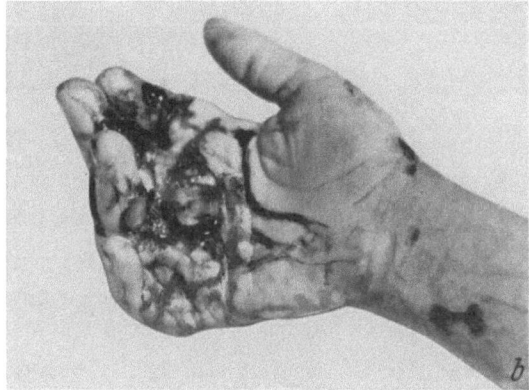

Abb. 47 a und b. Ausgedehnte Zerreiß- und Quetschwunden an der rechten Hand bei einer 39jährigen Hilfsarbeiterin. Sie geriet am 29. VIII. 1951 in eine Teigwalze. a Ansicht von dorsal. b Ansicht von volar

scheiden zwischen offenen Verletzungen durch glatte Gegenstände (wie Messer und Glas) und solchen durch stumpfe und zerreißende Gewalteinwirkung (Kreissäge, Zahnradgetriebe, Hammer- und Walzverletzungen, Biß- und Schußverletzungen). Die einen hinterlassen glatte *Stich-* und *Schnittwunden,* die anderen in der Regel große *Zerreiß-* und *Quetschwunden* (Abb. 47).

Man muß erfragen, ob Fremdmaterial in der Wunde zurückgeblieben sein kann, und feststellen, ob zur Gewalteinwirkung noch eine weitere Schädigung, z. B. ein Verbrennung oder Verätzung hinzugekommen ist. Bei Verletzungen mit chemischen Stoffen wird man die Art des Materials in Erfahrung zu bringen versuchen, um dessen Reaktionsweise berücksichtigen zu können.

Unser weiteres Vorgehen kann durch eine auf diese Art genau erhobene Anamnese entscheidend bestimmt werden, sie gibt uns oft einen Hinweis auf eine erhöhte Infektionsgefahr. So ist häufig eine glatte Schnitt- oder Stichwunde bei einem Fleischhauer oder Kanalräumer schon nach wenigen Stunden infiziert, während eine Fräsverletzung bei einem Tischler unter Umständen noch nach 12 Stunden ausgeschnitten und primär verschlossen werden kann. Auch Sensenschnitte sind besonders infektionsgefährdet.

Örtliche Untersuchung. Frischverletzte kommen meistens mit einem Notverband, der vorsichtig entfernt wird. Wenn starke Schmerzen bestehen, können mit dem provisorischen Verband zuerst die Röntgenaufnahmen gemacht werden. Die Farbe der Hand oder einzelner Bezirke gibt uns einen Hinweis auf die wichtige Frage der Blutversorgung, obgleich es bei frischen Verletzungen manchmal schwierig, ja unmöglich ist, sich darüber sofort ein endgültiges Bild zu machen. Bei schwerverletzten und gequetschten Händen bestehen oft Gefäßspasmen, die sich noch im Verlauf der Zeit lösen können. Oft gibt der Turgor der Fingerkuppe uns Aufschluß über die Ernährung eines Fingers, ebenso die Rückkehr des Blutes ins ausgedrückte Nagelbett.

Nun beurteilen wir die Hand- und Fingerhaltung und achten auf Formabweichungen. Aus diesen können wichtige Rückschlüsse auf Verletzungen des Skeletts und Bewegungssystems sowie der Nerven gezogen werden.

Es folgt die Aufforderung zur aktiven Bewegung sämtlicher Armgelenke von den Fingern beginnend bis zur Schulter. Umfang und Ausfälle dieser Funktionen müssen möglichst genau für jedes Gelenk festgelegt werden. Waren durch Fehlstellungen oder Fehlhaltungen schon Verletzungen von Knochen, Gelenken, Sehnen oder Nerven zu vermuten, so lassen sich aus dem Funktionsbild Einzelheiten erkennen; dazu können nun auch vorsichtige passive Bewegungen durchgeführt werden. Bei diesen Untersuchungen vergesse man aber nie, die gesunde Hand zum Vergleich heranzuziehen. Bei der Prüfung der aktiven Beweglichkeit der Finger müssen wir immer daran denken, daß bei schweren Handverletzungen trotz Unversehrtheit des Bewegungsapparates wegen des Wundschmerzes nur selten die volle Funktion vorhanden ist. Wir prüfen daher zur Vervollständigung unseres Befundes nach der örtlichen Betäubung des Verletzungsgebietes die Funktion der einzelnen Gelenke noch einmal.

Zur Feststellung von Beugesehnenverletzungen ist manchmal das Festhalten des Abschnittes proximal der vermuteten Sehnendurchtrennung notwendig. Es muß z. B. bei der Prüfung der Funktion der tiefen Beugesehne das Mittelglied des Fingers fixiert werden.

Die palpierende Untersuchung einer frischverletzten Hand wird vorsichtig durchgeführt. Im Hinblick auf die Durchblutung interessiert uns besonders die Wärme oder Kälte einzelner Handpartien oder der ganzen Hand im Vergleich zur gesunden Seite sowie der Turgor der Fingerkuppen. Knochenbrüche, welche bei offenen Verletzungen nicht bei der Inspektion deutlich sind, können meist an dem lokalisierten Schmerz erkannt werden, der bei Zug oder Stauchung des betroffenen Fingerstrahles entsteht.

Sodann prüfen wir die Sensibilität (meist nur die Berührungsempfindlichkeit) und bringen Ausfälle genau zur Eintragung. Die Prüfung weiterer sensibler Qualitäten wird bei frischen offenen Verletzungen nur selten nötig sein. Aus dem Ausmaß der Sensibilitätsstörung und der Lokalisation der Wunde ergibt sich oft auch der Verdacht auf einen motorischen Ausfall, der sonst bei frischen Handverletzungen leicht übersehen oder nicht mit Sicherheit diagnostiziert werden kann. Zum Beispiel muß uns eine Wunde über dem Kleinfingerballen mit Sensibilitätsstörung an der Beugeseite des 5. Fingers auch an die gleichzeitige Durchtrennung des tiefer gelegenen motorischen Ulnarisastes denken lassen.

Die Röntgenaufnahme in zwei Ebenen schließt die erste Untersuchung frischer offener Handverletzungen ab. Sie muß immer durchgeführt werden, wenn eine Skelettverletzung vorliegt oder der Verdacht auf eine solche besteht, oder wenn Fremdkörper in der Wunde zurückgeblieben sein können.

Die Wundbehandlung

Nach einer Statistik von KRÖMER waren 60% aller Hand- und Fingerverletzungen offen. Von den offenen Verletzungen wurden 65,5% nur mit einem Verband, eventuell durch zusätzliche Ruhigstellung mit einer dorsalen Gipsschiene und Fingerschiene und 34,5% operativ behandelt.

a) Die konservative Wundbehandlung. Kleine Lappen- oder Schnittwunden, bei denen nicht mit der Möglichkeit einer Gelenks- oder Sehnenscheideneröffnung zu rechnen ist und bei denen keine Nerven oder Sehnen durchtrennt sind, werden konservativ behandelt.

Ferner ist auch bei den Stichwunden zunächst eine abwartende Haltung angezeigt, falls dabei nicht Sehnen oder Nerven durchtrennt wurden. Nach Jodieren des Einstiches wird dieser mit der Schere gekappt, damit der Wundkanal nicht so schnell verklebt, die Wunde wird dann mit einem Perubalsamverband bedeckt. Auch bei einer punktförmigen Wunde an der Beugeseite der

Finger mit der Möglichkeit einer Sehnenscheideneröffnung oder an der Streckseite der Finger über einem Gelenk mit dem Verdacht einer Gelenkseröffnung ist zunächst einmal die Ruhigstellung mit einer Fingerschiene notwendig. Die Ruhigstellung ist besonders wichtig bei Stichwunden an der Beugeseite des Daumens und des Kleinfingers, ebenso bei Stichwunden, deren Umgebung bereits druckschmerzhaft ist. Bei bestehender Lymphangitis werden zusätzlich Umschläge mit abgestandenem Wasser angenehm empfunden. Bestehen nach Stichwunden bereits Zeichen einer fortschreitenden Entzündung, dann muß sofort inzidiert werden.

Die sogenannten *Fettpresseverletzungen* nehmen hier eine Sonderstellung ein. In größeren Betrieben und Autoreparaturwerkstätten erfolgt das „Abschmieren" der Maschinen und Autos heute meist mit hydraulischen Fettdruckpressen. Bei diesen Pressen wird Fett unter hohem Druck in die sogenannten „Schmiernippeln" gepreßt. Gleitet das Anschlußstück einer derartigen Presse von einer Schmierstelle ab, so wirkt der feine Fettstrahl geschoßartig und dringt, nur eine punktförmige Wunde hinterlassend, in den Körper ein. Am häufigsten sehen wir derartige Verletzungen an den Endgliedern der Finger, manchmal wird dabei Fett oder Öl den vorgebildeten Gewebsspalten folgend weit nach proximal eingepreßt. Dies ist besonders dann leicht möglich, wenn der Fettstrahl durch die Haut in eine Beugesehnenscheide eindringt. Bei derartigen Wunden ist eine sofortige operative Behandlung notwendig, Öl und Fett führen zur Gewebsnekrose; der verletzte Finger schwillt verhältnismäßig rasch an und das verletzte Gebiet ist äußerst schmerzhaft. Um die Spannung im Gewebe zu lösen, muß sofort ausreichend inzidiert und versucht werden, das eingedrungene Fett und eventuell schon vorhandene Nekrosen möglichst genau zu entfernen. Die Prognose derartiger Verletzungen, vor allem wenn es sich um Fälle handelt, die verspätet zur Behandlung kommen, ist sehr ungünstig.

Fremdkörper sollen in der Regel aus der Hand und den Fingern entfernt werden. Nur ganz kleine metallische Einsprengungen können konservativ durch Ruhigstellung behandelt werden, falls der metallische Fremdkörper nicht in einem Gelenk liegt, auf einen Nerven drückt oder die Beweglichkeit von Sehnen behindert. Die Lokalisation der Fremdkörper muß röntgenologisch genau von vorne und genau von der Seite festgestellt werden.

b) Die operative Wundbehandlung. Alle tiefreichenden und größeren Wunden werden innerhalb der Sechs- bis Zwölfstundengrenze operativ im Sinne FRIEDRICHS behandelt. Es gibt aber auch Wunden, die man nicht einmal innerhalb der ersten 6 Stunden nach FRIEDRICH behandeln soll. Wir finden manchmal schon nach 2 Stunden eine Entzündungserscheinung und Rötung in der Wundumgebung sowie geringe seröse Sekretion. Wir werden uns daher nicht strikte an die Sechs- bis Zwölfstundengrenze halten, sondern auch hier uns vom Aussehen der Wunde und ihrer Umgebung und von der Möglichkeit der weiteren Überwachung des Verletzten nach der Wundbehandlung leiten lassen. Manchmal ist es von Vorteil die Wundnaht verspätet, d. h. nach 5 bis 6 Tagen durchzuführen.

Die FRIEDRICHsche Wundausschneidung ist das sicherste Verfahren zur Vermeidung von Infektionen. Auch in der Zeit der Sulfonamide und der Antibiotica ist sie die Grundlage jeder Wundbehandlung. Auf sie verzichten würde einen großen Rückschritt bedeuten. Eine chemische Wundbehandlung kann für sich allein schon deshalb nicht genügen, weil neben der Infektion auch noch andere Wundkomplikationen drohen, wie Blutungen und Nekrosen (FUCHS).

Die Technik der Wundausschneidung

Vorbereitung des Operationsgebietes. Nur bei stark verschmutzter Haut wird diese vor der Wundausschneidung grob gereinigt, ansonsten wird nur die Wundumgebung mit Jodtinktur angestrichen.

Anästhesie. Eine gründliche Wundausschneidung ist nur bei völliger Schmerzlosigkeit des Wundgebietes möglich. Bei kleineren Wunden genügt die Infiltrationsanästhesie mit

½%iger Novocainlösung. Bei Wunden an den Fingern wird eine Leitungsanästhesie nach OBERST gemacht, dabei werden für jede Seite des Fingers nur 2 bis 3 ccm 2%iger Novocainlösung ohne Adrenalinzusatz verwendet.

Die Ausschneidung größerer Wunden und vor allem die Versorgung von Sehnen- und Nervendurchtrennungen verlangt meist eine Blockade der großen Armnerven. Wir machen z. B. bei ausgedehnteren Wunden in der Hohlhand und an der Beugeseite mehrerer Finger eine Unterbrechungsanästhesie des Medianus proximal des Handgelenkes und des Ulnaris am Ellbogen hinter dem Epicondylus medialis humeri, und im Bedarfsfall der sensiblen Äste des N. radialis über dem Speichengriffel. Vielfach wird von uns aber für ausgedehnte Verletzungen im Bereich der Hand die Plexusanästhesie und manchmal auch eine Allgemeinbetäubung durchgeführt.

Technik der Plexusanästhesie[1]. „Zur Plexusanästhesie sucht man beim sitzenden oder liegenden Verletzten, der den Kopf leicht auf die andere Seite neigt und dreht, in der oberen Schlüsselbeingrube die pulsierende Arteria subclavia auf. Knapp nach außen von derselben liegt der Plexus. Hier macht man sich über dem Schlüsselbein mit dem Fingernagel eine kleine Marke, bestreicht die Stelle mit Jodtinktur und sagt dem Verletzten, daß er rasch „Jetzt!" zu sagen hat, wenn er beim Einstechen der Nadel ein Gefühl wie einen elektrischen Schlag im Arm oder in den Fingern spürt. Die Nadel, die nur 4 bis 5 cm lang sein soll, wird mit der aufgesetzten Spritze schräg gegen die Mittellinie eingestochen. Wenn man einen knöchernen Widerstand fühlt, ist man auf der 1. Rippe, also schon hinter dem Plexus, und muß die Nadel etwas zurückziehen und neuerlich suchen. Bei mageren Leuten liegen die Nerven nur 1 bis 2 cm unter der Haut. Wenn man den Plexus getroffen hat und wenn kein Blut in der Nadel erscheint, spritzt man 25 ccm der 2%igen Novocainlösung ein. Die Lähmung der Empfindungs- und Bewegungsnerven tritt manchmal sofort, manchmal erst nach 10 bis 15 Minuten ein und hält 1 bis 3 Stunden an. Manchmal bleibt die Beweglichkeit erhalten und es erlischt nur die Schmerzempfindung. Man kann aber auch für die ersten 10 Minuten das Gegenteil sehen.

Als wir mit der Plexusanästhesie begannen, haben wir bei den ersten 20 Verletzten einige Zwischenfälle erlebt. Einmal wurde die Arteria subclavia angestochen und es entstand ein Hämatothorax, der nach Entleerung keine weiteren Störungen machte. Bei 4 Fällen, bei welchen wir bei lange dauernden Operationen von Pseudarthrosen in Blutleere arbeiteten, haben wir vollständige Lähmungen des ganzen Armes gesehen, die sich erst nach 2 bis 3 Monaten zurückbildeten. Hier dürfte nur der Druck der abschnürenden Binden die Ursache der Lähmung gewesen sein. Wir verwenden deshalb bei Operationen am Arm nur mehr die pneumatische Blutsperre. Wenn man den Phrenicus trifft, tritt für einige Stunden Atemnot wegen der Zwerchfelllähmung ein. Das Anstechen der Pleura verursacht Hustenreiz und manchmal einen Pneumothorax."

Allgemeiner Behandlungsplan

Nach Anästhesie der Wunde wird nochmals die Gelenksbeweglichkeit im verletzten Handbereich geprüft. Das Gesamtausmaß der Verletzung wird sich in vielen Fällen erst während der Wundausschneidung feststellen lassen. Bei jeder ausgedehnten Handverletzung müssen wir uns zunächst einmal die Frage vorlegen, ob der verletzte Hand- und Fingerteil noch erhalten werden kann oder ob er abgesetzt werden muß. In vielen Fällen liegen die Verhältnisse so eindeutig, daß auch diese Entscheidung nicht schwer ist, manchmal erfordert sie aber viel Erfahrung (siehe S. 177). Alle Hand- und Fingerverletzungen, bei denen mehrere Gebilde gleichzeitig betroffen wurden, erfordern eine gründliche Überlegung hinsichtlich der weiteren Behandlung. Bestehen z. B. neben einer mehr oder weniger ausgedehnten Verletzung der Haut auch noch Knochen-

---

[1] Aus L. BÖHLER: Technik der Knochenbruchbehandlung, Band I, S. 128, 12. und 13. Aufl., Wien: W. Maudrich, 1951.

brüche, Gelenkseröffnungen oder Verrenkungen, Sehnen- oder Nervendurchtrennungen oder sogar Defekte, so stehen wir vor der Frage, ob alle durchtrennten Gebilde primär, also in einer Sitzung versorgt werden sollen oder nicht.

Bei frischen Wunden ist die Voraussetzung für die Verhütung von Infektionen neben einer gründlichen Wundausschneidung der sofort durchgeführte Wundverschluß. Dieser muß auf jeden Fall angestrebt werden, manchmal sind dazu Hautverschiebungen, freie oder gestielte Transplantationen notwendig.

Bestehende Knochenbrüche oder Verrenkungen sollen gleichzeitig mit der Wundversorgung eingerichtet und anschließend ruhiggestellt werden. Über die Indikation zur primären Osteosynthese siehe S. 80 bis 82. Diese Maßnahme vergrößert nicht die Infektionsgefahr und außerdem gelingt die Einrichtung frischer Brüche viel leichter als die alter. In vielen Fällen besteht die Möglichkeit, die gebrochenen Knochen in offener Wunde unter Sicht zu reponieren. Die Einrichtung offener Knochenbrüche gleichzeitig oder sofort nach der Wundversorgung hat den großen Vorteil, daß spätere Operationen an den Knochen meist überflüssig werden.

Wie verhalten wir uns bei einer gleichzeitigen Sehnen- und Nervendurchtrennung? Im allgemeinen streben wir die primäre Naht durchtrennter Sehnen und Nerven an. Die Voraussetzung für den Erfolg einer Sehnen- und Nervennaht ist jedoch, daß die genähten Sehnen und Nerven nicht in ein ausgedehntes Narbengebiet zu liegen kommen und daß die für die Naht notwendige Entspannungsstellung ohne besondere Schwierigkeiten hergestellt werden kann. Es verbietet z. B. das gleichzeitige Bestehen eines stark verschobenen Knochenbruches oft die primäre Naht durchtrennter Sehnen und Nerven. Alle Wunden mit stärkeren Zerreißungen und Quetschungen der Gewebe heilen erfahrungsgemäß trotz exakter Wundausschneidung mit einer starken Narbenbildung in der Tiefe. Daher sind bei ihnen primäre Sehnen- und Nervennähte zu unterlassen. Außerdem wird bei diesen Fällen durch eine zusätzliche Manipulation an Sehnen und Nerven einerseits die Infektionsgefahr vergrößert und anderseits die Vernarbung verstärkt.

Primäre Sehnen- und Nervennähte werden daher nur bei besonders günstigen Wundverhältnissen, z. B. bei glatten Schnittwunden, zweckmäßig sein. Liegen die Wundverhältnisse etwas schwieriger, muß man viel eher auf die primäre Versorgung durchtrennter Nerven bedacht sein als auf eine Versorgung der Sehnen. Hinsichtlich der primären Wiederherstellung durchtrennter tieferer Gebilde müssen wir grundsätzlich unterscheiden zwischen glatten Verletzungen, die nur eine geringe Narbenbildung erwarten lassen und auch nicht besonders infektionsgefährdet sind, und ausgedehnten groben Zerreiß- und Quetschwunden, die eine starke Narbenbildung auch ohne Hinzutreten einer Infektion hervorrufen. In letzteren Fällen kommt eine primäre Sehnen- und Nervennaht nicht in Frage, sondern diese Gebilde werden erst sekundär nach Abheilung der Wunde versorgt (siehe S. 88).

Blutleere. Die Anwendung der Blutleere an den Fingern oder der Blutleere des ganzen Armes ermöglicht uns ein anatomisches und schonendes Operieren. Wir verwenden sie vor allem bei glatten Wunden, bei denen tiefere Gebilde durchtrennt sind und die eine primäre Sehnen- oder Nervennaht oder Osteosynthese zulassen. Bei ausgedehnten Rißquetschwunden hingegen, bei denen die Durchblutung von Haut- und Muskelpartien in Frage gestellt ist, müssen wir auf sie verzichten, da schon eine kurzdauernde Blutleere zu einer weiteren Schädigung der schlecht durchbluteten Gebilde führen kann. Bei Fingerwunden verwenden wie die Blutsperre regelmäßig, da diese ja meistens in kurzer Zeit versorgt werden können.

Technik der Blutsperre an den Fingern. Dazu wird ein dünner Gummischlauch um die Basis des Grundgliedes gelegt und nach dem Festziehen mit einer Gefäßklemme festgeklemmt.

Technik der künstlichen Blutleere des Armes. Dazu ist Plexusanästhesie oder Allgemeinbetäubung erforderlich. Mit einer Gummibinde wird der Arm vom

Handgelenk an nach zentral zu umwickelt, damit die Gefäße in der Hand noch etwas blutgefüllt bleiben und dadurch bei der Operation besser sichtbar sind. Eine Blutdruckmanschette nach RIVA-ROCCI wird um die proximale Hälfte des Oberarmes angelegt und diese mit einer Calicotbinde überwickelt, dann wird sie auf 300 mg Hg Druck aufgeblasen. Nach erfolgtem Abwickeln der Gummibinde wird der Druck in der Druckmanschette neuerlich kontrolliert und eventuell wieder auf 300 mg Hg ergänzt, dann wird der Schlauch der Manschette mit einer Gefäßklemme abgeklemmt. Die künstliche Blutleere soll bei Hand und Finger nie länger als $1^1/_2$ Stunden ununterbrochen liegen bleiben.

Ausschneiden der Haut und Schnittführung. Die Ausschneidung der Wundränder erfordert Sparsamkeit, an Hand und Fingern steht keine überflüssige Haut zur Verfügung. Um alle Wundtaschen und Wundhöhlen zu erreichen, ist oft eine Vergrößerung der Wunde und ein Spalten der Haut notwendig, dabei ist die Schnittführung nach BUNELL oberste Richtschnur. Sie ergibt sich aus der nebenstehenden Zeichnung (Abb. 48).

Zufallswunden sollen von ihren Enden aus S- oder L-förmig verlängert werden, T-Schnitte sind verboten, da die dadurch entstandenen Hautlappen in ihrer Ernährung gefährdet sind. Die Schnittführung nach BUNELL ist dadurch gekennzeichnet, daß im Bereich der Hohlhand die Schnitte entsprechend den Falten verlaufen, am Vorderarm quer oder leicht bogenförmig sind, am Finger sind sie seitlich, in der Mitte zwischen Streck- und Beugeseite. Verhängnisvoll ist die mediane Längsinzision an der Beugeseite der Finger. Die Schnittführung zur Aufsuchung zurückgeschlüpfter Sehnenstümpfe ist auf S. 91 beschrieben.

Die Wundausschneidung macht aber nicht an den Haträndern halt, sondern sie muß auf die gesamte Wunde ausgedehnt werden. Oberstes Gebot ist dabei Gründlichkeit verbunden mit Sparsamkeit und möglichster Schonung des Gewebes durch eine atraumatische Operationstechnik.

Verschmutztes und gequetschtes Gewebe muß grundsätzlich entfernt werden. Auch von Nerven und Gefäßen wird die oberflächliche Schicht abgetragen, falls sie verschmutzt ist. Bei größeren Muskelwunden muß besonders das zentrale Ende des peripheren Stumpfes entfernt werden (BÖHLER), da es meist nicht mehr durchblutet und daher besonders für Infektionen empfänglich ist.

Verschmutzter Knochen wird entweder mit dem Luer oder mit dem Meißel gereinigt, nur ganz lose liegende Knochensplitter dürfen entfernt werden. Unser Vorgehen bei offenen Knochenbrüchen siehe S. 79.

Verschmutzte Kapsel- und Bandteile werden entfernt und geglättet, beschädigter Knorpel wird weggeschnitten, der Schmutz von der Knorpeloberfläche abgewischt. Unser Vorgehen bei offenen Verrenkungen siehe S. 84.

Versorgung von Nervendurchtrennungen siehe S. 84.

Versorgung von Sehnendurchtrennungen siehe S. 88.

Blutstillung. Nach Ausschneidung alles gequetschten, verschmutzten und devitalisierten Gewebes wird die Wunde tamponiert, eine eventuelle Blutsperre am Oberarm wird entfernt, dabei werden Arm und Hand hochgehalten und die Wunde 5 Minuten lang komprimiert. Nach dieser Zeit sind die kleinen Gefäße bereits thrombosiert, spritzende Gefäße werden nun mit der Klemme gefaßt, aber in der Regel nicht unterbunden. Wir revidieren nun die ganze Wunde, um sicher zu gehen, daß alles nicht durchblutete Gewebe entfernt ist.

Verwendung von Antibiotica. Bei allen größeren Zerreiß- und Quetschwunden und bei denen, die älter als 8 Stunden waren, haben wir in den letzten Jahren sowohl lokal als auch allgemein Antibiotica verwendet.

Wunddrainage. Bei größeren Muskelwunden sowie bei größeren Wundtaschen ist es zweckmäßig, diese durch 24 Stunden zu drainieren. Das Drain wird nicht durch die Wunde selbst, sondern durch einen Schnitt zentral herausgeleitet und angenäht.

Wundverschluß. Zur Vermeidung von sekundären Infektionen müssen die Wunden sofort geschlossen werden, der Wundverschluß hat aber immer ohne Spannung zu erfolgen.

Als Nahtmaterial verwenden wir rostfreien Stahldraht, Perlon, meist jedoch Seide.

Unser Vorgehen bei Hautdefekten siehe S. 55 bis 78.

Ruhigstellung. Nach der Wundausschneidung und dem Wundverschluß wird bei kleineren Wunden der verletzte Handteil auf einer Fingerschiene mit doppeltem Querstück ruhiggestellt. Nach der Versorgung größerer Wunden wird zur Ruhigstellung eine dorsale Gipsschiene angelegt, die durch eine entsprechende volare Fingerschiene ergänzt wird. Es ist allerdings nur im unbedingt erforderlichen Ausmaß zu fixieren. Die Ruhigstellung erfolgt in der Regel in der Funktionsstellung von Hand und Fingern. Eine Ausnahme bilden primär versorgte Sehnen- und Nervendurchtrennungen, siehe S. 84 und 88. Wenn eine leichte Wundkompression zweckmäßig erscheint, wird diese mit Stahlwolle und elastischer Binde gemacht, dabei ist allerdings darauf zu achten, daß die Binde nicht zu stark angezogen wird.

Beschriftung der Verbände. Auf jedem Verband wird das Datum des Unfalles, der Wundversorgung sowie die beabsichtigte Abnahme des Verbandes und der Name des behandelnden Arztes vermerkt. Bei offenen Knochenbrüchen oder Verrenkungen wird das primäre Röntgenbild eingezeichnet, ferner eine beabsichtigte Röntgenkontrolle festgelegt. Auch eine primäre Nerven- oder Sehnennaht wird vermerkt.

Tetanusprophylaxe. Bei allen offenen Verletzungen, besonders aber bei denen mit stärkerer Verschmutzung, soll Wundstarrkrampfserum (1500 iE) gegeben werden. Über die aktive Schutzimpfung haben wir keine eigene Erfahrung.

Nachbehandlung. Alle Verletzten mit schweren offenen Handverletzungen, besonders mit Kombinationsverletzungen, werden stationär aufgenommen und müssen in der ersten Zeit auch Bettruhe einhalten. Verletzte mit kleineren Wunden werden ambulant behandelt. In der ersten Zeit nach der Verletzung verdient die Durchblutung unsere besondere Beachtung.

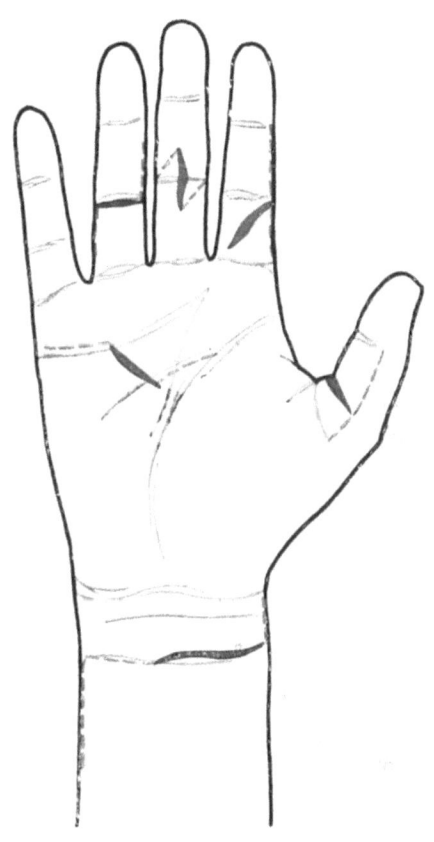

Abb. 48. Hilfsschnitte zur Darstellung und Versorgung tieferer Gebiete. Bei quer- oder schräggestellten Wunden an den Fingern erfolgt der Hilfsschnitt und damit die Wunderweiterung am besten genau seitlich am Finger (siehe in der Skizze 1., 2. und 4. Finger). Bei Wunden in der Hohlhand entlang der Hohlhandfalten. Bei Wunden im Handgelenksbereich quer in der Verlaufsrichtung der Handgelenksbeugefalten und am Vorderarm rein seitlich. Eine Z-förmige Erweiterung (3. Finger) wird bei der primären Wundversorgung nur ausnahmsweise in Frage kommen

Der einfachste und zuverlässigste Indikator für fast alle Störungen der Durchblutung ist am Anfang der Schmerz. Er kann oft kleine und leicht zu beseitigende Ursachen haben, die aber an der Hand meist zu heftigen Schmerzäußerungen führen. Durch die reflektorische Wirkung des Schmerzes auf das Gefäß-Nervensystem steht die kleine Ursache manchmal am Anfang einer folgenschweren Entwicklung. Gerade bei handchirurgischen Fällen haben wir eingesehen, daß die Forderung unseres Lehrers BÖHLER zu Recht besteht, der verlangt, daß jede Angabe von Schmerzen in der Krankengeschichte oder in der Ambulanzkarte eingetragen werden und natürlich auch ihre Ursache ermittelt und Gegenmaßnahmen getroffen werden müssen. Ein anderer Ausdruck gestörter Durchblutung ist die Schwellung. Oft ist die Ursache dafür ein schnürender Verband und es muß daher unbedingt gefordert werden, daß die Verbände von vornherein recht sorgfältig angelegt werden. Oft ist am Tag nach der Verletzung ein Spalten des Verbandes oder bei Verwendung elastischer Binden ein Nachwickeln derselben notwendig. Um eine Zunahme der Schwellung zu vermeiden oder diese zumindest in engen Grenzen zu halten, gehören schwere Handverletzungen hochgelagert; entweder im Bett durch die schräge Elevationsschiene oder durch keilförmige, nicht eindrückbare Kissen (Abb. 49). Steht der Patient auf, so legen wir manchmal eine Abduktionsschiene an.

Bei normalem Wundverlauf beginnt man, sobald die Schmerzen abgeklungen sind, also möglichst bald mit der Mobilisierung des Patienten und mit einer systematischen Übungsbehandlung aller nicht verletzten Gelenke, diese ist neben der Elevation und Kompression zweifellos das sicherste Mittel zur Verbesserung der Zirkulation und zur Beseitigung von Ödemen. Der durch die Muskelbewegungen geförderte Antransport sauerstoffreichen Blutes und Abtransport des venösen sowie der Ödemflüssigkeit ist durch keine besseren Mittel zu ersetzen. Mit der selbsttätigen und ausgiebigen Bewegung der freien Finger, womöglich des Handgelenkes, der Vorderarmdrehung, des Ellbogengelenkes und des Oberarmes im Schultergelenk beginnen wir schon oft nach dem Anlegen des Verbandes und sonst innerhalb der ersten beiden Tage. Bei jeder Verbandkontrolle, die zunächst täglich und später zweimal wöchentlich durchgeführt wird, muß der Verletzte immer seine Übungen vorzeigen und nötigenfalls teilen wir ihn zum Einzel- oder Gruppenturnen ein. Auch gegen die nach Verletzungen der oberen Extremität so gefürchtete Bewegungseinschränkung der Schulter gibt es kein besseres Mittel als sofort einsetzende und mehrmals täglich durchgeführte Bewegungsübungen.

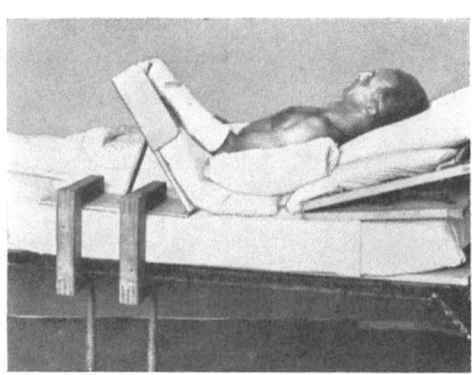

Abb. 49. Schräge Elevationsschiene zur Lagerung einer schweren Handverletzung. (Aus L. Böhler: Technik der Knochenbruchbehandlung, 12. u. 13. Aufl., Wien: W. Maudrich, 1951)

Die Verletzung der Fingernägel

Verletzungen der Fingernägel sind eine sehr häufige Arbeitsverletzung. In einem Viertel aller Fälle ist der Mittelfinger betroffen, da er der längste ist. Wenn ein Nagel nur noch lose an der Unterlage hängt oder wenn er aus der Nageltasche herausgehoben ist, so ist mit einer Einheilung nicht mehr zu rechnen, derart verletzte Nägel werden daher entfernt. Ebenso ist die Nagelentfernung angezeigt, wenn die periphere Hälfte fehlt oder ein Fremdkörper bis über die Nagelmitte vorgedrungen ist. Bestehen subunguale Hämatome mit starken Schmerzen, so ist die Nagelentfernung oft das zweckmäßigste. Muß der Nagel nicht entfernt werden, so stößt er sich fast regelmäßig, wenn der neue Nagel zur Hälfte nachgewachsen ist, von selbst ab. Oft bestehen bei Nagelverletzungen auch Wunden des Nagelbettes und des Nagelwalles. Ist der Nagelwall verletzt, so können Wachstumsstörungen in Form von Längsrillen auftreten. Fehlen Teile der Kernschichte und bestehen Defekte des Nagelbettes, so entstehen unregelmäßige Nagelreste, die manchmal spätere Korrekturen erfordern. (Exzision des Nagelbettes und Deckung mit Vollhaut.)

Die Versorgung frischer Hautwunden

Wir wollen uns im folgenden vorwiegend mit den Methoden zum Hautersatz befassen, die sich in der täglichen Praxis an einer großen Verletztenzahl bewährt haben. Dabei handelt es sich bei unseren Verletzten fast ausschließlich um arbeitende Menschen und wir waren deshalb bemüht, nur diejenigen Verfahren aufzunehmen, die der Hand möglichst bald eine weitgehende Funktionstüchtigkeit zurückzugeben versprachen. Manches vielleicht reizvolle Verfahren ließen wir unberücksichtigt, wenn es auf Kosten der Funktion nur ein kosmetisch günstigeres Resultat erbringt.

Im folgenden soll nun unser Vorgehen bei frischen Hautverletzungen geschildert werden.

Daß bei allen frischen, offenen Verletzungen an der Hand das erste Ziel der Behandlung der Hautverschluß ist, wurde schon gesagt. Die frühzeitig über einem möglichst keimarmen Wundtrichter verschlossene Haut bietet die sicherste Gewähr gegen die an der Hand besonders gefürchtete Infektion in der Tiefe. Nach sparsamem Ausschneiden des Wundrandes und der darunterliegenden Gewebe wird sich die direkte Hautnaht dann ohne Spannung durchführen lassen, wenn durch die Verletzung kein Defekt zustande gekommen ist (Abb. 50). Besteht ein geringer Defekt, dann bedarf oft die Dehnungsfähigkeit der Haut des betroffenen Bezirkes einer

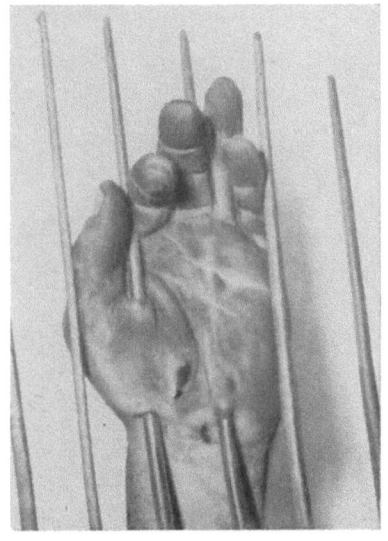
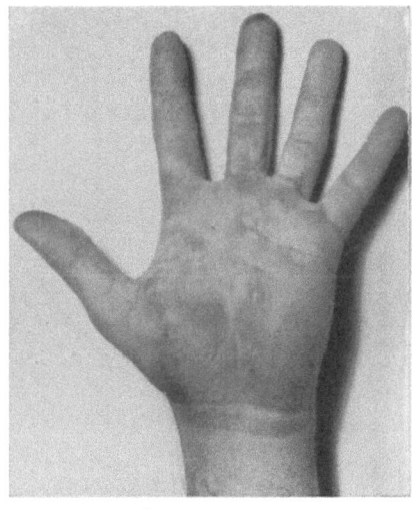
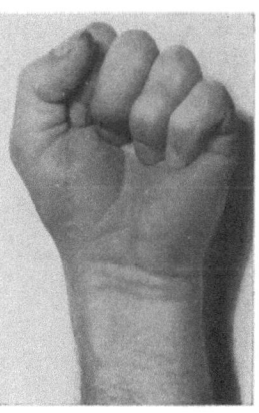

a b b

Abb. 50 a und b. a Aufspießung der rechten Hand durch eine Kohlengabel. b Funktionsbilder nach abgeheilter Verletzung. Die Wundkanäle wurden bei der Primärversorgung wegen der starken Verschmutzung gespalten und exakt exzidiert. Die Heilung erfolgte nach primärer Naht und Ruhigstellung per primam

genauen Beurteilung. So wird man, ohne eine Durchblutungsstörung befürchten zu müssen, einer Naht auf dem Handrücken eher eine Spannung zumuten dürfen, als etwa einer Naht an den Fingern, und man wird bei einer direkten Naht in Faltenrichtung weniger ängstlich zu sein brauchen, als bei Nähten in der Längsrichtung. Keinesfalls sollte man bei frischen Verletzungen an der Hand zum Heranziehen der Haut aus der Umgebung die Wundränder unterminieren, weil dadurch die Durchblutung gefährdet und die Wunde vergrößert wird.

Bestehen mehrere Wunden in gleicher Höhe nebeneinander, wie wir das an den Fingern häufiger sehen, dann wird man entscheiden müssen, ob man die Wunden insgesamt besser exzidiert und den Defekt durch ein primäres Transplantat deckt oder ob einzelne Wunden über wichtigen Organen (z. B. Sehnen oder Gelenken) durch Naht geschlossen werden, andere zur Verhinderung von zirkulären, den Finger einschnürenden Spannungen offen bleiben können.

Die Versorgung von Wunden mit Hautverlust

Jeder Naht an der frisch verletzten Hand, die unter Spannung gerät, ist die primäre Deckung der Wunde günstigenfalls mit der Haut der Umgebung, sonst mit der Haut aus der Entfernung vorzuziehen.

Verschiebelappen

Die Deckung eines Hautdefektes aus der Wundumgebung durch einen Verschiebelappen hat den Vorzug, daß im allgemeinen eine der defekten Hautstelle adäquate Haut zur Deckung gewonnen wird und daß sie meist sensibel versorgt ist. Der zur Deckung benützte Hautteil kann zweiseitig gestielt bleiben (Visierlappen) oder auch durch bogenförmigen Schnitt einseitig (Rotationslappen) gebildet werden. Es wird mit Subkutanfett verschoben, wobei bei frischen Verletzungen sein Abheben von der Unterlage schon zur Sicherung seiner Ernährung möglichst zu vermeiden ist. Wenn die Lappenbasis breit genug gestielt ist, heilt er im allgemeinen gut an. Schadhafte Haut aus der Wundumgebung darf in einen Verschiebe- oder Rotationslappen nicht mit einbezogen werden. Der Verschiebelappen kommt bei frischen Verletzungen nur selten in Frage. Infolge der besonderen Hautverhältnisse an der Hand läßt sich ein Verschiebelappen zur primären Hautdeckung nur in bestimmten Handbezirken durchführen. So kann die Haut an der

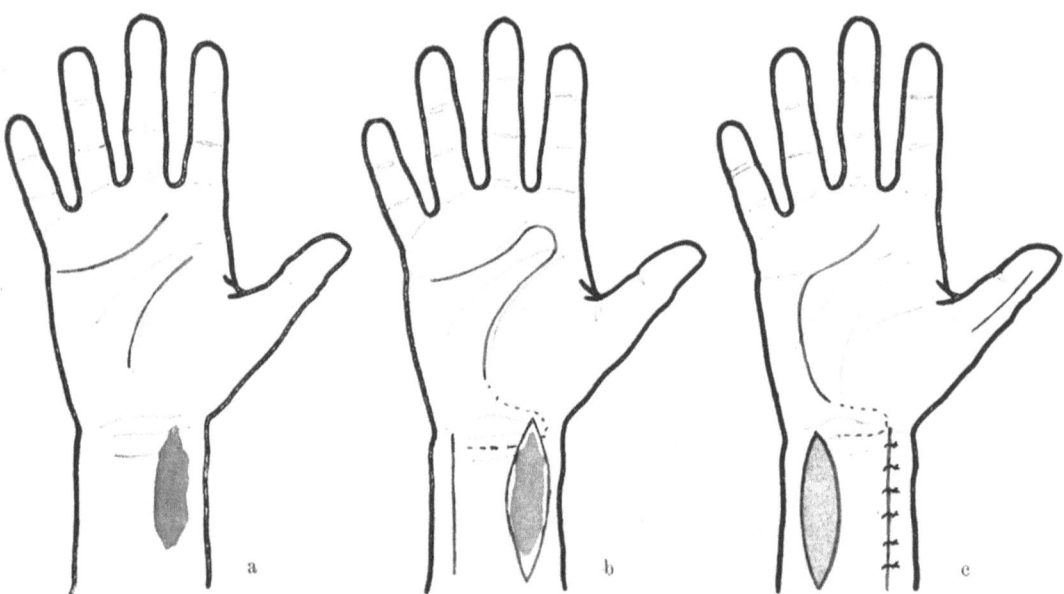

Abb. 51 a bis c. a Hautdefekt an der Beugeseite des Vorderarmes. b Ulnarer Entspannungsschnitt, eine 4 cm breite Hautbrücke freilassend. c Verschiebung des so entstandenen Hautlappens nach radial und Verschluß des Defektes durch direkte Naht, Deckung des Entspannungsschnittes mit Dermatom. a bis c Außerdem sind in den drei Skizzen einige Möglichkeiten der Schnittführung in der Hohlhand dargestellt

Volarseite der Hand und Finger ihrer Unverschieblichkeit wegen im allgemeinen zum Ersatz aus der Wundumgebung nicht herangezogen werden. Dieser Ersatz zur primären Wundversorgung wird also hauptsächlich dem Vorderarm (Abb. 51) und nur gelegentlich dem Hand- und Fingerrücken vorbehalten bleiben.

Eine besondere Form des Hautersatzes aus der Wundumgebung ist an der Hand manchmal dadurch möglich, daß noch verwendbare Hautteile nicht erhaltbarer Finger oder Handbezirke zur Deckung herangezogen werden. Bei den typischen, schweren Fräsverletzungen des Handrückens und der Finger bestehen oft neben einem Hautdefekt am Handrücken schwere Verletzungen der Sehnen, Knochen und Gelenke eines oder mehrerer Finger. Solche Finger können auch durch mehrere Operationen nicht mehr funktionstüchtig gemacht werden, sodaß wir sie auslösen und ihre mit Gefäßen und Nerven erhaltene Haut der Beugeseite zur Deckung am Handrücken benützen. Auch bei stark zertrümmerten offenen Mittelhandknochenbrüchen, die mit einem Sehnen- und Hautdefekt einhergehen, wird man sich manchmal dazu entschließen, die

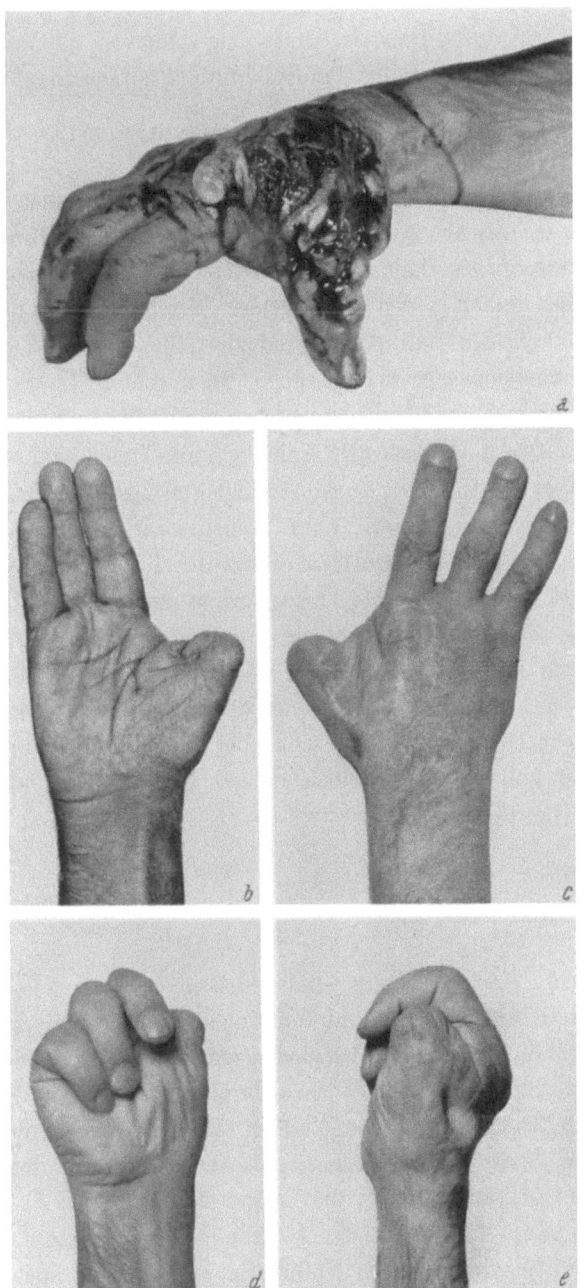

Abb. 52 a bis e. a Offener Bruch des 1. bis 3. Mittelhandknochens rechts bei einem 43jährigen Tapezierer. Am Handrücken besteht ein 8 : 6 cm großer Hautdefekt, außerdem ein Defekt der Strecksehne an Daumen und Zeigefinger. *Behandlung:* Kürzung des Daumens an der Basis des Grundgliedes, Deckung des Stumpfes mit der Haut von der Beugeseite, Auslösung der Phalangen des Zeigefingers von dorsalem Schnitt aus, Entfernung des zersplitterten 2. Mittelhandknochens, Deckung des Hautdefektes am Handrücken mit der Haut des Zeigefingers. b bis e Nach 11 Jahren gute Beweglichkeit des Daumenstumpfes, der Mittelfinger bis 2 cm Fingerkuppen-Hohlhandabstand beugbar, die übrigen Finger frei beweglich. Verletzter arbeitet als Tapezierer

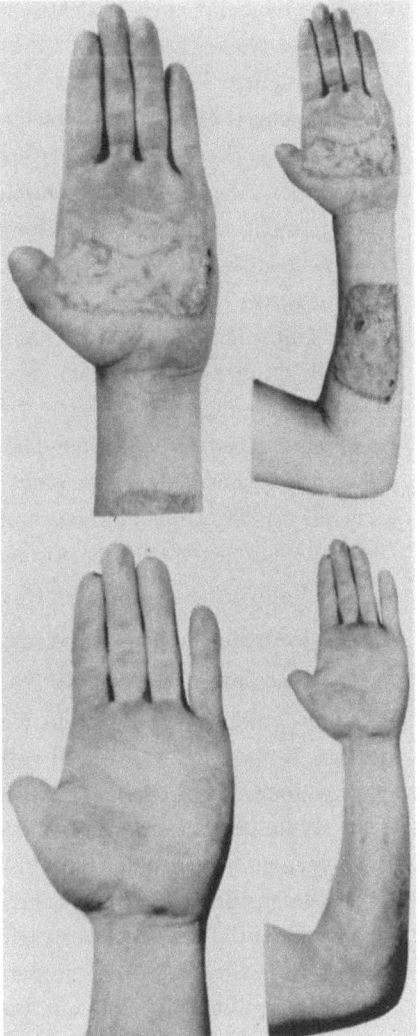

Abb. 53. 9 : 5 cm großer Hautdefekt in der Hohlhand bei 16jährigem Tischler. Der Defekt wurde primär mit einem Vollhautlappen vom Vorderarm gedeckt. Nach 6 Monaten hatte der Verletzte in der Hohlhand eine widerstandsfähige Haut von normaler Farbe und mit normalem Gefühl. Die Entnahmestelle am Vorderarm, die mit einem Dermatom vom Oberschenkel gedeckt wurde, ist kaum mehr zu sehen. (Bei weiblichen Verletzten ist aus kosmetischen Gründen die Innenseite des Oberarmes als Entnahmestelle zu bevorzugen)

Phalangen aus dem zum zertrümmerten Mittelhandknochen gehörigen Finger auszulösen, nachdem die Haut an der Streckseite des Fingers der Länge nach gespalten wurde. Die Haut der Volarseite wird dann zur Deckung des Defektes am Handrücken verwendet. Dieses einfache Verfahren hat BÖHLER öfters empfohlen (Abb. 52).

Läßt sich ein Hautdefekt an der Hand nicht durch Haut der Umgebung schließen, so muß die Haut anderer Körpergegenden durch freie oder gestielte Transplantation herangebracht werden.

Die freie Hauttransplantation

Die freie Hautverpflanzung hat der gestielten gegenüber die Vorzüge der größeren Bequemlichkeit für den Patienten und der einfacheren technischen Ausführbarkeit in einer Sitzung. Ihre funktionellen und auch kosmetischen Resultate an der Hand sind im allgemeinen gut, ja zum Teil besser als bei gestielten Lappen. Wir haben daher in den vergangenen Jahren die Anwendung gestielter Plastiken an der Hand auf diejenigen Indikationen reduziert, bei denen freie Verpflanzungen nicht ratsam erschienen. Wir verwenden gestielte Lappen, wenn spätere Operationen an Knochen, Sehnen oder Gelenken im Bereich der Plastik vorgesehen sind oder wenn der Pflanzboden eine so schlechte Durchblutung aufweist, daß mit dem Anheilen eines freien Transplantats nicht gerechnet werden kann. So stellen freiliegende periostlose Knochen und Knorpel- oder Sehnenflächen schlechte Anheilungsbedingungen für ein freies Transplantat dar. Aber nicht nur vom Pflanzboden, sondern auch von der übertragenen Haut hängt das Resultat einer freien Transplantation ab. Es kann als Regel gelten, daß freie Transplantate um so eher anheilen, je dünner und je kleiner sie sind. Anderseits ist ihr funktionelles Ergebnis um so besser, je dicker sie sind, d. h. je mehr Hautschichten mit ihnen übertragen werden. Gerade für die Hand sind meistens widerstandsfähige, den mechanischen Ansprüchen des Pflanzenbereiches genügende Transplantate von nicht zu geringer Dicke notwendig, sodaß bei freien Transplantaten die größte Lappendicke gewählt werden soll, die gerade noch anheilt. Nach Größe und Dicke der Lappen verwenden wir zur freien Hautübertragung:

1. Vollhautlappen (WOLFE-KRAUSE).
2. Dermatomlappen (THIERSCH).
3. Insellappen (REVERDIN).

Der Vollhautlappen nach Wolfe-Krause. Er umfaßt alle Hautschichten bis zum subkutanen Fettgewebe, von dem er vollständig frei sein muß. Er gibt funktionell und kosmetisch ausgezeichnete Ergebnisse, setzt aber einen gut durchbluteten Pflanzboden und so gut wie aseptische Wundverhältnisse voraus. Der Vollhautlappen ist sehr anspruchsvoll und bleibt ausgesprochen günstigen Wundverhältnissen vorbehalten. Für frische Wunden eignet er sich, wenn keine Sehnen, Bänder oder Knochen freiliegen. Seiner funktionellen Eigenschaften wegen ist der derbe Vollhautlappen zur Übertragung in die Hohlhand oder an die Beugeseite der Finger besonders zu bevorzugen. Auch größere Defekte in der Hohlhand können, ohne daß man Nekrosen befürchten müßte, mit Vollhaut gedeckt werden (Abb. 53). Der Vollhautlappen hat sich auch zur primären Deckung von Hautdefekten an der Fingerkuppe bewährt, wenn dort noch ein Fettgewebspolster zurückgeblieben ist (Abb. 54). Zur Deckung eines Hautdefektes am Hand- und Fingerrücken ist jedoch Vollhaut kaum notwendig. Über einem eröffneten Fingergelenk eine Vollhautdeckung anzubringen, wäre unrichtig und würde der Gefahr einer sekundären Gelenksinfektion infolge Lappennekrose Vorschub leisten; bei solchen Verletzungen decken wir mit REVERDIN-Läppchen. Auch bei über 50jährigen Verletzten soll man mit der Übertragung von Vollhaut zurückhaltend sein.

Im folgenden soll nun unser Vorgehen bei der Verletzung auf Abb. 55 ausführlich geschildert werden, da hier primär sowohl ein Verschiebelappen als auch ein Vollhautlappen verwendet wurde. Ein 16jähriger Schlosserlehrling geriet mit seiner linken Hand in eine Bohrmaschine. Dabei wurde ihm der Daumen im Grundgelenk und gleichzeitig auch die Haut an der Streckseite des 1. Mittelhandknochens im Ausmaße von 4 : 3 cm abgerissen. Um einer weiteren Knochenkürzung zu entgehen, wurde ein Rotationslappen aus der Haut des 1. Zwischenfingerfeldes und der Hohlhand über dem 2. Mittelhandknochen gebildet und mit diesem der Daumenstumpf gedeckt. Für die Deckung des durch die Lappenentnahme entstandenen Defektes wurde die Vollhaut des abgetrennten Daumens verwendet, der vom Verletzten mitgebracht wurde. Durch dieses Vorgehen wurde der Daumenstumpf mit sensibler Eigenhaut aus der Umgebung und die Entnahmestelle im 1. Zwischenknochenraum und in der Hohlhand mit widerstandsfähiger Voll-

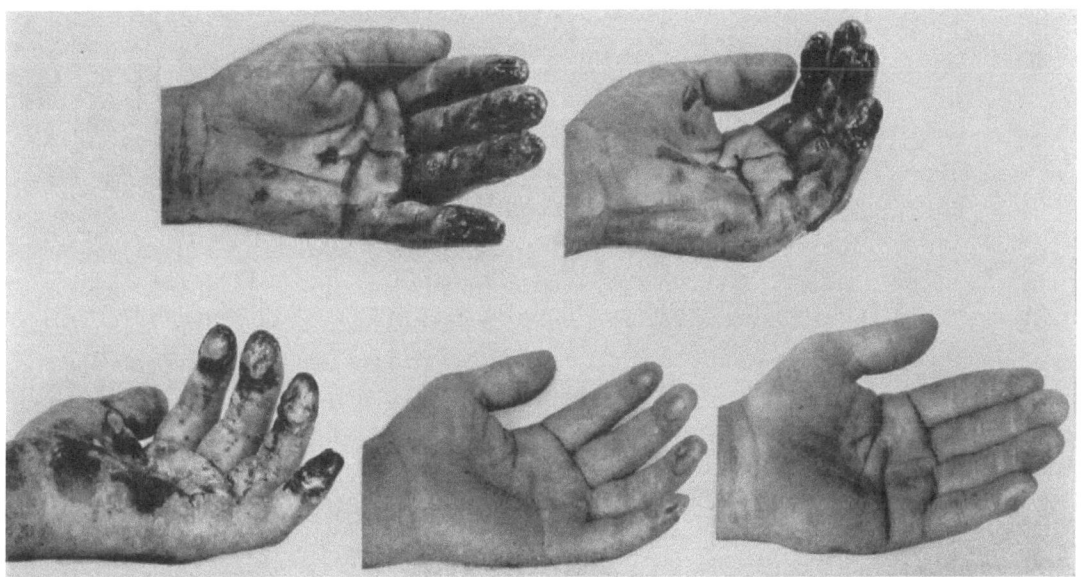

Abb. 54. Abkappung der Fingerbeere des 2. bis 5. Fingers bei einem 27jährigen Hilfsarbeiter. Primäre Deckung mit Vollhautläppchen. Gute Einheilung der freien Transplantate, kräftige, widerstandsfähige Haut an den Fingerspitzen. (Aus K. Krömer: Die verletzte Hand, Wien: W. Maudrich, 1938)

haut gedeckt. Zehn Wochen später wurde die 1. Zwischenfingerfalte außerdem noch nach KLAPP-KREUZ vertieft und dadurch ein funktionell hochwertiger Daumenersatz geschaffen, so daß der Verletzte seinen früheren Beruf voll ausüben kann.

An dieser Stelle müssen auch die gar nicht so seltenen Verletzungen an der Hand erwähnt werden, bei denen es zu großflächigen Ablederungen der Haut im Subkutangewebe gekommen ist. Seltener entstehen zirkuläre, die Rück- und Hohlhandseite mehr oder weniger umgreifende Ablösungen der Haut, die dann handschuhartig finger- oder unterarmwärts umgestülpt werden. Unsere Abb. 56 zeigt eine derartige Verletzung, bei der die Ablösung zirkulär den ganzen Handumfang betroffen hatte, sodaß die Haut wie ein umgestülpter Handschuh nach vorne über die Finger gezogen werden konnte, an deren Mittel- und Endgliedern sie noch haftete.

Bei allen derartigen Verletzungen ist es primär nicht einfach festzustellen, wie weit die abgelöste Haut durch Quetschung und Blutergüsse verändert und unbrauchbar geworden ist. Bei verwendungsfähiger Haut stellen wir uns aber durch säuberliches Abtragen aller Fettbestandteile von der Unterfläche des abgelösten Hautteiles aus ihm gleichsam einen Vollhautlappen dar, den wir nach Versorgung seines Ursprungsbodens zurücklegen und einnähen können. (Technik zur Herstellung und Übertragung eines Vollhautlappens S. 71.)

Ist die Übertragung eines Vollhautlappens für den verletzten Handbezirk nicht notwendig oder sind die Wundverhältnisse für seine Übertragung nicht geeignet, dann wird vielfach eine

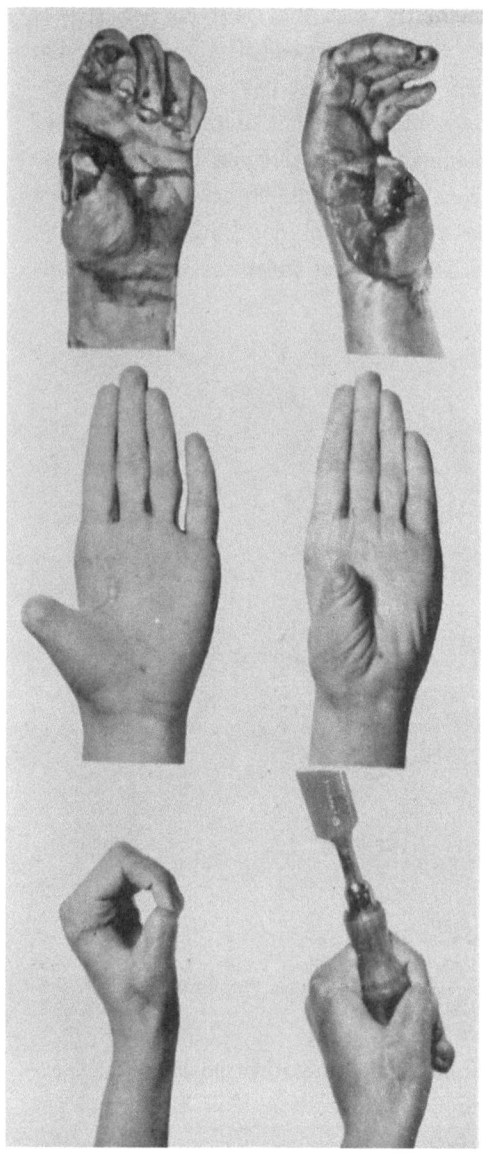

Abb. 55. Abriß des Daumens bei einem 16jährigen Schlosserlehrling mit einem 4 : 3 cm großen Hautdefekt an der Streckseite des 1. Mittelhandknochens. Der 1. Mittelhandknochen wurde durch einen Verschiebelappen aus der 1. Zwischenfingerfalte und der Hohlhand mit handeigener Haut gedeckt, die Entnahmestelle mit Vollhaut. 8 Wochen später Phalangisierung des 1. Mittelhandknochens durch Vertiefung der Zwischenfingerfalte nach Klapp-Kreuz

Flächenplastik nach Thiersch (1874) oder der sogenannte **Dermatomlappen** (1939) in Frage kommen. Der Dermatomlappen läßt sich mit den angegebenen Geräten in verschiedener Dicke von etwa 0,3 bis 0,8 mm herstellen und gewinnt dadurch eine zweifache Abstufungsmöglichkeit: mit abnehmender Dicke verbessern sich die Anheilbedingungen, sodaß wir ein dünnes Dermatom auf freiliegende Sehnen und Gelenkskapseln oder periostbedeckte Knochen verpflanzen können. Mit Dickerwerden des Dermatoms nähern sich seine funktionellen Qualitäten, aber auch seine biologischen Eigenschaften denen der Vollhaut. Diese Variierbarkeit hat uns dazu geführt, seit 1947 in zunehmender Zahl Dermatome auch zur Hautdeckung an Hand und Fingern heranzuziehen. Wer sich mit der Technik ihrer Herstellung vertraut gemacht hat, wird sie für die Handchirurgie nicht mehr entbehren können. Ihre kosmetischen Ergebnisse sind gut und meist besser als die nach Übertragung von Insellappen. Zur primären Deckung von Fingerkuppen, großen Defekten in der Hohlhand, streckseitigen Fingerverletzungen oder oberflächlichen Defekten am Handrücken hat bei uns der Dermatomlappen die REVERDIN-Plastik teilweise verdrängt (Technik der Herstellung und Übertragung eines Dermatoms S. 71) (Abb. 57).

Die anspruchsloseste unter den freien Hautübertragungen ist jedoch die **Plastik nach Reverdin** (1896).

Mit gutem Grund hat BÖHLER daher diese Plastik von jeher empfohlen. So wurden im Unfallkrankenhaus Wien mehr als 2000 REVERDIN-Plastiken ausgeführt und WITTMOSER hat sie in einer Monographie eingehend beschrieben, sowie die Ergebnisse von 307 Fällen der Jahre 1939 bis 1942 mitgeteilt. Nach seinen Untersuchungen sind 95% der primär und 80% der sekundär vorgenommenen REVERDIN-Plastiken angeheilt. Die REVERDIN-Plastik hat auch den Vorzug der einfachsten Technik unter allen Transplantationsarten. Ihre funktionellen Ergebnisse sind gut, die kosmetischen allerdings weniger als die nach der Übertragung von Flächenlappen, wenn sich auch nach längerer Zeit meist ihre höckerige Oberfläche mehr und mehr glättet. Bei frischen Wunden verwenden wir den Reverdin auch heute noch zur Deckung kleiner Defekte an den Fingern, über eröffneten kleinen Gelenken oder periostbedecktem Knochen. Sie heilen auch über Sehnen an, wenn diese von gefäßführendem peritendiösem Gewebe umgeben sind (Abb. 58).

Die gestielte Lappenplastik

Alle freien Hautübertragungen sind dadurch gekennzeichnet, daß das Transplantat ohne Subkutanfett übertragen wird. Ist jedoch bei einer Handverletzung die gleichzeitige Übertragung von Fettgewebe notwendig, dann müssen wir eine gestielte Fernplastik durchführen und die durch sie bedingten Nachteile der Unbequemlichkeit für den Verletzten und der wesentlich längeren Behandlungsdauer durch mehrzeitiges Vorgehen in Kauf nehmen. Ihre durch die Mitnahme von Fettgewebe erhöhte Infektionsbereitschaft spielt seit der Verwendung der Antibiotica

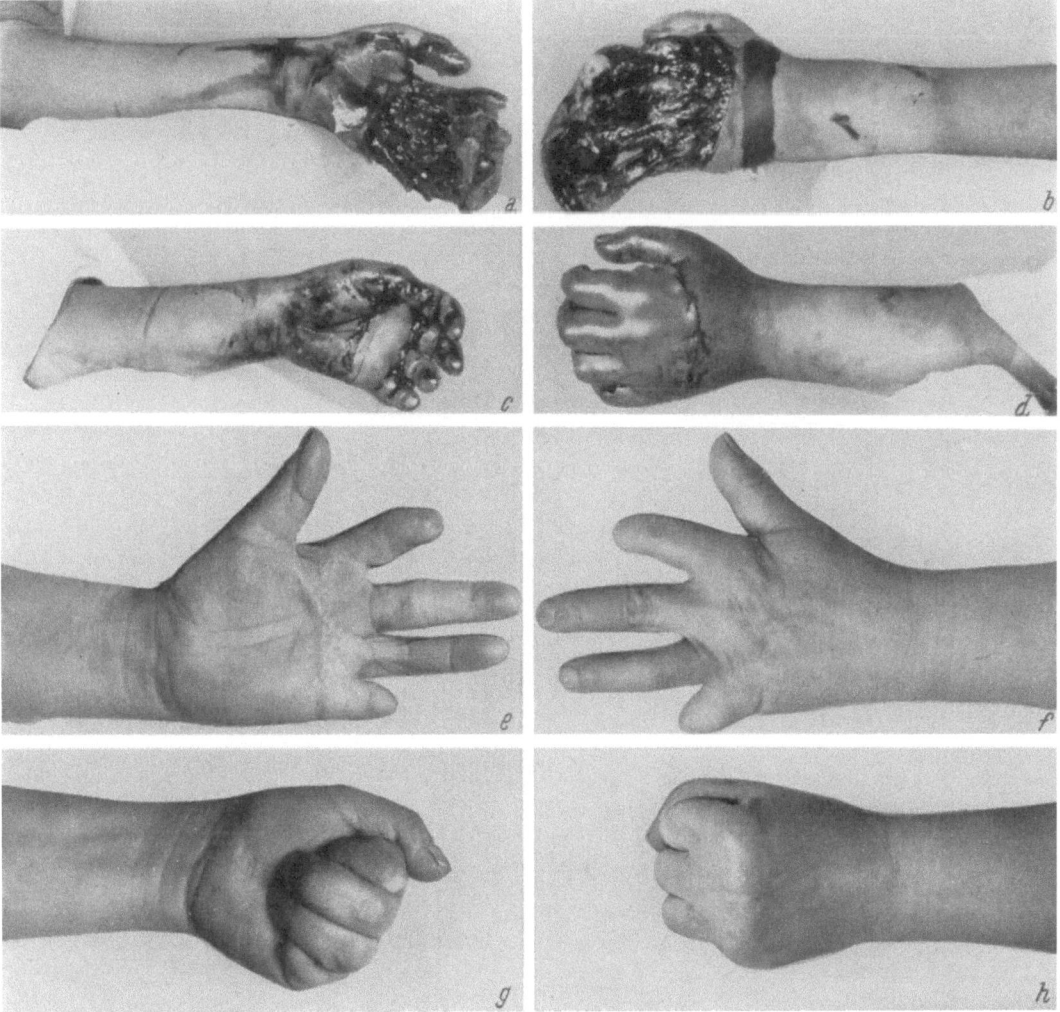

Abb. 56 a bis h. a und b Handschuhförmiges Abziehen der Haut von der Mittelhand und den Grundgliedern der Finger bei einem 18jährigen Mädchen, eine halbe Stunde nach der Verletzung durch eine Teigmaschine. Alle Nerven und die pulsierenden Gefäße liegen frei. Unter Plexusbetäubung wurde alles verschmutzte Gewebe entfernt, die Haut zurückgezogen und genäht, dorsale Gipsschiene, Fingerdrahtschiene, welche vom Daumen quer über die Fingerkuppen ging und sie stützte, verbandlose Wundbehandlung, Lagerung auf Abduktionschiene. Bei derartigen peripher gestielten Lappen muß die Durchblutung genau geprüft werden, wenn sie nicht einwandfrei ist, soll man sie abtragen, bis der Wundrand blutet, und den Hautdefekt mit Dermatom oder mit Reverdinläppchen decken. c und d Kontrollbilder sofort nach der Hautnaht. Die Haut ist stark gespannt und glänzend. Um die schädliche Spannung zu vermeiden, machen wir jetzt bei derartigen Ablederungen einige Einstiche von 4 bis 5 mm Länge, durch welche Blut und Serum ablaufen können (a bis d aus L. Böhler: Technik der Knochenbruchbehandlung, 12. u. 13. Aufl., Wien: W. Maudrich, 1950.) e bis h Zustand der Hand nach 26 Jahren: Das Endglied des Zeigefingers und das Mittel- und Endglied des 5. Fingers mußten amputiert werden, die anderen Finger sind erhalten und voll gebrauchsfähig

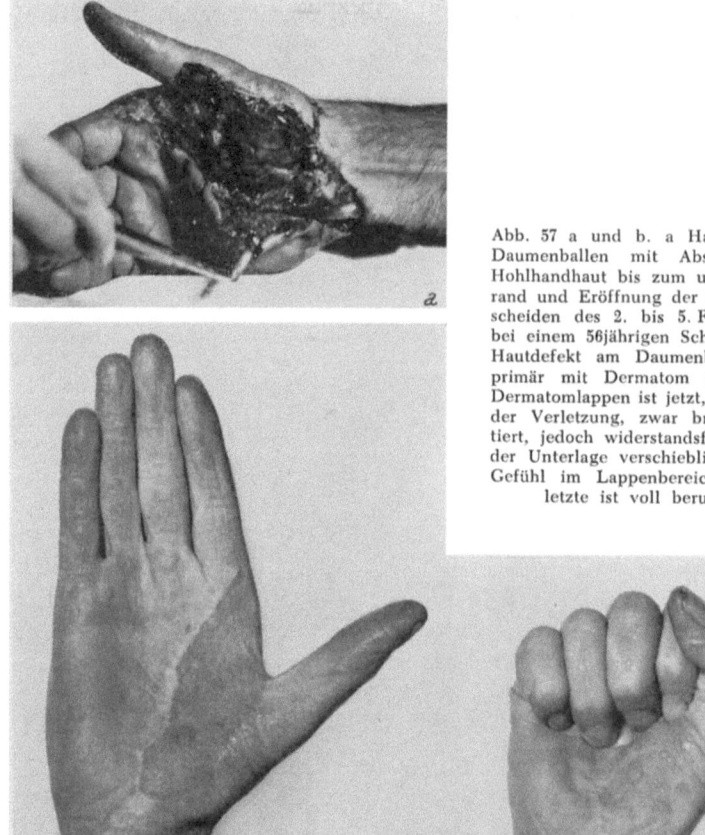

Abb. 57 a und b. a Hautverlust am Daumenballen mit Abschälung der Hohlhandhaut bis zum ulnaren Handrand und Eröffnung der Beugesehnenscheiden des 2. bis 5. Fingers rechts bei einem 56jährigen Schleifer. b Der Hautdefekt am Daumenballen wurde primär mit Dermatom gedeckt. Der Dermatomlappen ist jetzt, 4 Jahre nach der Verletzung, zwar braun pigmentiert, jedoch widerstandsfähig und auf der Unterlage verschieblich. Normales Gefühl im Lappenbereich. Der Verletzte ist voll berufstätig

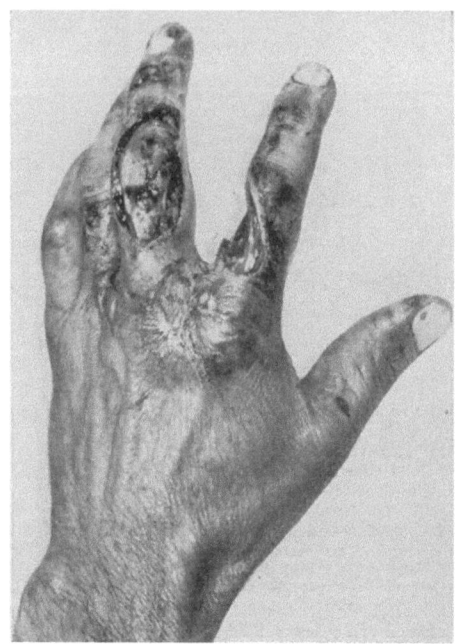

Abb. 58 a und b

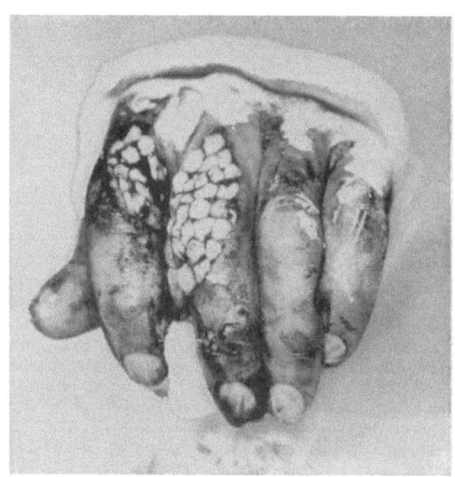

für Übertragungen auf frische Wunden keine allzu große Rolle mehr. Zur Deckung frischer Wunden kommen natürlich nur einpolig gestielte Lappen in Frage sowie Lappen, die keine offenen Wundflächen besitzen. Diese sind:

1. der plane Lappen mit einem Gegenlappen,
2. der plane Lappen mit Dermatom,
3. der einpolige Rundstiellappen.

(Der doppeltgestielte Rundstiellappen, auch Henkelstiellappen genannt, bedarf vor der Übertragung einer Zeit von 3 bis 5 Wochen und bleibt daher den Wiederherstellungsoperationen vorbehalten.)

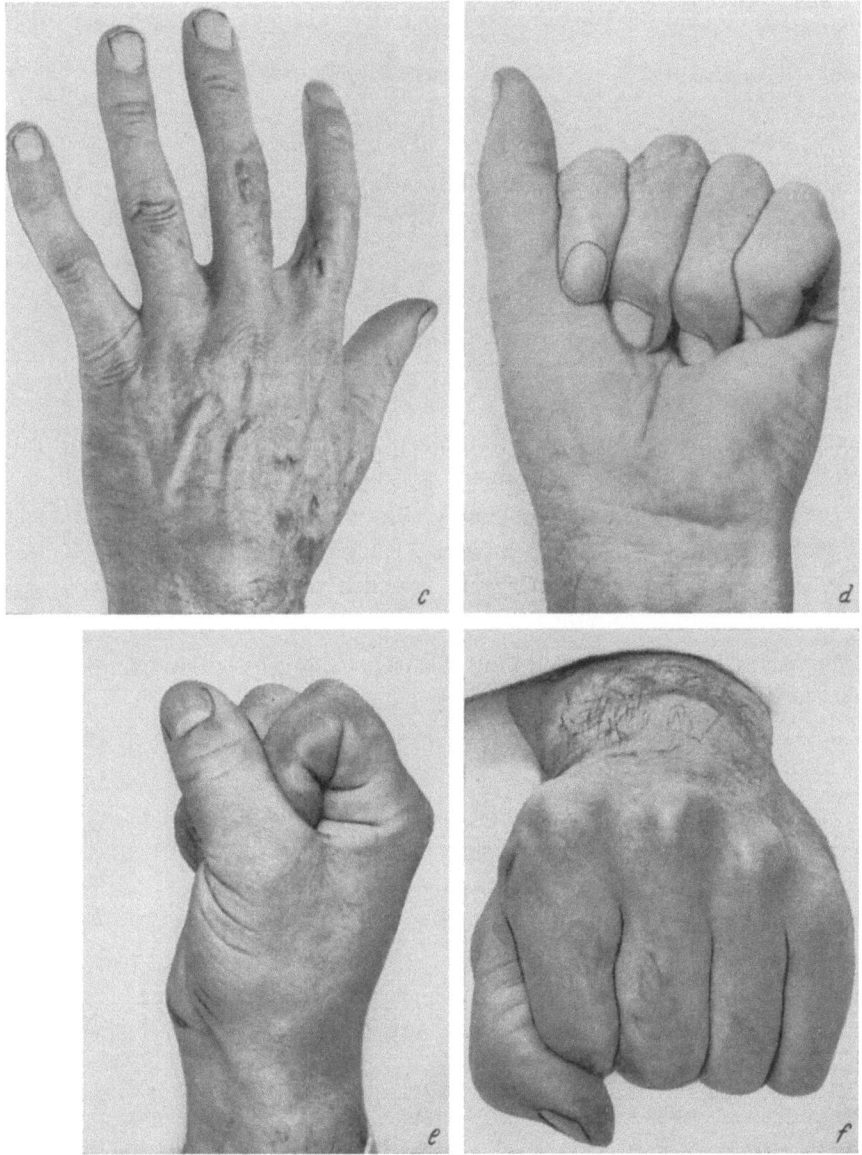

Abb. 58 a bis f. a Hautverlust am Zeige- und Mittelfingergrundglied mit Strecksehnenverletzung bei einem 54jährigen Tischler. Am Mittelfinger ist außerdem das Mittelgelenk eröffnet. b Nach Wundausschneidung Fixation der Finger in Beugestellung und primäre Deckung der Defekte mit Reverdinläppchen. c bis f Funktionsbilder 4 Jahre nach der Verletzung. Geringgradige Verschmächtigung des Zeigefingers, am Mittelfinger die Plastik gut verschieblich, alle Finger- und Armgelenke sind frei beweglich

Eine Indikation für eine einfache gestielte Lappenplastik stellt der Ersatz der Fingerbeere aus der Haut des Daumen- oder Kleinfingerballens dar, wenn es durch die Verletzung zu einem bis auf den Knochen reichenden Defekt gekommen ist (Abb. 59). Geht eine solche Verletzung aber mit einer ausgedehnten Zertrümmerung des Endgliedes einher, dann soll man sich eher, falls nicht besondere Umstände dagegen sprechen, zur Absetzung des Fingers im Mittelglied entschließen. Zur Deckung von Hautdefekten an den Fingern kann mit Vorteil die gestielt belassene Haut eines Nachbarfingers verwendet werden, wenn dieser Finger selbst so schwer verletzt ist, daß er nicht mehr erhalten werden kann. So wurde z. B., wie Abb. 60 zeigt, die Haut des ausgelösten Zeigefingers zunächst gestielt belassen und auf den Daumenstumpf über-

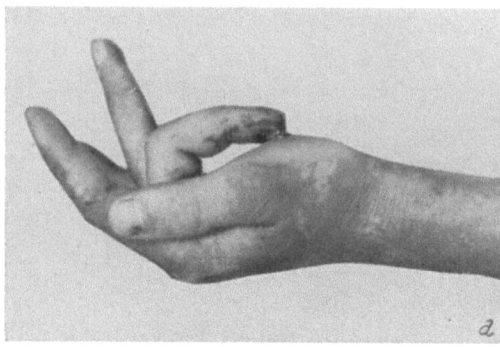
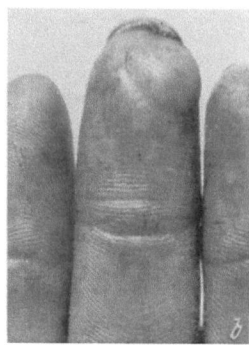

Abb. 59 a und b. a Gestielte Fingerkuppenplastik am Mittelfinger aus der Haut des Daumenballens. b Zustand nach Einheilung der Plastik

tragen, um einer Knochenkürzung am Daumen zu entgehen. Dieses Vorgehen hat außerdem den großen Vorteil, daß dabei eine möglichst gleichwertige Haut verpflanzt wurde. Aus dem gleichen Grunde verwenden wir zur Deckung großer und tiefreichender Daumenkuppendefekte manchmal gestielte Lappen vom Daumen- oder Kleinfingerballen der anderen Seite. Sie haben den Vorzug, daß derbe, mit taktilen Organen reichlich versehene Haut übertragen wird. Der Defekt an der Lappenentnahme wird dann mit Vollhaut gedeckt.

Deckung eines Hautdefektes am Finger durch einen gestielten Lappen vom Nachbarfinger. Besteht an der Beugeseite eines Fingers ein tiefreichender, jedoch nicht allzu ausgedehnter Defekt, so kann dieser oft mit Vorteil mit einem gestielten Lappen vom Nachbarfinger gedeckt werden.

In Höhe des Defektes wird an der Streckseite des Spenderfingers ein entsprechend großer Hautlappen mit Subkutangewebe umschnitten und herausgehoben. Dabei wird dieser Hautlappen an der dem Empfängerfinger zugekehrten Seite gestielt belassen. Dieser Hautlappen wird dann nach der Beugeseite zu umgeschlagen und in den Defekt des Empfängerfingers eingenäht. Die Lappenentnahmestelle und der Lappenstiel werden mit einem Vollhautlappen gedeckt, der vom gleichseitigen Vorderarm entnommen wurde. Die Ruhigstellung der beiden so aneinandergekoppelten Finger erfolgt mit einer dorsalen Vorderarmgipsschiene und auf einer Fingerschiene. Nach 14 Tagen wird der Lappenstiel durchtrennt (Abb. 61).

Auch Hautdefekte an der Beugeseite des Daumens können mit einem gestielten Lappen aus dem 1. Zwischenfingerfeld gedeckt werden. Die Lappenbasis wird in die Hohlhand verlegt und bei adduziertem Daumen kann dann der Lappen leicht in den entsprechenden Defekt eingenäht werden.

Wenn wir auch bei der Versorgung von Daumenstümpfen im allgemeinen mit gestielten Lappen sehr zurückhaltend sind, so kommt sie doch manchmal bei sehr kurzen Stümpfen in

Frage, die eine Absetzung weiter proximal nicht ratsam erscheinen lassen. Dabei wird aber der Knochen meist doch noch so weit gekürzt, daß zumindest die Beugeseite des Stumpfes mit handeigener Haut und nur der Defekt an der Streckseite mit dem gestielten Lappen gedeckt wird. Für die Daumenstumpfdeckung bevorzugen wir Lappen aus dem Vorder- oder Oberarm der anderen Seite sowie aus der Pektoralgegend (Abb. 62).

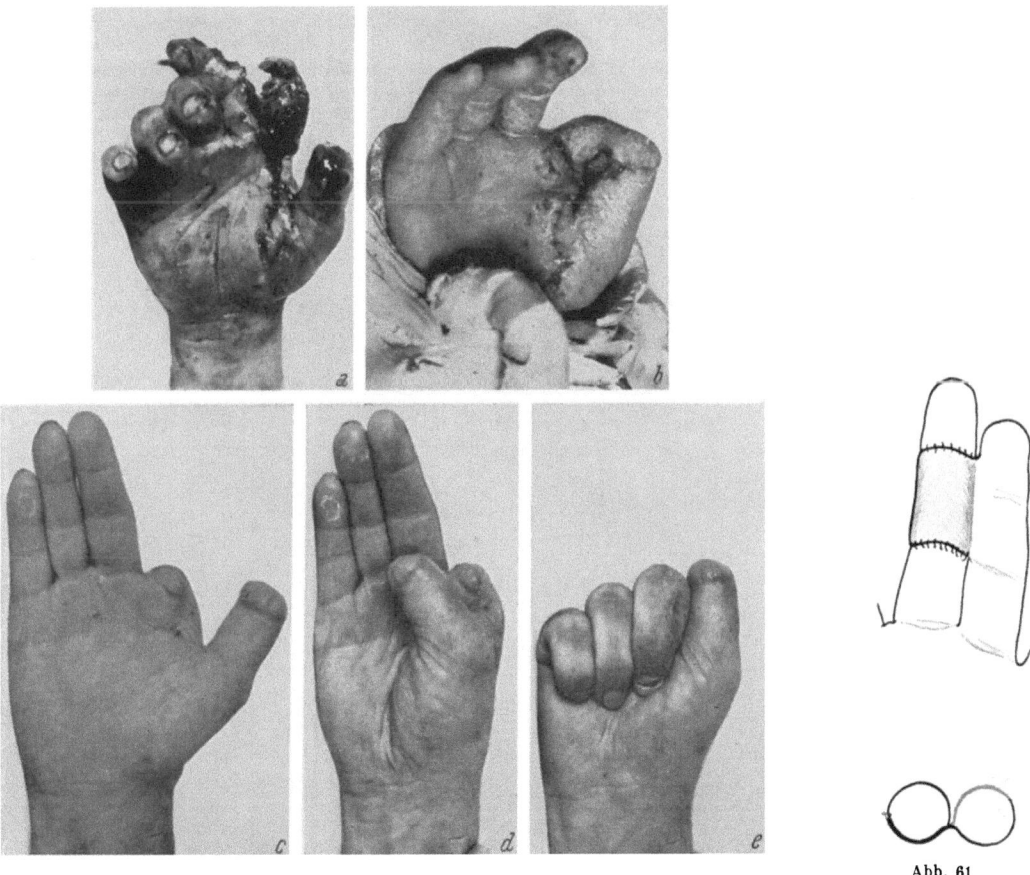

Abb. 61

Abb. 60 a bis e. a Traumatische Amputation des Daumenendgliedes an der Basis und sagittale Spaltung des Zeigefingers rechts bei einem 34jährigen Tischler. b Die Kuppe des Daumenstumpfes wurde mit der Haut des nicht mehr zu erhaltenden Zeigefingers gedeckt. 14 Tage später Durchtrennung der Hautbrücke. c bis e Nach 6 Wochen gut gedeckter, schmerzfreier Daumenstumpf bei freier Beweglichkeit der Stumpfgelenke

Abb. 61. „Gekreuzter" Lappen zur Deckung eines Hautdefektes an der Beugeseite oder Kuppe eines dreigliedrigen Fingers. Die Entnahmestelle an der Streckseite des „Spender"-Fingers wird mit Vollhaut oder Dermatom gedeckt

Bei Mittelhandamputationen gehen wir in ähnlicher Weise vor, falls ein ausgedehnter Hautdefekt eine weitere Knochenkürzung notwendig machen würde. Wir decken dann den Stumpf mit einem gestielten Lappen meist aus der Bauchhaut. Dadurch wird ein entsprechend großer Gegenhalt zum Daumen geschaffen (Abb. 63).

Bei ausgedehnten Hautdefekten am Handrücken und Vorderarm sowie bei tiefreichenden Defekten in der Hohlhand ist eine gestielte Lappenplastik dann notwendig, wenn es zum Freiliegen von Sehnen, Knochen und Nerven gekommen ist. Die gestielte Plastik ist um so mehr geboten, wenn spätere Wiederherstellungsoperationen vorgesehen sind.

Daß man auch sehr ausgedehnte und tiefreichende Wunden und Defekte mit gestielten Lappen ausfüllen und damit manche sonst der Amputation verfallene Hand retten kann, zeigt Abb. 64. Ein 23jähriger Straßenbahner geriet am 31. VIII. 1950 mit seinem linken Vorderarm in die Zahnräder eines Hebebockes. Die Haut des Vorderarmes wurde bis auf eine 2 cm breite

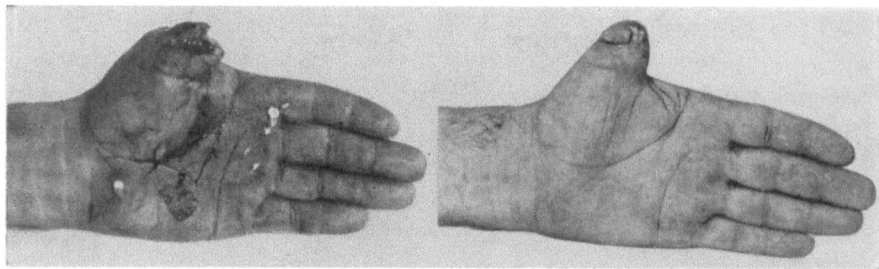

Abb. 62. Abquetschung des Daumens in der Mitte des Grundgliedes bei einem 49jährigen Hilfsarbeiter. Zustand 2 Monate nach der Deckung des Daumenstumpfes mit gestieltem Lappen vom Oberarm der anderen Seite. Durch die gestielte Lappenplastik war es möglich, einen maximal langen Daumenstumpf zu erhalten

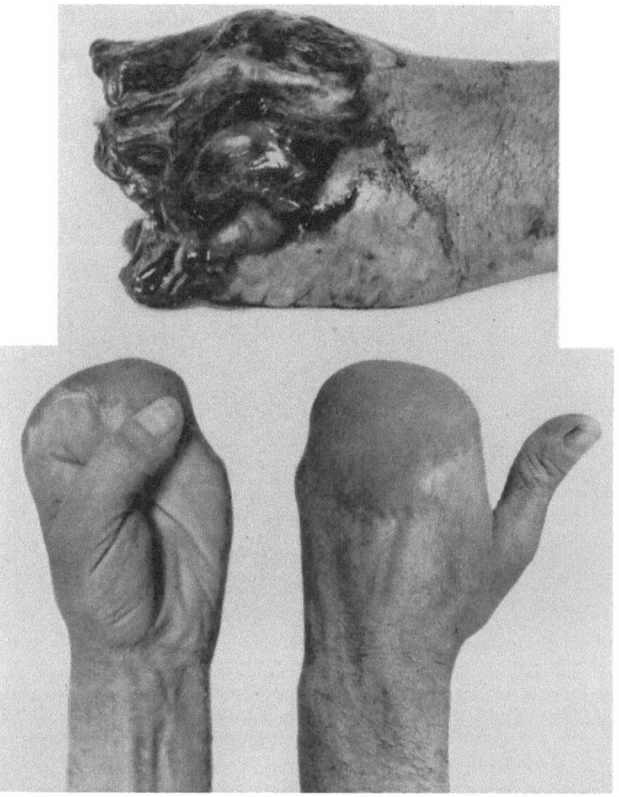

Abb. 63. Verlust des 2. bis 5. Fingers links mit großem Hautdefekt am Handrücken bei 46jährigem Müller, der mit der Hand in die Mehlwalze geraten ist. Primäre Deckung mit gestieltem Lappen aus der Bauchhaut. Der Daumen hat einen guten Gegenhalt

---

64 a bis f. a Schwerer offener Defektbruch der linken Elle bei einem 23jährigen Straßenbahner, der in die Zahnräder eines Hebebockes geriet. Fast zirkulärer Hautdefekt am Vorderarm bis auf eine 2 cm breite Brücke über der Speiche. Alle Strecksehnen und Fingerbeuger sind durchtrennt, die stark beschädigte Sehne eines ulnaren tiefen Fingerbeugers zieht frei durch die Wunde. N. medianus und N. ulnaris und die Arteria ulnaris waren durchtrennt. *Behandlung:* Nach Ausschneidung der stark verschmutzten Wunde primäre Naht des N. medianus und ulnaris sowie der tiefen Fingerbeuger, Deckung des Hautdefektes teils mit Dermatom, teils mit großem gestielten Bauchhautlappen. b Fixation des Armes mit gefenstertem Oberarmgipsverband und Desault, verbandlose Wundbehandlung im Bereiche des gestielten Lappens. c Zustand der Hand 6 Monate nach der Verletzung: Teilweise Wiederkehr des Gefühls in der Hohlhand. Der Bauchhautlappen ist vollständig eingeheilt, die Finger zum Teil kontrakt und aktiv fast unbeweglich. Daher Z-Plastik in der 1. Zwischenfingerfalte und Arthrodese des Sattelgelenkes bei Opposition des Daumens, Arthrodese der Fingermittelgelenke 2 bis 5 in leichter Beugung, Spaltung der Sehnenscheiden des 2. bis 5. Fingers von der Hohlhand aus, um die Fingerbeuger auf die Grundgelenke wirken zu lassen, Lösung der Beugesehnen am Vorderarm und Neurolyse. d und e Röntgen: Arthrodese des Daumensattelgelenkes bei Opposition und Arthrodese der Fingermittelgelenke. f Zustand des Armes nach 4 Jahren. Die Hand ist gut durchblutet, keine trophischen Störungen, fast normales Gefühl an den Fingern, ausreichende aktive Öffnung der Finger, aktiver Faustschluß bis 2,5 cm Fingerkuppenhohlhandabstand

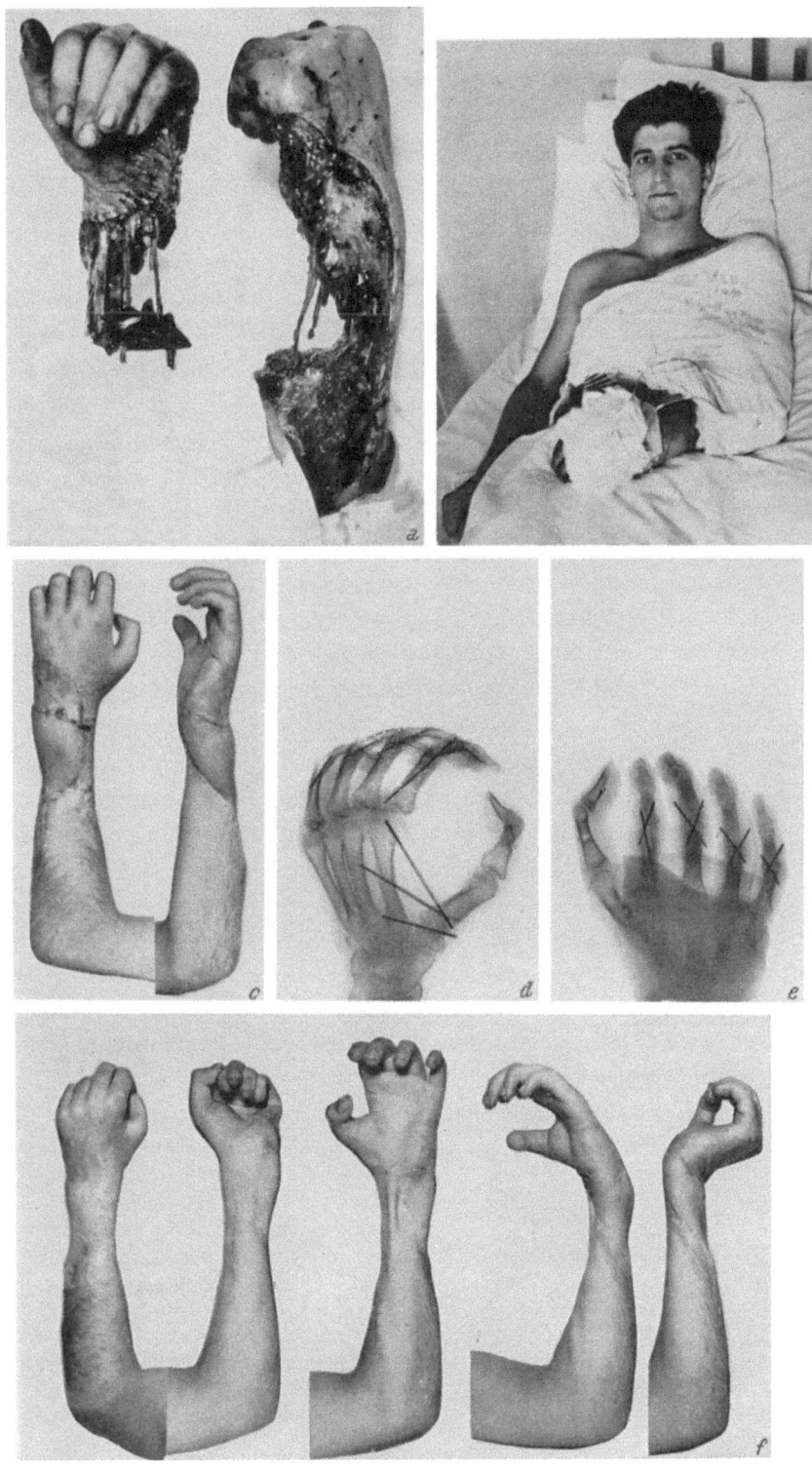

Abb. 64 a bis f

Brücke über der Speiche abgerissen. Nach peripher reichte der Hautdefekt streckseitig bis zum Handgelenk und beugeseitig fast bis zum Ellbogen. An Sehnen und Muskeln blieb nur der Flexor und Extensor carpi radialis sowie der Abductor pollicis longus am Vorderarm erhalten. Durch die Wunde zog nur ein schmaler Sehnenstrang, der einem ulnaren tiefen Fingerbeuger angehörte. Der N. medianus und ulnaris sowie die Arterie ulnaris waren durchtrennt, der Puls der Speichenschlagader proximal vom Handgelenk zu tasten. Aus dem distalen Drittel des Ellenschaftes fehlte ein 4 cm langes Stück.

Behandlung: Nach Ausschneiden der stark verschmutzten Wunde wurden zunächst die Stümpfe des durchtrennten N. medianus und ulnaris aufgesucht. Von ihren Enden mußte 1 cm reseziert werden, da sie stark aufgefasert waren; es gelang jedoch ihre Naht ohne wesentliche Spannung. Aber auch die Sehnen und Muskeln der tiefen Fingerbeuger und des langen Daumenbeugers wurden sofort durch direkte Naht vereinigt. An der Streckseite des Vorderarmes bestand ein so großer Weichteildefekt, daß eine Naht der Strecksehnen unmöglich war, falls nicht die Speiche osteotomiert und verkürzt würde. Von beidem wurde aber Abstand genommen. Beugeseits wurde nun die Haut soweit geschlossen, als dies ohne Spannung möglich war, und es konnte damit die Sehnennaht gedeckt werden. Nach der Hautnaht bestand beugeseits radial ein etwa 5 : 3 cm großer Hautdefekt mit guter Faszienunterlage. Derselbe wurde mit einem Dermatomlappen gedeckt. Eine Wunde am Kleinfingerballen und ein Hautdefekt am Handrücken wurde ebenfalls mit Dermatom geschlossen. Es blieb nun etwa noch ein 6 cm breiter Defekt von der Mitte der Beugeseite des Vorderarmes über die Ellenseite bis radial zur Streckseite. Dieser wurde mit einem kranial gestielten Lappen von der linken Bauchseite gedeckt. Die Lappenentnahme am Bauch mußte mit einem Dermatomlappen geschlossen werden. Ruhigstellung mit einem Oberarmgipsverband und Desaultverband unter Freilegung der Bauchlappenplastik. Am nächsten Tag verbandlose Wundbehandlung, dabei zeigte sich, daß die Hand und die Finger gut durchblutet sind und der Lappen in ganzer Ausdehnung gut ernährt ist. Nach 3 Wochen wurde der gestielte Bauchhautlappen durchtrennt. Er ist in ganzer Ausdehnung angeheilt und die Wunden am Vorderarm sind trocken. Nach Wundheilung wurde mit einer aktiven und schonenden passiven Übungsbehandlung begonnen. Nach 6 Monaten zeigte der Arm folgenden Befund: Hand und Finger sind leicht zyanotisch und die Fingermittel- und Endgelenke leicht kontrakt, der Daumen steht in Adduktion. An der Beugeseite der Fingergrundglieder und der Hohlhand wird bereits eine gewisse Berührungsempfindlichkeit angegeben. Die Strecksehnen sind oberhalb des Handgelenkes festgewachsen, ebenso in einem gewissen Ausmaße auch die genähten Beugesehnen. Es besteht keine aktive Streckfähigkeit der Finger, hingegen nur eine angedeutete Beugung derselben. Nun wirken die verwachsenen Sehnen wie eine Tenodese, sodaß es bei der Streckung der Hand im Handgelenk zur Beugung der Finger und bei der Beugung des Handgelenkes umgekehrt zur Streckung der Finger kommt. Da zu hoffen ist, daß das Gefühl und die Durchblutung der Hand und Finger sich weiterhin bessert, entschließt man sich jetzt zu folgender Operation: In Plexusanästhesie und Blutleere wird eine Arthrodese des Sattelgelenkes nach Einstellung des Daumens in Opposition gemacht. Um eine entsprechende Abspreizung des adduzierten Daumens zu erreichen, muß der Ansatz des Adductor pollicis und des Interosseus I stumpf abgeschoben werden. Als Ersatz des Interosseus I wird die Sehne des Indicis proprius über dem Grundgelenk abgetrennt und mit der Sehne des Interosseus I an der Basis des Zeigefingergrundgliedes radial vernäht. Um die Fingerbeuger vor allem auf die Grundgelenke wirken zu lassen, werden von einem Schnitt in der Hohlhand aus die Beugesehnenscheiden des 2. bis 5. Fingers bis zur Mitte des Grundgliedes seitlich gespalten. Die kontrakten Fingermittelgelenke 2 bis 5 werden in leichter Beugestellung nun arthrodesiert. Dazu werden sie von einem radialen Schnitt aus freigelegt, die Gelenksflächen quer reseziert und dann die Mittelgelenke mit gekreuzten Bohrdrähten fixiert. Nach Blutstillung und Schichtverschluß erfolgt Ruhigstellung mit dorsaler Gipsschiene. Ein Jahr nach dem Unfall konnte der Verletzte seinen Beruf als Straßenbahner wieder aufnehmen. Bei der Nachuntersuchung nach 4 Jahren ist die Hand gut durchblutet und zeigt keine trophischen Störungen. Das Gefühl ist an den Fingern nahezu normal. Es besteht eine ausreichende aktive Öffnung des 2. bis 5. Fingers und der Faustschluß ist bis 2,5 cm Fingerkuppenhohlhandabstand aktiv möglich. Der Daumen steht in guter Opposition. Die aktive Beweglichkeit im Handgelenk beträgt je 40 Grad nach volar und dorsal. Der Bauchhautlappen zeigt normale Farbe und der Vorderarm im distalen Drittel ein gutes Relief.

Übersicht der Möglichkeiten zur Deckung von Hautdefekten bei frischen Handverletzungen.

I. Gestielte Nahplastik.

Verschiebe- und Rotationslappen (diese kommen in seltenen Fällen bei frischen Verletzungen am Vorderarm oder Handrücken in Betracht).

II. Freie Hautübertragung.
   a) Vollhaut (sehr anspruchsvoll, nur bei oberflächlichen Wunden im Volarbereiche).
   b) Dermatom (je dünner, desto sicherer, jedoch in möglichster Dicke zu übertragen).
   c) REVERDIN (am anspruchslosesten).

Technik der Bildung und Übertragung von Hauttransplantaten. Der Beschreibung der Technik soll ein allgemeiner Gesichtspunkt vorangestellt werden, der bei jeder Hautübertragung Beachtung verdient. Bei der Herrichtung des Übertragungsfeldes an der Hand müssen wir daran denken, daß an der Grenze zwischen Haut und Transplantat auch Narben entstehen, die eine gewisse Schrumpfungsneigung haben, unelastisch sind und auf Zug- und Schubbeanspruchung mit hypertropher Narbenbildung (eventuell Keloidbildung) reagieren können. Während man bei der Vorbereitung frischer Wunden eine Vergrößerung des Hautdefektes möglichst vermeidet, werden wir bei der Exzision eines Narbenfeldes Zipfel- oder Winkelbildungen abzurunden suchen und statt langer gerader Wundränder bogen- oder wellenförmige zu bilden trachten. Spätere Narben sollen keinesfalls senkrecht über die Hohlhand oder Fingerfalten verlaufen, was durch bogenförmiges Zuschneiden der Wundränder oder eine Z-Plastik auch meistens zu vermeiden ist. Hierbei wird man lieber da oder dort etwas gesunde Haut opfern als später in dem transplantierten Gebiet neuerlich Kontrakturen in Kauf nehmen. Ein primärer Hautdefekt oder eine größere Narbenexzision an der Beugeseite der Finger muß immer so erweitert werden, daß die neue Narbe seitlich an die Grenze zwischen Volar- und Dorsalhaut zu liegen kommt. Bei Hautdeckungen im Zwischenfingerfeld z. B. ist daran zu denken, daß eine den Kamm einer Zwischenfingerfalte bildende Naht zur Schrumpfung und Adduktionskontrakturen führt; wir erweitern daher solche Wunden bogenförmig zum Handrücken bzw. zur Hohlhand hin. Hautdefekte verlangen im allgemeinen an der Streckseite eine Deckung und Ruhigstellung in Beugestellung und an der Beugeseite in Streckstellung (Abb. 65).

1. Die Technik der gestielten Nahplastik. *1. Die Technik des Verschiebe- oder Rotationslappens.* Ein Hautersatz aus der Wundumgebung kommt nur in den gut verschieblichen Gebieten des Unterarmes, des Handrückens oder Fingerrückens in Betracht. Niemals darf beschädigte oder narbentragende Haut verschoben werden.

Die Herstellung eines Verschiebelappens ist technisch einfach. Durch einen Schnitt, der die Hautschichten und das subkutane Gewebe bis auf die Faszie durchtrennt, wird ein der Wundgröße entsprechendes benachbartes Hautfeld abgegrenzt, sodaß es sich über die Wunde verschieben und die Wunde selbst sich verschließen läßt. Der Abstand zwischen dem Wundrand und dem Entspannungsschnitt muß weit genug sein und am Unterarm etwa 4 bis 5 cm betragen. Wird der Schnitt nicht bis in die Wunde geführt, so entsteht ein Feld, das aus zwei Polen ernährt wird (Visierlappen). An genügend verschieblichen Hautstellen unterlassen wir zur Vermeidung von Ernährungsstörungen ein Abheben der Haut von der Unterlage.

In der gleichen Weise wird durch bogenförmig in die Wunde verlaufende Schnittführung ein Rotationslappen gebildet, dessen Basis jedenfalls zentral liegen muß. Auch er soll soweit als möglich nicht von der Unterlage abgehoben werden. Zur Deckung des durch den verschobenen Hautteil entstandenen Defektes wählen wir an der Hand im allgemeinen ein Dermatom.

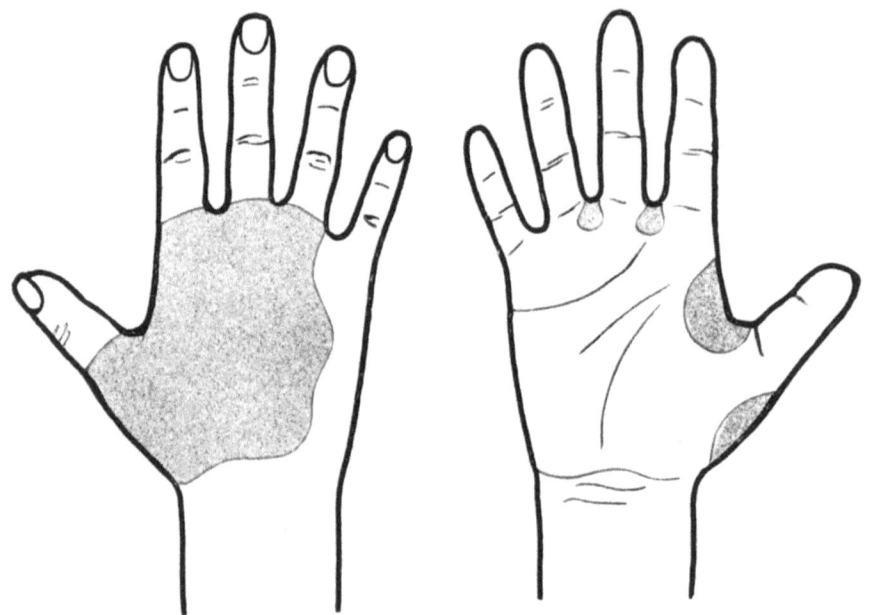

Abb. 65. Bei Hautdefekten oder bei Narbenexzisionen muß die Begrenzung der Ausschneidung oder Exzision vor einer Dermatom- oder Vollhautdeckung immer bogenförmig verlaufen und im Bereich der Zwischenfingerfalten auf die Volarseite bzw. Dorsalseite übergreifen. In der Skizze ist ein Hautdefekt am Handrücken nach Ausschneidung und Dermatomdeckung dargestellt

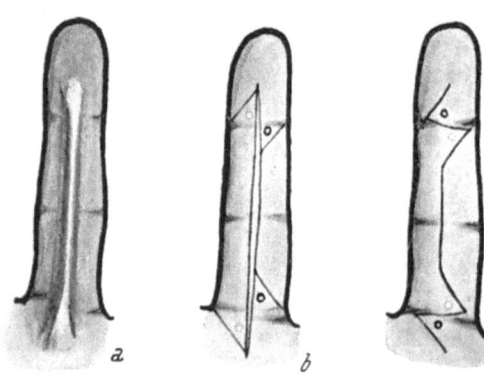

Abb. 66 a bis c. Zweifache Z-Plastik bei strangförmiger Verkürzungsnarbe an einem dreigliedrigen Finger. a Median-beugeseitig gelegene, strangförmige Narbe vom Grundgelenk bis zum Endglied reichend. b Exzision der Narbe mit Z-förmigen Entspannungsschnitten über dem Grund- und Endgelenk. c Nach Transposition der Hautlappen. Die so entstehende Narbe verläuft in der Grund- bzw. Endgelenksbeugefalte, wodurch eine neuerliche Kontraktur vermieden wird. Derartige Z-Plastiken können beliebig oft aneinandergereiht werden, im vorliegenden Fall könnte also auch eine weitere Z-Plastik über der Mittelgelenksbeugefalte durchgeführt werden

Am Unterarm läßt sich manchmal das Heranziehen der benachbarten Haut durch einen weiteren kleinen Schnitt herbeiführen, jedoch soll auch hier die Deckung durch Dermatom erfolgen, wenn Einschnürungen zu befürchten sind.

2. *Die Technik der Z-Plastik.* Die Z-Plastik eignet sich zur primären Versorgung von frischen Wunden, die die Fingergrundgelenksbeugefalten senkrecht kreuzen, falls die Haut gut ernährt ist, und zur Beseitigung schmaler strangförmiger Längsnarben, die Ursache von Fingerkontrakturen sein können. Sie kommt also hauptsächlich in der Wiederherstellungschirurgie zur Anwendung (Abb. 66).

Zur Vorbereitung des Operationsfeldes darf kein Jod, sondern muß Alkohol verwendet werden. Eine Allgemeinbetäubung oder Plexusanästhesie und Blutleere sind notwendig. Nach sparsamer Exzision der Wunde oder Narbe in ihrer ganzen Länge werden Z-förmige spitzwinkelige Hautzipfel mit Unterhautfettgewebe gebildet, durch deren Transposition die Wunde auf Kosten der Breite verlängert wird. Die drei Schnittschenkel müssen gleich lang sein, die beiden Zusatzschnitte sollen in einem Winkel von 30 Grad auf den mittleren Hauptschnitt treffen. Die Hautzipfel werden gegeneinander verschoben und sorgfältig eingenäht. Zur Verlängerung einer kleinen Narbe genügt oft schon die Bildung einer einzelnen Z-Plastik. Zur Beseitigung stark verkürzter, längerer Narben lassen sich mehrere Z-Plastiken aneinanderreihen.

II. Die Technik der freien Hautübertragung. *1. Die Bildung und Übertragung eines Vollhautlappens* (WOLF-KRAUSE). Der Vollhautlappen umfaßt die Hautdicke, muß aber von subkutanem Fettgewebe vollständig frei sein. Er gilt als die anspruchsvollste unter den freien Hauttransplantaten und kann nur auf gut durchblutete, frische Flächen übertragen werden, die nicht zu ausgedehnt sind. Funktionell und kosmetisch gibt er an der Hand sehr gute Resultate und schrumpft nur wenig.

Bei der Wahl der Entnahmestelle muß an die Behaarung gedacht werden. Zur Entnahme eignen sich die Innenseite des Ober- oder Unterarmes, des Oberschenkels und die Bauchhaut.

Nach gründlichem Abwischen mit Alkohol oder Äther wird der Lappen genau nach der Größe und Form der Wundfläche geschnitten und so vom Unterhautfettgewebe abgelöst, daß keinerlei Fett am Transplantat zurückbleibt. Die übertragene Haut wird durch Draht oder Perlonnaht fixiert und zur Ermöglichung des Sekretabflusses bei größerer Ausdehnung mehrmals mit einem kleinen Messer gestichelt.

Die Entnahmestelle wird entweder nach Unterminierung der Hautränder durch direkte Naht geschlossen oder bei größerer Ausdehnung durch Dermatom gedeckt.

Der Verband soll die verpflanzte Haut durch einen gleichverteilten mäßigen Druck auf der Wundfläche unverschieblich fixieren. Auf diese Weise wird auch die Ernährung des Transplantates durch Säfteaustausch am ehesten gewährleistet. Wir legen daher in sterile Gaze gewickelt sterile Stahlwolle auf, deren Vorzug darin besteht, die Sekretion nicht zu behindern und auch bei Durchfeuchtung ihre Kompression nicht zu verändern. Auch Schwamm- oder Schaumgummi eignen sich zum Verband. Der erste Verband bleibt 2 bis 3 Wochen liegen.

Bei der Beschreibung der Technik des Vollhautlappens müssen auch die auf S. 59 (Abb. 56) beschriebenen Dekollementverletzungen erwähnt werden. Bei diesen ist die Haut im subkutanen Fettgewebe abgerissen; die an der abgelederten Haut haftenden Fetteile müssen entfernt werden, da sie die Anheilung verhindern. Erst dann kann die abgelederte Haut an ihre alte, nach den Grundsätzen der primären Wundversorgung hergerichtete Stelle zurückgebracht und vernäht werden. Die vom Fett befreite abgelederte Haut stellt einen Vollhautlappen dar, der bei größerem Umfang gestichelt und durch den Verband gleichmäßig auf die Wundfläche gepreßt werden muß.

2. Bildung und Übertragung eines Dermatoms. Mit Hilfe des Schneidegerätes nach PADGETT-HOOD (Abb. 67) gelingt es, Haut auch für größere Flächen gleichmäßig in verschiedener Dicke zu entnehmen. Je dünner die übertragene Haut ist, desto sicherer heilt sie auch auf einem weniger gut durchbluteten Pflanzboden oder auf granulierenden Flächen an. Am anspruchslosesten ist schließlich der ganz dünne, von THIERSCH angegebene Lappen, der nur die Epidermis und inselweise die oberste Schicht des Coriums enthält. Wir verwenden ihn kaum mehr, weil er an der Hand funktionell wenig leistet. Wir bemühen uns, den Wundverhältnissen entsprechende, möglichst widerstandsfähige, also eher dicke Lappen zu übertragen.

Zur Entnahme für die Hand eignet sich am meisten bei kleineren Flächen die Innenseite der Oberarme, bei größeren hingegen die Außen- und Streckseite des Oberschenkels oder die Bauchhaut. Vor der Entnahme entfetten wir die Entnahmestelle gründlich mit Alkohol und Äther. Jod oder antiseptische Mittel vermeiden wir. Zur Entnahme genügt meist örtliche Betäubung.

In den vergangenen Jahren sind mehrere Schneidegeräte zur Entnahme von Dermatomlappen angegeben worden. Wir verwenden das von PADGETT-HOOD (siehe Abb. 67). Es besteht aus einem Halbzylinder aus Metall, mit dessen Achse ein gegen seine Außenfläche verstellbares Messer verbunden ist, dem über einen Griff Schneidebewegungen übertragen werden können. Zwischen der Oberfläche der Metalltrommel und dem Messer wird die gewünschte Schnittdicke von 0,2 bis 0,8 mm eingestellt. Die Trommel hebt die Hautoberfläche gegen das Messer ab und nimmt die

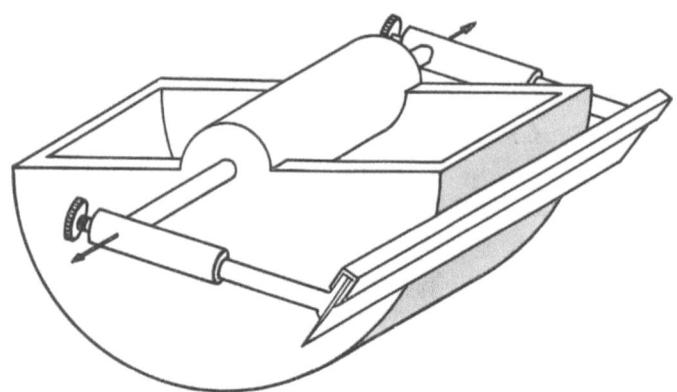

Abb. 67. Das Dermatom nach Padgett-Hood

abgeschnittene Haut auf. Zu diesem Zweck wird sie mit einer Paragummilösung bestrichen, und zwar genau der gewünschten Dermatomgröße entsprechend. Wir bestreichen auch die Entnahmestelle in dem beabsichtigten Ausmaß mit Gummilösung und lassen sie einige Minuten antrocknen. Dann setzen wir den bestrichenen Teil der Trommel auf das bestrichene Hautfeld auf und können es nun leicht in der gewünschten Dicke schneiden. Der Dermatomlappen läßt sich gut von der Trommel ablösen und wird nun entweder mit einem Gazeschleier gedeckt und locker auf ein Stäbchen gewickelt oder mit seiner Oberfläche auf Tulle-Grasse gelegt, mit ihm zurecht geschnitten und übertragen. Die Naht erfolgt mit dünnem schwarzem Perlon oder Stahldraht, und zwar so, daß das Transplantat leicht gespannt ist, damit seine Gewebsspalten offen bleiben. Eine größere Spannung führt jedoch zur stärkeren Schrumpfung des Lappens. Die Schrumpfung hängt anderseits auch vom Zustand des Pflanzbodens ab. So ist sie in einer granulierenden Wunde viel stärker als in einer frischen aseptischen. Anderseits schrumpfen dünne Lappen mehr als dicke. Nach PADGETT schrumpft z. B. ein THIERSCH-Lappen bis zu 37%. Zur Bestimmung der notwendigen Größe des Transplantates müssen wir also von dem weitmöglichsten Ausmaße der Wundoberfläche ausgehen und zur Übertragung eines Lappens auf die Streckseite des Handgelenkes oder der Finger, diese in Beugestellung fixieren, bis das Transplantat eingeheilt ist.

Größere Dermatomlappen werden auch zur Sicherung des Sekretabflusses mit einem kleinen Messer gestichelt.

Danach wird ein der Größe des Lappens entsprechendes Gazepolster mit Stahlwolle oder Schaumgummi zur Ausübung eines gleichmäßigen Druckes am zweckmäßigsten mit einigen langgelassenen Fäden aus der Hautnaht sicher auf dem Transplantat fixiert. Handelt es sich um eine Übertragung auf eine granulierende Wunde, dann werden in den Verband Drainröhrchen eingelegt, um ihn in der Folgezeit mit physiologischer Kochsalzlösung feucht zu halten.

Auf die Entnahmestelle wird nach Blutstillung mit Wasserstoffsuperoxyd eine Polyäthylenmembran zum Schutz vor Verklebungen aufgelegt. Wesentlich für die Heilung ist die Verhütung ihrer Infektion. Kommt es doch einmal zur Eiterung, so wird man die Entnahmestelle nach vorbereitender Behandlung der Wunde später mit REVERDIN-Läppchen oder mit einem dünnen Dermatom decken. Bei der Herstellung dicker Dermatome besteht die Möglichkeit von Keloidbildungen an der Entnahmestelle.

Weitere Behandlung des aufgepflanzten Lappens: Der Verband bleibt 10 bis 14 Tage liegen, falls nicht sichere Störungen im Wundverlauf zur früheren Abnahme zwingen (Temperaturkontrolle). Manchmal bilden sich auf dem Transplantat seröse Blasen, die eingeschnitten werden können und die Lebensfähigkeit der übertragenen Haut meistens nicht beeinträchtigen. Nekrosen sehen schwarz aus und stoßen sich entweder von selbst ab oder werden nach einiger Zeit entfernt.

3. Bildung und Übertragung von REVERDIN-Läppchen. Die Übertragung von REVERDIN-Läppchen auf die Hand ist durch die Entwicklung der Dermatomtechnik etwas zurückgedrängt worden. REVERDIN-Läppchen stellen aber die geringsten Ansprüche auf den Pflanzboden und lassen sich selbst auf peritendinös bekleidete Sehnen, Spongiosa oder periostführenden Knochen oder auf Gelenkskapseln übertragen. Gut lassen sich eröffnete kleine Gelenke an der Streck- und Lateralseite der Finger mit REVERDIN-Läppchen zur Überhäutung bringen.

Vor der Übertragung von REVERDIN-Läppchen ist es besonders wichtig, das Wundgebiet vollständig ruhiggestellt zu haben, weil späteres Manipulieren zur Verschiebung der übertragenen Hautinseln führen kann. Im allgemeinen ist bei der Fixation die Mittelstellung der Gelenke anzustreben.

Als Entnahmestelle eignen sich die Außen- und Streckseite der Oberschenkel oder für kleinere Übertragungen die Innenseite der Oberarme. Die Entnahmestelle wird mit Alkohol und Äther abgewischt und meistens nur örtlich betäubt.

BÖHLER fordert, daß nach exakter Blutstillung des Pflanzbodens die Läppchen dicht nebeneinander gelegt werden, so daß ein lückenloses Mosaik entsteht. Bei granulierenden Wunden werden die Abstände etwas weiter gewählt. Granulierende Wunden halten wir mit physiologischer Kochsalzlösung feucht, indem wir die Läppchen unter einem mit Mastix an die Wundränder geklebten ausgespannten Gazeschleier fixieren und dann im feuchten Verband, der Gummidrains enthält, weiterbehandeln. Frische mit REVERDIN-Läppchen gedeckte Wunden bleiben verbandlos. Die Entnahmestelle wird wie beim Dermatom beschrieben versorgt.

Die REVERDIN-Läppchen finden innerhalb der ersten beiden Tage den Anschluß an die Ernährung und sind nach 2 bis 3 Wochen fest angeheilt. Um eine Mazeration der eingeheilten Hautinseln zu verhüten, erweichen wir etwa vorhandene Blut- oder Sekretkrusten mit etwas Borsalbe und entfernen sie dann vorsichtig mit der Pinzette. Nach Übertragung auf sekundär heilende Wundgebiete entfernen wir den ersten Verband nach 8 Tagen und behandeln bei fortbestehender Sekretion feucht weiter.

III. **Die Technik der gestielten Fernplastik.** In allen Fällen, in denen zur Deckung auch subkutanes Fett übertragen werden soll, muß das Transplantat durch einen Stiel solange mit seinem Ursprungsboden verbunden bleiben, bis es allein auf dem Pflanzboden lebensfähig ist. Die gestielte Plastik stellt daher ein umständliches und in mehreren Sitzungen durchzuführendes Verfahren dar, sodaß es auf dringende Indikationen beschränkt bleiben soll.

Als Entnahmestelle für die Hand ist bei kleineren Defekten ihrer Ähnlichkeit wegen die Haut des gegenüberliegenden Ober- oder Unterarmes und der Pectoralisgegend besonders geeignet. Größere Defekte müssen aus der Haut des Bauches gedeckt werden (Abb. 68).

Zur Verhütung von Infektionen dürfen weder im Bereiche des abgelösten Lappens noch seines Herkunftsgebietes offene Wundflächen zurückbleiben, es muß daher die Entnahmestelle entweder nach Unterminierung durch Haut aus ihrer Umgebung oder durch frei übertragenes Dermatom gedeckt werden. Daraus ergeben sich folgende Methoden:

1. plane Lappen (mit Gegenlappen oder Dermatom) (siehe Abb. 68, 69, 70),

2. einpoliger Rundstiellappen (meist Arterienlappen) (siehe Abb. 72),

3. zweipoliger Rundstiellappen (Henkelstiellappen) (siehe Abb. 73).

Die unter 1 und 2 angeführten Methoden lassen sich einzeitig durchführen, zur Bildung eines Henkelstiellappens ist vor seiner Übertragung eine Zeit von 4 bis 5 Wochen erforderlich.

1. Die Bildung eines gestielten planen Lappens. Ein Hautlappen besteht aus dem der Wundgröße entsprechenden Bezirk und dem Lappenstiel. Man wird bei jeder Fernübertragung den Pflanzboden so nahe als möglich dem Herkunftsbereich nähern und versuchen, die Länge des Stieles möglichst klein zu halten. Bei langen schmalen Lappen werden wir die Stielbasis durch divergierende Schnittführung erweitern. Die Länge der abgelösten Haut soll die Breite der Stielbasis nicht um mehr als das Doppelte, höchstens aber um das Dreifache überschreiten. Am einfachsten schneidet man sich aus Billroth-Batist zunächst das Wundfeld und den dazu geplanten Lappenstiel aus. Man hat dann eine Schablone, nach der man den Lappen genau schneiden kann. Das Entnahmefeld muß so gewählt sein, daß die Wunde dicht herangebracht werden kann, ohne daß die Stellung für den Verletzten allzu unbequem ist. Am Ober- und Unterarm muß die Basis des Lappens zentral liegen. Bei Entnahme aus der Bauchhaut soll die Lappenkuppe die Medianlinie nicht überschreiten. Der Hautlappen mit dem Stiel wird dann bis auf die Faszie durchschnitten und abgelöst. Wenn die Fettschicht viel zu dick ist, kann sie in den für den Pflanzboden bestimmten Bereich etwas getrimmt werden, der ernährenden Gefäße wegen aber keinesfalls im Bereiche der Basis oder des Stieles. Erweist sich der eingeheilte Hautlappen später als zu dick, dann kann die Fetttrimmung in einer späteren Sitzung immer noch erfolgen.

Bevor der Lappen nun übertragen wird, müssen die Unterfläche des Stieles und die Entnahmestelle vollständig gedeckt sein. Hierzu stehen mehrere Möglichkeiten zur Verfügung:

a) Bei kleineren Übertragungen wird sich in den meisten Fällen die Entnahmestelle nach Unterminieren der Umgebung durch direkte Naht schließen lassen. Die Wundfläche des Lappenstieles wird in manchen Fällen am zweckmäßigsten mit einem sorgsam aufgenähten Dermatom versorgt. Dann erst folgt die Aufnähung des Lappens auf die zu deckende Wunde.

b) Läßt sich die Entnahmestelle nicht aus der Umgebung schließen, decken wir sie mit einem Dermatom, das so geschnitten ist, daß es an der Lappenbasis auf die Unterfläche des Stieles umgeklappt werden kann und bei aufgelegtem Lappen bis an den Wundrand reicht. Das Dermatom wird überall mit feinem Perlon oder Stahldraht aufgenäht und mit zugeschnittenem Schwammgummi gleichmäßig aufgedrückt (Abb. 69 b, 70).

c) Als dritte Möglichkeit können wir den Lappenstiel mit einem sogenannten Gegenlappen decken. Dieser wird dadurch gebildet, daß man den Wundrand in der Breite des Lappenstieles auf dessen Basis zu erweitert, sodaß sich die Wunde an der dem Transplantat zugewendeten Seite um die Stiellänge vergrößert. Der so entstandene Lappen wird auf die Unterseite des Stieles bis zu dessen Basis umgeschlagen und dort durch Naht befestigt. Zur Deckung der Entnahmestelle dient auch in diesem Falle ein Dermatom, wenn die Haut der Umgebung nicht heranzuziehen ist. Die Technik des Gegenlappens kommt am ehesten zur Defektdeckung am Handrücken oder Unterarm in Frage (Abb. 69a).

Die meisten gestielten Fernplastiken werden in Narkose ausgeführt, die solange ausgedehnt werden muß, bis der Eingriff vollkommen abgeschlossen und die durch den Lappen verbundenen Körperteile mit einem gepolsterten und gefensterten Gipsverband (Abb. 71) exakt aneinander fixiert sind, ohne daß es hierbei zu einer Spannung oder Drehung des Lappenstieles kommen darf. Die Kontrolle der Plastik erfolgt täglich; wird hierbei als Ausdruck einer Ernährungsstörung eine Anschwellung oder bläuliche Verfärbung des Transplantates beobachtet, so ist vielfach eine Drehung, Knickung oder Spannung die Ursache, die durch Umlagerung oft leicht

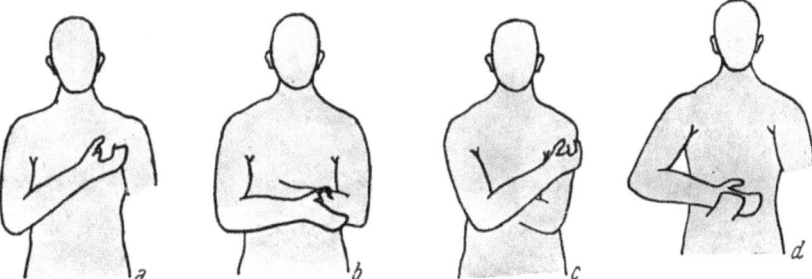

Abb. 68 a bis d

Abb. 68 a bis d. Möglichkeiten zur Entnahme von gestielten Hautlappen zur Deckung von Hautdefekten an der Hand und den Fingern. a aus der Pectoralisgegend zur Deckung eines Hautdefektes am Zeigefinger, bzw. in der ersten Zwischenfingerfalte, b aus dem Vorderarm der anderen Seite zur Deckung eines Defektes am Daumen, c aus dem Oberarm der anderen Seite zur Deckung eines Defektes am Zeigefinger (oder einem anderen dreigliedrigen Finger), d aus der Bauchhaut zur Deckung eines Defektes am Handrücken

Abb. 69 a und b. Schematische Darstellung eines gestielten, planen Bauchhautlappens auf den Handrücken verpflanzt. (Querschnitt durch die Mitte der Mittelhand.) a Deckung des kurzen Lappenstiels mit Gegenlappen und der Entnahmestelle mit Dermatom. b Deckung des Lappenstiels und der Entnahmestelle mit Dermatom

Abb. 70 a und b. a Ausgedehnter Haut- und Weichteildefekt über dem Handrücken und den Fingergrundgelenken. b Deckung des Defektes mit einem gestielten, planen Bauchhautlappen, Lappenstiel und Entnahmestelle sind mit Dermatom gedeckt

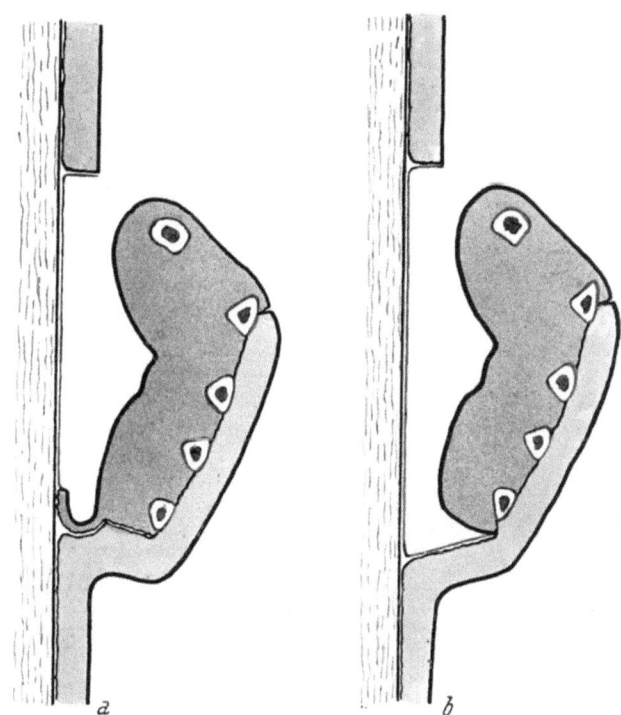

Abb. 69 a und b

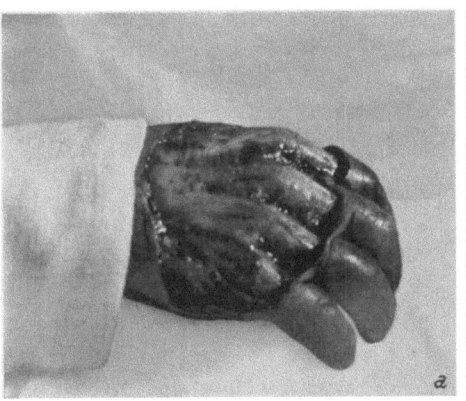
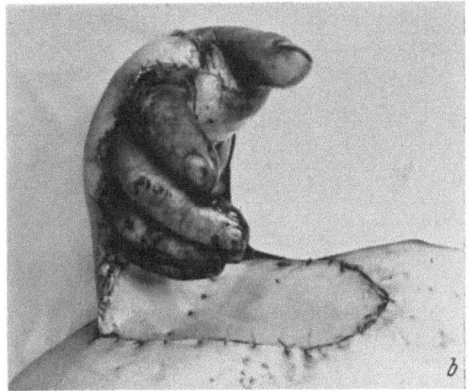

Abb. 70 a und b

beseitigt werden kann und zu keinem weiteren Schaden führt, wenn sie rechtzeitig bemerkt wurde. Auch serös gefüllte Blasen entstehen manchmal, aber nur dann, wenn der Lappen noch lebt. Treten in größeren Lappen Nekrosen auf, so können diese nach Reinigung mit Reverdinläppchen neuerlich gedeckt werden.

Die Durchtrennung des Lappenstieles, die bei breiten Lappen sicherheitshalber mehrzeitig erfolgt, kann frühestens nach 3 Wochen durchgeführt werden. Bei mehrzeitiger Durchtrennung wird der Lappenstiel in Intervallen von 4 bis 8 Tagen von beiden Seiten eingekerbt, bis er voll-

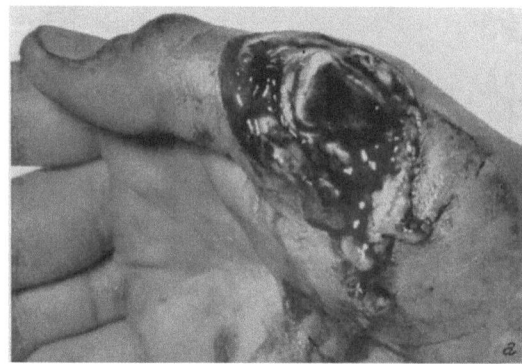

Abb. 71a und b. a Hautdefekt an der Speichenseite des Daumens mit Eröffnung des Grundgelenkes und Anfräsung des 1. Mittelhandknochens durch eine Abrichtmaschine. b Sofortige Deckung des Defektes nach Wundausschneidung mit gestieltem Lappen vom Oberarm der anderen Seite. Exakte Fixation mit gefenstertem Gipsverband

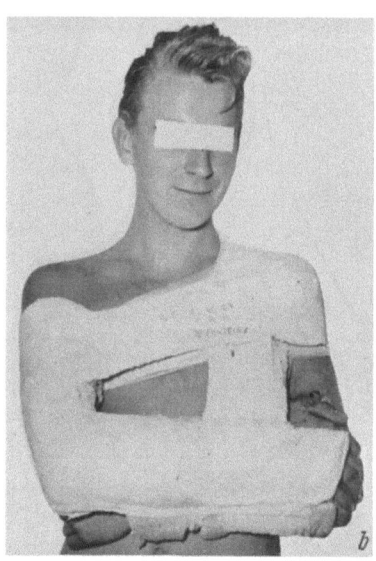

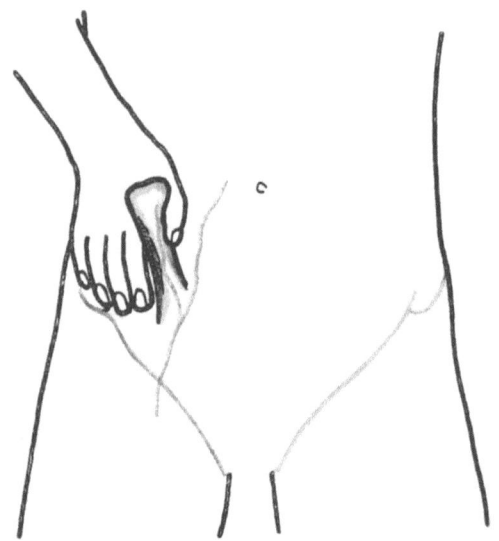

Abb. 72. Einpoliger Rundstiellappen aus der rechten Unterbauchgegend zur Deckung eines Defektes im 1. Zwischenfingerfeld. Durch den Lappenstiel ziehen die epigastrischen Gefäße

ständig durchtrennt ist. Erst dann darf der Gipsverband abgenommen werden. Zuletzt werden der durchtrennte Lappenstiel mit der Spenderstelle und ebenso das Lappenende mit dem freien Wundrand exakt vernäht.

Eine einfache Form der gestielten Lappenplastik stellt der Ersatz einer Fingerbeere aus der Haut des Daumen- oder Kleinfingerballens (siehe Abb. 59) dar. Nach der den allgemeinen Grundsätzen entsprechenden Herrichtung der Wunde an der Fingerkuppe beugen wir den Finger in die Hohlhand. Sodann umschneiden wir mit einem kleinen Messer den zu übertragenden kleinen Hautbezirk, wobei wir zentral eine die ganze Lappenbreite umfassende Basis stehen lassen, an der der Lappen nach seiner Ablösung von der Faszie zurückgeklappt wird. Den entstehenden Defekt in der Hohlhand decken wir mit Vollhaut aus dem Unterarm oder Dermatom. Dann wird das zurückgeschlagene gestielte Hautläppchen in die Fingerwunde eingenäht. Ein Gipsverband fixiert den verletzten Finger für 2 Wochen, wonach die Ablösung der übertragenen Haut an der Basis erfolgen kann. Die Narben an der Entnahmestelle sind manchmal unschön.

2. *Bildung und Übertragung eines einpoligen Rundstiellappens* (Abb. 72). In bestimmten Körperregionen ist es möglich, einen einpoligen Rundstiellappen zu bilden (ESSER und SHAW). Diese Lappen können auch sofort verpflanzt werden, wie es zur Behandlung frischer Verletzungen notwendig ist. Die Voraussetzung für die Lebensfähigkeit eines derartigen Rundstiellappens besteht darin, daß eine größere Arterie ihn versorgt. Solche Lappen können daher vor allem in der Unterbauchgegend gebildet werden, wo sie von peripher durch die epigastrischen Gefäße ernährt werden. Die Technik: In der Unterbauchgegend wird ein 5 bis 7 cm breiter und bis zu 10 cm langer Lappen umschnitten. Die eine Seite des Lappenschnittes soll etwas weiter nach distal reichen als die andere, dadurch erreicht man nach Zusammennähen der freien

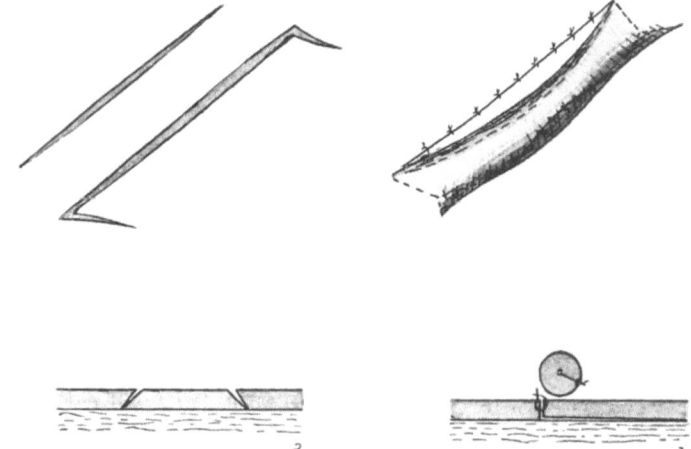

Abb. 73 a und b. Henkelstiellappen. a Bildung eines Hautstreifens von 5 cm Breite und 20 cm Länge seitlich am Bauch oder in der Pectoralisgegend, b der Hautstreifen zu einer Rolle zusammengenäht und doppelt gestielt, die Entnahmestelle nach weitem Unterminieren der Wundränder durch direkte Naht geschlossen

Ränder eine gewisse Drehung des Lappens. Die Entnahmestelle läßt sich nach Unterminieren der Hautränder leicht durch direkte Naht schließen. Der Vorteil eines einpoligen Stiellappens liegt darin, daß er infolge seiner Form besonders zur Deckung von Daumenstümpfen geeignet ist und daß er vor allem einzeitig durchgeführt werden kann. Tritt nach der Übertragung einmal eine eindeutige Lappennekrose auf, so kann man innerhalb von 5 bis 7 Tagen den Lappen kürzen und reinserieren oder einen neu gebildeten Lappen übertragen.

3. *Die Bildung und Übertragung eines doppeltgestielten Rundstiellappens* (FILLATOFF und GILLIES) (Abb. 73). Obwohl der doppeltgestielte Rundstiellappen für frische Verletzungen kaum in Frage kommt, wird seine Technik hier beschrieben. Auch bei den Wiederherstellungsoperationen an der Hand haben wir seit der Vereinfachung der Technik zur Bildung planer Lappen durch die Dermatomdeckung der Entnahmestelle, Rundstiellappen kaum mehr nötig gehabt. Die Vorteile der planen Stiellappen, die sofort übertragen werden können, vor denen der Rundstiellappen, deren Bildung vor ihrer Einpflanzung 3 bis 5 Wochen beansprucht, sind deutlich. Jedoch sind Rundstiellappen ihrer besonders guten Lebensfähigkeit wegen und weil sie auch an schwer zugänglichen Stellen der Hand übertragen werden können, zur Deckung ausgedehnter Narbenbezirke geeignet.

Ihre Herstellung ist einfach. In Richtung des Gefäßverlaufes wird meist aus der Bauchhaut oder Pectoralisregion ein von lateral oben nach medial unten schräg verlaufender, etwa 20 cm langer Hautstreifen von 5 bis 7 cm Breite bis auf die Faszie geschnitten und mit der Subcutis herausgehoben. Meistens wird sich der entstandene Defekt nach Unterminieren der Haut aus der Umgebung schließen lassen, während die freien Ränder des Hautstreifens zu einer Rolle exakt zusammengenäht werden, sodaß ein doppelt gestielter sogenannter Henkelstiellappen entsteht, der auch an seinen Fußstellen vollkommen und spannungslos geschlossen sein muß. Nach 3 bis 5 Wochen, ein Intervall, das von der Länge des Henkelstieles, seiner Lokalisation, dem Alter des Verletzten usw. abhängt, kann nun der eine Pol des Stieles, und zwar bei Bildung aus der Bauchhaut meist der mediale, abgelöst, ausgebreitet und auf die Empfängerstelle aufgelegt werden. Nach dieser Zeit ist die Plastik gut lebensfähig, sodaß der Stiel in alle möglichen Richtungen gebracht und sogar in begrenztem Umfang gedreht werden kann. Seine Anheilung nimmt zirka 3 Wochen in Anspruch.

Auf die Verwendung der Handgelenksgegend zum Transport von Rundstiellappen soll hier nicht eingegangen werden.

Die Verbrennung

Die Prognose einer Verbrennung hängt zunächst vom Ausmaß und der Tiefe der Gewebszerstörung ab.

Bekanntlich gibt man die Ausdehnung einer Verbrennung im Prozentsatz der Körperoberfläche an, wobei die Neunerregel nach WALLACE schnell und einfach den verbrannten Bezirk abschätzen läßt. Sind bei einem Erwachsenen mehr als 15% und bei einem Kinde oder Greis mehr als 10% der Körperoberfläche verbrannt, dann ist mit Rückwirkungen auf den Allgemeinzustand des Verletzten zu rechnen.

Bei jeder ausgedehnteren Verbrennung verdient der Verbrennungsschock unsere besondere Beachtung, der vordringlich durch eine entsprechende Infusionstherapie (Vollblut, Plasma, Elektrolytlösung) zu bekämpfen ist.

Für die Prognose und Behandlung ist auch die Tiefe der Verbrennung maßgebend. Bei teilweise zerstörter Haut, also bei Verbrennungen 1. und 2. Grades finden wir klinisch Rötung und Blasenbildung, während bei drittgradigen Verbrennungen die Haut total zerstört ist und im verbrannten Bezirk ein trockener grauweißer, brauner oder schwarzer Schorf besteht. Dieser Bereich ist unempfindlich gegen Nadelstiche und jede Blutzirkulation wird hier vermißt.

Die Diagnose des Verbrennungsgrades ist oft eindeutig, so z. B. bei Verkohlung des Gewebes durch flüssiges Metall oder den elektrischen Strom. In anderen Fällen ist aber anfangs die Begrenzung zwischen zweit- und drittgradigen Verbrennungen nicht immer leicht. Die absolute Tiefe der zerstörten Gewebsschichten ist primär nur selten festzustellen.

So wird z. B. bei Verbrühungen oft die Tiefe der Verbrennung unterschätzt und bei ausgedehnter Flammeneinwirkung sind neben zweitgradigen immer auch drittgradige Verbrennungsherde vorhanden.

Schließlich wird die Prognose einer Verbrennung entscheidend dadurch beeinflußt, ob es gelingt, die Sekundärinfektion zu vermeiden.

Schon eine entsprechende Erstversorgung kann zur Verhütung der Sekundärinfektion beitragen. Der trockene sterile Mullverband ohne jeden Zusatz ist zu empfehlen oder wenn ein solcher nicht vorhanden ist, die Bedeckung mit reinen Leinentüchern.

Bei der klinischen Behandlung muß dann alles darangesetzt werden, die Sekundärinfektion der Brandwunde zu vermeiden. In den letzten Jahren wurde bei Verbrennungen vielerorts die verbandlose Wundbehandlung bevorzugt. Für zirkuläre Extremitätenverbrennungen und speziell für die Verbrennungen an der Hand ist aber eine Verbandbehandlung zweckmäßiger. Die Verbände sollen unter peinlicher Asepsis angelegt werden. (Verwendung von Gummihandschuhen, Mundmasken und eventuell steriler Mäntel.) Die Brandwunde wird nach entsprechender Säuberung von Blasenresten mit weitmaschigem Mull bedeckt, der mit Vaseline imprägniert und im Autoklaven sterilisiert wurde. Darüber kommt eine dicke Lage steriler Watte, die mit elastischer Binde festgewickelt wird. Jeder Finger muß einzeln verbunden werden. Die Ruhigstellung erfolgt auf Kramerschiene in der Funktionsstellung der Hand und Finger. Schwere Verbrennungen werden hochgelagert. Bei jeder zweit- und drittgradigen Verbrennung geben wir TAT und bei schweren Verbrennungen auch Penicillin. Wenn es erforderlich ist, wird die Penicillinbehandlung nach 1 bis 2 Wochen durch eine gezielte antibiotische Therapie ersetzt. Bei starken Schmerzen können anfangs die schmerzstillenden Mittel intravenös verabreicht werden.

Zur Vermeidung der Infektion ist auf jeden Fall seltener Verbandwechsel angezeigt. In der Regel wird der erste Verbandwechsel erst nach 8 Tagen durchgeführt. Zweitgradige Verbrennungen sind nach dieser Zeit schon zum Großteil abgeheilt. Blasenreste werden entfernt, noch nicht epithelisierte Wundflächen mit granulationsfördernder Salbe bedeckt. Bei Verschlechterung des Allgemeinzustandes, Fieber, Schmerzen und Sekretverhaltung muß entsprechend früher verbunden werden. Bestehen 3 Wochen nach der Verbrennung noch granulierende Wundflächen, so werden diese plastisch gedeckt.

Meist wird als Regel angegeben, daß die Vernarbung um so geringer ist, je früher die Nekrosen bei drittgradigen Verbrennungen entfernt und je eher die entstandenen Wunden plastisch gedeckt werden. Trotzdem vermeiden wir im allgemeinen bei Verbrennungen der Hand die primäre Exzision von Nekrosen, da dabei unnötig Sehnen und Gelenke freigelegt werden, auf denen freie Transplantate nicht oder nur schwer anheilen.

Mit dem Abtragen der Nekrosen beginnen wir nach 8 Tagen beim ersten Verbandwechsel. Bei Kindern und bei drittgradigen Verbrennungen an der Streckseite der Finger soll man aber mit der Nekrosenabtragung noch zurückhaltender sein.

Die Ablösung der Nekrosen wird manchmal durch warme Handbäder in physiologischer Kochsalzlösung gefördert. Von chemischen Nekrolytika haben auch wir keine eindeutigen Vorteile gesehen. Wir trachten im Verlaufe von 3 bis 4 Wochen die Nekrosen zu entfernen und decken dann die nekrosefreie Wunde plastisch mit dünnem Dermatom oder mit Reverdin.

Manche Brandwunden müssen für die plastische Deckung erst vorbereitet werden, falls sie eine stärkere eitrige Sekretion aufweisen oder hypertrophe oder schlaffe Granulationen vorhanden sind. Hypertrophe Granulationen werden mit der Schere abgetragen und bei schlaffen Granulationen werden Kompressionsverbände angelegt. Zur Deckung derartiger Wunden bevorzugen wir die Reverdinplastik. Sollte sich später die verpflanzte Haut an besonders beanspruchten Stellen wie in der Hohlhand als zu wenig widerstandsfähig erweisen, dann kann sie sekundär noch immer durch eine gestielte Fernplastik ersetzt werden.

Bei schweren Kalanderverletzungen, wenn neben der Verbrennung eine schwere Zertrümmerung von Fingergliedern oder von Handteilen besteht, werden diese am besten primär amputiert.

Da drittgradige Verbrennungen zu typischen Kontrakturen (Überstreckung des Handgelenkes und der Fingergrundgelenke, Adduktion des Daumens und des 5. Fingers, Beugekontraktur der Finger) neigen, muß alles versucht werden, diese durch eine frühzeitige Deckung, durch eine Ruhigstellung der Hand und Finger in der Funktionsstellung und später dann durch eine elastische Quengelung und Übungsbehandlung zu bekämpfen.

Die Behandlung offener Knochenbrüche

Die Wundausschneidung umfaßt immer die ganze Wunde. Wenn der Knochen verschmutzt ist, wird er mit dem Luer oder Meißel gereinigt, nur ganz lose liegende *kleine* Knochensplitter dürfen entfernt werden, um keine Defekte zu erzeugen, eine möglichst anatomische Reposition ist anzustreben.

In vielen Fällen ist es zweckmäßig, die Bruchstücke in offener Wunde einzurichten und eine einfache Osteosynthese durchzuführen; diese erleichtert oft die weitere Behandlung; heute ist die Gefahr der Infektion dabei nicht mehr so groß, sodaß wir bei entsprechenden Fällen auf ihre Vorteile nicht mehr verzichten müssen. Oft sind bei einem offenen Knochenbruch auch noch Sehnen oder Nerven verletzt, ihre Versorgung wird in der Regel sekundär durchgeführt werden müssen. Der Wundverschluß ist prinzipiell primär durchzuführen, er ist oft wegen bestehender Hautdefekte schwierig, sodaß manchmal eine Hautübertragung notwendig ist; gerade bei solchen Fällen ist eine Osteosynthese wegen der Vereinfachung der Ruhigstellung der Bruchstücke von Vorteil und angenehm. Die Heildauer offener Fingerbrüche ist oft verzögert, die Ruhigstellung muß bis zur klinischen Festigkeit durchgeführt werden. Die Entscheidung, ob ein Finger bei einer schweren Zertrümmerung mit entsprechender Begleitverletzung noch erhalten werden kann oder besser amputiert werden soll, kann schwierig sein.

Die offenen Brüche der Speiche an typischer Stelle

Bei offenen Speichenbrüchen besteht meist nur eine kleine Platzwunde an der Beugeseite des Handgelenkes, diese wird nach Exzision durch Naht geschlossen. Bei einer größeren Wunde empfiehlt es sich, durch 24 Stunden nach der Wundnaht einen Blutungsdrain einzulegen. Die Einrichtung wird in der gleichen Weise, wie bei den geschlossenen Brüchen beschrieben, vorgenommen, die Ruhigstellung erfolgt aber immer mit einem Oberarmgipsverband, der nach dem Anlegen sofort bis auf den letzten Faden gespalten wird.

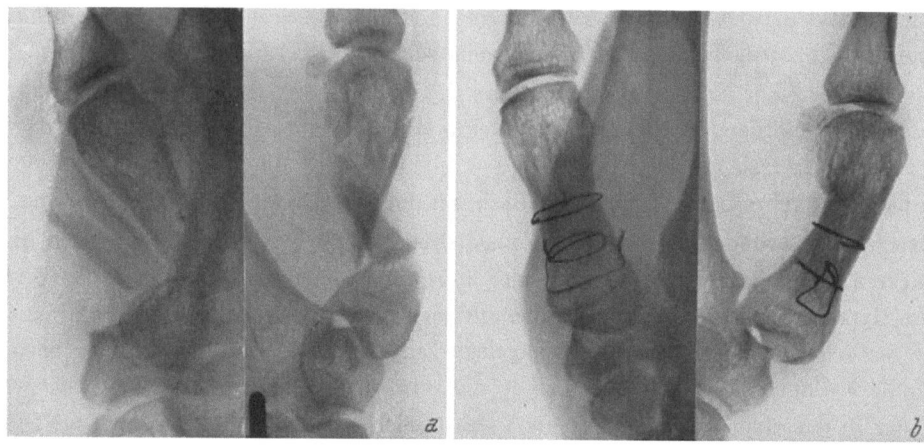

Abb. 74 a und b. a Offener Trümmerbruch des 1. Mittelhandknochens mit starker Verwerfung der Bruchstücke. b Der Bruch ist in idealer Stellung und mit guter Daumenfunktion geheilt. Das Bild zeigt das Ergebnis bei der Nachuntersuchung nach 4 Jahren. (Nach Wundausschneidung wurden die Bruchstücke in offener Wunde eingerichtet und mit zwei zirkulären und einer Längsdrahtnaht fixiert.)

Bei glatter Wundheilung wird 2 bis 3 Wochen nach der Verletzung ein neuer Oberarmgipsverband angelegt (bei gestörter Wundheilung erst nach Abklingen der Infektion). Offene Brüche der Speiche an typischer Stelle werden 5 Wochen lang ruhiggestellt.

Die offenen Brüche des 1. Mittelhandknochens

Die offenen Brüche des 1. Mittelhandknochens stellen oft schwere Verletzungen dar, weil meist eine starke Zersplitterung und Dislokation der Bruchstücke mit entsprechend schweren Weichteilverletzungen einhergeht. Ob der Daumen erhalten bleiben kann, hängt von seiner Durchblutung ab, auf die daher besonders zu achten ist. Bei Infektion ist das Fortschreiten des Infektes in die Hohlhand zu befürchten.

Zur Fixierung der Bruchstücke wenden wir gelegentlich eine einfache Drahtnaht (Abb. 74, 75) oder die Osteosynthese durch gekreuzte Bohrdrähte an. Allerdings sei vor einer zu aus-

---

Abb. 75 a bis g. Offener Bruch des 1. Mittelhandknochens und beider Daumenglieder. a Offener, hauptsächlich längs verlaufender Bruch des 1. Mittelhandknochens, des Daumengrund- und Endgliedes. b Röntgenkontrolle nach primärer operativer Versorgung. Osteosynthese im Bereich des Mittelhandknochens und Grundgliedes. c Röntgenkontrolle bei der Nachuntersuchung nach 6 Jahren. Unverändert gute Stellung der Bruchstücke, Arthrose im Daumengrundgelenk. d Primäres Foto am Tag der Verletzung. e Foto bei der Nachuntersuchung nach 6 Jahren. Die rein seitliche Narbe ist kaum noch zu erkennen. f und g Das funktionelle Ergebnis

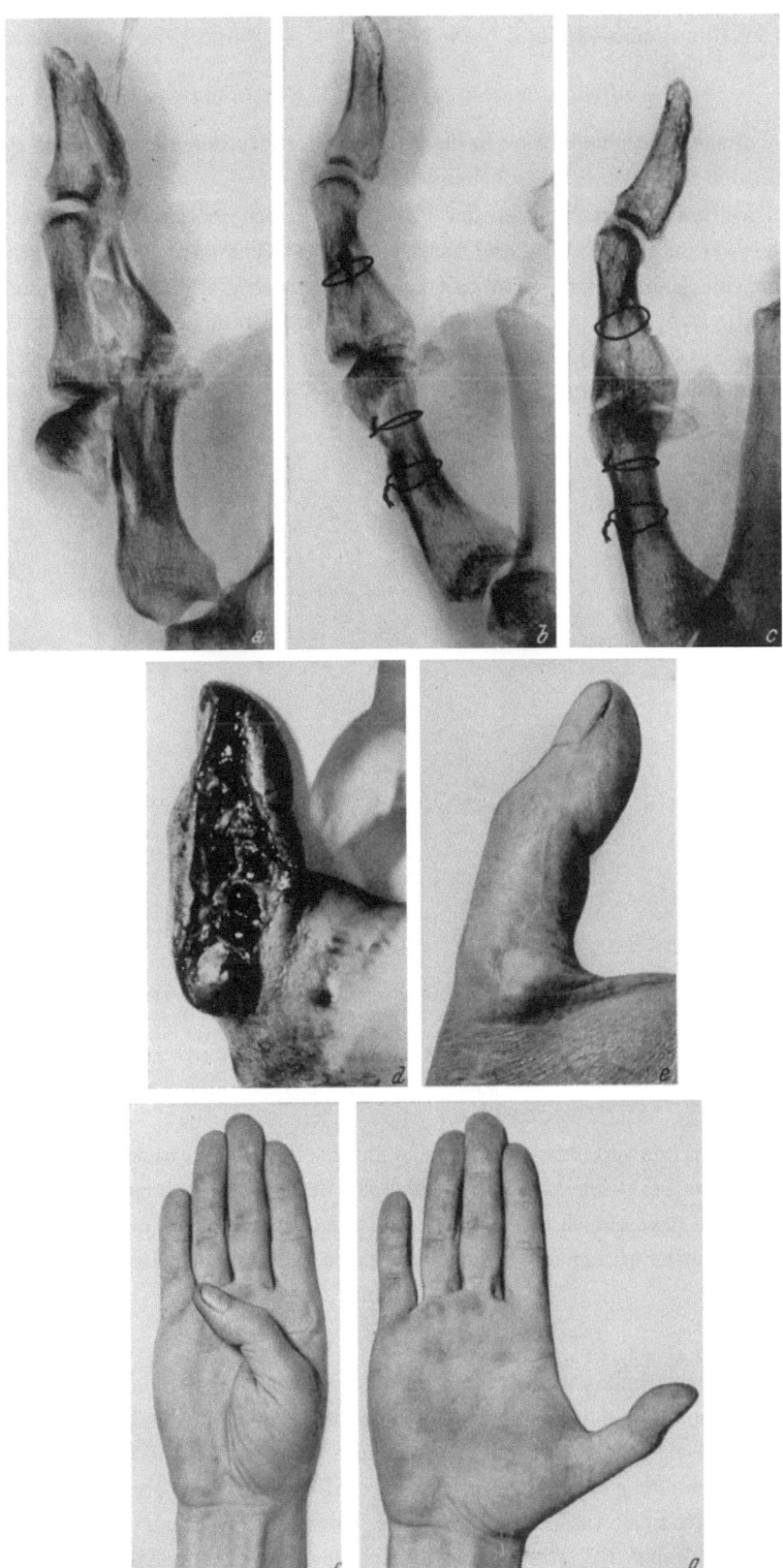

Abb. 75 a bis g

giebigen Freilegung der Bruchstücke gewarnt. Ansonsten wird nach exakter Wundausschneidung und nach Wundverschluß wie bei einem geschlossenen Bruch eingerichtet und ruhiggestellt. Die Fixationsdauer beträgt 5 bis 6 Wochen, bei schweren Zertrümmerungen auch mehr.

Die offenen Brüche des 2. bis 5. Mittelhandknochens

Sind bei offenen Mittelhandbrüchen die Wunden oder Hautdefekte nicht allzu groß, so lassen sich die Frakturen meist konservativ behandeln.

Bei den meisten offenen Brüchen der Mittelhand stehen jedoch die Weichteilverletzungen (oder Hautdefekte) im Vordergrund und unser erstes Bestreben wird darauf ausgehen, nach der Wundexzision eine Hautdeckung zu erzielen. Sind gleichzeitig mehrere Mittelhandknochen gebrochen, so sollte man, wenn irgend möglich, wenigstens die randständigen durch Osteosynthese fixieren. (Siehe S. 42 und 43.) Dauer der Ruhigstellung 4 bis 6 Wochen. Gerade bei größeren Weichteildefekten hat die primäre Osteosynthese den Vorteil, daß gestielte Hautübertragungen

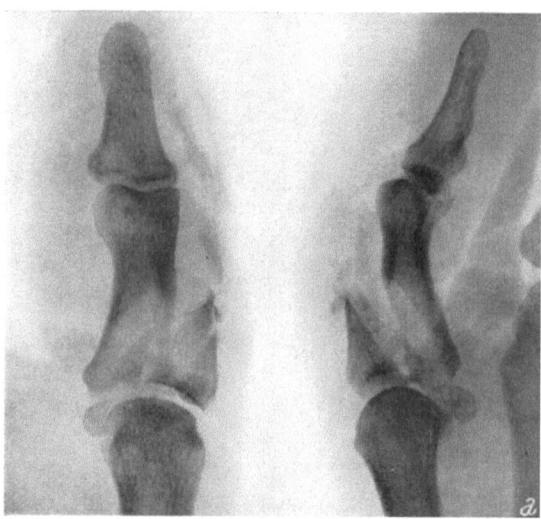
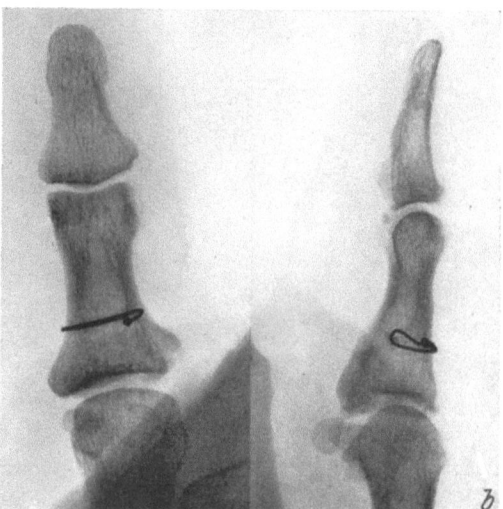

Abb. 76 a und b. a Offener, ins Daumengrundgelenk reichender Bruch des Daumengrundgliedes, mit Stufenbildung im Gelenk. *Behandlung:* Nach Wundausschneidung Einrichtung der Bruchstücke in offener Wunde und Fixierung mit einfacher, durchbohrter Drahtnaht. Zur Behandlung von Gelenksbrüchen ist eine Osteosynthese mittels Drahtnaht- oder Bohrdrahtfixation besonders vorteilhaft, da sich solche Brüche oft nur schwer mit einem Gipsverband allein in guter Stellung bis zur Heilung halten lassen. b Röntgenkontrolle nach 3½ Jahren. Der Bruch ist in guter Stellung knöchern geheilt. Der Gelenksspalt ist normal breit

durchgeführt werden können, ohne daß der Gips gleichzeitig die Fragmentstellung gewährleisten muß — was meistens praktisch gar nicht möglich ist. Bei älteren Verletzten wird man sich in geeigneten Fällen auch dazu entschließen, einen zu einem gebrochenen Mittelhandknochen gehörenden Finger zu skelettieren, um mit seiner Haut einen vorhandenen Defekt decken zu können (siehe S. 57, 58).

Die offenen Brüche der Fingerglieder

Wenn der Finger erhalten werden kann, so wird der offene Bruch nach Wundausschneidung durch Naht der Haut in einen geschlossenen verwandelt und dann die Einrichtung und Ruhigstellung mit dorsaler Gipsschiene und Fingerschiene durchgeführt. Tritt während der Ruhigstellung eine Verschiebung oder Achsenknickung auf, so wird sie erst nach abgeschlossener Wundheilung, meistens also nach 2 bis 3 Wochen korrigiert (eventuell unter Penicillinschutz).

Ist bei einem offenen Fingerbruch die Einrichtung und Fixation nur operativ möglich, so wird die selten notwendige Osteosynthese primär in offener Wunde ausgeführt. Dauer der Ruhigstellung 4 bis 5 Wochen (Abb. 76, 77).

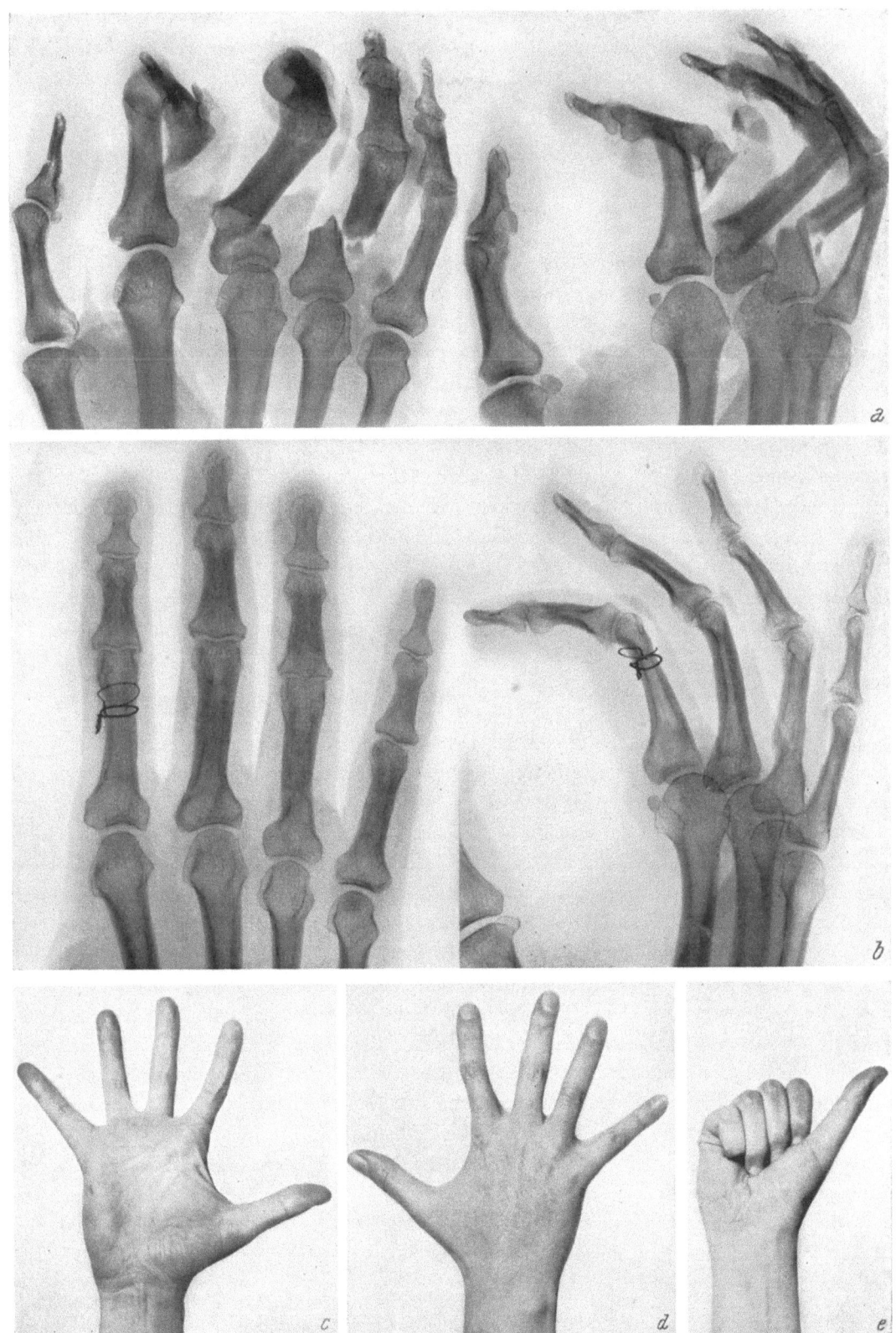

Abb. 77 a bis e. a Offener Bruch der Grundglieder des 2. bis 4. Fingers rechts bei einer 30jährigen Frau, entstanden bei einem Autounfall. b Röntgenkontrolle 5 Jahre nach der Verletzung. Die Brüche sind in guter Stellung geheilt. Osteosynthese am Zeigefingergrundglied. Konservative Behandlung der Brüche der Grundglieder des 3. und 4. Fingers. c bis e Funktionelles Ergebnis 5 Jahre nach der Verletzung. c Ansicht von volar, d Ansicht von dorsal, die Finger sind frei streckbar, e und frei beugbar

Die Behandlung offener Gelenksverletzungen und Verrenkungen

Wie im Kapitel über Wundausschneidung bereits beschrieben, werden verschmutzte Kapsel- und Bänderteile, ebenso beschädigter und verschmutzter Knorpel entfernt. Offene Verrenkungen werden nach der Wundausschneidung sofort eingerichtet und dann ohne Naht der Kapsel und der Bänder nur die Haut allein geschlossen.

Bei bestehenden Hautdefekten sind lokale Verschiebelappen notwendig, bei den kleinen Fingergelenken haben sich aber auch freie Transplantate (REVERDIN) bewährt. Bei stärkerer Verschmutzung wird lokal Penicillin in das Gelenk eingespritzt. Nach der Reposition erfolgt die Ruhigstellung meist mit dorsaler Gipsschiene und Fingerschiene 4 bis 6 Wochen.

Unter den Verrenkungen der Fingergelenke ist die Daumenendgelenksverrenkung am häufigsten offen; da dabei infolge der Eröffnung der Beugesehnenscheide eine erhöhte Infektionsgefahr besteht, verdient sie unsere besondere Beachtung. Bei offenen Verrenkungsbrüchen der Finger mit starker Verschiebung und entsprechenden Bruchstücken wird meist eine Osteosynthese bevorzugt (siehe Abb. 76 a und b). Bei Defekten von Gelenkskörpern kann vor allem an den Mittelgelenken der dreigliedrigen Finger und am Daumenendgelenk eine primäre Arthrodese erwogen werden.

Offene Handgelenksverrenkungen werden nach den üblichen Grundsätzen der Wundbehandlung versorgt, eingerichtet und anschließend mit einem Gipsverband 5 Wochen lang ruhiggestellt. Im übrigen siehe S. 22.

Bei offenen Verrenkungen der Karpometakarpalgelenke macht die Fixation wegen der Größe der Wunde oft erhebliche Schwierigkeiten, gelingt aber fast immer im Gipsverband allein. Im übrigen siehe S. 26.

Die Behandlung frischer offener Nervenverletzungen

Die primäre Nervennaht ist für die Wiederherstellung der Funktion am günstigsten. Wenn die Wunde und die Verletzungsverhältnisse es erlauben, streben wir sie daher an, zumal mit einer späteren Regeneration von selbst nach vollständiger Durchtrennung auch an den Fingern nicht zu rechnen ist. Durch die primäre Nervennaht können wir im allgemeinen die Regeneration in Gang bringen, bevor es zur ausgeprägten Atrophie im gelähmten Gebiet oder zu schweren vegetativen Störungen gekommen ist. Primär bestehende Nervendefekte werden sekundär versorgt.

Finden wir jedoch primär die Kontinuität eines Nerven trotz Lähmung erhalten, so resezieren wir nicht, sondern warten ab, ob die Lähmungen zurückgehen.

Die primäre Nervennaht darf nicht durchgeführt werden, wenn eine Infektion oder eine allzu starke Narbenbildung in nächster Umgebung der Naht zu befürchten sind. Dies trifft für ausgedehnte Zerreiß- und Quetschwunden zu. In solchen Fällen legen wir manchmal die freiliegenden Nervenenden nur aneinander und armieren sie zur leichteren Auffindung mit einer Naht aus schwarzer Seide, die auch das Zurückweichen der Enden behindert. Die Nervennaht wird dann möglichst früh nach abgeschlossener Wundheilung, günstigenfalls also nach 6 Wochen ausgeführt. Bei Fingernerven hat die Sekundärnaht den Vorteil, daß das Perineurium bereits verdickt ist und die Naht leichter gelingt.

Die Technik der primären direkten Nervennaht. Häufig genügt zu ihrer Ausführung die für die Wundausschneidung angelegte örtliche Betäubung, manchmal ist allerdings eine Allgemeinbetäubung notwendig.

MAX LANGE hat vor der Plexusanästhesie für Nervennähte gewarnt, da sie doch hie und da zur Schädigung eines Nerven oder seiner Regenerationsfähigkeit führen kann.

Bei der Wunderweiterung soll darauf geachtet werden, daß die spätere Narbe nicht über die Nervennaht zu liegen kommt. Es gelten auch hier die gleichen Prinzipien, die für die Schnittführung wie auf S. 52 und später für die Ausführung einer Sehnennaht auf S. 160 (Abb. 142) beschrieben sind. Die Nervenenden werden nach entsprechender Darstellung quer angefrischt, wenn sie zerquetscht waren, bei glatten Schnittverletzungen erübrigt sich eine Anfrischung. Nach genügender Anfrischung beider Nervenstümpfe sollen sie möglichst ohne Verdrehung aneinandergelegt werden. Hierzu können ein auf dem Nerv längsverlaufendes Gefäß oder die sichtbare Bündelung des Nerven an seinem Querschnitt als Leitgebilde dienen. Andernfalls hilft man sich mittels zweier Orientierungsfäden, die man an den nicht verlagerten Abschnitten der Stümpfe anbringt. Bei frischen Verletzungen gelingt die kongruente Adaption der Nervenenden meist leicht, falls nicht größere Defekte bestehen.

Bei größeren Defekten sieht man sich oft vor eine schwierige Aufgabe gestellt. Hier gibt es folgende Möglichkeiten zu ihrer Behebung.

1. Die Einnahme der Entspannungsstellung; sie besteht beim N. medianus in der Beugung der Fingergelenke, des Hand- und Ellbogengelenkes, beim N. ulnaris sollen die Fingergelenke und das Handgelenk gebeugt, der Ellbogen aber gestreckt werden. Falls bei frischen Verletzungen ein so großer Defekt besteht, daß auch damit keine Annäherung der Nervenstümpfe erreicht wird, nähen wir sekundär und verzichten auf die primäre Verlagerung des Ellennerven auf die Beugeseite des Ellbogens. Für den N. radialis wird der Oberarm adduziert, der Ellbogen gebeugt und das Handgelenk gestreckt.

2. Die Mobilisierung der Nerven; sie soll der Resektion immer vorangehen, damit die Nervenenden nach der Resektion nicht mehr gefaßt werden müssen. Auf abgehende Nervenäste muß dabei immer geachtet werden und es darf zur Vermeidung zusätzlicher Verletzungen kein zu starker Zug ausgeübt werden.

D i e   N a h t. Die Nervennaht führen wir mit dünnster Seide (Nr. 6 × 0) aus und bemühen uns, nur das Perineurium zu fassen. Hierbei darf keine Spannung bestehen, weil sich sonst die Nervenfasern im zentralen Stumpf unter Bildung einer späteren Narbe zwischen den Nervenkabeln zurückziehen, wodurch sich die Narbe an der Nahtstelle entsprechend vergrößert. Anderseits achten wir

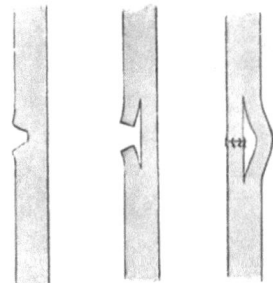

Abb. 78. Die partielle Nervennaht bei nur teilweiser Durchtrennung eines Nerven

auch darauf, daß keine Nervenfasern seitlich zwischen den Nähten hervorquellen oder sich das Perineurium am Querschnitt einrollt. Die Einscheidung einer Nervennaht unterlassen wir, da sie neuerlich eine Narbe erzeugt und zur Einschnürung der Nahtstelle führen kann.

P a r t i e l l e   N e r v e n n a h t. Bei Teildurchtrennung eines Nerven wird nur das Perineurium im Bereich der verletzten Bündel durch Naht vereinigt, die dadurch entstandene Schlingenbildung der unverletzten Fasern ist belanglos (Abb. 78).

Die Regeneration verletzter Nerven. Nach der Durchtrennung eines Nerven verfällt der periphere Teil seiner Neuriten der (WALLERschen) Degeneration, die früh einsetzt, manchmal aber erst nach Monaten beendet ist. Vom zentralen Stumpf hingegen wachsen die Neuriten divergierend und sich durchflechtend aus, wobei manche Fasern auch eine rückläufige Richtung einnehmen können. Je geringer der Widerstand für sie ist, desto geradliniger setzen sie sich fort. Gelangen sie in das periphere Nervenstück, dann wachsen sie in diesem bis zum Endorgan weiter, wobei sie durchschnittlich eine Strecke von 0,2 bis 1 mm im Tag vordringen. Daher kommt es, daß die der Läsion zunächst liegenden Abschnitte früher regenerieren als ferner gelegene. Die Zeit zur Wiederherstellung hängt also von der Länge der notwendigen Regenerationsbahn sowie von der Art und der Dichte der zu überwindenden Narbe, aber auch vor allem von den gesamten Durchblutungsverhältnissen ab.

D i e   R e g e n e r a t i o n   d e r   S e n s i b i l i t ä t. Nach einer Nervennaht treten sensible Erscheinungen meist vor den motorischen auf. Zur endgültigen Wiederherstellung aller sensiblen Qualitäten ist jedoch eine längere Zeit nötig als für die Wiederkehr der Motorik. Die

Reihenfolge für das Auftreten der sensiblen Qualitäten beginnt meist mit dem Schmerzgefühl, und zwar dem Tiefenschmerz, dann folgt die Berührungsempfindlichkeit und danach die Temperaturempfindung, während die Raumwahrnehmung (Stereognosie) sowohl im Gebiet der oberflächlichen als auch der Tiefensensibilität am längsten ausbleibt und in der Regel erst nach 1½ Jahren wiederkehrt.

Nach einer Neurolyse kann sich die Sensibilität manchmal auffallend schnell, ja schon wenige Tage nach dem Eingriff zunehmend bessern, wenn keine Kontinuitätstrennung vorlag.

Die Restitution vegetativer Störungen. Mit der Wiederkehr der Berührungsempfindlichkeit gehen in der Regel auch die trophischen und vasomotorischen Erscheinungen zurück. Als erstes Zeichen kommt die Schweißsekretion wieder in Gang.

Die Restitution der Motorik. Die elektrische Untersuchung gibt oft über den wahren Fortschritt der Regeneration nach einer Nervennaht keine sichere Auskunft, weil das Auftreten der willkürlichen Beweglichkeit mit der Wiederkehr der elektrischen Erregbarkeit nicht immer zusammenfällt. Meistens schreitet die Restitution von zentral peripherwärts fort und hängt von den Abgängen und Wegstrecken der Nervenäste, aber natürlich auch vom Zustand der betreffenden Muskulatur ab. Als erstes Zeichen motorischer Restitution gilt das Absinken des Chronaxiewertes des gelähmten Muskels (GILDEMEISTER).

Im allgemeinen tritt die indirekte elektrische Erregbarkeit eines Muskels vor Wiederkehr willkürlicher Funktionen auf, und zwar meist für galvanische und später erst für faradische Ströme. Es kann aber auch umgekehrt die willkürliche Funktion zuerst da sein oder auch die galvanische Erregbarkeit zwar immer prompter werden, aber trotzdem die willkürliche Funktion völlig ausbleiben.

Durchschnittliche Regenerationszeit nach Verletzung der Handnerven. An Hand großer Zahlen beobachteter Fälle sind von mehreren Autoren durchschnittliche Zeiten für die Regeneration nach Nervennähten errechnet worden. Sie sind für die einzelnen Nerven verschieden und hängen mit ihrem Gehalt an motorischen und sensiblen Fasern, aber auch dem Zeitpunkt der Nervennaht, der Art und Ausdehnung der zu überwindenden Narben und schließlich vom Ernährungs- und Funktionszustand der Hand und besonders der betreffenden Muskeln (Kontraktur, Atrophie) zusammen. Daß der in Abhängigkeit von der Wegstrecke der Nervennaht zunächst gelegene Abschnitt sich früher erholt, wurde schon gesagt.

Am schnellsten regeneriert nach allgemeiner Ansicht der N. radialis, ihm folgt der N. medianus, während der N. ulnaris die längsten Regenerationszeiten hat. Nach FOERSTER beträgt sie im Durchschnitt 5,5 Monate.

Nach einer größeren Zusammenstellung von BUNNELL betragen die durchschnittlichen Regenerationszeiten (und die kürzesten) für die Hand: bei Durchtrennung des N. medianus und ulnaris oberhalb des Handgelenkes durchschnittlich 13 Monate, die Restitution des Opponens ein Jahr.

Bei Durchtrennung des N. medianus und N. ulnaris in Handgelenkshöhe durchschnittlich 7 Monate (die kürzeste Regenerationszeit betrug 3 Monate). Bei Durchtrennung der sensiblen Nerven in der Hohlhand durchschnittlich 3 Monate 20 Tage (die kürzeste 2 Monate).

Bei Durchtrennung der Medianusäste am Daumengrundgelenk durchschnittlich 5 Monate, bei Durchtrennung der Fingernerven am Grundglied durchschnittlich 2 Monate 25 Tage (kürzeste 38 Tage). Bei Durchtrennung der Fingernerven am Mittelglied durchschnittlich 1½ Monate.

Große Statistiken haben bewiesen, daß die Regenerationen innerhalb der ersten 6 Monate in kürzeren Zeiten hergestellt sind, während sie bei späterer Naht, besonders wenn sie erst nach Ablauf des ersten Jahres erfolgt, zunehmend längere Zeit benötigen. Auch die technischen Schwierigkeiten nehmen bei späterer Naht im allgemeinen zu, weil sich die Nervenenden zurückziehen und die Verwachsungen mit der Umgebung stärker werden.

Die Nachbehandlung von Nervennähten. Nach 4 bis 6 Wochen ist die Nahtstelle eines Nerven mechanischen Beanspruchungen gewachsen; so lange müssen die benachbarten Gelenke in der entsprechenden Stellung (Entspannungsstellung) fixiert werden. Der Erfolg einer Nervennaht hängt nicht nur von der primären einwandfreien technischen Versorgung und anschließenden Ruhigstellung ab. Es sind auch nach Durchtrennung motorischer Nerven die gelähmten Muskel durch eine entsprechende Schienung vor Überdehnung zu schützen und die Gelenke durch passive Bewegungsübungen vor Einschränkungen zu bewahren. (Abb. 79, 80).

Bei der Schienung gelähmter Handpartien geben wir elastischen Schienen gegenüber starren Verbänden in der Nachbehandlung den Vorzug, da sie zur Verhütung von Bewegungseinschränkungen gleichzeitig eine systematische, aktive und schonende passive Übungsbehandlung erlauben.

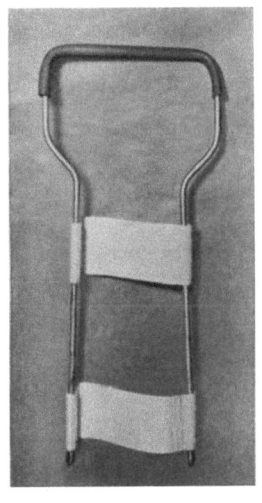
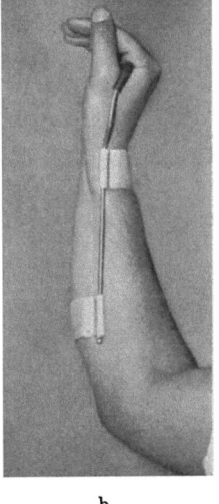
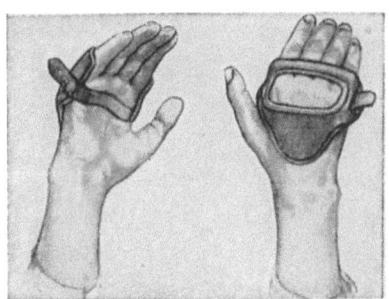

a   b

Abb. 79 a und b. a Eine aus Draht und 2 Stoffgurten gefertigte abnehmbare Radialisschiene. Im Bereich der Hohlhand ist die Drahtschiene mit einem Gummischlauch überzogen. b Die Radialisschiene an einer rechten Hand angelegt, sie hält das Handgelenk in leichter Dorsalflexion. Wenn man die Schiene etwas weiter nach peripher schiebt, können auch die Fingergrundgelenke in Streckstellung gehalten werden

Abb. 80. Ulnarisspange nach Erlacher. Durch Volarflexion der Grundglieder wird die Streckwirkung der Sehnen auf die Fingerendglieder ermöglicht. (Aus: Lehrbuch der praktischen Orthopädie, herausgeg. von Ph. Erlacher. Wien: W. Maudrich, 1955)

Indikation zur nochmaligen Operation. Auf unser chirurgisches Vorgehen bezogen, können hauptsächlich drei Ursachen die Schuld am Mißlingen einer Nervennaht tragen. Es kann entweder die Naht gerissen oder dehiszent geworden sein, es können die Nervenstümpfe zu wenig angefrischt worden sein oder es war bei erhaltener Kontinuität die Schädigung so schwer, daß eine totale Unterbrechung vorlag, die mit späterer Narbenbildung heilte.

Indikation und Zeitpunkt zu einem nochmaligen Freilegen des verletzten Nerven sind am einfachsten zu stellen, wenn man sicher sein kann, daß die Naht gerissen ist. Viel schwieriger wird die Entscheidung aber, wenn die Ursache für das Mißlingen eine ungenügende Anfrischung der Nervenenden war. In diesen Fällen wird man erst nach Abwarten der durchschnittlichen Regenerationszeit irgendwelche Entschlüsse fassen können, die besonders dann schwierig sind, wenn sich nach einer Nervennaht die Restitution nur teilweise herstellt. Grundsätzlich braucht man mit der Freilegung eines Nerven auch nur zur Klärung der Verhältnisse nicht allzu zurückhaltend sein, weil dieser Eingriff selten große Schwierigkeiten bereitet und kein besonderes Risiko darstellt.

Die Behandlung von frischen offenen Sehnenverletzungen und Durchtrennungen

Bei Sehnenverletzungen muß zwischen vollständiger und teilweiser Durchtrennung unterschieden werden.

Die Behandlung der teilweisen Sehnendurchtrennung. Ist eine Sehne innerhalb oder außerhalb einer Sehnenscheide nicht vollkommen durchtrennt, sondern nur teilweise verletzt, dann glätten wir bei der Wundausschneidung die Sehne vorsichtig durch Abtragen der meist ausgefransten oder aufgerollten Sehnenfasern, die mit der Umgebung Verwachsungen eingehen oder schmerzhafte Gleitstörungen verursachen können.

Die Behandlung der vollständigen Sehnendurchtrennung. Bei vollständigen Sehnendurchtrennungen in einer frischen Wunde erfordert die Frage, ob eine primäre oder spätere sekundäre Sehnennaht durchgeführt werden soll, in jedem einzelnen Fall eine gründliche Überlegung. Jede ausgedehnte Wunde, die mit einer starken Quetschung des Gewebes einhergeht, ist abgesehen von der drohenden Infektionsgefahr für eine primäre Sehnennaht nicht geeignet, da derartige Verletzungen von vornherein eine starke Vernarbung des Gleitgewebes hinterlassen. Viel zweckmäßiger ist es, unter günstigeren Bedingungen die Sehnennaht sekundär durchzuführen. Auch ein gleichzeitiger Knochenbruch verbietet im allgemeinen die primäre Sehnennaht, da ein Knochenbruch in der Regel eine Ruhigstellung von 4 bis 5 Wochen erfordert, also eine Zeit, die für eine genähte Sehne ungünstig ist und daher meist zur Verlötung mit der Umgebung führt. Nur nach glatten, einigermaßen sauberen Verletzungen, die eine Primärheilung mit aller Wahrscheinlichkeit und nur eine geringe Vernarbung in der Tiefe erwarten lassen, ist die Durchführung einer primären Sehnennaht erlaubt.

Häufig sind gleichzeitig mit den Sehnen auch die Nerven durchtrennt. Manchmal wird bei Durchtrennung beider Beugesehnen und beider volarer Fingernerven die Absetzung des Fingers notwendig sein, vor allem wenn ausgedehnte Quetschungen oder sogar Knochenbrüche vorliegen. Grundsätzlich kann aber in jedem Fall, in dem eine primäre Sehnennaht wegen der Wundverhältnisse möglich ist, auch die Nervennaht primär durchgeführt werden und man wird diese Gebilde bei glatten Schnittwunden auch immer gleichzeitig versorgen. Bei schwierigen Verhältnissen wird man in erster Linie auf die primäre Versorgung eines durchtrennten Nerven bedacht sein und die Sehnennaht sekundär durchführen.

Im allgemeinen kommt für die primäre Sehnennaht nur die direkte Vereinigung der Sehnenstümpfe End zu End in Betracht. Diese Tatsache schränkt ihre Anwendbarkeit wesentlich ein. Die Erfahrungen an einem großen Material haben gezeigt, daß es im Verlauf der Sehnen Abschnitte gibt, in denen eine Nahtstelle nicht liegen soll. Es sind dies die engen Sehnenkanäle an der Beugeseite der Finger, in denen die Heilungsbedingungen für eine Naht so schlecht sind, daß wir sie dort weder primär, erst recht aber nicht sekundär durchführen. BUNNELL spricht von der kritischen Zone oder dem Niemandsland für die Sehnennaht.

Wir können diese Erfahrungen nur bestätigen. Von 70 nachuntersuchten Verletzten, bei denen eine primäre Sehnennaht im Niemandsland nach der Entspannungstechnik von REHN-BUNNELL durchgeführt worden war, fanden wir nur bei 6% eine gleitfähige Sehne, während bei allen übrigen die Sehne meist ein derber, mit der Umgebung verwachsener Narbenstrang geworden war. Eine gute Funktion erhält man an den Fingern nur bei Kindern.

Abb. 81 veranschaulicht die Gegend der engen Sehnenkanäle an der Beugeseite der Finger. Sie erstreckt sich am Daumen von 1 cm proximal bis 0,5 cm distal der Grundgelenksbeugefalte und an den dreigliedrigen Fingern von der distalen queren Hohlhandfalte bis zum Mittelgelenk; in diesem Gebiet soll keine direkte Naht gemacht werden.

Im eigentlichen Hohlhandbereich, also proximal der distalen Hohlhandfalte bis zum Karpalkanal finden wir günstige Verhältnisse für eine primäre Sehnennaht. Außerdem lassen sich die

Sehnenstümpfe der tiefen Beugesehne dort im allgemeinen gut auffinden, da sie sich nicht weit zurückziehen, weil sie von den Mm. lumbricales gehalten werden. Ebenso günstige Bedingungen bestehen am Handrücken, weil dort die Sehnenstümpfe mit Ausnahme des langen Daumenstreckers durch die Junctura tendinum gehalten werden und daher auch weniger weit zurückschlüpfen. Auch die häufigen Schnittverletzungen oberhalb des Handgelenkes, sowohl an der Beugeseite wie auch an der Streckseite stellen eine günstige Lokalisation für die primäre Versorgung der Sehne dar, wenn hier auch die zentralen Stümpfe sich meist weit retrahieren und zentral der Verletzung aufgesucht werden müssen.

Welches sind nun die Ursachen des Mißlingens der meisten Sehnennähte, die innerhalb einer Sehnenscheide, besonders aber in den engen Sehnenkanälen der Finger ausgeführt werden?

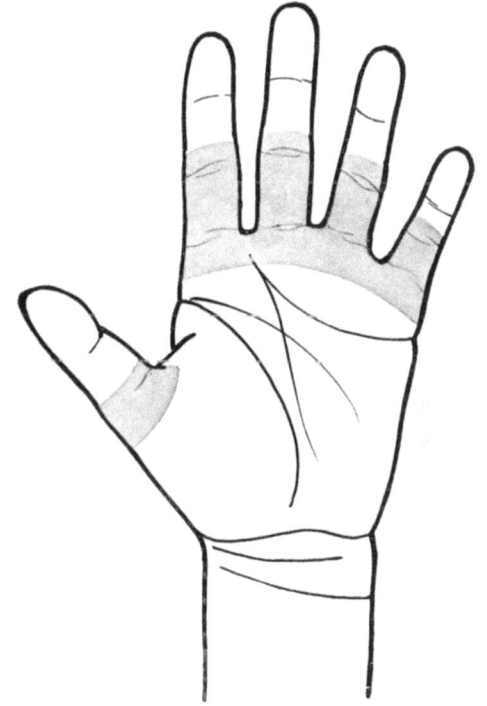

Abb. 81. Das „Niemandsland" oder die kritische Zone für die direkte Beugesehnennaht. Im grau gezeichneten Bereich soll keine direkte Naht durchgeführt werden

1. Schon die Tatsache, daß es an den Sehnen zu einer regelmäßig starken posttraumatischen Schwellung kommt, die durch ein operatives Trauma noch verstärkt würde, stellt ein Hindernis für eine Naht innerhalb eines Sehnenkanals dar. Da der starre, osteofibröse Mantel nicht nachgibt, kommt es hier zu ischämischen Ernährungsstörungen, denen die vollständige Nekrose und Vernarbung der Sehne folgen kann. Es entsteht dann gewöhnlich eine Beugekontraktur des Fingers, die jeden späteren Eingriff zur Wiederherstellung der Sehnenfunktion schwierig oder sogar unmöglich macht.

2. Jede posttraumatische Entzündung im Sehnenbereich führt zu mehr oder weniger starken Verklebungen ihrer Oberfläche mit dem Gleitlager ihrer Umgebung. Während derartige, nach Verletzungen fast unausbleibliche Verluste des Gleitvermögens der Sehne außerhalb des Sehnenkanals dadurch ausgeglichen werden, daß das lockere paratendinöse Bindegewebe an den Verschiebungen der Sehne teilnimmt, ist der starr am Knochen fixierte Sehnenkanal nicht imstande, Bewegungen der Sehne aufzunehmen. Verklebungen im Sehnenkanal führen daher schnell zum völligen Funktionsverlust einer Sehne.

3. In einem Sehnenkanal sind aber auch die Heilbedingungen, d. h. die Bedingungen zum Aneinanderheilen der Sehnenenden, durch einwachsendes Narbengewebe besonders schlecht. Histologische Untersuchungen haben nämlich gezeigt, daß die Heilung einer Sehne nicht vom Sehnengewebe selbst ausgeht, sondern zu einem geringen Teil durch Proliferation des zwischen den Sehnenbündeln liegenden, in der Hauptsache aber durch Proliferation des paratendinösen Bindegewebes zustande kommt. In Sehnenscheiden fehlt aber das paratendinöse Bindegewebe nahezu vollkommen, so daß SKOOG das Überwiegen degenerativer Vorgänge über die reparatorischen nach Sehnenverletzungen innerhalb eines Sehnenkanals beobachtet hat.

Diese Umstände erklären also das Mißlingen beinahe jeder Sehnennaht innerhalb des Sehnenkanals, sowohl der primären als auch der sekundär durchgeführten. Zu einem regelmäßigeren Erfolg nach Sehnendurchtrennungen in diesem Gebiet ist man erst gekommen, nachdem man jegliches Operieren im Niemandsland aufgegeben hatte und statt dessen nach Entfernung des distalen Sehnenstumpfes und Kürzung des zentralen bis in die Hohlhand ein freies

Sehnentransplantat in den Kanal einzog, das zentral an den gekürzten Sehnenstumpf des tiefen Beugers angeschlossen und peripher am Endglied befestigt wird. (Freie Sehnenverpflanzung siehe S. 159 ff.)

Finden wir neben einer glatten Sehnendurchtrennung an der Beugeseite des Fingers den einen oder beide Nerven durchtrennt, so werden wir bei günstigen Wundbedingungen mit der Wundausschneidung die Nervennaht verbinden und für einwandfreien Hautverschluß sorgen. Die freie Sehnentransplantation gehört zu den sekundären Eingriffen an der Sehne und wird nur in seltenen Fällen einmal primär durchgeführt.

Grundsätzlich streben wir natürlich für jede Sehnendurchtrennung die primäre Naht an. Wie wir darzulegen suchten, sind aber zu ihrer erfolgreichen Durchführung nicht nur günstige Wundverhältnisse mit nicht zu umfangreichen Begleitverletzungen Voraussetzung, sondern auch die Lokalisation der Sehnenverletzung inner- oder außerhalb eines Sehnenkanals bedarf hierbei genauer Beachtung.

Eine Ausnahme hiervon macht die Durchtrennung des langen Daumenbeugers über der Volarseite des Daumengrundgelenkes. Falls es sich um eine glatte Schnittwunde handelt, kann gelegentlich diese Verletzung trotz ihrer Lage im Niemandsland primär dadurch versorgt werden, daß der distale Sehnenstumpf des langen Daumenbeugers bis zum Endglied ausgeräumt und dessen Sehne oberhalb des Handgelenkes Z-förmig verlängert wird. Danach kann der zentrale Sehnenstumpf von der Verletzungsstelle aus bis zum Endglied vorgezogen und dort aufs neue befestigt werden. Die Naht im Sehnenkanal ist auf diese Weise zu umgehen, sodaß die primäre Versorgung ohne allzu großes Risiko möglich wird (Technik siehe S. 95).

Was die Begleitverletzungen betrifft, so findet man nicht selten bei den typischen queren Schnittverletzungen über dem Sehnenkanal eines Fingergrundgliedes neben einer Sehnendurchtrennung beide Nerven und auch beide Gefäßbündel gleichzeitig durchtrennt. Hierdurch ist die Ernährung des Fingers im allgemeinen ungenügend, sodaß die Absetzung des Fingers erwogen werden muß, zu der man sich um so leichter entschließen wird, wenn gleichzeitig auch Knochen-, Gelenks- oder schwere Weichteilverletzungen vorliegen.

Unser Vorgehen nach Sehnendurchtrennungen ist also folgendermaßen zusammenzufassen: Grundsätzlich streben wir die primäre Nahtvereinigung der Sehnen End zu End an. Ihre Durchführbarkeit hängt von den Wundverhältnissen ab, sie müssen eine Primärheilung gewährleisten und vor allem keine zu starke Vernarbung hinterlassen. Eine Sekundärnaht in einem Narbengebiet steht unter ungünstigeren Bedingungen als die Primärnaht. Bei gleichzeitiger Durchtrennung von Nerven sind diese gleichzeitig oder in erster Linie zu versorgen. Liegen gleichzeitig schwere Knochen- oder Gelenksverletzungen im Funktionsbereich der durchtrennten Sehne vor, so kann darin ein Hindernis für eine primäre Sehnennaht liegen und die Absetzung des Fingers wird zu erwägen sein, vor allem wenn auch beide Gefäßbündel durchtrennt sind. Besondere Zurückhaltung erfordert natürlich die Entscheidung zur Absetzung des Daumens.

Von einer End-zu-End-Naht sind alle Sehnenverletzungen ausgeschlossen, die im Bereich des Beugesehnenkanals der Finger, also im „Niemandsland" liegen. Verletzungen in diesem Gebiet bleiben der freien Sehnenübertragung vorbehalten. Hier wird grundsätzlich nur die Profundussehne wiederhergestellt. Nur bei Kindern ist die primäre Naht der Profundussehne in der kritischen Zone erlaubt und aussichtsreich.

Die Technik der Sehnennaht

Die Durchführung einer Sehnennaht erfordert ein besonders schonendes und vorsichtiges Operieren, da es durch Verletzungen der Gleitflächen, ja schon durch grobe Berührung oder Austrocknung zum Gleitverlust der Sehnenoberfläche oder ihres peritendinösen Gleitlagers kommt. Der Erfolg einer Sehnennaht hängt zum guten Teil von der Beachtung dieses sogenannten atraumatischen Vorgehens ab. Das Berühren oder Fassen der Sehnen mit Pinzetten oder Klemmen ist nur am Sehnenende erlaubt, das danach abgeschnitten werden muß. Man vermeide jedes stärkere Austupfen oder Auswischen der Wunde und operiere möglichst in Blutleere. Auch die Blutstillung muß sorgfältig durchgeführt werden, wobei man sich meistens mit der temporären Abklemmung der Gefäße begnügen und Unterbindungen vermeiden muß.

Die Schnittführung. Sowohl für die Primärversorgung der Sehne als auch für die Spätversorgung ist die Hautschnittführung nach BUNNELL maßgebend, da durch sie Narbenkontrakturen vermieden werden. Zu jeder Sehnennaht ist eine genügende Erweiterung der Wunde notwendig, um ein übersichtliches Operationsfeld zu schaffen. Zur Aufsuchung der zurückgeschlüpften Sehnenstümpfe darf der Erweiterungsschnitt niemals senkrecht auf die Mitte der Wunde (T-Schnitt) und längs des Sehnenverlaufes gesetzt werden. Derartige Schnitte sind ungünstig und durch Z-förmige Erweiterung einer schräg- oder querliegenden Wunde von deren Wundwinkel aus zu ersetzen. Meist wird die Erweiterung bogenförmig an den Wundenden erfolgen. Soll aber ein aus dem Wundbereich zurückgeschlüpfter Sehnenstumpf aufgesucht werden, so legen wir oberhalb der Wunde ausreichende zusätzliche Schnitte an, die in den Hand- oder Fingerfalten angeordnet sind oder oberhalb des Handgelenkes quer über der Sehne liegen sollen. Zum Freilegen der Beugesehnen am 1. bis 4. Finger ist die Radialseite, am kleinen Finger jedoch die Ulnarseite zu wählen. Ein über einer Sehne in Längsrichtung verlaufender Schnitt an der Beugeseite soll jedenfalls vermieden werden. Die Planung der Schnittführung vor der Operation ist auch bei sekundären Eingriffen an der Sehne sehr wichtig.

Blutleere und örtliche Betäubung. Operationen an Sehnen sollen der besseren Übersicht wegen in Blutleere vorgenommen werden, die im allgemeinen durch eine pneumatische Binde am Oberarm am einfachsten und schonendsten hergestellt wird. Die örtliche Betäubung ist nur für die primäre Versorgung von Strecksehnendurchtrennungen am Finger oder Handrücken ausreichend. Fast alle übrigen Sehnennähte erfordern eine Plexusanästhesie oder die Allgemeinbetäubung.

Als *Nahtmaterial* verwenden wir gedrehten Draht in Stärke von $0,05 \times 7$, auch Nylon oder Perlon sind geeignet. Hingegen erzeugt Seide häufig Fremdkörpergranulome und vergrößert die Gefahr der Sehnennekrose. Noch ungünstiger als Seide ist resorbierbares Material (Catgut), da es Narbenbildungen verursacht.

Nahttechnik. Lassen sich Sehnenstümpfe ohne wesentliche Spannung aneinanderlegen, dann wenden wir eine ausziehbare Achternaht oder eine versenkte Doppelrechtwinkelnaht an. Bei größerer Spannung bevorzugen wir die versenkte Naht nach BUNNELL. Die Verankerung der Sehne am Knochen und die Durchflechtung zweier Sehnen werden auf S. 93 besprochen.

Die Achternaht. Sie ist für Strecksehnen am Finger sowie für die Sehnen des 2. und 5. Fingers am Handrücken geeignet. Ihre technische Durchführung ergibt sich aus der beiliegenden Zeichnung (Abb. 82). Man sticht 0,5 cm vom proximalen Wundrand durch die Haut ein, faßt dann den distalen Sehnenstumpf und hierauf den proximalen, kreuzt den Draht in der Wunde und sticht 0,5 cm vom distalen Wundrand entfernt wieder aus. Die einzelnen Nähte werden in Abständen von 5 mm zuerst gelegt und dann geknüpft. Nach 3 Wochen werden die Nähte vorsichtig entfernt.

Die Doppelrechtwinkelnaht. Sie wird auch hinterstochene Naht genannt und bietet eine feste Vereinigung der Sehnenenden. Sie ist besonders geeignet zur Vereinigung durchtrennter Beuge- und Strecksehnen proximal vom Handgelenk. Ihre Durchführung ergibt sich aus Abb. 83.

Die versenkte Sehnennaht nach Bunnell. (Abb. 84). Sie wird bei Durchtrennung der langen Daumenstrecksehne oder der Sehnen in der Hohlhand angewendet, die unter stärkerem Zug stehen. Die Sehnenenden werden mit einer Hakenklemme gefaßt und vorgezogen, ein 25 cm langer gedrehter Draht wird beiderseits in eine gerade Nadel oder bei engen Verhältnissen in

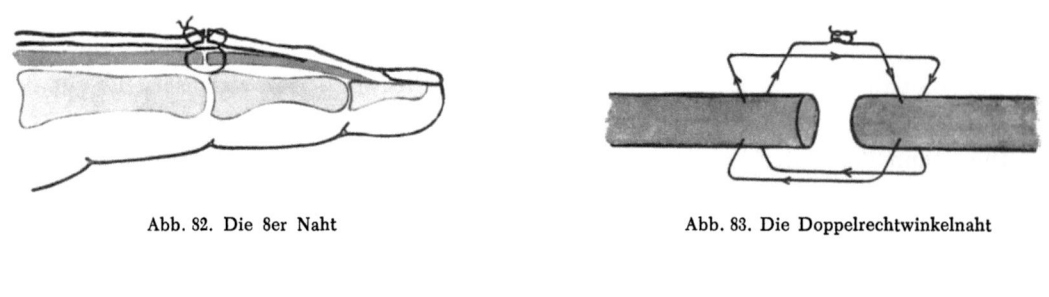

Abb. 82. Die 8er Naht Abb. 83. Die Doppelrechtwinkelnaht

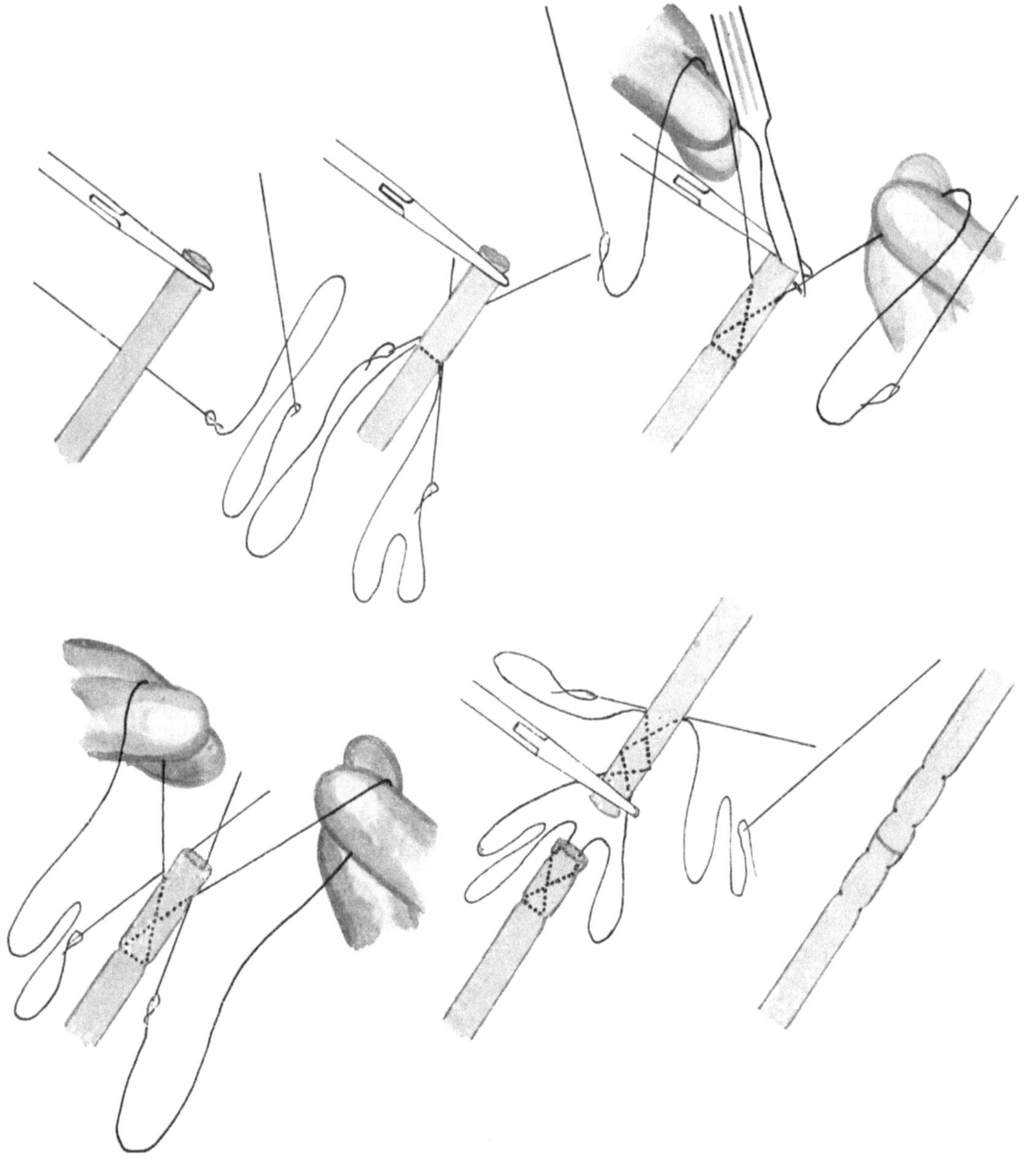

Abb. 84. Die versenkte Sehnennaht nach Bunnell. (In 6 Phasen dargestellt, siehe Text)

eine gebogene Nadel eingefädelt. Durchflechten des proximalen Sehnenstumpfes. Die eine Nadel wird 1,5 cm vom Sehnenende entfernt quer durch die Sehne gestochen und der Draht bis zur Hälfte durchgezogen, dann werden beide Nadeln von beiden Seiten sich kreuzend schräg durch die Sehne gestochen und dies nach peripher fortschreitend noch ein- bis zweimal wiederholt. Die Nadeln werden dann knapp neben der Klemme ausgestochen, das von der Klemme gefaßte und gequetschte Sehnenende wird mit einem scharfen Messer abgeschnitten, dadurch kommen die beiden Drahtenden in den Sehnenquerschnitt zu liegen, auf gleiche Weise erfolgt die Durchflechtung des peripheren Sehnenstumpfes, auch das Sehnenende des peripheren Stumpfes wird mit einer Klemme gefaßt und 1,5 cm von dem Ende entfernt ein Draht eingezogen und dieser sich ein- oder zweimal kreuzend durch die Sehne geführt und nach Abschneiden des gequetschten Sehnenendes an der Schnittfläche herausgeleitet. Die freien Enden der beiden Drähte werden vom Operateur und Assistenten gleichzeitig geknüpft. Die Knoten legen sich zwischen die Schnittflächen. Falls noch eine leichte Diastase zwischen den Sehnen besteht, können noch ein bis zwei feinste Adaptionsnähte hinzugefügt werden.

Die direkte Sehnennaht ist jedoch auch in anderer Form möglich. Ein gedrehter Draht wird mit Hilfe zweier gerader Nadeln in der vorher beschriebenen Weise in den zentralen Stumpf eingeflochten und dann nach Abschneiden des gequetschten Sehnenendes an der Schnittfläche herausgeleitet. Nun wird das Ende des peripheren Sehnenstumpfes mit einer Hakenklemme gefaßt

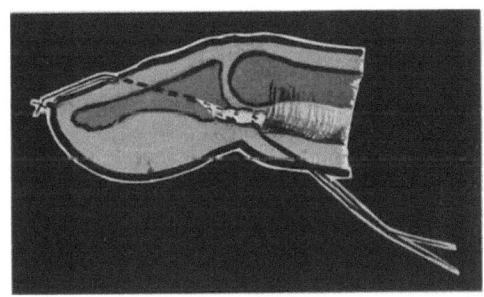

Abb. 85. Die Reinsertion einer Sehne am Endglied nach Bunnell. (Siehe Text)

und vorgezogen. Die beiden Nadeln, die mit dem den proximalen Sehnenstumpf durchflechtenden Draht in Verbindung geblieben sind, werden knapp peripher der Klemme von beiden Seiten her zur Hälfte in den peripheren Sehnenstumpf eingestochen. Erst nachdem beide Nadeln sich einander kreuzend zur Hälfte eingestochen sind, dürfen sie durchgezogen werden, wodurch ein Knicken und Durchflechten der sich kreuzenden Drähte verhindert wird. Der gleiche Vorgang wiederholt sich noch einmal. Man prüft nun, ob die Drähte im peripheren Sehnenstumpf gleiten, dazu werden die Drähte straff gezogen und mit Hilfe der Klemme das periphere Sehnenende nach proximal gezogen. Falls der Draht gut gleitet, wird der periphere Sehnenstumpf knapp an der Hakenklemme abgeschnitten. Unter gleichzeitigem Anspannen der Drähte wird nun mit Hilfe einer Pinzette der periphere Sehnenstumpf bis an den zentralen herangezogen und dann die Naht geknüpft. Zur Versenkung der freien Drahtenden in das Innere der Sehne werden sie gemeinsam in eine Nadel eingefädelt und die Sehne quer durchgestochen. Die Drähte werden dann knapp an der Austrittsstelle abgeschnitten. Nach Ausführung dieser Naht sollen die beiden Sehnenstümpfe sich in Falten legen, erst dann ist eine ausreichende Adaptierung erreicht. Manchmal muß jedoch zur Sicherung der Nahtstelle eine Doppelrechtwinkelnaht aus feinster Seide oder Nylon hinzugefügt werden.

Reinsertion einer Sehne am Knochen des Endgliedes. (BUNNELL) (Abb. 85). Bei Durchtrennung der tiefen Beugesehne an ihrem Ansatz oder knapp proximal davon wird sowohl am Daumen wie auch an dreigliedrigen Fingern die Reinsertion nach der Technik von BUNNELL vorgenommen. Der periphere Sehnenstumpf wird vollständig entfernt und der zentrale in der oben beschriebenen Weise mit einem gedrehten Draht durchflochten, in dessen proximale Schlinge ein Ausziehdraht eingelegt wird. Nun wird beugeseits am Endglied entweder mit dem Knochenmesser oder mit dem Meißel knapp peripher der Gelenkskapsel eine Knochenlamelle so abgehoben, daß sie eine nach zentral offene Kerbe bildet. Aus dem Fingernagel wird sodann peripher der Lunula ein Loch geschnitten und von hier aus mit dem Handbohrer das Endglied bis zum Bett der Knochenlamelle durchbohrt. Durch diesen Kanal wird der in den zentralen Sehnenstumpf eingeflochtene Draht von volar nach dorsal mit Hilfe einer vorher in den Knochenkanal eingezogenen Drahtschleife zum Nagel durchgezogen. Die freien Drahtenden werden dann straff über einen Knopf oder über dem freien Nagelrand geknüpft. Auf diese Weise findet das Sehnenende eine gute Fixierung in der gebildeten Knochenkerbe. Der über dem Fingernagel geknüpfte Draht wird nach 3 bis 4 Wochen durchschnitten und durch Zug am Ausziehdraht vorsichtig entfernt.

Versorgung durchtrennter Sehnen im Beugebereich

Beugesehnendurchtrennungen an einem dreigliedrigen Finger

Ausfallserscheinungen. Bei Durchtrennung der oberflächlichen und tiefen Beugesehne kann sowohl das Mittel- als auch das Endgelenk aktiv nicht gebeugt werden, während die Grundgelenke durch die Interossei beugbar bleiben.

Ist die oberflächliche Beugesehne allein durchtrennt, dann kann das Mittelgelenk zwar aktiv noch gebeugt werden, die Beugung erfolgt aber mit verminderter Kraft. Bei einer Durchtrennung der tiefen Beugesehne allein kann nur das Endglied aktiv nicht gebeugt werden, während das Mittelgelenk und Grundgelenk beugbar bleiben.

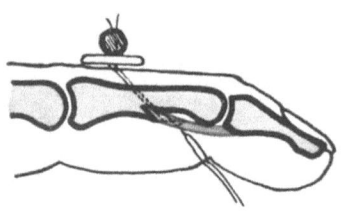

Abb. 86. Die Tenodese des Endgelenkes. Der periphere Sehnenstumpf ist mittels ausziehbarer Drahtnaht am Mittelglied verankert. Die Befestigung des Sehnenstumpfes erfolgt in der gleichen Weise wie die Reinsertion einer Sehne am Endglied; die Drahtnaht wird an der Streckseite des Mittelgliedes über einem Perlmutterknopf geknüpft

Die Durchtrennung beider Beugesehnen im Sehnenkanal der dreigliedrigen Finger. In diesem Bereich ist sowohl die primäre als auch die sekundäre Naht kontraindiziert. Wie wir auf S. 88 beschrieben haben, wird bei einer Durchtrennung der Sehne in diesem Gebiet am zweckmäßigsten nach Wundheilung eine freie Sehnenverpflanzung durchgeführt. Auf die unerläßlichen Vorbedingungen für die freie Sehnenverpflanzung wurde auf S. 159 eingegangen.

Isolierte Durchtrennung der oberflächlichen Beugesehne an einem dreigliedrigen Finger. Wenn nur die oberflächliche Sehne allein durchtrennt ist, bedarf es keiner Sehnennaht. Die Sehnenstümpfe werden etwas vorgezogen und gekürzt. Der zentrale Stumpf wird nur dann aufgesucht wenn angenommen werden muß, daß er stark verschmutzt ist. Der distale Stumpf soll zirka 10 mm lang sein. Bei zu langem Stumpf kommt es zu Verwachsungen mit dem Grundglied und es entsteht eine Beugekontraktur des Mittelgelenkes, ist der Stumpf zu kurz, gerät das Mittelgelenk in Überstreckung.

Isolierte Durchtrennung der tiefen Beugesehne an einem dreigliedrigen Finger. Wenn an einem dreigliedrigen Finger nur die tiefe Beugesehne allein durchtrennt ist, dann ist der funktionelle Ausfall meist so gering, daß er vernachlässigt werden kann.

In ausgewählten Fällen (glatte Wundverhältnisse) kann bei Durchtrennung am Endglied oder knapp proximal davon eine primäre Reinsertion durchgeführt werden. Bei einer Durchtrennung proximal der Mitte des Mittelgliedes ist sie jedoch nicht zweckmäßig, da dann nach einer Reinsertion meist eine Beugekontraktur des Fingers zustande kommt. Wir ziehen in solchen Fällen eine Tenodese des Endgliedes bei 160 Grad Beugung vor. Allerdings wird die Tenodese (Abb. 86) im allgemeinen erst nach der Wundheilung durchgeführt. Ausnahmsweise kann nach Wundheilung eine freie Sehnenverpflanzung als Ersatz für die tiefe Beugesehne in Frage kommen, allerdings ist hierfür eine große Übung notwendig, da auf keinen Fall die oberflächliche Sehne geopfert oder in ihrer Funktion geschädigt werden darf. Als Transplantat kommt in diesem Falle nur eine sehr dünne Sehne, am ehesten die des M. plantaris in Betracht, die neben der Achillessehne verläuft. Der gedeckte Riß der tiefen Beugesehne ist selten. Manchmal finden wir aber einen knöchernen Ausriß, in diesen Fällen läßt sich eine Drahtnaht in Form einer Reinsertion leicht durchführen (siehe S. 93 und Abb. 85).

Durchtrennung der Beugesehnen in der Hohlhand

Hier erfolgt die Verlängerung der Wunde längs der queren Hohlhandfalten am besten bogenförmig. Das Aufsuchen der proximalen Stümpfe der oberflächlichen Beugesehnen gelingt jedoch manchmal nicht mehr von der Hohlhand aus, sodaß ein Querschnitt proximal vom Handgelenk notwendig wird. Die tiefen Beuger ziehen sich gewöhnlich weniger weit zurück und können leichter gefunden werden. Die peripheren Stümpfe sind einfacher zu finden und erscheinen meist nach passiver Beugung der Finger in der Wunde. Bei glatten Wundverhältnissen nähen wir in der Hohlhand die Sehnen primär (Abb. 87). Auch gleichzeitig durchtrennte Nerven müssen sofort genäht werden. Bei einer Durchtrennung beider Beugesehnen in der Hohlhand wird in der Mehrzahl der Fälle nur die tiefe Sehne allein genäht. Der periphere Stumpf der oberflächlichen Sehne wird entweder vorgezogen und gekürzt oder bis zum Mittelgelenk der Finger entfernt. Hierzu wird von einem seitlichen Schnitt am Fingergrund- und Mittelglied der Sehnenscheidenkanal eröffnet, die beiden Schenkel der oberflächlichen Sehne knapp proximal des Mittelgelenkes abgetrennt und dann nach Spaltung des Chiasmas der Stumpf der oberflächlichen Sehne von der

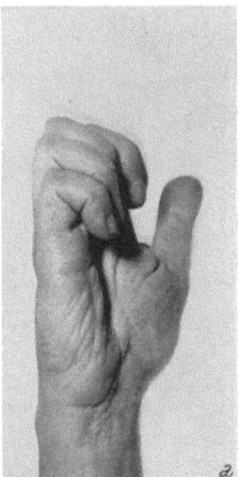
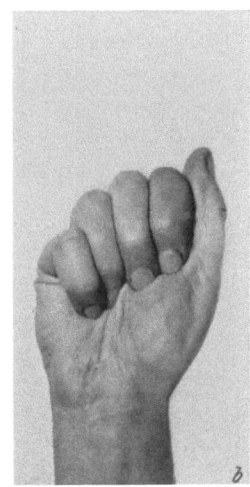
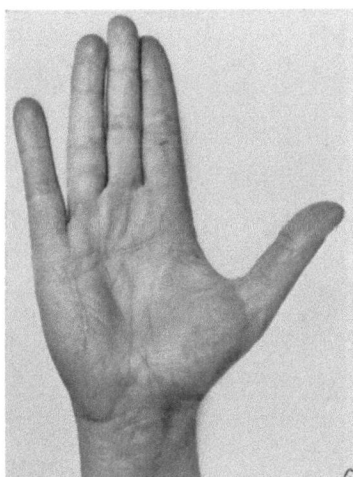

Abb. 87 a bis c. Volle Funktion nach primärer Naht beider Beugesehnen für den 3. Finger in der Hohlhand und primäre Naht der Hohlhandnerven für den 2. bis 4. Finger bei einer jetzt 40jährigen Stenotypistin. a Mittel- und Endgelenk des 3. Fingers können voll gebeugt werden. b Voller Faustschluß. c Alle Finger sind frei streckbar, die Narbe in der queren Hohlhandfalte kaum noch zu erkennen. Das Gefühl ist wieder normal

Hohlhand aus entfernt. Die Abtrennung der oberflächlichen Sehne darf nicht peripher des Mittelgelenkes erfolgen, da sonst eine Überstreckung des Gelenkes entstehen kann.

Nur in den seltenen Fällen, wo die oberflächliche und die tiefe Sehne in ungleicher Höhe der Hohlhand durchtrennt sind, können beide Sehnen genäht werden. Dabei suchen wir die Nahtstelle der tiefen Sehne mit dem M. lumbricalis zu decken, um ein Verwachsen der Nahtstelle mit der oberflächlichen Sehne zu vermeiden.

Die Vereinigung der Sehne erfolgt mittels versenkter Drahtnaht ohne zusätzliche Entspannung.

Durchtrennung der langen Beugesehne am Daumen

Ausfallserscheinungen. Nach Durchtrennung der langen Daumenbeugesehne kann das Endglied aktiv nicht mehr gebeugt werden und gerät in manchen Fällen in Überstreckung.

Die Durchtrennung der langen Daumenbeugesehne peripher der Mitte des Grundgliedes kann bei glatten Wundverhältnissen primär durch die Reinsertion der Sehne am Endglied behan-

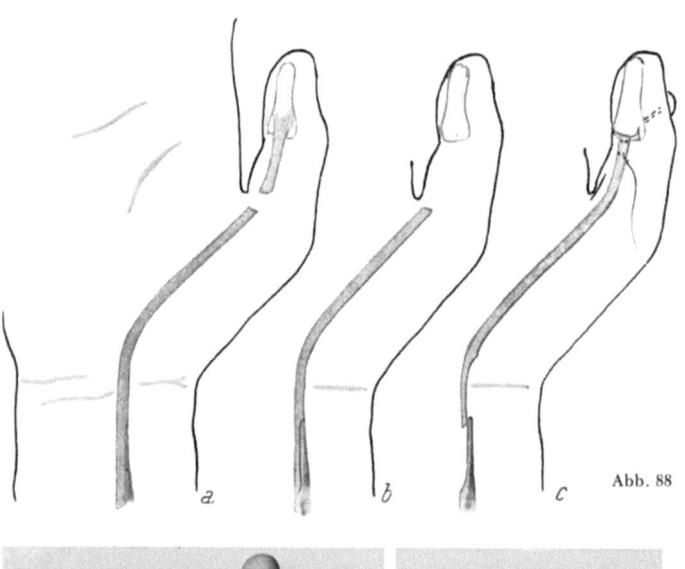

Abb. 88

delt werden. Auch die sekundäre Reinsertion ergibt bei diesen Verletzungen meist gute Ergebnisse, da der proximale Sehnenstumpf in der Regel nur bis zum Grundgelenk zurückschlüpft.

Bei einer Durchtrennung des langen Daumenbeugers im „Niemandsland" über dem Grundgelenk kommt die direkte Naht selbst bei glatten Wundverhältnissen nicht in Frage. Man kann aber die Naht über dem Grundgelenk dadurch umgehen, daß der periphere Sehnenstumpf entfernt wird, die lange Daumenbeugesehne proximal vom Handgelenk Z-förmig verlängert wird und dann der proximale Stumpf bis zum Endglied vorgezogen und hier reinseriert wird (Abb. 88, 89).

Diese einfache Plastik kann bei ungünstigen Wundverhältnissen nicht durchgeführt werden. In einem solchen Falle wird sekundär eine freie Sehnenverpflanzung vorgenommen, wobei das Transplantat vom Endglied des Daumens bis proximal vom Handgelenk reichen muß.

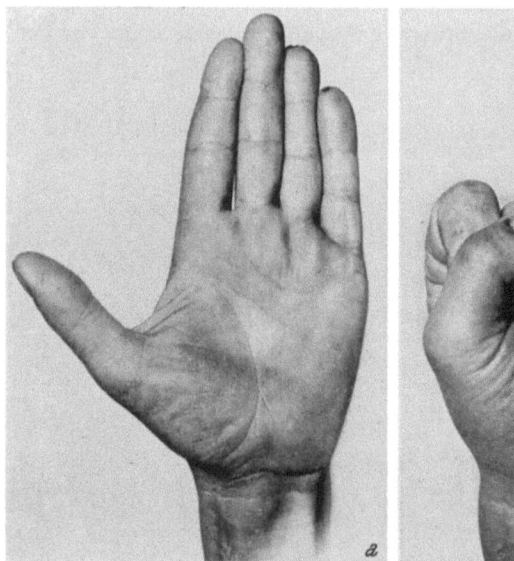
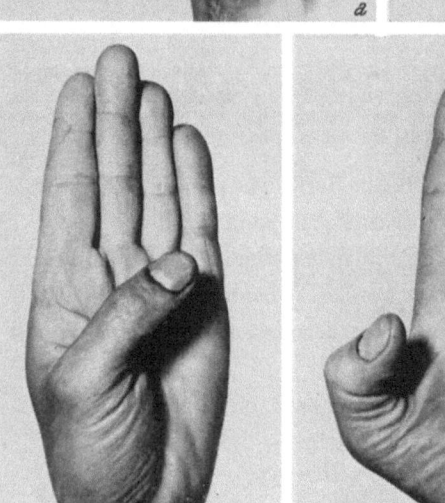
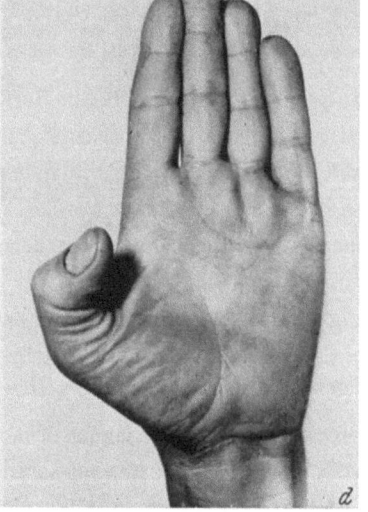

Abb. 89 a bis d

Abb. 88 a bis c. Reinsertion und Z-förmige Verlängerung bei Durchtrennung der langen Daumenbeugesehne im „Niemandsland". a Durchtrennung der langen Daumenbeugesehne in der Höhe des Grundgelenkes. b Entfernung des peripheren Sehnenstumpfes. Z-förmige Durchtrennung der Sehne proximal des Handgelenkes. c Reinsertion der vorgezogenen Sehne am Endglied mittels ausziehbarer Drahtnaht. Direkte versenkte Naht im Bereich der Z-förmigen Verlängerung

Abb. 89 a bis d. Funktionelles Ergebnis nach primärer Z-förmiger Verlängerung der langen Daumenbeugesehne und Reinsertion am Endglied bei einer Durchtrennung der Sehne über dem Grundgelenk. a Der Daumen ist voll streckbar, b voller Faustschluß, c Opposition des Daumens, d Daumengrund- und Endgelenk sind frei beugbar

Bei einer Durchtrennung des langen Daumenbeugers in der Hohlhand wird im allgemeinen eine primär versenkte Drahtnaht nach BUNNELL durchzuführen sein.

Bei einer Durchtrennung des langen Daumenbeugers innerhalb des Handgelenkes wird primär oder auch sekundär sich im allgemeinen die direkte Naht durchführen lassen (versenkte Drahtnaht nach BUNNELL.

Durchtrennung der Beugesehnen oberhalb des Handgelenkes (Abb. 90)

Zum Aufsuchen der Sehnenstümpfe muß die meist quere Wunde oft bogenförmig nach proximal und distal erweitert werden. Die Sehnen der oberflächlichen Beuger haben im Bereich des Karpalkanals und proximal davon eine typische Anordnung. Im Karpalkanal liegt die ober-

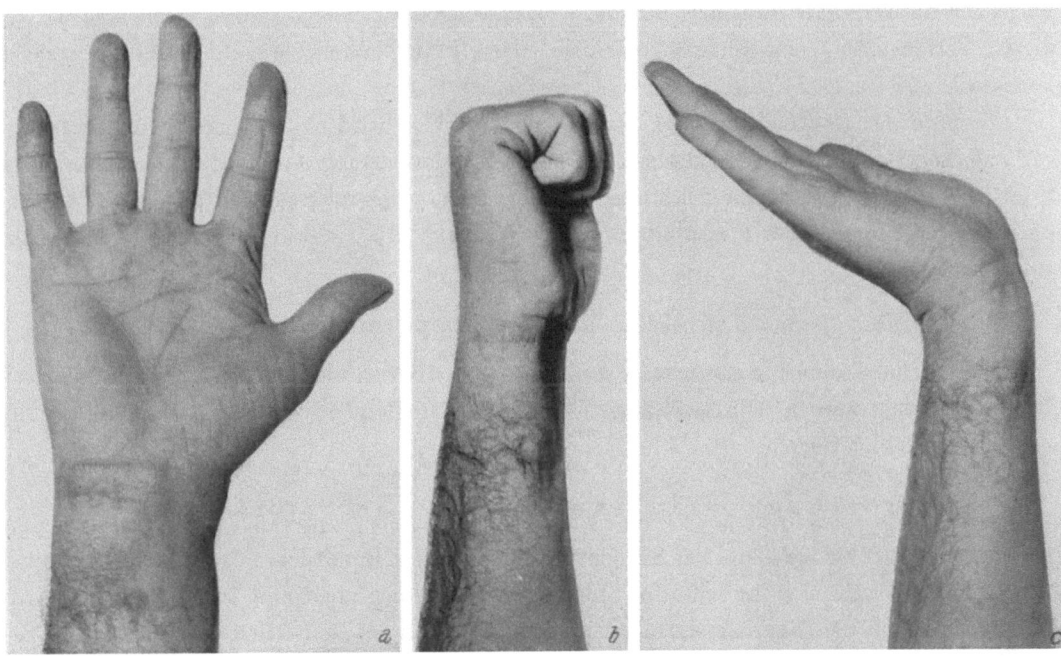

Abb. 90 a bis c. Funktionelles Ergebnis nach Durchtrennung beider Beugesehnen des 3., 4. und 5. Fingers in der Höhe des Handgelenkes. Alle Sehnen wurden primär genäht. a Finger und Handgelenk sind frei streckbar. b Voller Faustschluß. c Freie Dorsalflexion des Handgelenkes

flächliche Sehne des 3. Fingers volar vor der des zweiten und ulnar von diesen beiden Sehnen liegt die Sehne des 4. Fingers volar vor der des fünften (siehe Abb. 13). Die Sehnen der tiefen Beuger erkennt man daran, daß ihre Muskelbäuche weiter nach distal reichen.

Bei diesen Verletzungen sind oft einer oder beide Unterarmnerven durchtrennt. Ihre primäre Versorgung ist von besonderer Wichtigkeit.

Bei Schnittwunden oberhalb des Handgelenkes werden wir die primäre Nahtvereinigung der verletzten Gebilde immer anstreben, da sich die Sehnenstümpfe meist weit zurückziehen und die Muskeln nach kurzer Zeit schon so weit geschrumpft sind, daß eine direkte Sekundärnaht immer schwieriger, ja oft unmöglich werden kann. Die primäre Sehnennaht gibt hier weit bessere Resultate als die sekundäre.

Da ein Finger auch dann vollkommen gebeugt werden kann, wenn nur die tiefe Sehne allein vorhanden ist, werden wir uns in vielen Fällen mit der Nahtvereinigung der tiefen Sehnen allein begnügen. Diese Entscheidung machen wir von folgenden Umständen abhängig:

Sind beide Beugesehnen innerhalb des Karpalkanals durchtrennt oder die Wundverhältnisse ungünstig, oder sind neben den Sehnen auch noch der N. medianus, ulnaris oder gar beide

Nerven durchtrennt, dann nähen wir nur die tiefe Sehne allein. Die peripheren Stümpfe der oberflächlichen Sehne werden in diesem Falle vorgezogen und gekürzt. Um die Kraft der Fingerbeugung zu verstärken, werden bei günstigen Wundverhältnissen die proximalen Stümpfe der oberflächlichen Sehne auf die der tiefen Beuger oberhalb der Nahtstelle verpflanzt.

Bei einer Durchtrennung der Sehnen in ungleicher Höhe und bei einwandfreien Wundverhältnissen nähen wir sowohl die oberflächliche als auch die tiefe Beugesehne, besonders in den Fällen, in denen nicht alle Beugesehnen durchtrennt sind, sodaß nicht allzuviele Nahtstellen in ein kleines Gebiet fallen. Wenn jedoch nur die oberflächlichen Sehnen allein durchtrennt sind, so wird man diese nur bei glatten Wundverhältnissen nähen.

Die Vereinigung der Sehnenstümpfe erfolgt auf möglichst einfache Weise. Meist wird man mit einer hinterstochenen Doppelrechtwinkelnaht auskommen. Bei etwas stärkerer Spannung ist jedoch die versenkte Naht nach BUNNELL vorzuziehen. Seit einigen Jahren verwenden wir bei diesen Verletzungen keine Entspannungsnaht, da wir auch ohne sie gute Resultate erzielen konnten.

Fixation der Beugesehnennähte. Nach Wundverschluß wird ein elastischer Kompressionsverband angelegt und das Handgelenk in leichter Volarbeugung mittels dorsaler Gipsschiene fixiert. Bei glattem Wundverlauf beginnen die Verletzten schon nach einigen Tagen mit vorsichtigen aktiven Übungen der Fingermittel- und Endgelenke. Die Fixierung wird jedoch 3 Wochen aufrechterhalten.

Durchtrennung der Sehne des Flexor carpi radialis oder ulnaris

Diese Sehnen können meist primär genäht werden. Hierbei muß allerdings das Handgelenk oft stark gebeugt werden. Von besonderer Wichtigkeit ist die gleichzeitige primäre Versorgung etwa durchtrennter Nerven.

Versorgung durchtrennter Sehnen im Streckbereich

Ist eine Strecksehne distal der Sehnenverbindungen des Handrückens (Junctura tendinum) durchtrennt, so zieht sich ihr zentraler Stumpf im allgemeinen nicht weit zurück, weil er durch die Juncturae mit den Nachbarsehnen verbunden ist und an der Retraktion verhindert wird. Bei Strecksehnendurchtrennungen des Daumens hingegen ist der zentrale Stumpf bei kleinen Querschnittsverletzungen häufig von der Wunde aus nicht ohne Erweiterung der Wunde oder gar zusätzliche Querschnitte über der Sehne oberhalb am Vorderarm zu finden.

Die Schnittführung strebt auch auf dem Handrücken die quere Richtung an, ebenso am Unterarm. Quere Wunden auf der Fingerstreckseite werden vorteilhaft Z-förmig erweitert, seitlich der Finger erfolgt die Wundererweiterung nach distal und proximal wie bei Verletzungen auf der Beugeseite.

Fällt eine Sehnennaht in den Bereich der Sehnenscheide im Sehnenkanal über dem Handgelenk, so ist die Sehnenscheide und Faszie im Nahtbereich zu entfernen oder wenigstens weit genug offen zu lassen.

Die Strecksehnen der Finger sind flacher und breiter als die Beugesehnen. Ihre Naht muß sehr sorgfältig ausgeführt werden, am besten mit versenkter Naht (BUNNELL), da das paratendinöse Gleitgewebe des Hand- und Fingerrückens zwar locker, aber nicht reichlich vorhanden ist, sodaß es leicht zu Narbenbildungen der Nahtstelle mit der Haut oder mit der Hand- und Fingerfaszie kommt.

Daß die Resultate nach Strecksehnenverletzungen im allgemeinen als besser bezeichnet werden als die nach Beugesehnendurchtrennungen, liegt daran, daß zum notwendigen kraftvollen Faustschluß die Funktion einer Beugesehne optimal sein muß, während zum Öffnen der Finger meist keine so große Kraft übertragen zu werden braucht und außerdem die volle Fingerstreckung für die Gebrauchshand nicht so wichtig ist wie die vollständige Beugefähigkeit. Hinzu kommt, daß der Gleitweg einer Beugesehne beim Öffnen und Schließen der Hand größer ist als der einer Strecksehne, so daß Verwachsungen oder Narben der Nahtstelle mit ihrer Umgebung sich bei Beugesehnenverletzungen sichtbarer auswirken als bei Strecksehnen.

Durchtrennung der Strecksehnen am Daumen

Die lange Daumenstrecksehne setzt am Endglied des Daumens an. Nach ihrer Durchtrennung hängt das Endglied nach der Beugeseite und kann aktiv nicht mehr gestreckt werden.

Die Sehne des kurzen Daumenstreckers setzt dorsal-radial an der Basis des Grundgliedes an. Nach ihrer Durchtrennung ist bei erhaltener langer Daumenstrecksehne eine Streckung des Grundgliedes, wenn auch mit verminderter Kraft, möglich.

Bei Durchtrennung beider Daumenstrecksehnen hängen End- und Grundglied nach der Beugeseite.

Die Sehne des Abductor pollicis setzt an der Basis des 1. Mittelhandknochens an. Nach ihrer Durchtrennung steht der Daumen in Adduktion und kann nicht mehr abduziert werden. Der Abductor pollicis ist von besonderer Wichtigkeit für die Feststellung des Sattelgelenkes. Ist er ausgefallen, dann knickt beim Schlüsselgriff der 1. Mittelhandknochen im Sattelgelenk nach der Hohlhand zu ein und das Grundgelenk des Daumens gerät in Überstreckung.

Frische Sehnendurchtrennungen im Strecksehnenbereich des Daumens. *Betäubung.* Zur Versorgung einer frischen Durchtrennung des langen Daumenstreckers proximal des Grundgelenkes ist meist eine Allgemeinbetäubung oder Plexusanästhesie notwendig, während bei Durchtrennung peripher des Grundgelenkes oder bei einer Durchtrennung der übrigen Sehnen die örtliche Betäubung meist ausreicht.

S c h n i t t f ü h r u n g u n d A u f s u c h e n d e r S e h n e n s t ü m p f e. Bei Durchtrennung der langen Daumenstrecksehne am Handrücken kann manchmal der zentrale Stumpf von der Wunde aus noch erreicht werden. Bei notwendiger Wundvergrößerung ist auf die subkutan verlaufenden Äste des N. radialis zu achten, die nicht durchtrennt werden dürfen. Meist ist der zentrale Sehnenstumpf jedoch bis zum Vorderarm zurückgeschlüpft und muß dann von einem Querschnitt proximal vom Handgelenk aufgesucht werden. Die Sehne liegt hier ulnar und volar der Sehnen des gemeinsamen Fingerstreckers. Nach Anschlingen des Sehnenstumpfes mit einer dünnen Seidennaht wird er mittels einer dünnen Ösensonde durch den Sehnenkanal zum Handrücken durchgeleitet.

Auch durchtrennte Sehnenenden des Abductor pollicis und Extensor pollicis brevis sind meist etwas zurückgeschlüpft. Nach Z-förmiger Erweiterung der Wunde und Spaltung des Sehnenkanals über dem Speichengriffel werden sie meist leicht aufgefunden.

S e h n e n n a h t. Bei Durchtrennung der langen Daumenstrecksehne über dem Grundgelenk und peripher davon genügt die Achternaht oder eine versenkte Drahtnaht. Eine Durchtrennung proximal davon wird mit versenkter Drahtnaht nach BUNNELL versorgt, ebenso eine Durchtrennung der Sehne des Abductor pollicis. Hingegen können die Stümpfe des kurzen Daumenstreckers durch eine Doppelrechtwinkelnaht zuverlässig vereinigt werden. Bei nicht vollständiger Entspannung der Muskeln kann die Ausführung einer Sehnennaht dadurch erleichtert werden, daß nach Vorziehen der zentrale Sehnenstumpf mit einer Injektionsnadel durchstochen und so an der Umgebung vorübergehend fixiert wird. Durchtrennungen der langen Daumenstrecksehne mit einem Defekt und gedeckte Risse werden entweder mit einem freien Transplantat überbrückt oder es wird die Indicis-Propriussehne auf den peripheren Stumpf verpflanzt (siehe S. 155 und Abb. 137 d).

Die anschließende Ruhigstellung erfolgt mit dorsaler Gipsschiene und Fingerschiene für den Daumen bei Abduktion und Streckstellung desselben 3 Wochen lang.

Durchtrennung der Streckaponeurose an den Fingern

Diese Verletzung ist oft geschlossen, wobei die Strecksehne weit häufiger über dem Endgelenk als über dem Mittelgelenk reißt. Risse über dem Grundgelenk sind hingegen sehr selten.

Der gedeckte Riß der Streckaponeurose über dem Grundgelenk. Durch eine plötzliche Gewalteinwirkung auf das gebeugte Grundglied des Fingers kann ein Längsriß in der Streckaponeurose entstehen (zwischen Strecksehne und Interosseussehne entsprechend der Abb. 106b). Die Strecksehne rutscht dann seitlich über das Grundgelenk des Fingers ab und der Finger kann nicht mehr voll gestreckt werden.

Behandlung. Frische Risse werden durch eine fortlaufende entfernbare Drahtnaht oder durch dünnste Seidenknopfnähte versorgt. Bei veralteten Rissen muß die reponierte Sehne durch eine Faszienschlinge gefaßt und am Abgleiten gehindert werden.

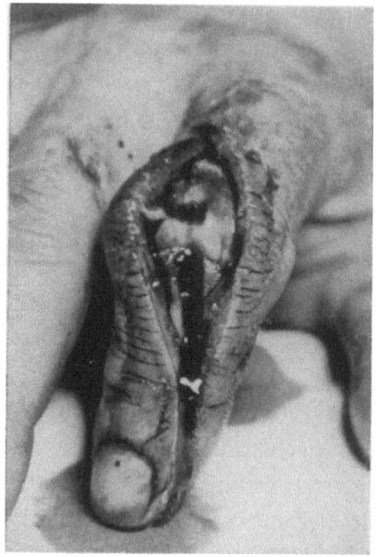

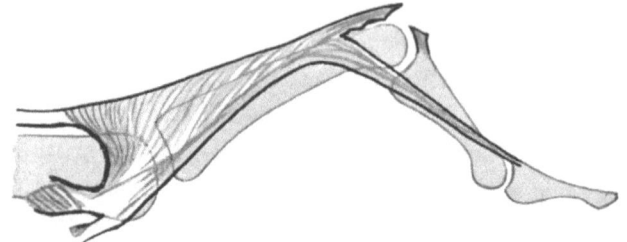

Abb. 92. Schematische Darstellung eines Risses der Strecksehne über dem Mittelgelenk eines dreigliedrigen Fingers. Die seitlichen Faserzüge der Streckaponeurose gleiten dabei nach volar, wodurch das Endgelenk in Überstreckung gehalten wird, die aktive Mittelgelenksstreckung ist nicht mehr möglich (Knopflochmechanismus). Bei Fixation des Mittelgelenkes in Streckstellung kann das Endgelenk aktiv gestreckt werden, ist die ganze Streckaponeurose durchtrennt, so ist auch dann eine aktive Endgelenksstreckung nicht möglich. Versorgung: bei frischen Fällen zunächst konservative Behandlung, später ausziehbare Achternaht oder quere ausziehbare fortlaufende Drahtnaht

Abb. 91. Offene Längsdurchtrennung der Streckaponeurose über dem Mittelgelenk des Zeigefingers

Der gedeckte Riß der Streckaponeurose über dem Mittelgelenk. Reißt der mittlere Anteil der Streckaponeurose, also die lange Strecksehne über dem Mittelgelenk, dann können die beiden seitlichen Zügel der Streckaponeurose, also die gemeinsame Sehne der Lumbricales und Interossei bei Beugung des Mittelgelenkes seitlich abgleiten. Die Rolle des Grundgliedes schlüpft dabei wie durch ein Knopfloch nach dorsal und wird von den beiden seitlichen Zügeln umfaßt. Diese Verletzung ist häufig auch offen (Abb. 91).

Bei frischen Fällen ist der Finger im Mittelgelenk stark gebeugt und kann aktiv nicht mehr gestreckt werden. Beim Versuch der Streckung gerät er in immer stärkere Beugung. Bei passiver Streckung des Mittelgelenkes rutschen die beiden Sehnenzügel wieder nach dorsal und der Finger kann nun für kurze Zeit in Streckstellung gehalten werden. Diese Verletzung wurde schon von Schloffer beschrieben. Bei älteren Fällen ist das Mittelgelenk meist weniger stark gebeugt, dafür wird im Gegensatz zu den frischen Fällen das Endgelenk durch Anspannung der beiden seitlichen Zügel in Überstreckung gebracht (Abb. 92).

Behandlung. Primär und in den ersten Tagen nach der Verletzung wird der Finger mit dorsaler Gipsschiene und volarer Fingerschiene in Streckstellung ruhig gestellt. Sobald aber eine Vernarbung der meist ausgefransten Sehnenanteile eingetreten ist (meist nach 2 bis 3 Wochen) wird operativ vorgegangen. Der Riß der langen Strecksehne wird freigelegt und nach spärlichem Anfrischen der Sehnenenden, werden diese mit Achternaht oder besser noch mit einer queren fortlaufenden Drahtnaht vereinigt, die beiderseits an der Haut herausgeleitet und über

Schrotkörner gespannt wird. Anschließende Ruhigstellung des Fingers mit dorsaler Gipsschiene und Fingerschiene für 4 Wochen.

Behandlung der offenen Durchtrennungen der Strecksehne über den Mittelgelenken. Eine frische, offene quere Durchtrennung der Streckaponeurose oder der Strecksehne über dem Grundglied oder Mittelgelenk wird mit ausziehbaren Achternähten versorgt. Bei einer Längsdurchtrennung werden die beiden seitlichen Zügel durch dünnste Seidenknopfnähte vereint.

Bei frischen offenen Durchtrennungen besteht jedoch häufig ein Haut- und Sehnendefekt. Die Sehnennaht ist dann unmöglich, der Hautdefekt wird am besten mit REVERDIN-Läppchen gedeckt. In manchen Fällen wird man die primäre Arthrodese des Mittelgelenkes in Erwägung ziehen. Bei veralteten Defekten der Streckaponeurose über dem Grundglied oder Mittelgelenk ist eine gekreuzte Sehnenplastik nach FOWLER (siehe S. 157) angezeigt, falls nicht zu ausgedehnte Narben vorhanden sind.

Behandlung des subkutanen Risses der Strecksehne über dem Endgelenk. Für die genaue Diagnose der subkutanen Verletzungen des Streckapparates der Finger im Bereich des Endgelenkes und damit für die Indikationsstellung zur Behandlung ist eine Röntgenaufnahme unerläßlich. Erst die Röntgenuntersuchung ermöglicht uns die Entscheidung, ob eine Strecksehne mit oder ohne Knochenbeteiligung gerissen ist. Von den letzteren Verletzungen müssen wir grundsätzlich die Überstreckungsbrüche im Bereich des Endgliedes unterscheiden, da auch bei diesen Verletzungen das Endglied in Beugestellung steht und klinisch das Bild eines Strecksehnenabrisses macht (Abb. 93). Sie verlangen eine andere Behandlung.

Bei den Überstreckungsbrüchen des Endgliedes ist im Gegensatz zu den Strecksehnenabrissen mit Knochenbeteiligung meist ein größerer Anteil der Basis des Endgliedes (ein Drittel bis die Hälfte der Gelenksfläche einnehmend) abgebrochen. Außerdem findet man oft dabei eine Subluxation des Endgliedes nach volar. Diese Verrenkungsbrüche entstehen durch Überstreckung, die Strecksehnenabrisse durch Beugung.

Die Behandlung dieser an sich einfachen Verletzungen bereitet aber doch Schwierigkeiten. Für die frischen Verletzungen, das sind jene, die in den ersten 3 bis 4 Tagen in Behandlung kommen, ist die konservative Behandlung mit einer Gipshülse angezeigt, falls die Verletzten nicht über 50 Jahre alt sind. Denn aus Nachuntersuchungen von KRÖSEL aus dem Unfallkrankenhaus Wien wissen wir, daß auch unbehandelte Strecksehnenausrisse im allgemeinen keine beruflichen Störungen nach sich ziehen. Man wird daher die Behandlung meist nur für jüngere Verletzte und für Verletzte mit besonderen Berufen (Musiker, Stenotypistinnen) empfehlen.

Die Art der Fixation für subkutane Strecksehnenabrisse ist noch nicht endgültig entschieden.

Bis 1944 haben wir im Unfallkrankenhaus Wien den verletzten Finger in Streckstellung des Mittelgelenkes und Überstreckung des Endgelenkes fixiert. Diese Behandlung erwies sich als unzureichend, da bei Streckstellung des Mittelgelenkes die Entspannung der Streckaponeurose nicht völlig eintritt.

Nach 1944 wurde daher die Fixation bei Beugung des Mittelgelenkes von 60 bis 70 Grad und Überstreckung des Endgliedes gemacht.

In den letzten Jahren haben wir nun die Verbandanordnung nach MOMMSEN verwendet. Dabei ist nicht nur das Mittelgelenk, sondern auch das Grundgelenk gebeugt, sodaß die Streckaponeurose völlig entspannt ist. Nach Überführen des Endgliedes in Überstreckung können sich die beiden Sehnenstümpfe gut aneinander lagern.

Der Verband wird in folgender Weise gemacht:

Zunächst wird eine dorsale Gipsschiene vom Ellbogen bis zu den Zwischenfingerfalten reichend angelegt. Dann wird eine kleine Gipsschiene mehrfach zu einem Gipsklotz zusammengelegt und in der Hohlhand so angebracht, daß der verletzte Finger bei Beugung im Grund- und Mittelgelenk und Überstreckung im Endgelenk auf diesen Gipsklotz gelagert werden kann. Die Befestigung des Fingers und des Gipsklotzes erfolgt mit zwei Heftpflasterstreifen (Abb. 94).

Die Dauer der Fixation beträgt bei Strecksehnenrissen mit Knochenbeteiligung 4 Wochen, bei solchen ohne Knochenbeteiligung 6 Wochen. Es ist wichtig, den Verband wöchentlich zu kontrollieren und im Bedarfsfalle zu erneuern. Nach der Verbandabnahme soll zunächst noch *nicht* mit aktiven Beugeübungen begonnen werden, sondern 14 Tage lang noch der Finger während der Nacht auf einem Zungenspatel oder einer Fingerschiene fixiert werden.

Bei den Abscherungsbrüchen an der Basis des Endgliedes gelingt die Einrichtung nicht durch Überstreckung des Endgliedes, sondern bei Beugung desselben. Durch die Überstreckung würde eine etwa bestehende Subluxation nur noch vermehrt werden (siehe Abb. 93 c).

Derartige Abscherungsbrüche werden also bei leichter Beugestellung des Endgliedes durch Druck auf die Basis des Endgliedes von der Beugeseite her und durch Gegendruck auf das Köpfchen des Mittelgliedes von der Streckseite her eingerichtet und in einer Beugung von 10 Grad 4 Wochen lang mit einer Gipshülse fixiert.

Bei älteren Verletzungen (nach 6 Tagen) kann unter Berücksichtigung von Alter und Beruf der Verletzten operativ nach BUNNELL vorgegangen werden, am günstigsten zirka nach 3 Wochen.

Hautschnitt an der Streckseite des Endgelenkes in der Gelenksfalte mit Z-förmiger Verlängerung nach beiden Seiten. Die Sehnenenden werden freigelegt, das zwischengelagerte Narbengewebe wird nur so weit entfernt, daß nach Überführung des Gelenkes in Streckstellung die Sehnenstümpfe leicht aneinandergebracht werden können. In das proximale Sehnenende wird in 1 cm Entfernung von der Schnittfläche aus ein ausziehbarer Draht eingeflochten, die freien Drahtenden dann längs durch das distale Sehenende durchgeführt und knapp proximal des Nagelfalzes herausgeleitet. Nach Überführung des Gelenkes in Überstreckung wird der Draht über dem freien Nagelrand geknüpft (Abb. 95 a, 96).

Wenn gleichzeitig die Sehne mit einem Knochenstück vom Endglied ausgerissen und die Verletzung 3 Wochen alt oder älter ist, dann ist die Behandlung schwieriger. Das Narbengewebe zwischen den beiden Bruchstücken muß entfernt werden. In der vorher beschriebenen Weise wird ein ausziehbarer Draht durch die Sehne geflochten, dieser dann durch einen Bohrkanal durch das Endglied durchgezogen und an der Fingerbeere über einen Knopf geknüpft (Abb. 95 b).

Die Fixation erfolgt mit dorsaler Gipsschiene und Fingerschiene bei Streckstellung des Fingers 4 bis 5 Wochen lang.

Frische Durchtrennung der Strecksehnen des 2. bis 5. Fingers am Handrücken

Bei Durchtrennung der Strecksehne peripher der Junctura tendinum kann das Grundgelenk aktiv nicht gestreckt werden. Bei einer Durchtrennung proximal davon ist eine Streckung des Grundgelenkes bis 150 Grad meist möglich, ja in manchen Fällen besteht überhaupt kein Ausfall, da die Sehne eines benachbarten Fingers kompensatorisch einspringt.

Behandlung. Die Sehnenstümpfe können meist von der Wunde aus leicht gefunden werden. Da keine stärkere Spannung besteht, ist eine einfache Achternaht ausreichend. Besteht ein Defekt der Strecksehne des 3. und 4. Fingers, so kann unter Umständen die Sehne des Indicis proprius zur Überbrückung verwendet werden. Bei einer Durchtrennung der Strecksehnen im Sehnenkanal über dem Handgelenk soll nach der Naht der Sehnenkanal gespalten werden, um der genähten Sehne genügend Raum zu gewähren. Sehnendurchtrennungen proximal vom Handgelenk werden entweder mit einer Doppel-Rechtwinkelnaht oder mit einer versenkten Naht nach BUNNELL versorgt. Die Ruhigstellung erfolgt mit dorsaler Gipsschiene und Fingerschiene bei Dorsalflexion im Hand- und Fingergrundgelenk für 3 Wochen. Besteht ein Defekt einer einzelnen Sehne am Handrücken oder am Vorderarm, so wird der zentrale und der periphere Stumpf mit der Nachbarsehne gekoppelt. Besteht ein Defekt an mehreren Sehnen, so werden die Defekte sekundär durch freie Transplantate überbrückt, nachdem primär der Hautdefekt, meist durch einen gestielten Lappen, plastisch ersetzt wurde.

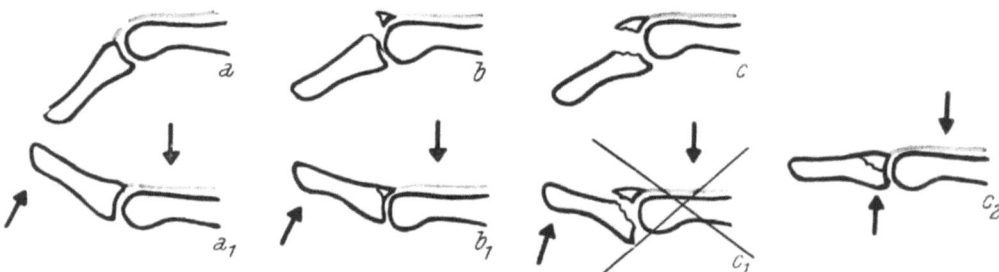

Abb. 93 a bis c. a Subkutaner Riß der Strecksehne über dem Endgelenk eines dreigliedrigen Fingers. Das Endgelenk steht in Beugestellung und kann aktiv nicht gestreckt werden. a_1 Adaption der Sehne durch Überstreckung des Endgelenkes. Fixation bei überstrecktem Endgelenk mittels Cellonahülse bei rechtwinkelig gebeugtem Mittelgelenk oder mittels der Verbandanordnung nach Mommsen. Fixationsdauer 6 Wochen. b Knöcherner Ausriß der Strecksehne am Endglied eines dreigliedrigen Fingers. Das Endgelenk steht in Beugestellung und kann aktiv nicht gestreckt werden. b_1 Adaption des Bruchstückes durch Überstreckung des Endgelenkes. Fixation bei Überstreckung des Endgelenkes mittels Cellonhülse bei rechtwinkelig gebeugtem Mittelgelenk. Fixationsdauer 4 Wochen. c Überstreckungsbruch an der Basis des Endgliedes eines dreigliedrigen Fingers. Das Endgelenk steht in Beugestellung und kann aktiv nicht gestreckt werden. c_1 Bei Überstreckung des Endgelenkes kommt es zur Subluxation des Endgliedes nach volar, es wird dadurch der Verletzungsmechanismus nachgeahmt. c_2 Einrichtung durch Druck auf die Endgliedbasis von volar und Gegendruck auf die Rolle des Mittelgliedes von dorsal bei gestrecktem Endgelenk. Fixation mittels Cellonhülse bei gestrecktem Endgelenk. Fixationsdauer 4 Wochen. Auch im Bereiche des Daumenendgelenkes finden wir die gleichen Verletzungen, sie sind jedoch wesentlich seltener. (Aus L. Böhler: Die Technik der Knochenbruchbehandlung, 9.—11. Auflage, Wien: W. Maudrich, 1951)

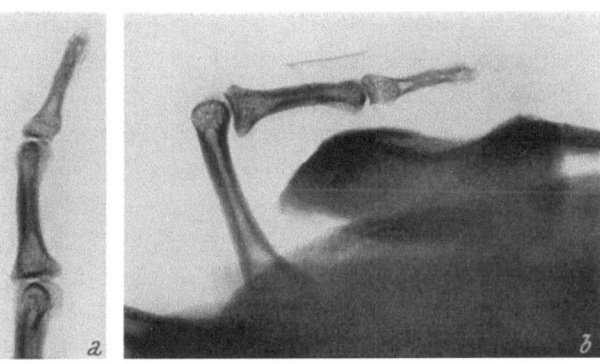
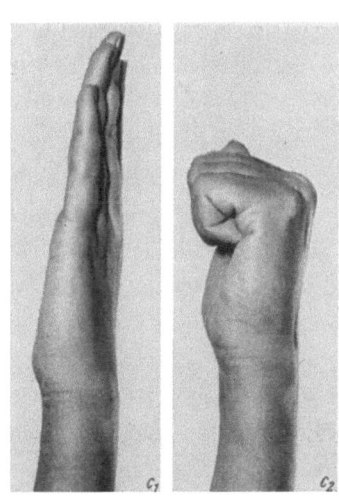

Abb. 94 a bis c. a Frischer, subkutaner Riß der Strecksehne über dem Endgelenk des 5. Fingers. b Röntgenkontrolle nach Anlegung eines Gipsverbandes nach Mommsen. Grund- und Mittelgelenk sind gebeugt, das Endgelenk ist überstreckt. c_1 und c_2 Funktionelles Ergebnis nach 4 Monaten

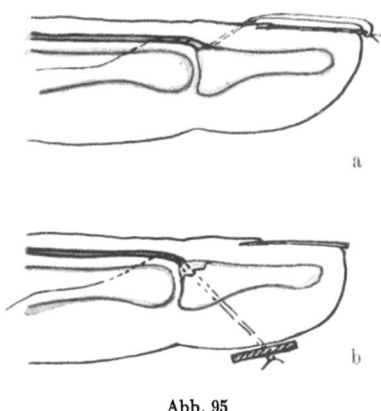

Abb. 95

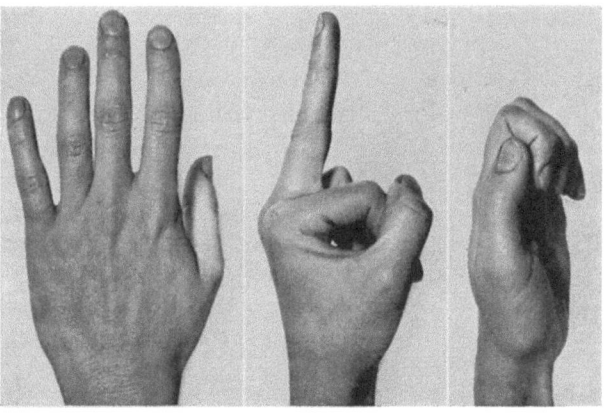

Abb. 96

Abb. 95 a und b. a Nach Bunnell operativ versorgter Strecksehnenriß über dem Endgelenk. Die ausziehbare Drahtnaht ist durch das periphere Ende des zentralen Sehnenstumpfes geflochten, der Länge nach durch den peripheren Sehnenstumpf geleitet und über dem freien Nagelrand geknüpft. b Nach Bunnell operativ versorgter knöcherner Strecksehnenausriß am Endglied. Die ausziehbare Drahtnaht ist in der gleichen Weise wie bei a durch das periphere Ende des zentralen Sehnenstumpfes geflochten, wird aber dann in einem Bohrkanal schräg durch das Endglied geführt und über einem Perlmutterknopf an der Fingerbeere geknüpft

Abb. 96. Funktionelles Ergebnis nach operativ versorgtem Riß der Strecksehne über dem Endgelenk des 3. Fingers

Frische, gleichzeitige Durchtrennung von Beuge- und Strecksehnen

Behandlung. Sind an der Hand oder an den Fingern Beuge- und Strecksehnen gleichzeitig durchtrennt, so wird nur selten und nur ausnahmsweise die primäre Naht der durchtrennten Sehnen in Frage kommen.

Es ist viel zweckmäßiger, auf eine primäre Sehnennaht zu verzichten, oder zumindest nur die technisch einfachere Naht der Strecksehnen durchzuführen, und die Versorgung der Beugesehnendurchtrennung sekundär, nach Wundheilung und nach einer entsprechenden Übungsbehandlung nachzuholen. Bestehen aber Sehnendefekte, so soll auf alle Fälle von einer primären Versorgung der Sehnenverletzung Abstand genommen werden.

Nachbehandlung und Fixation von Sehnennähten

Grundsätzlich hängt der Erfolg einer jeden Sehnennaht nicht zum geringen Teil auch von der Nachbehandlung ab. Wir stellen nach der Operation das betreffende Gebiet 3 Wochen lang ruhig, und zwar werden Strecksehnennähte im allgemeinen mit einer dorsalen Gipsschiene und Fingerschiene bei Dorsalflexion des Handgelenkes und Streckstellung des Fingers fixiert. Bei Beugesehnennähten und freien Sehnenverpflanzungen wird ein Kompressionsverband mit Stahlwollepolster in der Hohlhand mit elastischen Binden angelegt. Zur Entspannung der Sehnennaht wird das Handgelenk in leichter Beugestellung mit einer dorsalen Gipsschiene fixiert. In den folgenden Tagen ist besonders auf die Durchblutung zu achten und durch Hochlagerung das Auftreten von Schwellungen zu vermeiden. Wir lassen im allgemeinen 2 Tage Bettruhe halten. Das Einschnüren eines Verbandes muß rechtzeitig erkannt und sofort beseitigt werden.

Eine vorsichtige aktive Bewegung der Fingermittel- und -endgelenke ist bereits nach einigen Tagen erlaubt. Die Verbandabnahme erfolgt aber nicht vor Ablauf der 3. Woche. Die Drahtnaht wird nach 5 Wochen entfernt. Erst nach 4 Wochen dürfen kräftige aktive Übungen durchgeführt werden, deren Intensität sich langsam steigert; und zwar muß jedes periphere Gelenk einzeln geübt und das proximale Gelenk dabei festgehalten werden. Hierzu hat uns das Übungsbrett nach BUNNELL gute Dienste erwiesen. Dieses etwa 6 × 8 × 1 cm große Brett mit abgerundeten Kanten kann von dem Patienten stets bei sich getragen werden und erlaubt die Übung einzelner Gelenke unter Fixierung zentraler Fingerglieder.

In manchen Fällen ist es notwendig, die auf S. 114 (Abb. 103) beschriebene Quengelbehandlung einzuleiten, wobei auch hier der Grundsatz zu berücksichtigen ist, daß für die Funktion der Hand ein kräftiger Faustschluß wichtiger ist als eine vollständige Streckmöglichkeit der Finger. Bei Auftreten von Schmerzen oder Schwellungen während der Übung müssen die Übungen eingeschränkt werden. Massage ist in der Nachbehandlung nach Sehnennähten meist schädlich. Jedoch haben nicht zu lang dauernde warme Handbäder vor den Übungen oft eine erleichternde Wirkung.

Die Behandlung nicht frischer offener Hand- und Fingerverletzungen

Trifft man eine offene Hand- und Fingerverletzung außerhalb der Zeit an, in der eine primäre Wundversorgung im Sinne FRIEDRICHS noch zum Ziele führen kann, oder bestehen bereits Zeichen einer Entzündung, dann vermeiden wir jede aktivere chirurgische Maßnahme.

Wir entfernen bestenfalls eingedrungene Fremdkörper, ferner Gewebe an der Wundoberfläche, das sicherlich nekrotisch wird, reinigen die Wundumgebung, lassen die Wunde offen und sorgen für Ruhigstellung in der Funktionsstellung der Gelenke. Gleichzeitig beginnen wir mit der antibiotischen Behandlung. Sind bei einer nicht frischen offenen Handverletzung auch Knochenbrüche oder Verrenkungen vorhanden, dann sind Repositionsversuche in solchen Fällen nur dort noch erlaubt, wo sie sich einfach ohne große Gewebsverschiebung durchführen lassen. Die Infektionsgefahr steht hier einer idealen Reposition gegenüber im Vordergrund. Wenn die nicht frische Wunde nicht allzu stark klafft, dann heilt sie allein bei Ruhigstellung meist schon nach kurzer Zeit ab. In selten günstigen Fällen, bei denen kein Hautdefekt besteht, kann auch an der Hand der Wundschluß einmal durch Sekundärnaht erfolgen. Diese wird ungefähr 6 bis 7 Tage nach der Verletzung und der Primärversorgung bei dem ersten Verbandwechsel in Allgemeinbetäubung durchgeführt. Dazu müssen die Wunden rein und die Wundumgebung muß frei von Entzündungserscheinungen sein. Ohne Anfrischen der Wundränder werden diese nur durch einige Nähte zusammengezogen. Ein zusätzliches Drainieren von Wundtaschen ist zweckmäßig und die antibiotische Therapie wird weitergeführt. Allerdings ist die Indikation zur Sekundärnaht an der Hand weit beschränkter als bei Wunden in anderen Körperregionen.

Besteht aber ein primärer Hautdefekt, dann muß unser erstes Ziel sein, möglichst bald die Wunde durch eine Ruhigstellung in der Funktionsstellung der Gelenke und durch eine Wund- und antibiotische Behandlung in einen Zustand zu bringen, der ihren Verschluß durch eine Hautübertragung erlaubt. Dies ist erst dann erreicht, wenn alle Nekrosen entfernt sind, die Wundsekretion nur noch gering ist, die Granulationen schön rot und fest sind und auf gleichmäßiger Oberfläche liegen und die Wundränder bereits eine beginnende Epithelisierung erkennen lassen. Bei matschen Granulationen haben sich uns oft Kompressionsverbände mit Schwammgummi bewährt. So lange noch Nekrosen vorhanden sind oder die Wunden eine stärkere eitrige Sekretion zeigen, müssen sie offen bleiben. Bei starker Eitersekretion kann manchmal ihre Reinigung durch eine gezielte lokale antibiotische Behandlung oder nur durch

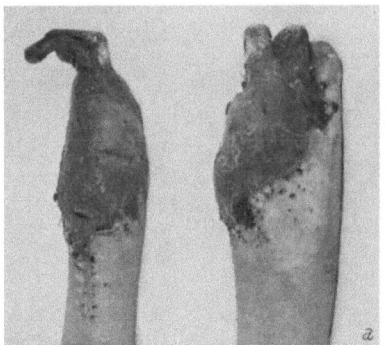
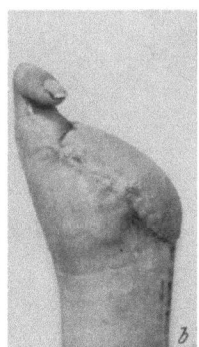

Abb. 97 a und b. a Ausgedehnte trockene Nekrose im Bereich der rechten Hand. b Zustand nach sparsamer Nekrosenabtragung und sekundärer Deckung mit gestieltem Bauchhautlappen

Umschläge mit Borwasser und Kamillentee beschleunigt werden. Oberflächliche Nekrosen der Sehnen und Faszien können scharf entfernt werden, bei freiliegenden Knochen muß so lange gewartet werden, bis sich von selbst ein Corticalissequester abgestoßen hat, was allerdings oft lange Zeit (Monate) beansprucht.

Bestehen gleichzeitig Knochenbrüche, dann dürfen in diesem Stadium keine Repositionen mehr durchgeführt werden; diese sind erst nach Wundschluß und entzündungsfreier Ausheilung der Wunde erlaubt.

Kommt es nach einer schweren Handverletzung zur ausgedehnten Nekrose der Haut oder auch tieferer Gebilde, sterben ganze Handpartien ab, dann muß zuerst einmal getrachtet werden, die Nekrosen sauber und trocken zu halten, bis eine deutliche Demarkierung erfolgt (Abb. 97). Bei mehr oberflächlichen Nekrosen soll so lange gewartet werden, bis sie sich von selbst abgestoßen haben, damit nicht durch ihre zu frühzeitige Entfernung tiefere Gebilde, wie Knochen, Sehnen oder gar Gelenke freigelegt werden, die dann Gefahr laufen, der sekundären Infektion und Nekrose anheimzufallen. Bei Nekrosen ganzer Handbezirke wird man aber, sobald man ihrer Ausdehnung sicher ist und keine Zeichen einer fortschreitenden Entzündung bestehen, diese scharf, meist in Narkose, abgetragen. Bei der Sekundäramputation von Fingern wird man trachten, gleichzeitig entsprechende Hautlappen zu bilden. Bei der Sekundäramputation größerer

Handpartien muß getrachtet werden, möglichst viel zu erhalten, und man wird in solchen Fällen nur die Nekrosen abtragen und nach Ausgranulieren der Amputationswunde diese sekundär mit Haut decken (siehe Abb. 97). Mit der Sekundäramputation von Fingern darf auch nicht so lange gewartet werden, bis die benachbarten Finger in Mitleidenschaft gezogen sind und stärkere Bewegungseinschränkungen aufweisen. Bei Sekundäramputationen an der Hand ist vor allem darauf zu achten, daß bei der Absetzung die durchtrennten Sehnen nicht in ihre Sehnenkanäle zurückschlüpfen, es dürfen daher bei der Bildung der volaren Hautlappen während der Amputation Finger und Hand nicht gestreckt werden (BÖHLER). Bei der Sekundäramputation vermeiden wir

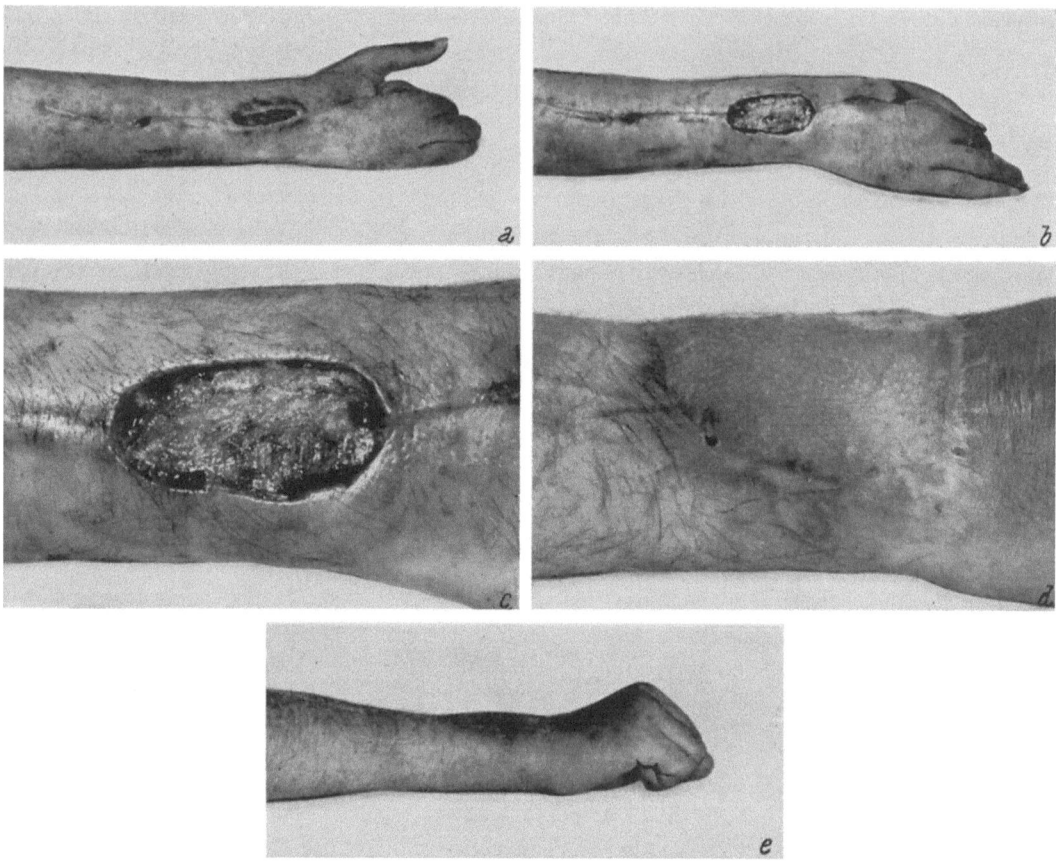

Abb. 98 a bis e. a 3 Jahre altes Narbengeschwür an der Streckseite des rechten Handgelenkes bei einem 19jährigen Tischler, entstanden nach einer Phlegmone am Handrücken und Vorderarm. b und c Aussehen des Geschwüres nach Exzision der derben Ränder. d Am 5. Tage nach der Exzision wurde das Geschwür mit einem gestielten planen Bauchhautlappen gedeckt. Der Lappen ist schön eingeheilt. e Die Durchblutung der Hand ist nun wesentlich gebessert, die Finger können zur Faust geschlossen werden

es auch wegen der Gefahr einer Verschleppung der Infektion nach proximal, Nerven vorzuziehen und zu kürzen. Sind nun die Wunden in einem solchen Zustand, daß eine Deckung mit Haut ohne Gefahr durchgeführt werden kann, dann erhebt sich die Frage, ob diese durch gestielte oder freie Transplantationen zu geschehen hat. Im allgemeinen bleibt den granulierenden Wunden an den Fingern die Hautübertragung durch dünnes Dermatom oder besser noch durch Reverdin vorbehalten. Keinesfalls sollte man einen Vollhautlappen verwenden, weil dessen hohe Ansprüche an den Wundboden nicht erfüllt werden, sodaß es zur Infektion und Nekrose des Lappens kommen würde. Selbst wenn die Wunde im Hinblick auf spätere Wiederherstellungsoperationen an Knochen, Sehnen oder Gelenken die Übertragung von Fettgewebe erfordert, so wird man doch zunächst den Wundverschluß meist nur mit Dermatom oder Reverdin anstreben können und erst in einer späteren Sitzung die primär übertragene Haut exzidieren und dann endgültig einen gestielten Lappen mit subkutanem Fettgewebe übertragen. Da sich zur sekundären Wunddeckung auf einem zwar keimarmen oder noch immer keimhaltigen Boden nur sehr dünne Dermatomlappen oder besser noch REVERDIN-Läppchen eignen, wird man gelegentlich auch aus Gründen der funktionellen Beanspruchbarkeit des Wundbezirkes eine spätere Exzision der zunächst gedeckten Stelle durchführen und dann mit einem widerstandsfähigen Vollhautlappen oder mit einem gestielten Lappen ersetzen.

Verschiebe- und Rotationslappen sind nur selten zur sekundären Wunddeckung an der Hand geeignet, da in der Vergrößerung des unmittelbaren Wundbezirkes eine Gefahr liegt; nur ausnahmsweise wird bei granulierenden Wunden ein gestielter Lappen zur Deckung verwendet. Erfolgreich konnten wir hingegen chronische Narbengeschwüre an der Hand mit einem gestielten Lappen decken, nachdem wir diese Geschwüre zunächst exzidierten und die Lappenübertragung 5 Tage später durchführten (siehe Abb. 98).

Veraltete Verletzungen der Hand und Finger
Untersuchung veralteter Verletzungen

Alte Handverletzungen kommen im allgemeinen deshalb zur Untersuchung, weil die Möglichkeit einer Verbesserung der Verletzungsfolgen erörtert werden soll oder weil sie im Auftrag einer Versicherungsanstalt begutachtet werden sollen. Manchmal ist es schwierig und es erfordert eine längere Untersuchung, sich ein zutreffendes Bild von der Verletzung und ihrem jetzigen Zustand zu machen.

Hierzu ist es vor allem nötig, nicht nur die Verletzungsart und den Hergang des Unfalles in Erfahrung zu bringen, sondern auch den Zeitpunkt, den Ort und die Art der ersten und weiteren Behandlung. Wie wurde die Verletzung im frischen Zustand versorgt, wurden primär Sehnen und Nerven genäht, hat eine Infektion bestanden, sind Nachoperationen gemacht worden, wurden zur Wiedererlangung der Beweglichkeit Quengel angelegt oder schmerzhaft forcierte Redressements geübt usw.; wie lange hat die Arbeitsunfähigkeit bestanden, bestehen starke Schmerzen, kann der Verletzte arbeiten oder nicht, dies alles sind Fragen von ausschlaggebender Bedeutung für die Beurteilung und unser weiteres Verhalten.

Einer lokalen Untersuchung, die immer den ganzen Arm umfassen muß, geht eine Allgemeinuntersuchung des Verletzten voraus. Wir müssen das Alter des Verletzten kennen und berücksichtigen seinen Allgemeinzustand und seine Konstitution. Dann fragen wir nach Schmerzen und versuchen ihre Ursache und Lokalisation zu erforschen. Zur örtlichen Untersuchung ist es immer erforderlich, daß der Oberkörper entblößt und beide Arme der vergleichenden Inspektion zugänglich sind. Es wird uns dann zwangsläufig jede Formabweichung auffallen. So z. B. Finger- oder Handdefekte, ferner Deformitäten und Fehlhaltungen, allgemeine Atrophie und Muskelschwund.

Wir werden nun versuchen, die Ursache der Deformitäten oder Fehlhaltungen zu klären. Deformitäten und Fehlhaltungen können unter anderem bedingt sein

1. durch Narben, die entweder nur die Haut oder auch tiefere Gebilde (Sehnen, Muskel und Gelenke) betreffen;

2. durch deform geheilte Knochenbrüche;

3. durch übersehene Luxationen oder in Fehlstellung ankylosierte Gelenke;

4. durch Sehnenverletzungen;

5. durch Lähmungen (Fallhand bei Radialis-, Schwurhand bei Medianus- und Krallenhand bei Ulnarislähmung).

Bei der vergleichenden Untersuchung fällt uns ferner ein etwa bestehender Muskelschwund am Oberarm, Vorderarm und im Bereich der kleinen Handmuskel oder auch eine Verschmächtigung der Hand bzw. einzelner Finger auf.

Wir werden zusätzlich noch die vergleichenden Umfangmaße der Mittelhand, des Vorderarms und Oberarms beschreiben.

Nur die vergleichende Untersuchung ermöglicht uns dann eine genaue Bestimmung etwa bestehender Farbunterschiede (Röte, Zyanose, Blässe), außerdem werden wir noch bestehende Temperaturunterschiede (Wärme, Kälte), Schwellungen, vermehrte oder verminderte Schweißsekretionen vermerken. Bestehen trophische Störungen, dann versuchen wir die Ursache dafür zu ermitteln; diese können bedingt sein

1. durch Narben,
2. durch Nervenverletzungen,
3. durch Gefäßverletzungen,
4. durch kombinierte Gefäß- und Nervenverletzungen.

Es erfolgt nun die Prüfung der aktiven und bei bestehenden Bewegungseinschränkungen auch der passiven Beweglichkeit sämtlicher Armgelenke, der Bewegungsumfang der einzelnen Gelenke wird vergleichend mit der gesunden Seite in Winkelgraden angegeben.

Ein Fehlen der aktiven Beweglichkeit spricht für einen Nerven-, Muskel- oder Sehnenschaden, eine Hemmung der passiven Beweglichkeit für einen Schaden im Gelenk, einen deform geheilten Knochenbruch, eine Vernarbung der Antagonisten (Sehnen, Muskel und der Haut). Die Tatsache, daß auf jedes Gelenk zwei entgegengesetzt arbeitende Muskeln wirken, ermöglicht uns eine ziemlich genaue Lokalisation einer Vernarbung der Muskulatur oder des Sehnengleitapparates. Durch Veränderung der Stellung in dem der Vernarbung peripher benachbarten Gelenk erfolgt ein Bewegungsausschlag im peripheren Gelenk in Richtung der Verlötung. Bei passiver Beugung der Grundgelenke strecken sich die Mittel- und Endgelenke des Fingers, wenn eine Strecksehnenvernarbung am Handrücken vorliegt.

Es folgt nun die Prüfung der Sensibilität und die Festhaltung der Ausfallserscheinungen in den betroffenen Gebieten (Feststellung von anästhetischen Zonen durch leichte Berührung, von analgetischen Zonen [spitz-stumpf], von Störung der Temperaturempfindung, der hyper- und parästhetischen Zonen). Abschließend ist bei jeder alten Handverletzung eine Röntgenuntersuchung durchzuführen, wenn Bewegungseinschränkungen vorliegen, sowie nach Fremdkörperentfernungen, Knochenbrüchen, Gelenksverletzungen und Amputationen.

Allgemeiner Behandlungsplan

Nach abgeschlossener Untersuchung und nach Feststellung des Durchblutungszustandes der Hand und des Verletzungsausmaßes, bei Berücksichtigung von Alter, Konstitution und Beruf des Verletzten müssen wir uns zunächst die Frage stellen, wie groß die Behinderung ist, ob schon eine genügend lange Zeit seit der Verletzung verflossen ist, sodaß mit einer spontanen Besserung nicht mehr gerechnet werden kann, ob überhaupt und inwieweit durch eine konservative Behandlung oder einen operativen Eingriff eine Verbesserung der Funktion erzielt werden kann oder nicht.

Wie bei frischen Verletzungen bereits ausgeführt, wird man oft auch bei veralteten Handverletzungen das Ausmaß der Verletzung erst während der Operation voll erfassen können. Je schwerer verstümmelt eine Hand nach einer Verletzung ist, um so eher wird man sich zu einem operativen Eingriff entschließen, wenn dadurch auch nur eine geringe Besserung erzielt werden kann. Wir müssen uns darüber im klaren sein, daß der Erfolg einer wiederherstellenden Operation in erster Linie von der Trophik und von der sensiblen Versorgung der Hand abhängt.

Trophik und Sensibilität ausreichend zu verbessern, ist eine schwere und nicht immer durchführbare Aufgabe.

Wenn wir uns nun entschlossen haben, bei einer alten Handverletzung ihre Funktion durch eine konservative oder operative Maßnahme zu verbessern, dann erhebt sich die Frage, wie und in welcher Reihenfolge die verletzten Gebilde wiederhergestellt werden sollen.

Der erste Schritt, den die Wiederherstellungschirurgie verlangt, ist die Korrektur oder Beseitigung von Narben an der Hand aus funktionellen Gründen oder eines späteren Eingriffes wegen an tiefer gelegenen Gebilden, wie an Knochen, Nerven oder Sehnen. Anläßlich der Narbenkorrektur können unter Umständen jedoch auch gleichzeitig einfache Operationen wie Nervennähte und Kapsulotomien an den Gelenken ausgeführt werden, weil dadurch die Infektionsgefahr nicht wesentlich vergrößert wird.

Ist die Haut in Ordnung und bestehen Fehlstellungen der Knochen oder Pseudarthrosen, dann können diese jetzt korrigiert werden. Sind aber neben deform geheilten Knochenbrüchen gleichzeitig auch größere Nerven durchtrennt, dann empfiehlt es sich vor Ausführung der Knochenoperation die durchtrennten Nerven zu nähen, um die Trophik zu bessern. Die Voraussetzung für die Nervennaht ist jedoch, daß die Gelenke so weit beweglich sind, um eine notwendig werdende Entspannungsstellung, die für die Vereinigung der Nervenenden notwendig ist, einnehmen zu können.

Als nächste Etappe erfolgt die Mobilisierung der Gelenke, falls diese in ihrer Beweglichkeit behindert oder gar versteift sind. Bestehen gleichzeitig Fehlhaltungen, dann müssen diese als erste korrigiert und Hand und Finger in die Funktionsstellung gebracht werden, um das Muskelgleichgewicht wiederherzustellen. Bei starker Seitenlockerung bandgesicherter Gelenke (Daumengrund- und Fingermittelgelenke) kommen jetzt stabilisierende Operationen, eventuell Bandplastiken oder auch Arthrodesen in Frage.

Die Wiederherstellung der Nervenbahn ist für die Wiederherstellung einer alten kombinierten Handverletzung von besonderer Wichtigkeit. Da eine Hand vor allem im Heilungsstadium weder die motorischen noch die sensiblen, vor allem aber nicht die trophischen Impulse entbehren kann, soll die Nervennaht so früh als möglich gemacht werden. Die Voraussetzung für ihren Erfolg ist aber, daß keine ausgedehnten Narben bestehen, diese müssen wie bereits erwähnt vorher entsprechend korrigiert oder die dabei entstandenen Defekte plastisch gedeckt werden, damit die Nervennaht in ein gut durchblutetes Gewebe zu liegen kommt.

Als letzte Etappe erfolgt die Versorgung einer Sehnendurchtrennung. Die Sehnennaht oder auch eine freie Sehnenplastik ist aber nur dann aussichtsreich und sinnvoll, wenn gewisse Bedingungen erfüllt sind. Es muß die Haut in Ordnung sein, es dürfen keine ausgedehnten Narben bestehen, die Knochen müssen in guter Stellung geheilt sein, die Gelenke beweglich und die Nervenversorgungen intakt sein und es muß zumindest die Sensibilität in dem der verletzten Sehne zugehörigen Bereich wiedergekehrt und die Trophik in diesem Bezirk zumindest gebessert sein.

Zusammenfassung

Bei der Wiederherstellung alter kombinierter Handverletzungen gehen wir wie folgt vor:

I. Bei bestehenden Narben Entspannen der Narben durch Korrektur oder Ausschneidung und Transplantat und eventuell gleichzeitig Nervennaht.

II. Falls die Haut in Ordnung und keine Entzündungserscheinungen an der Hand mehr bestehen, Korrektur deform geheilter Knochenbrüche, eventuell vorher noch Nervennaht.

III. Übungsbehandlung, eventuell operative Mobilisierung der Gelenke oder Versteifungsoperationen an den Gelenken.

IV. Sekundäre Nervennaht oder Plastik.

V. Falls keine störenden Hautnarben bestehen und genügend durchblutetes Unterhautzellgewebe vorhanden ist, der zugehörige Knochengelenksapparat funktioniert und die Sensibilität und Trophik im zugehörigen Gebiet gebessert sind, Sehnennaht oder freie Sehnenverpflanzung.

Die Korrektur von Narben an der Hand

Flächenhafte oder strangartige Narben können den Bewegungsumfang der Hand und der Finger einschränken und im Volarbereich beim Zugreifen stören, sodaß sie meistens den Funktionswert einer Hand erheblich herabsetzen. Sie stellen ein Gebiet verminderter Durchblutung dar, in dem auch, ruhender Infekte wegen, alle Eingriffe an tiefer liegenden Gebilden nicht ratsam sind.

So stellt die Korrektur oder Beseitigung von Narben an der Hand aus funktionellen Gründen oder späterer Eingriffe wegen den ersten Schritt dar, den die Wiederherstellungschirurgie verlangt.

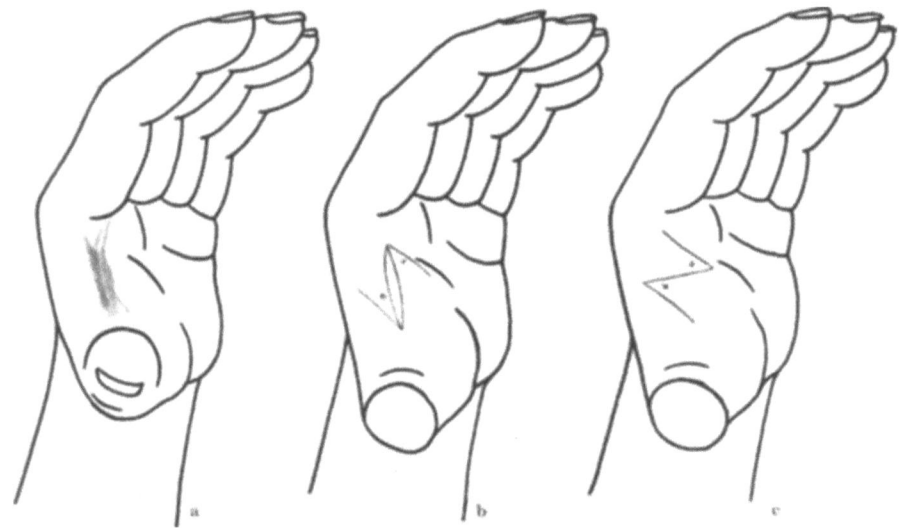

Abb. 99 a bis c. a Strangförmige Narbe in der 1. Zwischenfingerfalte, die den Daumen in Adduktion hält. b Exzision der Narbe und Z-förmige Erweiterung. c Nach durchgeführter Z-Plastik. Der Daumen kann jetzt abduziert werden. Die entstehende Narbe verläuft quer zur Zwischenfingerfalte

Zur Korrektur strangartiger Verkürzungsnarben, die im Beugebereich meist Kontrakturen der Finger hervorrufen, eignet sich oft die einfache Z-Plastik, die auf DENONVILLIERS (1856) zurückgeht. Eine die Daumenabduktion behindernde Spannungsnarbe in der 1. Zwischenfingerfalte oder auch schmale Längsnarben an der Beugeseite der Finger, die zur Beugekontraktur der Finger führen, wenn die Querfalten der Finger besonders über dem Grundgelenk miteinbezogen sind, haben wir meistens durch eine oder mehrere Z-Plastiken genügend verlängern und entspannen können (Technik siehe Abb. 99 und S. 70, Abb. 66). Bestehen aber ausgedehntere Narben im Beugebereiche der Finger, dann ist die Z-Plastik nicht unbedingt zu erzwingen, sondern der nach vollständiger Exzision entstandene Defekt wird zweckmäßig durch ein freies Transplantat gedeckt, das an den Fingern seitlich bis an die sichtbare Grenze zwischen Volar- und Dorsalhaut reichen soll (Abb. 100). Auch alle weniger tiefreichenden schrumpfenden Flächennarben, die sich nicht aus der Umgebung decken lassen, so insbesondere auch diejenigen der Hohlhand, werden am besten mit einem freien Transplantat versorgt. Die frei übertragene Haut soll der späteren Beanspruchung wegen möglichst dick sein. Für den Beugebereich der Hand und der Finger bevorzugen wir daher den Vollhautlappen, der allerdings einen gut durchbluteten Pflanzboden voraussetzt, in dem keine Sehnen freiliegen. Vollhautlappen eignen sich z. B. besonders zur Deckung oberflächlicher Verbrennungsnarben an der Beugeseite von Hand und Fingern, vorallem bei Kindern (Abb. 101). Wo aber nach Exzision der Narbe die Übertragung eines Vollhautlappens zu gewagt erscheint, verwenden wir ein Dermatom, falls die Narbe nicht zu tief reiche.

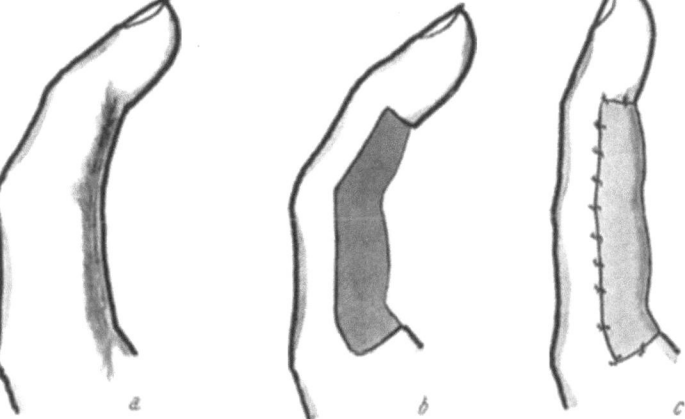

Abb. 100 a bis c. a Beugekontraktur eines dreigliedrigen Fingers durch ausgedehnten, breiten Narbenstrang. b Ausschneidung der Narbe und der beugeseitigen Fingerhaut seitlich bis zur Mitte des Fingers. c Streckung des Fingers und Deckung des entstandenen Defektes mit einem frei übertragenen Vollhautlappen

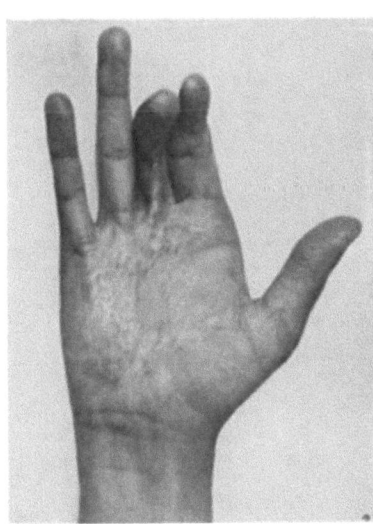 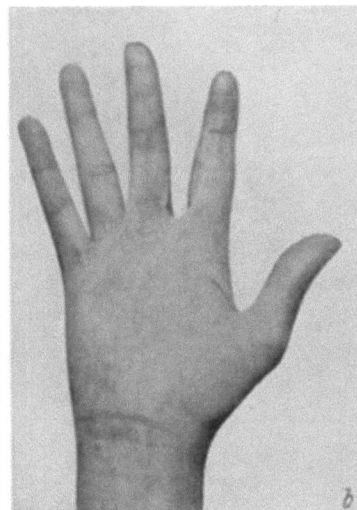 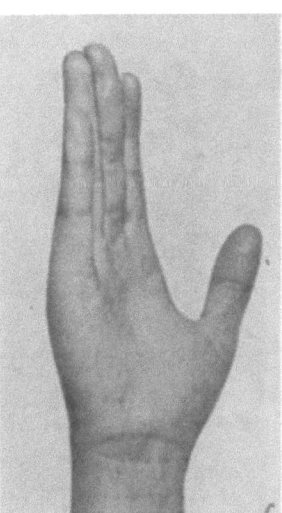

Abb. 101 a bis c. a Beugekontraktur des 2. und 3. Fingers rechts nach einer Verbrennung vor 9 Jahren bei einem 11jährigen Kind, das 1 Jahr vorher auswärts ohne Erfolg operiert wurde. b und c Zustand 1 Jahr nach der neuerlichen Operation. Z-Plastik über dem Mittelgelenk des Zeigefingers, Ersatz der Narbe und der beugeseitigen Haut des 3. Fingers durch einen Vollhautlappen vom Vorderarm. Die beiden Finger sind frei streckbar

Bestehen ausgedehntere Narben am Vorderarm oder Handrücken, dann kommen gelegentlich Verschiebelappen aus der Umgebung in Form des Rotationslappens oder eine einfache Verschiebung durch Parallelschnitt in Frage. Wie Abb. 102 zeigt, kann ein Rotationslappen zur Deckung großer Flächennarben am Handrücken herangezogen werden, sein Herkunftsgebiet wird dann durch Dermatom gedeckt. Auch bei Verschiebelappen am Vorderarm legen wir meistens ein Dermatom auf die durch die Verschiebung entstandene Wundfläche.

Ein technisch oft schwieriges und an die größten Operationen heranreichendes Problem ist die Exzision tiefer umfangreicher Narben, in die Sehnen, Nerven, wichtige Blutgefäße, Gelenkskapseln und Knochen miteinbezogen sein können. Derartige Narben entstehen meist nach Infektionen und ihre gründliche Exzision ist die erste Voraussetzung für spätere Eingriffe an tieferliegenden Organen. Diese müssen sorgsam Schritt für Schritt aus ihrer Umklammerung durch das schlecht durchblutete und schrumpfende Narbengewebe befreit und einzeln dargestellt werden. Solche minutiöse, sehr zeitraubende Eingriffe können nur in Blutleere durchgeführt werden und erfordern große Geduld und genauestes anatomisches Präparieren. Oft genug er-

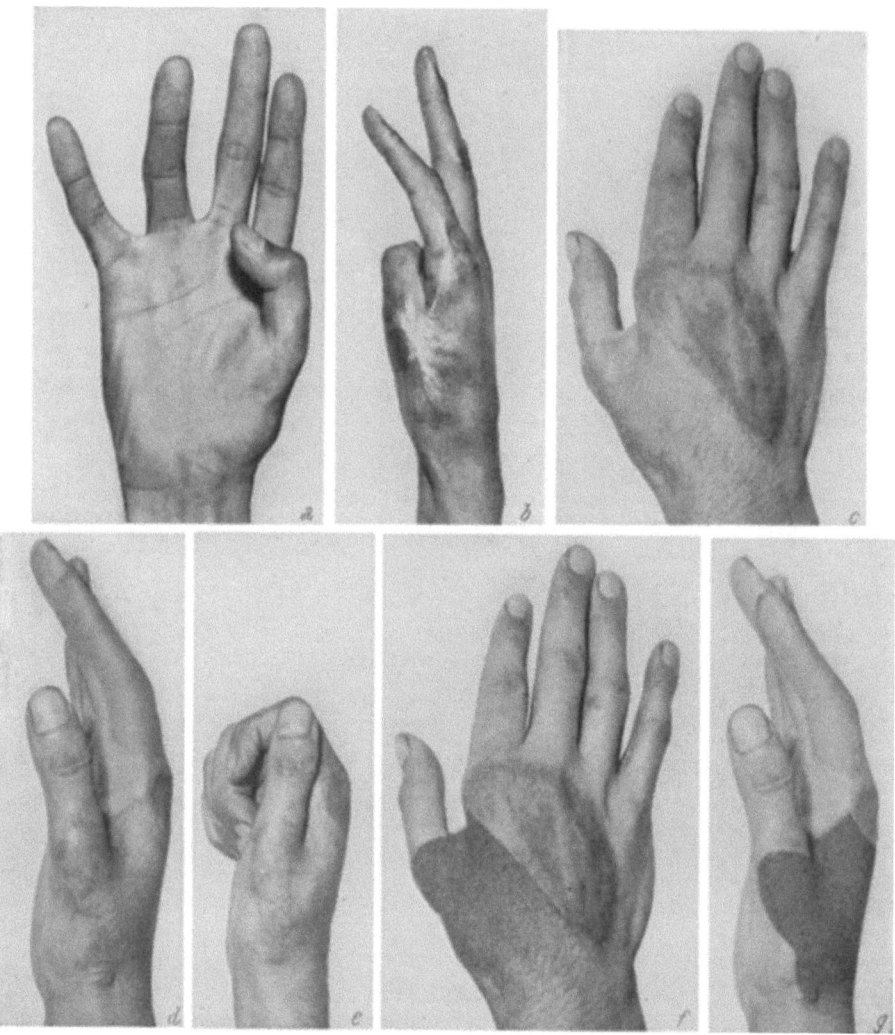

Abb. 102 a bis g. a und b Schwere Adduktionskontraktur des rechten Daumens durch eine Narbe in der 1. Zwischenfingerfalte und an der Streckseite des 1. Mittelhandknochens bei einem 21jährigen Teppichweber. c bis e Zustand nach Narbenausschneidung und Deckung des Defektes durch Verschiebelappen vom Handrücken, die Lappenentnahmestelle am Handrücken wurde mit Dermatom gedeckt. c Der Daumen kann ausreichend abduziert werden. d Gute verschiebliche Narben an der Streckseite des 1. Mittelhandknochens. e Freier Faustschluß. f und g Dunkel getönter Bezirk = Verschiebelappen vom Handrücken. Heller getönter Bezirk = Dermatomlappen

reichen wir hierbei die Grenzen unserer Möglichkeiten, trotzdem müssen wir manchmal zur Vermeidung operativer Schädigungen da oder dort etwas Narbengewebe zurücklassen. In jedem Fall einer Narbenexzision muß aber der äußere Narbenrand in der Haut vollständig entfernt werden. Nach der Exzision tiefgreifender flächenhafter Narben und überall dort, wo spätere Operationen an Knochen, Sehnen oder Gelenken geplant sind, soll mit der Haut Fettgewebe übertragen werden, um dadurch die Zirkulation des Wundgebietes möglichst zu verbessern. Man wird daher solche Narbengebiete mit einer gestielten Plastik (Rundstiellappen oder direkte plane Lappen) versorgen müssen.

Narben

I. Gestielte Nahplastik:
   a) Z-Plastik (bei strichförmigen Verkürzungsnarben).
   b) Verschiebe- und Rotationslappen (bei flächenhaften Narben am Unterarm, Handrücken und in der 1. Zwischenfingerfalte).
II. Freie Hautübertragung:
   a) Vollhaut (an der Volarseite bei oberflächlichen Flächennarben und günstigem Pflanzboden).
   b) Dermatom (möglichst dick bei oberflächlichen Narben).
III. Gestielte Fernplastik:
   a) Gestielte plane Lappen.
   b) Henkelstiellappen (bei tiefen umfangreichen Narben nach kombinierten Handverletzungen oder Infektionen und besonders dort, wo wiederherstellende Eingriffe später geplant sind).

Korrektur von schmerzhaften Fingerstümpfen

Wenn ein nicht ausgesprochen schlechter, schmerzhafter Stumpf besteht, ist mit einer Stumpfkorrektur, besonders bei älteren Verletzten, Zurückhaltung geboten. Dies gilt besonders für vasolabile Patienten, deren Stümpfe infolge einer herabgesetzten Durchblutung manchmal kalt, gefühllos und schmerzhaft sind. Eine Nachamputation würde jedoch keine Besserung herbeiführen. Besteht aber infolge mangelhafter Stumpfdeckung eine am Knochen adhärente schmerzhafte Narbe, ist der Knochenstumpf selbst schlecht abgerundet und hat vorstehende schmerzhafte Kanten, oder sind Neurome im Narbengebiet zu tasten, dann soll eine Kürzung des Fingers im Gesunden vorgenommen werden. Dabei müssen die Nervenenden wie bei frischen Amputationen 1 cm vorgezogen und gekürzt werden, damit die neu entstehenden Neurome sich nun im gesunden Gewebe befinden.

Veraltete Gelenksverletzungen

Die Funktion der Hand ist auf das störungslose Gleitvermögen ihrer Organe fast in allen ihren Teilen angewiesen und kaum in einer anderen Gegend des Körpers ist die Gefahr der Einschränkung oder des Verlustes der Gelenkbeweglichkeit so groß, aber auch so folgenschwer wie nach Verletzungen der Hand. Die beste Behandlung besteht in ihrer Verhütung, und zwar durch einfache Maßnahmen und nach Gesichtspunkten, die sofort nach der Verletzung einsetzen und von deren zweckmäßiger Durchführung nur allzuoft die Erfolge chirurgischer Arbeit bei Handverletzungen abhängen. Ein Teil dieser Behandlung kann dem Verletzten aber nur insofern abgenommen werden, als ihm die Übungen gezeigt und er bei ihrer Durchführung täglich oder zweitägig kontrolliert wird, während wir gerade bei handchirurgischen Fällen oft weitgehend auf Vernunft, Willen und Geduld der Verletzten angewiesen sind.

Jede Verletzung und Ruhigstellung birgt eine große Gefahr für Hand- und Fingergelenke in sich, nämlich die der Bewegungsbehinderung oder Versteifung. Oft ist nicht nur das durch den Unfall unmittelbar betroffene Gelenk in der Bewegung behindert, sondern es können auch entferntere Gelenke betroffen sein. Besonders gefährdet sind hierfür Verletzte über 40 Jahre und solche von pyknischem Habitus. Auch Störungen der Durchblutung, sowohl der arteriellen wie venösen, führen zu Verlötungen des Kapsel-Bandapparates der Gelenke und zu Bewegungseinschränkungen.

Nach Verletzungen der Nerven kommt es in manchen Fällen zu Gelenksveränderungen (zu Usuren des Knorpels oder zu proliferativen Vorgängen an Kapsel und Knochen mit anschließender Schrumpfung der Bänder). Diese Veränderungen finden sich häufiger bei irretativen Nervenläsionen mit trophischen Störungen.

Die größte Gefahr für ein Gelenk ist jedoch die Infektion. Betrifft sie ein Gelenk selbst, so kommt es oft zu Zerstörungen des Knorpels und dann zur Ankylose. Auch bei günstigeren Fällen führt eine Infektion dennoch zur Verlötung und Vernarbung des ganzen Gleitgewebes, die mit einer Schrumpfung der Kapsel und der Bänder verbunden ist.

Aber auch jede Ruhigstellung eines Gelenkes in einer Extremstellung begünstigt die Entstehung von Bewegungseinschränkungen. Da es schwierig ist, bewegungsbehinderte oder versteifte Gelenke wieder beweglich zu machen, muß alles darangesetzt werden, durch eine entsprechende Behandlung die Entstehung von Gelenksversteifungen zu vermeiden. Um die Beweglichkeit der Gelenke und die Kraft im verletzten Glied zu erhalten, muß in erster Linie getrachtet werden, eine Infektion zu vermeiden. Gebrochene Knochen müssen in achsengerechter Stellung zur Heilung gebracht werden und bei Gelenksfrakturen ist die anatomische Wiederherstellung der Gelenksfläche anzustreben. Die Ruhigstellung hat in Mittelstellung der Gelenke zu erfolgen, jede Störung der Durchblutung muß rechtzeitig erkannt und behoben werden. Alle nicht fixierten Gelenke müssen vom ersten Tage an im vollen Umfange planmäßig aktiv bewegt werden. Massage und passive Bewegungen sind verboten. In der weiteren Nachbehandlung ist eine regelmäßige Kontrolle der Verletzten, verbunden mit der Aufforderung und Anhaltung zu aktiven Bewegungsübungen, notwendig. Bei Befolgen dieser Grundsätze sind Bewegungseinschränkungen der nicht verletzten Gliedabschnitte vermeidbar und die Bewegungsbehinderung schwerverletzter Finger und Hände ist in der Regel um so geringer, je besser die oben erwähnten Forderungen erfüllt werden. Bestehen bereits Bewegungseinschränkungen, dann kann die aktive Gymnastik eventuell zusätzlich durch warme Handbäder von 10 Minuten Dauer unterstützt werden. Bestehen neben einer Bewegungseinschränkung auch noch Fehlhaltungen der Hand und der Finger oder kann die Funktionsstellung aktiv nicht eingenommen werden, dann muß als erste Maßnahme die Hand in Dorsalflexion eingestellt werden. Dies ist manchmal aber erst durch ein schonendes Redressement möglich, die Aufrechterhaltung dieser Stellung erfordert die Anlegung einer volaren Gipsschiene. Man ist immer wieder erstaunt zu sehen, wie nach dieser einfachen Maßnahme, also durch die Stabilisierung des Handgelenkes in der Funktionsstellung, die Beweglichkeit der Finger zunimmt und die Schmerzen verschwinden. Bei hartnäckigen Bewegungseinschränkungen, die all diesen Maßnahmen trotzen, leistet die Quengelmethode gute Dienste. Damit wird eine schonende Dehnung der Gelenkskapsel und -bänder erreicht, die dann ihrerseits zu einer Verbesserung der Beweglichkeit führt. (Streck- und Beugequengel nach EHALT-KRÖMER.) (Abb. 103 a und b.)

Der Streck- und Beugequengel nach EHALT-KRÖMER wird in folgender Weise angelegt: Auf die Streckseite des Vorderarmes und der Hand wird eine Binde von 10 cm Breite und darüber, im Bereiche des Handrückens bis zur Mitte der Fingermittelglieder reichend, ein Filz gelegt. Darauf wird nun eine dorsale Gipsschiene, von der Ellenbeuge bis zu den Fingermittelgliedern reichend, mit einer Mullbinde fixiert, der Verband wird im Bereiche des Vorderarmes durch eine zirkuläre Gipsbinde vervollständigt. An der Beugeseite des Handgelenkes wird ein kleiner Drahtring und an der Streckseite eine S-förmig gebogene Metallschiene mit einem T-Stück angebracht. Am T-Stück werden die Fingerschlaufen mit Gummibändern fixiert und damit die Finger gestreckt. Die zuerst angelegte Binde wird bei Beugeübungen durch die Drahtschlaufe gezogen, über den Rücken auf die gesunde Schulter geleitet und hier in einer solchen Spannung fixiert, daß bei Ellenbogenstreckung eine Fingerbeugung erfolgt. Die beiden Anwendungsmöglichkeiten des Quengels sollen tagsüber zweistündlich gewechselt werden.

Erst bei jenen Fällen, bei denen man mit konservativen Maßnahmen nicht zum Ziele kommt, müssen Operationen in Erwägung gezogen werden. Die Operationen bei alten Gelenksschäden lassen sich in zwei große Gruppen teilen. In solche, die eine Stabilisierung der Gelenke anstreben (Bandplastiken und Arthrodesen), und in eine zweite Gruppe, die eine Mobilisierung der Gelenke bezweckt (Kapsulotomien, Gelenksresektionen und Gelenksplastiken).

Zur operativen Mobilisierung eines Gelenkes an der Hand gibt es folgende Möglichkeiten:
1. Die Kapsulektomie.
2. Die Gelenksplastik.
3. Die Gelenksresektion.

Ihr Ziel ist es, die verlorengegangene und stark eingeschränkte Beweglichkeit eines Gelenkes wiederherzustellen. Dabei wird uns klar sein müssen, daß der gewünschte Erfolg oft nicht im ganzen Ausmaß eintritt und auch nur mit dem Preis eines weniger oder gar nicht mehr geführten Gelenkes erkauft wird. Die unter 1 bis 3 genannten Operationen kommen daher nur für die lockeren Gelenke der Hand, hauptsächlich für die Grundgelenke des 2. bis 5. Fingers und nur in besonders begründeten Ausnahmsfällen für das Sattelgelenk des Daumens und das Handgelenk in Frage.

Zur Stabilisierung eines Gelenkes führt in erster Linie eine Arthrodese, in seltenen Fällen

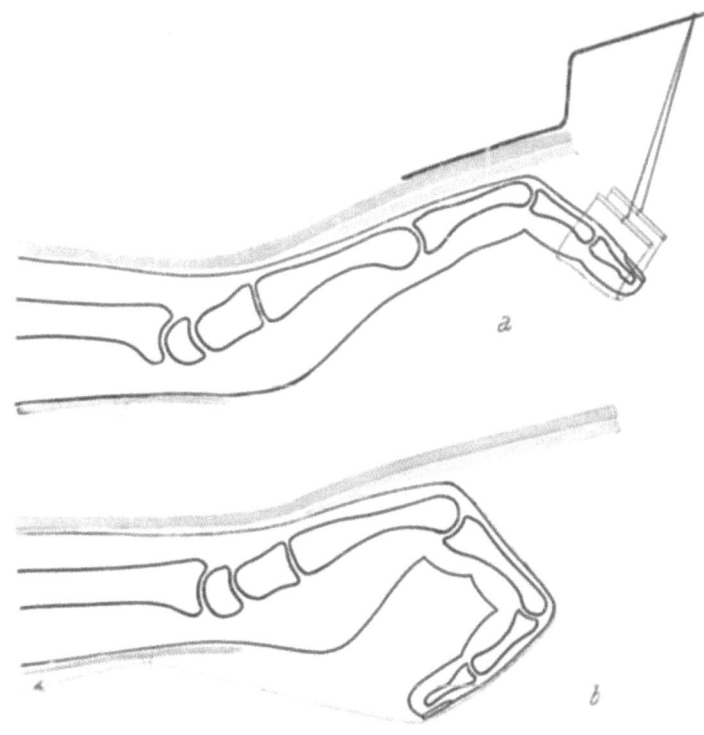

Abb. 103 a und b. Der Streck- und Beugequengel nach Ehalt-Krömer. a In Verwendung als Streckquengel. b In Verwendung als Beugequengel. (Siehe Text)

aber auch eine Bandplastik. Wir führen eine Bandplastik aber nur noch am Daumengrundgelenk durch, da an den Fingermittelgelenken der Eingriff zwar möglich, aber umständlich und nur selten dringend indiziert ist.

Wir wollen uns nun der Technik der mobilisierenden und dann der stabilisierenden Operationen zuwenden und sie dann nach ihren Indikationsgebieten nochmals im einzelnen zusammenfassen.

Die Kapsulektomie (Abb. 104)

Ist eine Bewegungseinschränkung nur auf die Schrumpfung der Kapsel und Bänder zurückzuführen und zeigt das Röntgenbild eine normale Begrenzung der Gelenksenden, dann ist die Kapsulektomie angezeigt, sie wird sich allerdings fast ausschließlich auf die Grundgelenke des 2. bis 5. Fingers beschränken, da bei diesen Gelenken bei Wegfall der Bandsicherung ein breiter Sehnenhalt dorsal und volar für eine ausreichende Führung sorgt. Mancher Autor bevorzugt die einfache quere Durchtrennung der Seitenbänder, die allerdings leicht zu Rezidiven führt, sodaß wir der sicheren Resultate wegen die Kapsel seitlich fenstern. Eine einfache Kapseldurchtrennung führen wir höchstens volar am Mittelgelenk bei der Operation einer Dupuytrenschen Kontraktur aus.

Zur Kapselfensterung legen wir in Plexusanästhesie oder Allgemeinbetäubung und Blutleere einen Längsschnitt über die Streckseite des Grundgelenkes und stellen nach Durchtrennung

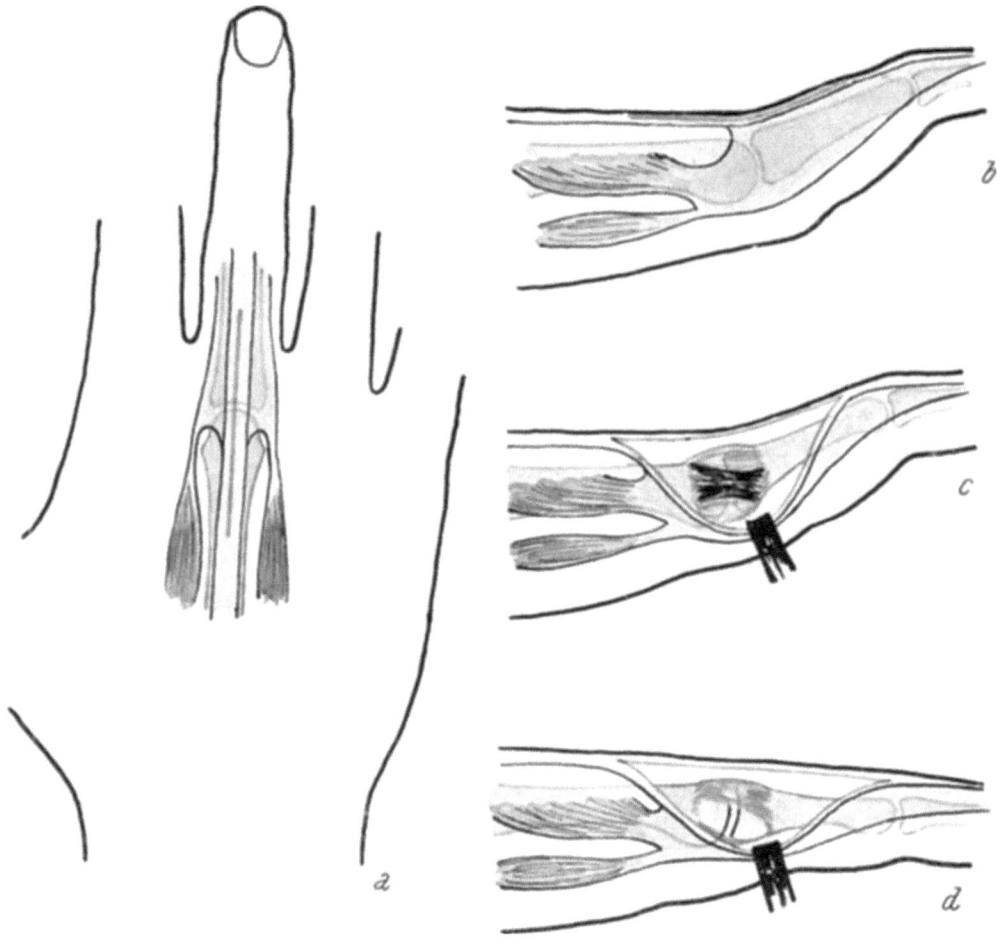

Abb. 104 a bis d. Die Kapsulektomie der Grundgelenke. a und b Die Schnittführung. Längsspaltung der Streckaponeurose über dem Grundgelenk. c Die Gelenkskapsel und das verkürzte Seitenband sind dargestellt. d Das Seitenband ist ovalär exzidiert, das Grundgelenk kann jetzt gebeugt werden

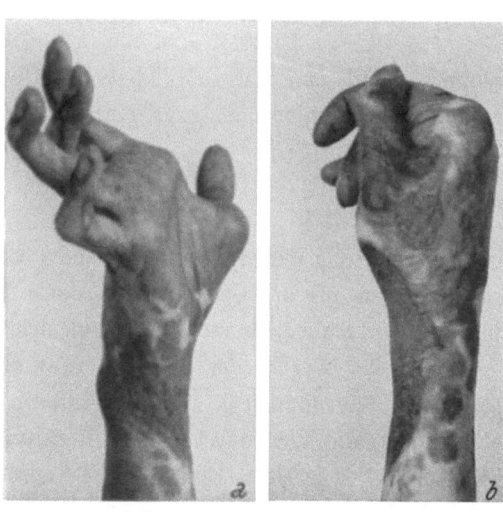

Abb. 105 a und b. a Streckkontraktur sämtlicher Fingergrundgelenke durch Narbenzug am Handrücken nach Elektroverbrennung. b Nach Narbenexzision, Kapsulektomie der Grundgelenke des 2. bis 5. Fingers und Dermatomplastik am Handrücken. Ausreichender Faustschluß

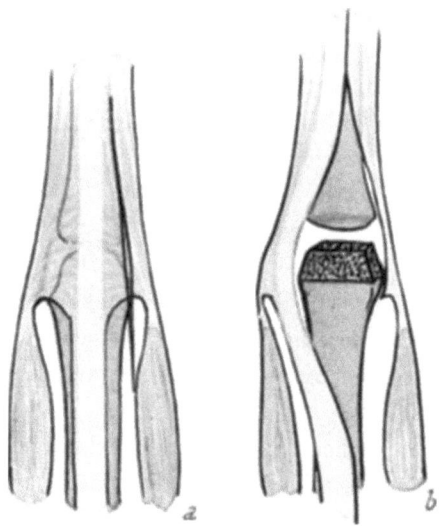

Abb. 106 a und b. Die Plastik des Fingergrundgelenkes. a Längsschnitt zwischen langer Strecksehne und Interosseussehne. b Pyramidenstumpfförmige Zumeißelung der proximalen und muldenförmigen Zurechtrichtung des peripheren Gelenkskörpers

der Streckaponeurose in Längsrichtung die seitlichen Kapselpartien sorgfältig dar. Mit dem Tenotom wird sodann aus beiden Seiten der Gelenkskapsel ein genügend großes Fenster dem Seitenband entsprechend entnommen und der Finger dann im Grundgelenk vorsichtig gebeugt. Oft besteht jedoch außer der Kapselschrumpfung auch eine Verlötung der Strecksehne am Handrücken, die scharf gelöst werden muß. Bei der vielfach narbigen Schrumpfung des volaren Kapselbereiches schieben wir nach der seitlichen Fensterung mit einem kleinen Raspatorium vom Gelenksinneren aus die volaren Kapselansätze proximal so weit als möglich zurück, um für die zur Beugeseite hin gleitende Basis des Grundgliedes wieder genügend Raum zu schaffen.

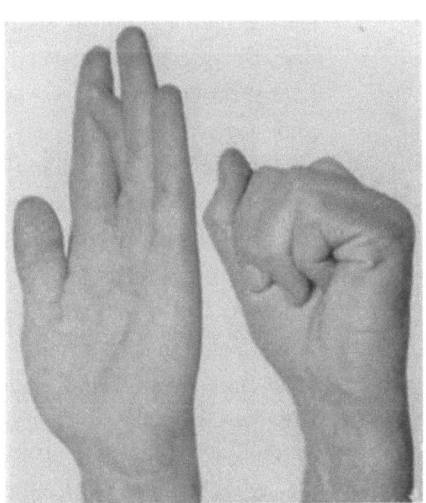 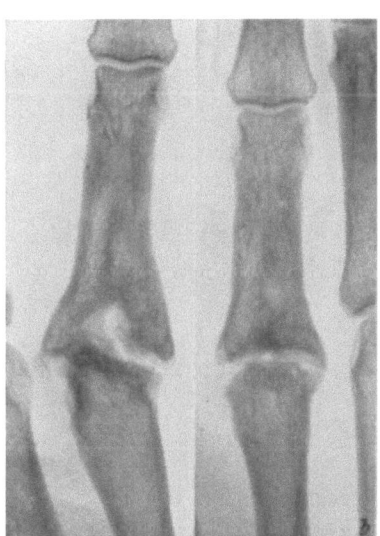

Abb. 107 a und b. a Funktionelles Ergebnis nach Grundgelenksplastik am 3. Finger links wegen Versteifung des Grundgelenkes in Streckstellung nach Schußverletzung. b Das Röntgenbild vor und 2 Jahre nach der Gelenksplastik. Die bei der Plastik entstehende Verkürzung ist deutlich zu erkennen

Bei einer Streckkontraktur der Fingergrundgelenke können meist die Finger 2 bis 5 in einer Sitzung mobilisiert werden. Hierbei darf man aber das radiale Seitenband des 5. Fingers nicht angehen, weil es sonst mangels eines seitlichen Haltes zur Subluxation aller Fingergrundglieder nach ulnar kommen kann. Bestehen bei Streckkontrakturen auch Narben am Handrücken, so ist deren gleichzeitige Beseitigung notwendig und es kann in der gleichen Sitzung ein etwa entstandener Defekt durch ein Dermatom gedeckt werden (Abb. 105).

Nach der Operation fixieren wir die Fingergrundgelenke in Beugestellung von 90 Grad und beginnen möglichst frühzeitig mit aktiven Bewegungsübungen und elastischer Quengelung der Grundgelenke. Manche verwenden hierzu einen Handschuh mit Gummizügen.

Die Nachbehandlung wird längere Zeit in Anspruch nehmen und meist zur Vermeidung von Rezidiven auf mindestens 2 Monate auszudehnen sein.

Die Gelenksplastik

Auch die Gelenksplastik ist ein Eingriff, der an der Hand nur an den Fingergelenken vorgenommen werden soll, auf deren Funktion nicht verzichtet, deren Führungsverlust anderseits in Kauf genommen werden kann. In erster Linie sind das die Grundgelenke des 2. und 3. Fingers, seltener die des 4. und 5. Fingers. Am Sattelgelenk des Daumens ist dieser Eingriff schwierig und unsicher im Erfolg, ebenso auch am Radiokarpalgelenk, sodaß wir ihn hier nur in besonders gelagerten Fällen (Klavierspieler) durchführen. Es ist klar, daß für diesen Eingriff die zu-

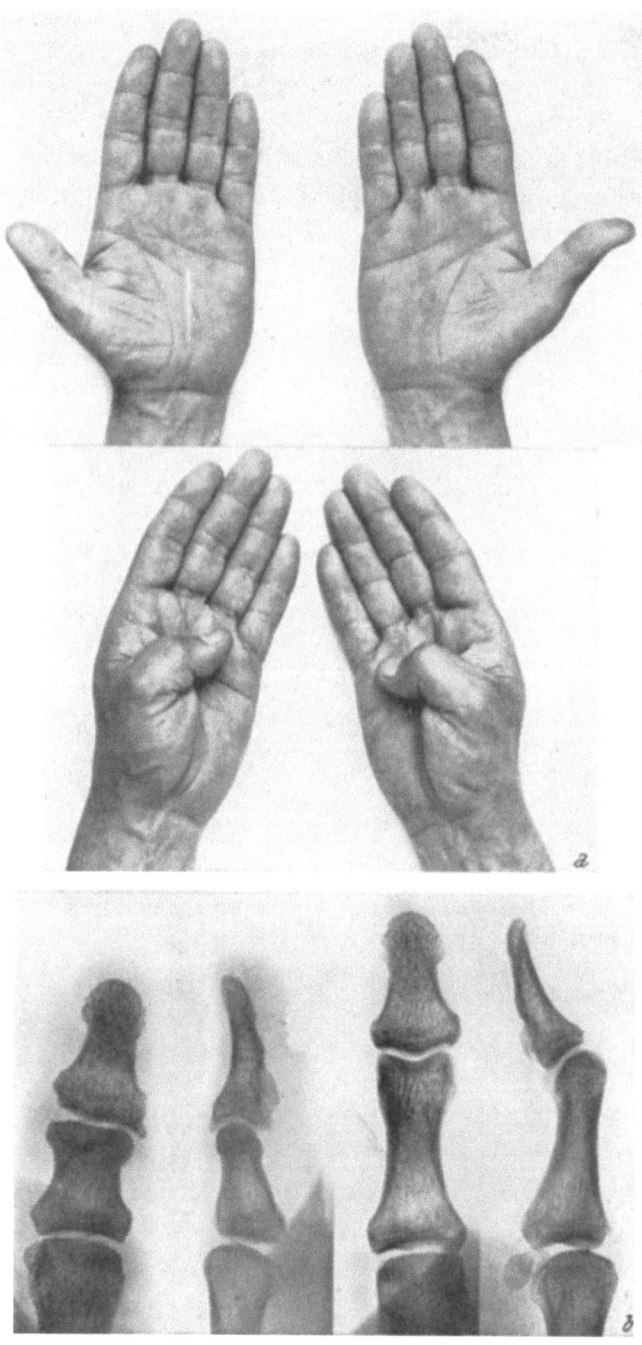

Abb. 108 a und b. Gelenksresektion am Daumenendgelenk. a Funktionelles Ergebnis nach Daumenendgelenksresektion links, nach 21 Jahren bei einem Hilfsarbeiter. Der linke Daumen ist um 1 cm verkürzt, zeigt kräftige Arbeitsschwielen und hat nahezu normale Kraft. Das Gelenk ist seitenfest. b Röntgenkontrolle bei der Nachuntersuchung der verletzten und der Vergleichsseite

gehörigen Sehnen und Muskel in Ordnung sein müssen und daß vor diesem Eingriff eventuell behindernde adhärente Narben plastisch ersetzt werden.

Plastik des Grundgelenkes eines dreigliedrigen Fingers (Abb. 106)

In Plexusanästhesie und Blutleere gehen wir dorsal seitlich über dem Grundgelenk zwischen Dorsalaponeurose und Interosseussehne ein und legen die Basis der Grundphalanx und das Mittelhandköpfchen subperiostal frei. Hierbei suchen wir das Periost am Knochenschaft des Mittelhandknochens möglichst zu schonen. Nach scharfer Durchtrennung der Ankylose oder Syndesmose mit dem Meißel modellieren wir den proximalen Gelenkskörper in querer Richtung keilförmig und den distalen entsprechend muldenförmig (Kippgelenke nach HASS). Hierbei soll soviel Material weggenommen werden, daß zwischen den Gelenkskörpern ein Raum von 1,5 cm entsteht. Der proximale Stumpf wird nun mit Fascia lata aus dem Oberschenkel gänzlich umhüllt, die zirkulär am Periost des Mittelhandknochens befestigt wird. Schichtverschluß und Ruhigstellung auf dorsaler Gipsschiene und Fingerschiene in 50 Grad Beugung etwa 14 Tage lang, dann Übungsbehandlung und elastische Quengelung (Abb. 107).

Die Gelenksresektion

Die einfache Gelenksresektion ohne Zwischenlagerung von Faszie gibt erfahrungsgemäß am Daumenendgelenk gute Resultate, die wahrscheinlich darauf zurückzuführen sind, daß am Daumenendglied zwei etwa gleich starke Antagonisten einwirken. Wir können daher diesen kleinen Eingriff bei frischen Trümmerbrüchen und veralteten, deform geheilten Brüchen der Rolle des Daumengrundgliedes vornehmen (Abb. 108).

Die Bandplastik

Eine Zwischenstellung zwischen mobilisierender und stabilisierender Operation nimmt die Bandplastik ein, die bei starker Lockerung der Seitenfestigkeit straff geführter Gelenke, also nach nicht verheilten Rupturen in Frage kommt, wenn die Röntgenbilder eine einwandfreie Gelenkskonturierung ergeben. Wir führen sie hauptsächlich am Daumengrundgelenk durch, dessen Seitenfestigkeit und Beweglichkeit wichtig ist. Auch bei starker Lockerung mit Subluxation des Sattelgelenkes kann eine plastische Kapseloperation manchmal versucht werden, während an Mittel- oder gar Endgelenken der Finger diese Eingriffe unserer Meinung nach doch zu umständlich, unsicher und schließlich kaum notwendig sind.

Technik (Abb. 109)

In Plexusanästhesie und Blutleere leicht bogenförmiger Schnitt radial oder ulnar über der Streckseite des Daumengrundgelenkes und Freipräparieren des vernarbten Seitenbandes. Der Bandansatz wird nun mit einer Knochenschale zentral vom Köpfchen des 1. Mittelhandknochens mit dem Meißel tangential abgetrennt und wenig proximalwärts eine kleine Knochenkerbe gebildet, in die das abgeschlagene Knochenstückchen mit dem daran hängenden Seitenband straff eingefügt werden kann. Von der Kerbe aus bohren wir quer durch das Mittelhandköpfchen auf die Gegenseite einen dünnen Kanal und umschlingen nun das Knochenstückchen mit dem Bandansatz durch einen dünnen Draht, dessen beide Enden durch den Kanal geführt, auf der Gegenseite durch die Haut gestochen und über einem kleinen Knopf straff geknüpft werden. Der Draht soll die Knochenschale mit dem Bandansatz sicher in der Kerbe fixieren, bis sie dort angeheilt ist. Nach 6 Wochen wird der Draht durch Zug an einem der beiden Drahtenden entfernt. Während dieser Zeit Ruhigstellung mittels dorsaler Gipsschiene und volarer Fingerschiene.

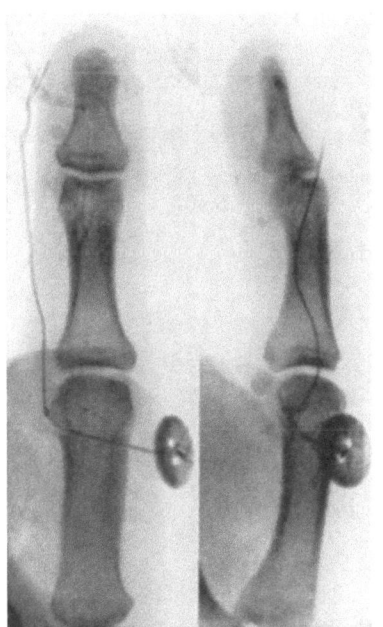

Abb. 109. Reinsertion des proximalen Ansatzes des ulnaren Daumengrundgelenkseitenbandes mit ausziehbarer Drahtnaht. (Technik siehe Text)

Der Ersatz des Seitenbandes am Daumengrundgelenk kann auch durch ein freies Sehnen- oder Fascientransplantat erfolgen. Dabei wird das Transplantat seitlich an der Basis des Grundgliedes subperiostal zur Hälfte durchgezogen, hierauf einander sich kreuzend nach proximal geführt und dann seitlich am Köpfchen des 1. Mittelhandknochens wieder subperiostal durchgeführt und verankert.

Die Arthrodese

Sie dient der Ausschaltung eines Gelenkes oder seiner Überführung in die Funktionsstellung und kommt unter den Gelenksoperationen an der Hand am häufigsten vor. Sie ist nach M. LANGE angezeigt:

1. Bei Ankylose des Handgelenkes in Fehlstellung oder solchen Fehlhaltungen, die durch Redressement auf die Dauer nicht zu beseitigen sind.

2. Bei veralteten Verrenkungen der Hand- oder der Fingergelenke, die operativ nicht mehr reponiert werden können.

3. Bei schweren Arthrosen mit zunehmend schmerzhafter Bewegungseinschränkung.

4. Bei chronischen Entzündungen (einschließlich der Tuberkulose).

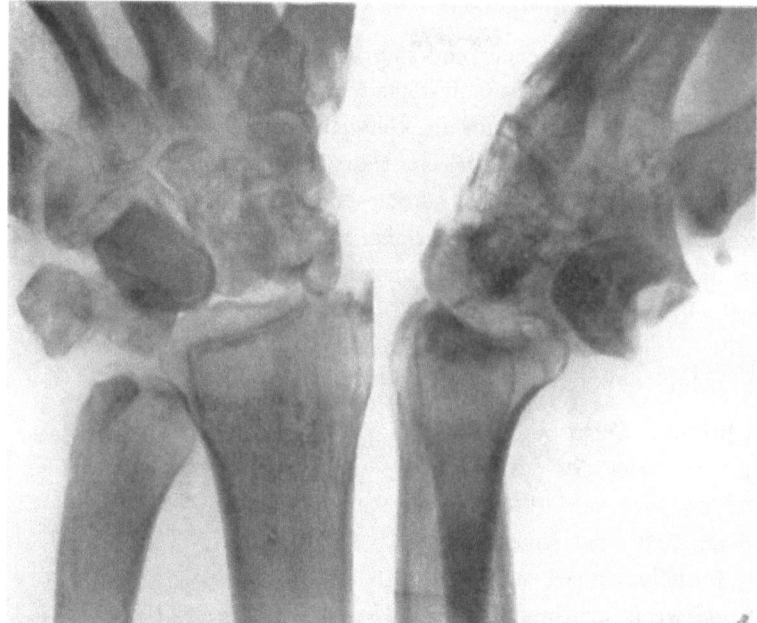

Abb. 110 a bis e. Technik der Handgelenksarthrodese im Röntgenbild. a Veralteter perilunärer Verrenkungsbruch links bei einem 37jährigen Mechaniker. Starke Schmerzen, Beugekontraktur des Handgelenkes. Medianuslähmung

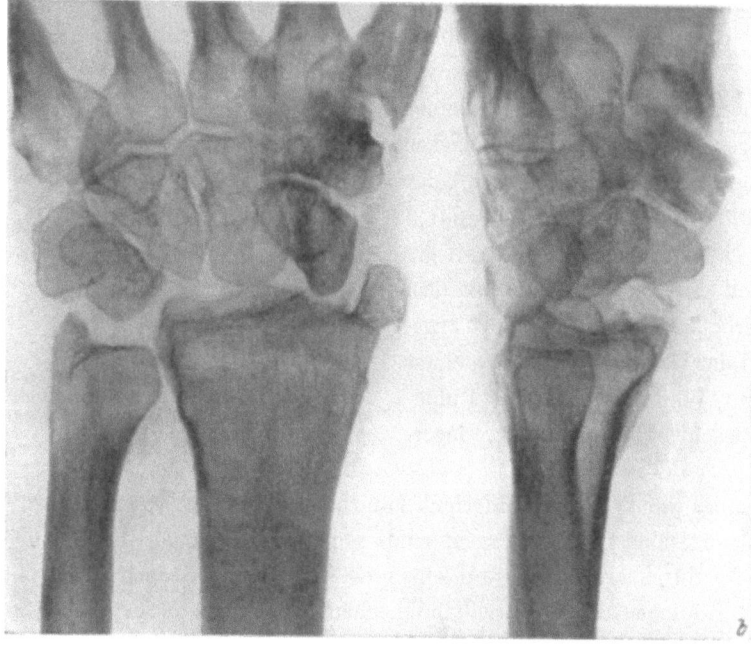

b Nach Exstirpation des Mondbeines und Redressement des Handgelenkes. Ulnarabduktion und Beugekontraktur sind ausgeglichen

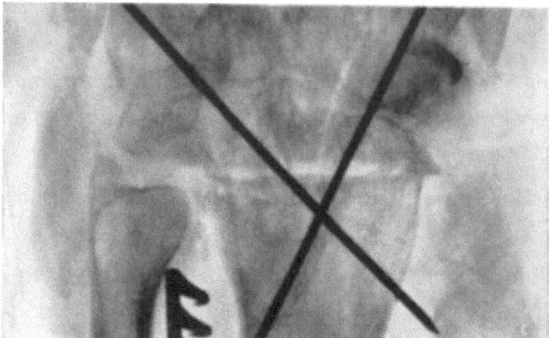

c Nach Resektion des Handgelenkes temporäre Fixation mit zwei gekreuzten Kirschnerdrähten, um das Handgelenk in entsprechender Stellung zur Ausmeißelung des Spanbettes zu stabilisieren

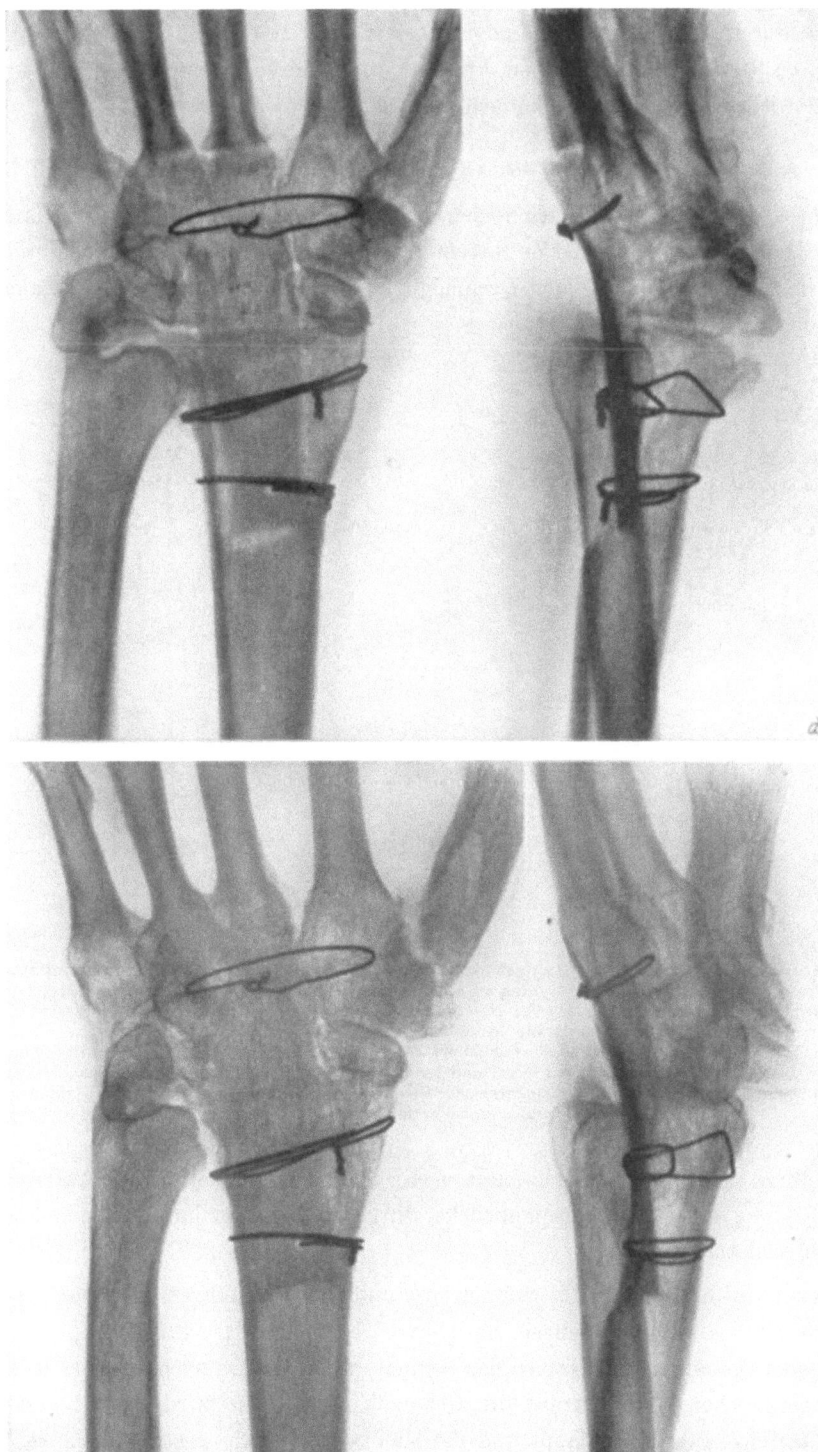

d Die Arthrodese bei 20 Grad Dorsalflexion im Handgelenk eingestellt. Die Resektionsfläche ist an der Streckseite mit einem eingefalzten, entsprechend gewölbten Knochenspan überbrückt. e Nachuntersuchung nach 2 Jahren. Knöcherner Durchbau der Arthrodese

5. Bei schlaffen und eventuell spastischen Lähmungen zur Beseitigung eines Schlottergelenkes. Ferner zur Freisetzung von Sehnen nicht gelähmter, aber weniger wichtige Gelenke bewegender Muskeln zur Übertragung auf Sehnen gelähmter Muskeln für wichtige Gelenke. So werden z. B. durch Arthrodese des Handgelenkes (Gelenk II. Ordnung nach MAX LANGE) 6 Muskeln mit ihren Sehnen frei, nach deren Anschluß an Sehnen gelähmter Muskeln Finger (Gelenke I. Ordnung) wieder bewegt werden können.

Die Technik der Handgelenksarthrodese (Abb. 110, 111)

Vor dieser Operation ist zu entscheiden, ob das distale Radio-Ulnargelenk funktionstüchtig ist, also geschont werden soll, oder ob dessen verlorengegangene oder zunehmend eingeschränkte Funktion die Wiederherstellung der Drehmöglichkeit durch Resektion des distalen Ulnaendes notwendig macht.

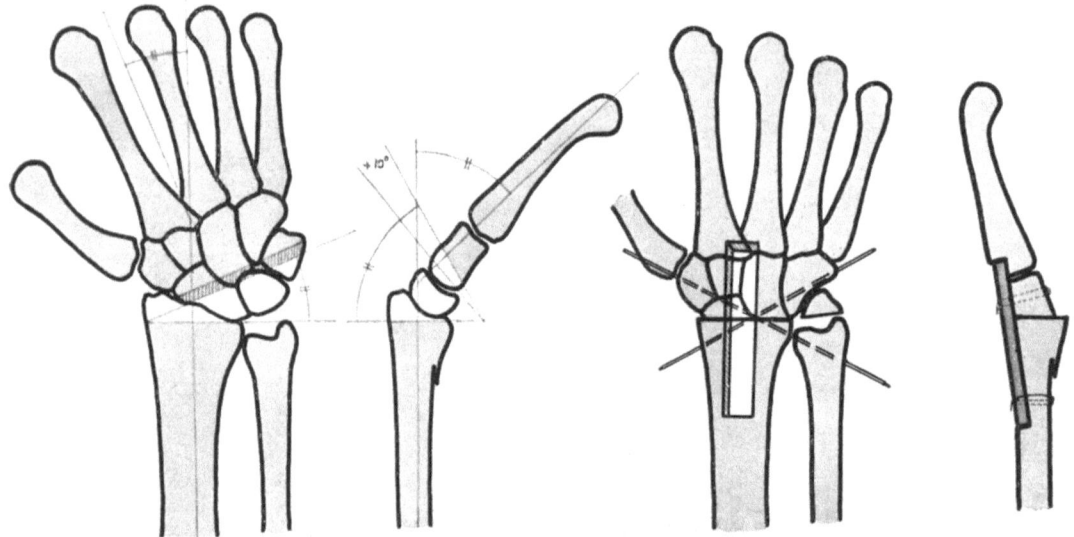

Abb. 111. Schematische Darstellung einer Handgelenksarthrodese bei Manus radioflexa und Beugekontraktur. Das Ausmaß der Radialadduktion und der Beugestellung werden am Röntgenbild genau bestimmt. Das periphere Speichenende wird quer zur Speichenschaftachse angefrischt. Der aus der Handwurzel zu resezierende Keil muß so gewählt werden, daß nach Aufeinanderstellen der Resektionsflächen der zweite Mittelhandknochen im a.-p.-Bild in Verlängerung der Speichenschaftachse steht und das Handgelenk 10 bis 20 Grad dorsalflektiert ist. Ist diese Stellung erreicht, so wird das Handgelenk vorübergehend mit zwei gekreuzten Kirschnerdrähten fixiert und an der Streckseite ein entsprechendes Spanbett ausgemeißelt. Der übertragene Knochenspan wird mittels Drahtnähten im Bereiche des Speichenschaftes und der Handwurzel fixiert, die Kirschnerdrähte werden dann entfernt. Ruhigstellung für 10 Wochen

Wir führen im allgemeinen eine quere, mehr oder weniger keilförmige Anfrischungsarthrodese mit Bildung einer Knochenspanbrücke durch und gehen nun bei Schonung des Drehgelenkes folgendermaßen vor:

In Plexusanästhesie oder Allgemeinnarkose und Blutleere führen wir dorsal über die Handgelenksmitte einen etwa 10 cm langen, nach ulnar leicht konvexen Schnitt, Spaltung der Faszie und des queren Dorsalbandes zwischen den Sehnen des langen Daumenstreckers und der gemeinsamen Fingerstrecker längs bis auf die Gelenkskapsel. Diese wird nach Längs- und Querinzisionen türflügelartig aufgeklappt und die Handwurzel sowie das distale Speichenende freigelegt. Es folgt das Ausschneiden eines Keiles mit dorsaler Basis durch einen breiten Meißel. So entsteht ein dorsal offener Winkel von 20 Grad zwischen den Handwurzelknochen und dem Radiusende. Das Radiusende wird quer angefrischt, unter sorgfältiger Schonung des distalen Drehgelenkes und Discus ulnaris. Nun erfolgt die Einstellung des Handgelenkes in 20 Grad Dorsalflexion und leichter Ulnarabduktion, sodaß der 2. Fingerstrahl in die Verlängerung der

Unterarmachse fällt. Diese Stellung wird durch zwei gekreuzte Bohrdrähte fixiert, die subkutan abgekniffen werden. Sodann bilden wir mit der Doppelblattsäge aus der distalen Speiche und der verbleibenden Handwurzel bis zur Basis der Mittelhandknochen oder auch über diese hinaus ein 2 cm breites und etwa 6 bis 8 cm langes Spanbett, in das ein kräftiger und wegen der Dorsalstellung der Hand auch leicht gebogener Span aus dem Schienbein oder Darmbein eingefügt wird. Der Knochenspan wird mit 3 Schrauben oder Drahtnähten befestigt. Abnahme der Blutleere, Kompression der Wunde 5 Minuten lang, Blutstillung, Schichtverschluß und Anlegen eines Oberarmgipsverbandes, den wir sofort spalten. Nach 10 Tagen Gipswechsel und Belassen des Oberarmgipses für weitere 10 Wochen.

Wenn neben der zur Handgelenksarthrodese führenden Ursache noch eine zunehmende schmerzhafte Bewegungseinschränkung, Verlötung oder Fehlstellung des distalen radio-ulnaren Drehgelenkes der Hand besteht, so läßt sich diese am einfachsten dadurch beseitigen, daß man das distale Ulnaende um etwa 2 cm kürzt. Die Resektion des distalen Ellenendes wird von einem ulnar seitlichen Längsschnitt aus durchgeführt. Falls die Resektion bis proximal der Ansatzstelle des M. pronator quadratus notwendig ist, wird von der Sehne des Extensor carpi ulnaris in Höhe des Handgelenksspaltes proximalwärts die Hälfte ihrer Dicke in etwa 7 cm Länge abgespalten. Das so gewonnene Sehnenband dient zur Befestigung des übriggebliebenen Ulnaendes an der Sehne des Flexor carpi ulnaris. Auf diese Weise verhindern wir das dorsale Abweichen des freien Ulnaendes bei Pronationsbewegungen des Radius. Als Sehnenmaterial zum Anschlingen des stehengebliebenen Ulnaendes an die Sehne des Flexor carpi ulnaris kann auch die Sehne des M. palmaris longus verwendet werden (Abb. 112).

Es ist auch möglich, eine Arthrodese des Handgelenkes ohne Knochenspanung durchzuführen, also nur durch eine quere Anfrischung; diese Methode ist in ihrem Erfolg jedoch nicht so sicher. Eine weitere Methode besteht darin, die proximale Handwurzelreihe zu entfernen, die Gelenksflächen der peripheren Handwurzelreihe zu entknorpeln und das nach zentral vorspringende Köpfchen des Capitatum in eine Nute der Speichenresektionsfläche einzustellen (ROBINSON und HAIFEZ). Das Handgelenk wird dann noch bei einer Dorsalflexion von 20 Grad und leichter Ulnarabduktion mit zwei gekreuzten Bohrdrähten fixiert, die subkutan abgezwickt werden.

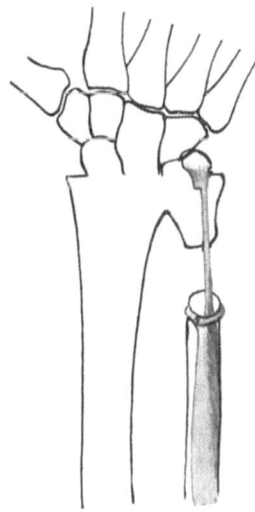

Abb. 112. Resektion eines Stückes aus der Elle bei Drehsperre des Vorderarmes infolge Ankylose des distalen Radioulnargelenkes bis proximal des M. pronator quadratus reichend. Anschlingen des zentralen Ellenstumpfes an den M. flexor carpi ulnaris mittels eines abgespaltenen Zügels der Sehne dieses Muskels

Arthrodese des Handgelenkes bei einem Speichendefekt

Unser Vorgehen soll an Hand einer Krankengeschichte geschildert werden. Eine jetzt 41jährige Frau hatte im Jahre 1932 ein Panaritium am Mittelfinger links. Im Anschluß daran entwickelte sich eine Osteomyelitis der Speiche, die teilweise sequestrierte und später total entfernt wurde. Da nun die Hand völlig ohne Halt war, wurde sie mit einem orthopädischen Apparat gestützt; mit diesem konnte die Verletzte durch Jahre ihre häuslichen Arbeiten verrichten. In den letzten Jahren nahm die Verbiegung der Hand immer mehr zu, sodaß auch der Apparat nicht mehr getragen werden konnte. Abb. 113 a und b zeigt den Zustand am 3. IV. 1951. Die Hand war praktisch gebrauchsunfähig. Die Fehlstellung wurde nun in der Weise beseitigt, daß die Handwurzelknochen mit dem Ellenschaft verbunden wurden. Wegen der Schrumpfung der Weichteile wurde die Elle um 4 cm verkürzt, anschließend Oberarmgipsverband für 12 Wochen (Abb. 113 a bis d).

Die Arthrodese der Karpometakarpalgelenke II bis V

Sie kommt am ehesten bei Behandlung veralteter Luxationen und Luxationsfrakturen zur Anwendung. Bei veralteten Luxationen kommt es durch Verschiebung der Mittelhandbasis nach dorsal zur Senkung der Metakarpalköpfchen nach volar. Durch die Wirkung der dorsal an-

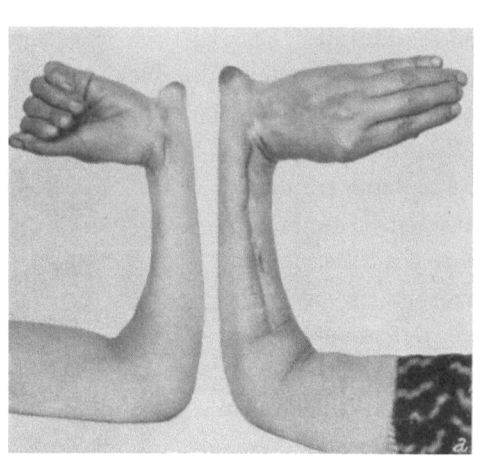
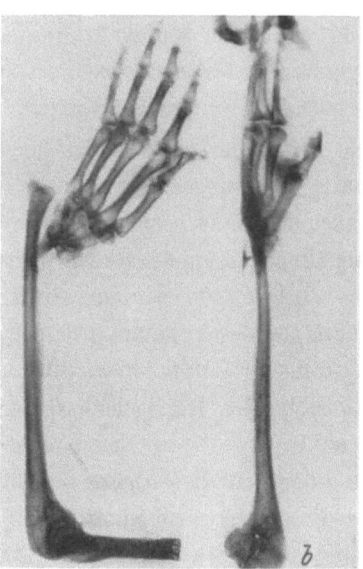
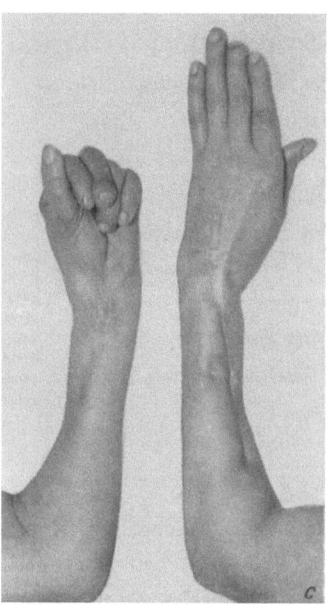
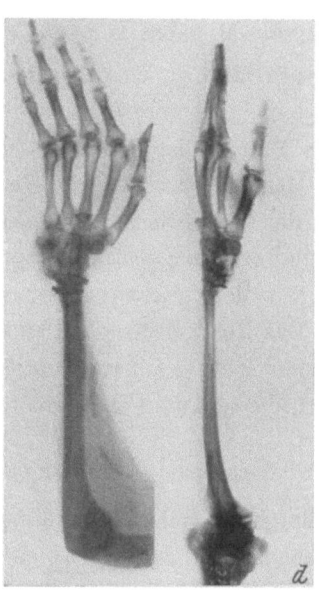

Abb. 113 a bis d. Arthrodese des Handgelenkes bei Speichendefekt. (Siehe Text S. 123)

gespannten Strecksehnen kommen nun die Fingergrundglieder in Überstreckung, Mittel- und Endgelenke werden gebeugt (Krallenhand) (Abb. 114).

In solchen Fällen wird so viel von der Basis der betroffenen Metakarpalknochen reseziert, bis sie sich auf die zugehörigen Karpalknochen, deren Gelenksfläche entknorpelt wurde, einstellen und mit gekreuzten Bohrdrähten fixieren lassen. Die Drähte werden subkutan abgekniffen. Sobald sich röntgenologisch eine Konsolidierung erkennen läßt, werden die Drähte entfernt. In der Zwischenzeit erfolgt die Ruhigstellung mit dorsaler oder volarer Gipsschiene für 8 Wochen, eventuell zusätzlich mit Fingerschiene für 4 Wochen. Nach Abnahme des Verbandes erfolgt die übliche Übungsbehandlung, bei deren Mißerfolg in hartnäckigen Fällen noch eine seitliche Kapselfensterung an den Grundgelenken ausgeführt werden kann.

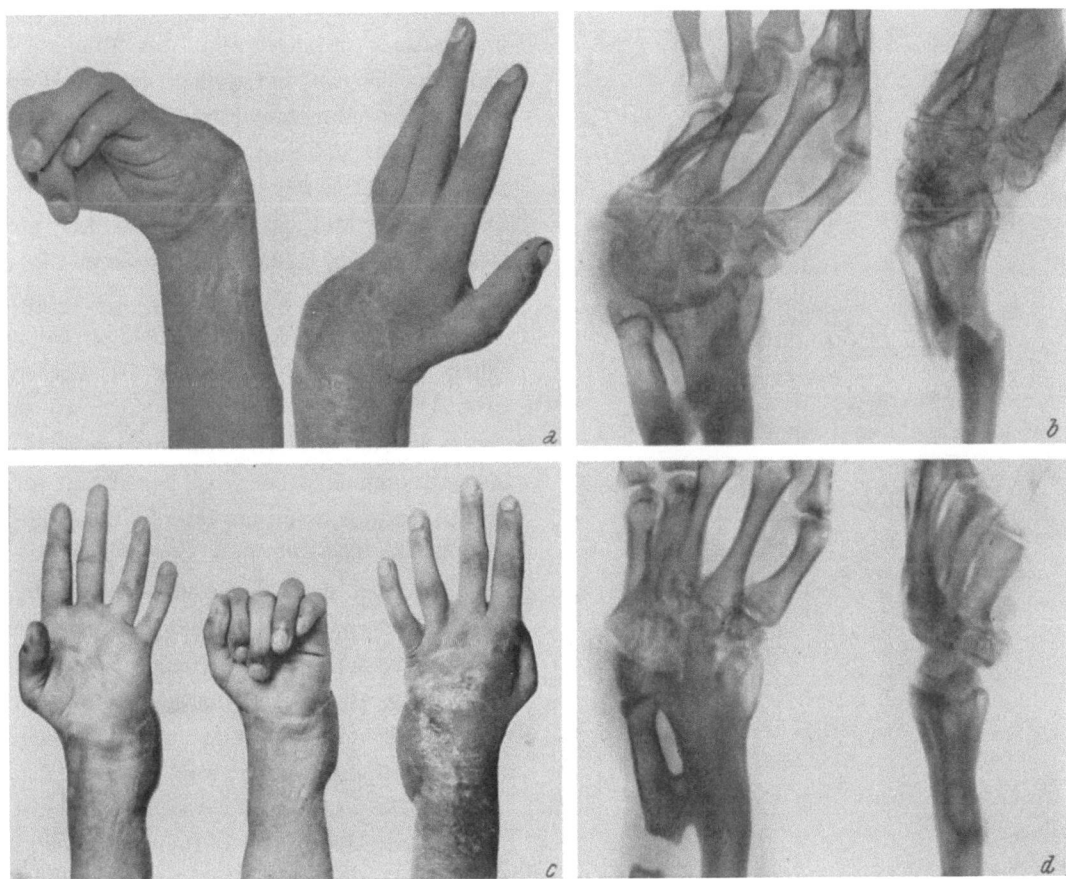

Abb. 114 a bis d. a Schwere Deformierung der linken Hand nach infiziertem, offenen Bruch des linken Vorderarmes und Verrenkungsbruch an der Basis des 4. und 5. Mittelhandknochens mit Überstreckung und Überkreuzung der entsprechenden Finger. b Röntgen zu Abb. 114 a. Die Verbiegung im Bereiche des 4. und 5. Mittelhandknochens ist deutlich zu erkennen. c Funktionelles Ergebnis nach Narbenexzision und gestielter Bauchlappenplastik, Keilosteotomie und Korrektur der Fehlstellung des 4. und 5. Mittelhandknochens, nach Anfrischungsarthrodese des Handgelenkes und Resektion eines 1 cm langen Stückes aus dem Ellenschaft proximal der Synostose zur Wiederherstellung der Drehfähigkeit des Vorderarmes. d Röntgenkontrolle zu Abb. 114 c

Die Arthrodese des Sattelgelenkes am Daumen

1. Die Bolzungsarthrodese. Sie kommt zur Ausführung bei chronischen Subluxationen mit zunehmend schmerzhafter Arthrose, z. B. bei ungünstig geheilter BENNETscher Fraktur oder auch bei manchen Fällen einer irreparablen Medianuslähmung, bei denen die Stabilisierung durch Sehnenplastik mißlungen oder nicht möglich war. Wir führen hier die Bolzungsarthrodese mit einem zentralen Knochenspan durch. Durch einen radio-volaren Schnitt über dem Sattelgelenk wird die Kapsel gespalten und die Gelenksflächen werden entknorpelt. Mit einem schmalen Hohl-

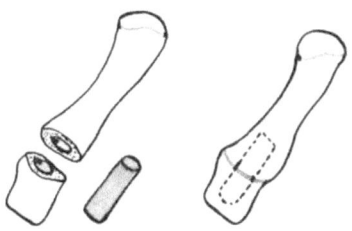

Abb. 115. Die Bolzungsarthrodese des Daumensattelgelenkes nach querer Anfrischung

126 Veraltete Verletzungen der Hand und Finger

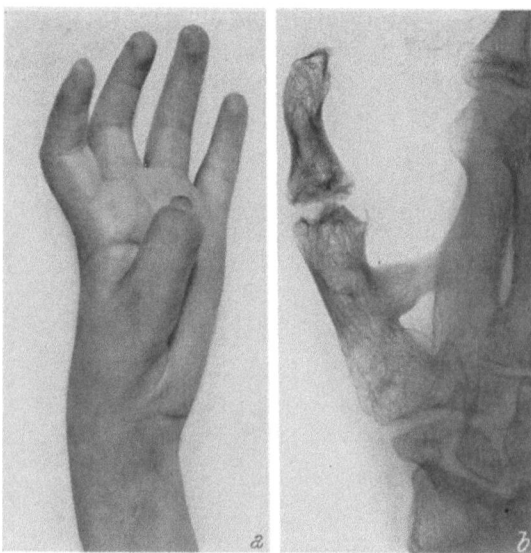

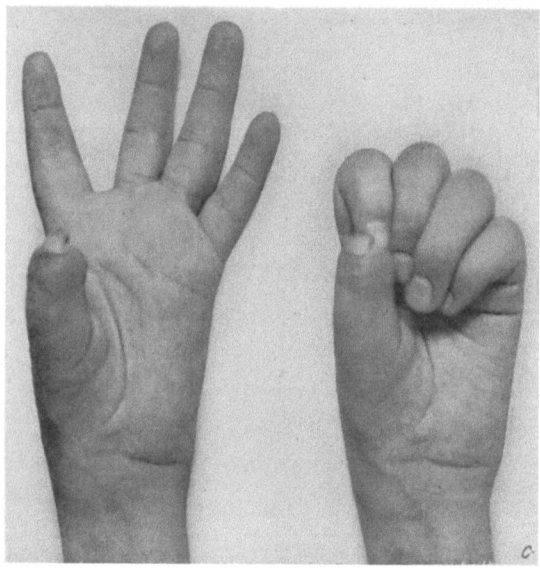

Abb. 116 a bis c. Die extraartikuläre Arthrodese des Daumensattelgelenkes. a Schwere Adduktionskontraktur des Daumens nach Ischämie. b Durch einen Knochenspan zwischen dem 1. und 2. Mittelhandknochen wird der Daumen in guter Stellung gehalten. c Funktionelles Ergebnis nach extraartikulärer Arthrodese. Der Daumen kann wieder als Gegengreifer benützt werden

meißel oder einem entsprechenden Bohrgerät wird ein kurzer Kanal peripher in den Markraum des 1. Mittelhandknochens und zentral in das Multangulum majus so gebohrt, daß er die Achse für die gewünschte Daumenstellung angibt. Aus der unterhalb des Ellenbogens tastbaren Ulnakante entnehmen war sodann einen etwa 2 cm langen und 3 bis 5 mm starken Knochenspan und treiben ihn zuerst so weit in den Markraum des 1. Metakarpalknochens vor, daß er noch etwa 1 cm herausragt, dann setzen wir den Mittelhandknochen so auf das Multangulum majus, daß die Daumenkuppe in mäßiger Abduktion und Opposition sowie Einwärtsdrehung die Kuppe des gebeugten Zeige- und Mittelfingers berührt. Dauer der Ruhigstellung 10 Wochen (Abb. 115).

2. Extraartikuläre Arthrodese des Daumensattelgelenkes (FOERSTER). Sie kommt zur zur Anwendung, wenn die Interdigitalmuskulatur infolge Ischämie funktionslos geworden ist oder nach einer Verletzung vollständig fehlt und vernarbt ist, sodaß eine schwere Adduktionskontraktur des Daumens besteht. Gleichzeitig vorhandene Hautnarben müssen nötigenfalls vorher exzidiert und durch gestielte Hautlappen ersetzt sein.

Aus dem radialkonvexen Bogenschnitt über der Streckseite des 1. Interdigitalfeldes wird die ulnare Seitenfläche des 1. und die radiale des 2. Mittelhandknochens freigelegt und nach Exzision der vernarbten Muskulatur der Daumen abgespreizt. An den einander zugekehrten Flächen der beiden Mittelhandknochen wird sodann eine Nute zur Aufnahme eines nicht zu breiten Knochenspanes gebildet, der in bestimmter Länge (4 bis 5 cm) aus dem Darmbeinkamm oder dem Schienbein entnommen und als Sperrknochen zwischen die beiden Mittelhandknochen eingefügt wird. Auch hier kommt es darauf an, daß bei Abschluß der Operation der Daumen so steht, daß dessen Kuppe leicht mit den Fingerkuppen des Zeige- und Mittelfingers in Berührung gebracht werden kann. Die Ruhigstellung führen wir 12 Wochen durch (Abb. 116).

Die Arthrodese der Fingergelenke (Abb. 117, 118, 119, 120)

Wir führen sie durch, falls bei einem Schlottergelenk des Daumengrundgelenkes und eventuell der Fingermittelgelenke eine Bandplastik nicht möglich war oder erfolglos durchgeführt wurde, ferner bei schweren Arthrosen nach deform geheilten Gelenksfrakturen oder veralteten

Veraltete Gelenksverletzungen

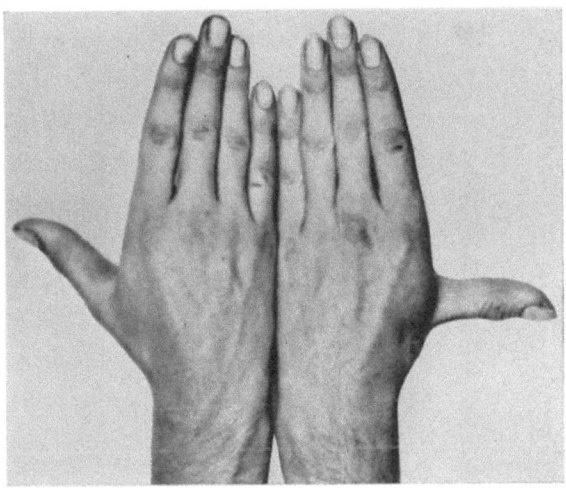

a

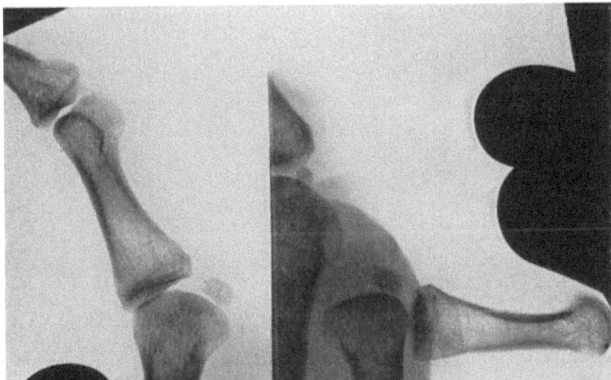

b

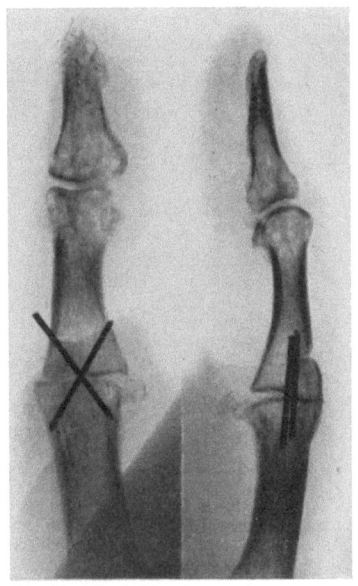

c

Abb. 117 a bis c. a 4 Monate alte Teilverrenkung des linken Daumens zur Streckseite. Zangenbildung zwischen Daumen und Zeigefinger infolge der Subluxation kraftlos. b Röntgenbild zu Abb. 117 a. Die Subluxation im Daumengrundgelenk ist deutlich erkennbar. c Stabilisierung des Grundgelenkes durch Arthrodese mit Spanüberbrückung an der Streckseite und Fixierung mit gekreuzten Bohrdrähten

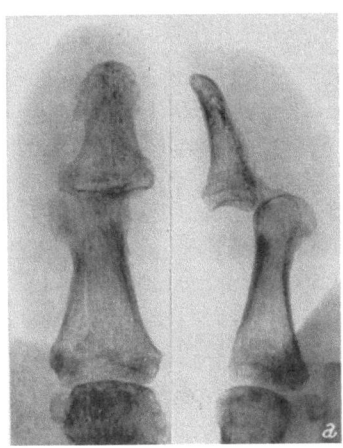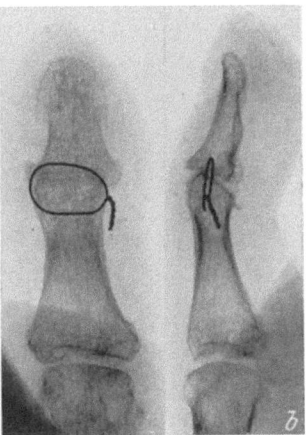

Abb. 118 a und b. a 6 Monate alte Verrenkung des rechten Daumenendgliedes zur Streckseite. b Arthrodese des Daumenendgelenkes in einer Beugestellung von 160 Grad. Fixation mit querer Drahtnaht

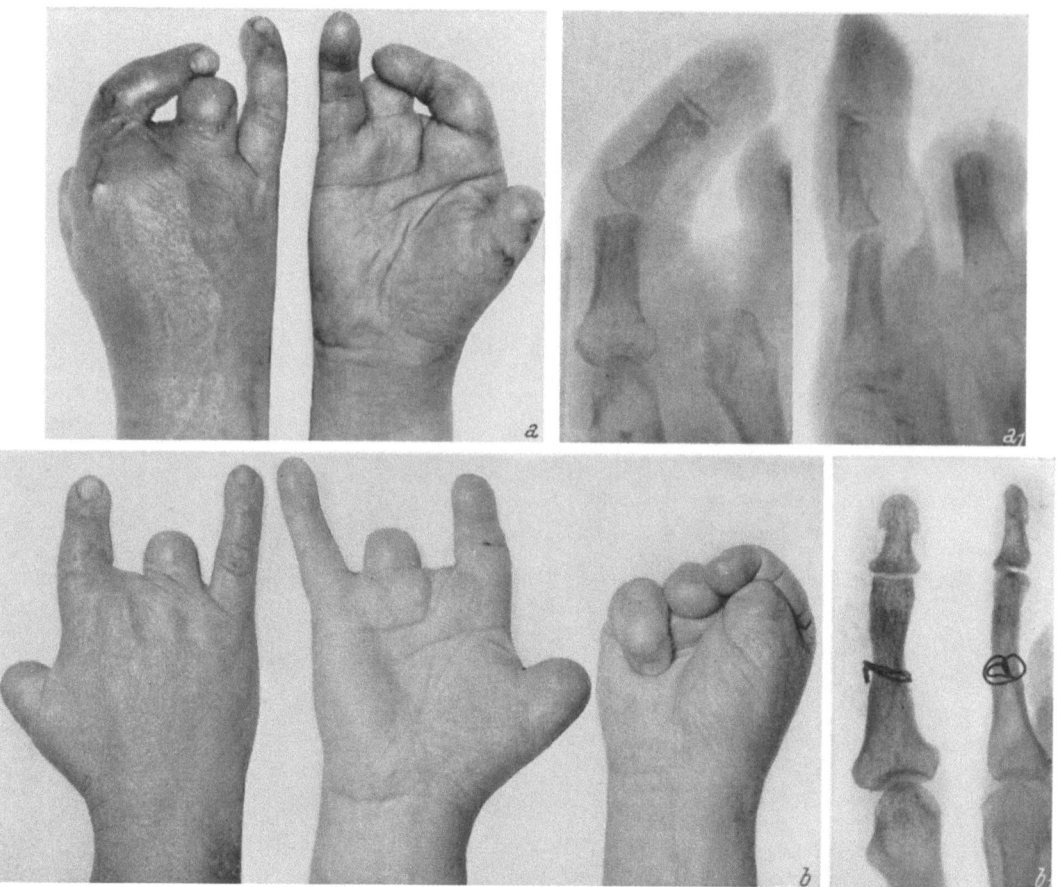

Abb. 119 a und b. a Lockerung des linken Zeigefingermittelgelenkes nach Resektion der Grundgliedrolle wegen offenem Trümmerbruch. a₁ Röntgenbild zu Abb. 119 a, das Zeigefingermittelglied weicht zur Ulnarseite ab. b Funktionelles Ergebnis nach Mittelgelenksarthrodese am Zeigefinger. Guter Zangengriff zwischen Daumenstumpf und Zeigefingerkuppe. b₁ Arthrodese in Streckstellung wegen der starken Verkürzung des Fingers

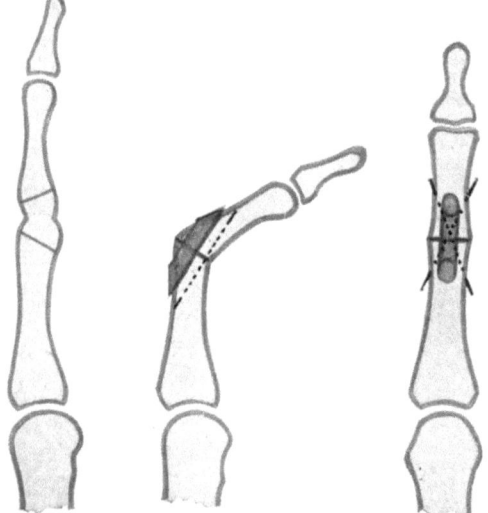

Abb. 120. Arthrodese eines Fingermittelgelenkes wegen Ankylose in Streckstellung und seitlicher Verbiegung, oder bei Schlottergelenk. Keilförmige Resektion der Ankylose. Arthrodese mit Spanüberbrückung an der Streckseite und Fixation mit gekreuzten Bohrdrähten in einer Beugestellung von 135 Grad

Luxationen und bei schwerster Krallenhandstellung nach Nervendurchtrennung, die auch durch eine Sehnenverpflanzung nicht korrigiert werden kann.

Wir legen die Gelenkenden von einem dorsalen Schnitt aus frei und schieben das Periost mit Rücksicht auf die Ernährung nur im notwendigsten Ausmaß ab. Die Anfrischung erfolgt quer, wobei eine leichte Verkürzung der Finger nicht schadet, und so, daß beim Aufeinanderpressen der Resektionsflächen eine mittlere Beugestellung zustande kommt. Die Stellung fixieren wir durch gekreuzte, subkutan abgekniffene Bohrdrähte. Es ist jedoch ratsam, die Resektionsstelle mit einem kleinen Knochenspan zusätzlich zu überbrücken, der entweder nur dorsal oder seitlich beigelegt oder in die Fragmente eingefalzt wird, da die Knochenheilung bei den kleinen Resektionsquerschnitten an den Fingern sonst oft zu lange Zeit beansprucht. Bei Endgelenksarthrodesen jedoch ist die zusätzliche Spanüberbrückung überflüssig.

Die stufenförmige Anfrischung der Gelenksenden und Drahtnaht machen wir an Fingergelenken kaum mehr, da wir Nekrosen der kleinen Knochenstufen und verzögerte Heilung beobachtet haben.

Stellung der Fingergelenke bei Arthrodesen

Endgelenk aus der Streckstellung 30 Grad,

Mittelgelenk 45 Grad und

Grundgelenk 30 Grad gebeugt.

Der Grad der Verkürzung ist für das Ausmaß der Beugestellung ausschlaggebend. Je größer die Verkürzung, desto geringer kann die Beugestellung in den einzelnen Gelenken gewählt werden.

Übersicht

Zur leichteren Übersicht wollen wir im folgenden für die Hand- und Fingergelenke nacheinander nochmals die Indikationen und die jeweils von uns geübten Gelenksoperationen zusammenstellen:

1. Handgelenk

Bei Ankylosen in Fehlstellung, bei zunehmend schmerzhaften Bewegungseinschränkungen, bei Fehlstellungen, die durch Redressement nicht dauerhaft zu beseitigen sind, bei über ein Jahr alten, operativ nicht mehr einrichtbaren Verrenkungen oder Verrenkungsbrüchen, bei Fehlstellungen nach ischämischen Kontrakturen, bei ischämischen Kontrakturen, bei schlaffen Lähmungen zur Freisetzung von Sehnen und Muskeln zur Aktivierung der Finger:

a) *Stabilisierende Operationen*, also *Arthrodesen* entweder mit Span oder unter Entfernung der proximalen Karpalreihe mit Einfügung des Caput ossis capitati in der Resektionsfläche des Radius.

Bei Ankylosen des distalen Radio-ulnargelenkes, bei Drehsperre des Vorderarmes infolge Brückenkallus, bei zunehmend schmerzhafter Bewegungseinschränkung des distalen Vorderarmdrehgelenkes:

b) *Resektion* von etwa 2 cm *des peripheren Ellenendes* entweder allein oder eventuell gleichzeitig mit der Handgelenksarthrodese.

In besonders gelagerten Fällen, bei denen es nicht auf eine arbeitskräftige Hand ankommt, wie bei Musikern und Künstlern.

c) *Handgelenksplastik* (sehr selten).

2. Sattelgelenk des Daumens

Bei Bandlockerung nach veraltetem Riß oder bei Subluxationen, aber röntgenologisch einwandfreiem Gelenk:

a) *Bandplastik*.

Bei Lähmungsschlottergelenk, bei schwerer Arthrose mit zunehmender Schmerzhaftigkeit, z. B. nach fehlgeheilter BENNETscher Fraktur:

b) *Bolzungsarthrodese* in mittlerer Abduktion und Opposition.

Bei schwerer Adduktionskontraktur des Daumens nach Ischämie oder traumatischer Zerstörung der Zwischenknochenmuskulatur und eventuell schwerer Vernarbung des Zwischenfingerfeldes:

c) *Brückenspanarthrodese* (FOERSTER) — gegebenenfalls Ausschneidung der Narbe und gestielten Hautersatz vorausgehen lassen.

Mobilisierende Operationen am Sattelgelenk sind schwierig und meist erfolglos.

3. Daumengrundgelenk

Bei veralteten Seitenbandlockerungen mit röntgenologisch einwandfreiem Gelenk:

a) *Seitenbandplastik.*

Bei zunehmend schmerzhafter Bewegungseinschränkung, bei Versteifung in Fehlstellung, bei schwerem, durch eine Bandplastik nicht mehr behebbarem Schlottergelenk:

b) *Arthrodese,* quer (oder stufenförmig) in 20 Grad Beugung.

4. Daumenendgelenk

Bei Fehlstellungen nach Gelenksfrakturen oder nicht eingerichteten Verrenkungen, selten:

a) *Gelenksresektion.*

b) Meist *Arthrodese,* quer in 20 Grad Beugung.

5. Karpometakarpalgelenk 2 bis 5

Bei veralteten Luxationen oder Luxationsfrakturen:

a) *Arthrodese* nach querer Resektion.

6. Fingergrundgelenke 2 bis 5

Bei ligamentären Bewegungseinschränkungen:

a) *Kapsulektomie* (nicht am radialen Band des 5. Fingers), eventuell gleichzeitig mit einer Hautplastik am Handrücken und einer Lösung der Strecksehnen.

Bei zunehmender Bewegungseinschränkung oder völliger Versteifung mit röntgenologisch sichtbarer Veränderung:

b) *Gelenksplastik* im Bereich des 2. und 3. Fingergrundgelenkes, und zwar meist nur bei Jugendlichen, am 4. und 5. Finger selten.

Bei älteren Verletzten und wenn keine andere Möglichkeit zur Mobilisierung oder Erhaltung einer teilweisen Beweglichkeit mehr besteht:

c) *Arthrodese* (quer oder stufenförmig) mit leichter Verkürzung des Fingers in einer Beugestellung von 30 bis 40 Grad.

7. Fingermittelgelenke

Bei Bandlockerung nach veraltetem Riß:

a) *Seitenbandplastik* (selten).

Bei ligamentären Bewegungseinschränkungen:

b) *Kapsulotomie* (selten bei DUPUYTREN).

Bei zunehmend schmerzhaften Bewegungseinschränkungen und röntgenologisch sichtbaren Veränderungen, bei Schlottergelenken:

c) *Arthrodese,* quer, eventuell mit Span.

8. Fingerendgelenke

Bei veralteten Verrenkungen oder starker Krallenstellung:

a) *Arthrodese,* quer.

Ein in allen Gelenken steifer dreigliedriger Finger ist meist wertlos und hinderlich.

Veraltete Knochenbrüche der Hand und Finger

Veraltete Brüche der Speiche an typischer Stelle

Die Indikation zur Korrektur eines in Fehlstellung geheilten typischen Speichenbruches ist nicht immer leicht zu stellen. Viele auch verschobene Brüche machen keine Beschwerden und zeigen ein funktionell gutes Ergebnis. Besteht aber eine stärkere Verschiebung und Knickung und eine starke Schwäche der Hand bei gut beweglichen Fingern, dann ist bei Verletzten unter 40 Jahren die Indikation zur Korrektur gegeben. Innerhalb der ersten 3 Monate nach dem Unfall gelingt die Korrektur oft unblutig durch Abbiegen der Hand über einem gepolsterten Keil oder eventuell mit Hilfe des Phelps-Gochts. Gelingt die Korrektur nicht unblutig oder besteht bereits eine feste knöcherne Vereinigung, dann muß sie blutig durchgeführt werden.

Die operative Korrektur
(Abb. 121, 122)

In Allgemeinbetäubung und Blutleere wird die Bruchstelle von einem Schnitt zwischen der Abduktor- und Extensor-pollicis-brevis-Sehne einerseits und der Brachioradialissehne anderseits subperiostal freigelegt. Bei dieser Schnittführung sind die Äste des N. radialis nach Möglichkeit zu schonen. Die Bruchstelle wird wenn möglich bogenförmig osteotomiert; unter Längszug der Hand verbunden mit starker Ulnarabduktion und leichter Volarbeugung derselben läßt sich die Fehlstellung dann beseitigen. Nach der Aufrichtung wird das Bruchstück mit einem oder zwei gekreuzten Kirschner-Drähten fixiert. Der zwischen den beiden Bruchstücken nach Osteotomie und Einrichtung entstandene Defekt an der Radialseite wird entweder mit einem Knochenkeil aus dem Darmbein oder noch besser mit einem Knochenspan aus dem Schienbein überbrückt. Bei letzterem Vorgehen wird von der Radialseite des zentralen Bruchstückes die radiale Kante auf 6 cm Länge mit der Kreissäge entfernt und dadurch ein entsprechendes Spanbett geschaffen. Aus dem Schienbein wird ein 8 cm langer und 1 cm breiter Knochenspan subperiostal entnommen, dieser Span an seinem einen Ende zugespitzt und dann zunächst von

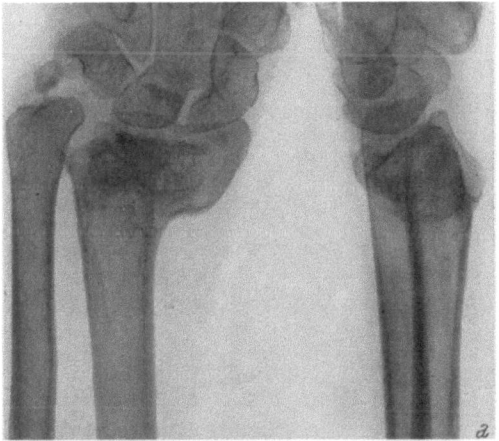
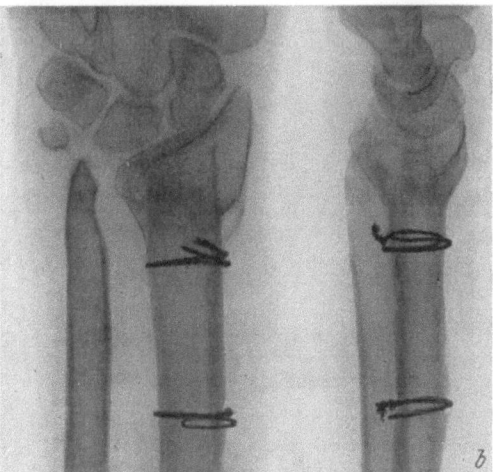

Abb. 121 a und b. a Deform geheilter Bruch der linken Speiche an typischer Stelle. Das periphere Speichenbruchstück ist nach zentral, dorsal und radial abgesunken. b Resektion des Ellenköpfchens. Osteotomie der Speiche im Bereiche der alten Bruchstelle. Fixierung und Überbrückung des entstandenen Defektes mit einem 6 cm langen Schienbeinspan, der in den Speichengriffel eingefalzt und am Speichenschaft mit Drahtnähten fixiert wurde. Knöcherne Heilung in gut korrigierter Stellung

der Osteotomiefläche aus in das periphere Bruchstück und in den Speichengriffel eingebolzt. Nun wird der Span an das zentrale Bruchstück angelegt und mit zwei durchbohrten und eineinhalbfach herumgeschlungenen Drahtnähten fixiert. Bei stärkerer Verschiebung des peripheren Bruchstückes der Speiche nach zentral ist die Beseitigung der Achsenknickung nach der Osteotomie infolge der starken Verkürzung der Weichteile an der Radialseite nicht immer möglich und es

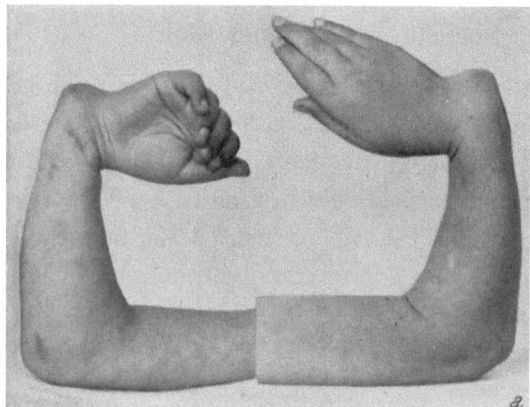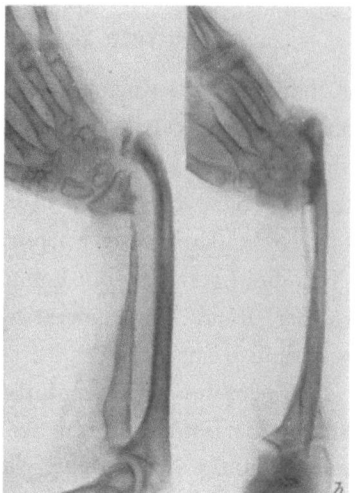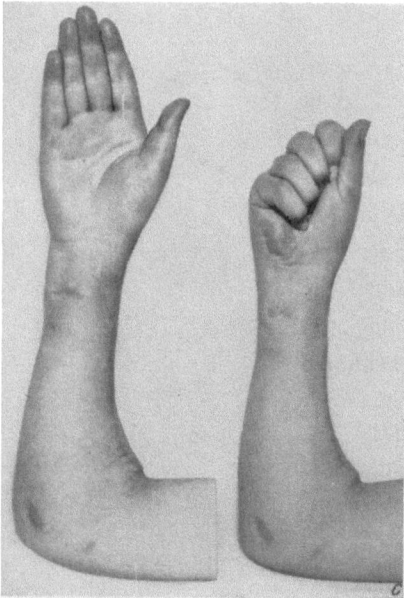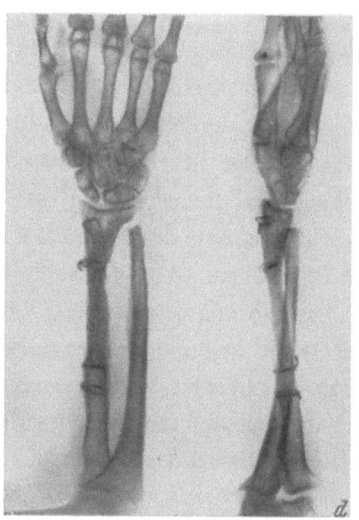

Abb. 122 a bis d. a 2 Jahre alte Defektpseudarthrose am distalen Speichenende rechts nach offenem, infiziertem Bruch bei einem 10jährigen Mädchen. b Röntgen zu Abb. 122 a. Die Hand ist mit dem peripheren Speichenende nach zentral und radial abgesunken. Zunehmende Verbiegung der Elle am distalen Ende. c Funktionelles Ergebnis nach Narbenkorrektur, Resektion des peripheren Ellenendes und Verpflanzung eines 12 cm langen Schienbeinspanes zur Überbrückung des Defektes an der Speiche. d Röntgen zu Abb. 122 c. Der Schienbeinspan ist gut eingeheilt, die Vorderarmdrehung ist frei

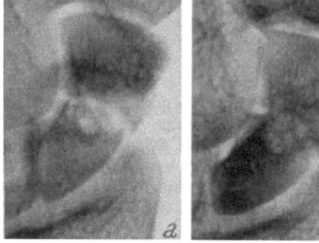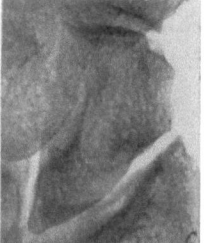

Abb. 123 a bis c. a (10. XII. 1929) 18 Monate alter Kahnbeinbruch im mittleren Drittel bei einem 21jährigen Maurer, entstanden durch einen Sturz auf die Hand beim Fußballspiel. Keine Vorbehandlung. b (15. IV. 1930) Nach Ruhigstellung mit dorsaler Gipsschiene durch 136 Tage. Röntgenbild bei Gipsabnahme. Die traumatische Höhle ist aufgefüllt, der Bruchspalt an der Ulnarseite noch sichtbar. c (21. XII. 1953) Nachuntersuchung nach 24 Jahren. Vom Bruch ist nichts mehr zu sehen. Leichte Arthrose. Arbeitet jetzt als Schlosser und hat keine Beschwerden. Handgelenksbeweglichkeit gegenüber der Vergleichsseite je 10 Grad behindert

muß in diesen Fällen nach der Aufrichtung der Speiche das Ellenköpfchen reseziert werden. Wenn das Röntgenbild eine gute Stellung der Bruchstücke und eine gute Lage des Spanes zeigt, wird die Blutleere abgenommen, sorgfältige Blutstillung durchgeführt, die Wunde schichtweise verschlossen und dann ein Oberarmgipsverband für 8 Wochen angelegt.

Die Entfernung des Ellenköpfchens

Bestehen besonders starke Schmerzen im distalen Radio-Ulnargelenk und ein stärkeres Vorspringen des Ellenköpfchens, dann kann dieses entfernt werden, ohne daß dabei gleichzeitig die Fehlstellung der Speiche korrigiert wird. Die Indikation zur isolierten Resektion des Ellenköpfchens ist beim typischen Speichenbruch jedoch nur selten gegeben. Erfolgt die Resektion noch innerhalb der Pronator-Quadratusanheftung, dann ist in der Regel keine zusätzliche Fixierung des freien Ellenendes an die Sehne des Flexor carpi ulnaris notwendig (siehe S. 123).

Veraltete Kahnbeinbrüche und Pseudarthrosen des Kahnbeines

Bleibt ein Kahnbeinbruch 4 Wochen lang unerkannt und ohne Behandlung, so bezeichnen wir ihn nach dieser Zeit als „veraltet".

Nach dem Röntgenbefund unterscheiden wir drei Gruppen, zwischen denen aber kein konstanter Zusammenhang zu der seit der Verletzung abgelaufenen Zeit besteht:

1. Der Bruchspalt ist verbreitert (größer als 1 bis 2 mm).
2. An Stelle des Bruchspaltes befinden sich Resorptionshöhlen.
3. Die beiden Bruchenden sind mit kalkdichten Deckeln abgeschlossen, zwischen denen sich der Bruchspalt deutlich darstellt = Pseudarthrose.

1. Behandlung bei verbreitertem Bruchspalt

Diese Brüche heilen in der Mehrzahl noch knöchern, wenn sie sofort wie frische Kahnbeinbrüche mit einer dorsalen Gipsschiene ruhiggestellt werden. Allerdings muß die Ruhigstellung in jedem Fall mindestens 10 bis 12 Wochen betragen. Hat hingegen ein DE QUERVAINscher Verrenkungsbruch (perilunäre Luxation mit Kahnbeinfraktur) vorgelegen, so werden wir die Ruhigstellung nicht über die 12. Woche ausdehnen, falls dann der Bruchspalt noch über 2 mm breit ist. Bei dieser Verletzung kann nämlich eine Interposition von Weichteilen schuld an dem Ausbleiben der knöchernen Heilung sein und wir müssen uns in solch einem Falle zur operativen Beseitigung des Hindernisses (und gleichzeitiger Spanüberbrückung) entschließen (Technik siehe S. 134).

2. Behandlung bei Brüchen mit Resorptionshöhlen an den Bruchenden

Diese Brüche können einige Monate alt sein. In vielen Fällen haben wir eine Resorptionshöhle auch Jahre nach der Verletzung angetroffen.

Ohne Berücksichtigung des Alters der Verletzung können Kahnbeinbrüche dieser Art noch konservativ mit einfacher dorsaler Gipsschiene erfolgreich behandelt werden. Allerdings ist die Ruhigstellung in diesen Fällen mindestens auf 20 Wochen auszudehnen und kann in Einzelfällen bis zu einem Jahr notwendig sein. Eine zu lange Fixierung bei Kahnbeinbrüchen hinterläßt keine Schäden, eine zu kurze hingegen bringt uns um den Erfolg der konservativen Behandlung. Wir haben in den vergangenen Jahren in einigen Fällen zur Ruhigstellung veralteter Kahnbeinbrüche auch den Faustgips (REHBEIN und DÜBEN) angewendet, können aber wegen unseres zu kleinen Vergleichsmaterials keine Aussagen darüber machen, ob diese Verbandsanordnung wesentliche Vorteile gegenüber der einfachen dorsalen Gipsschiene bietet. Auch der Faustgips reicht bis zum Ellenbogen; er schließt aber alle Finger und den Daumen bis an die Fingernägel in mittlerer Beugestellung ein, sodaß wir ihn nur bei Verletzten unter 40 Jahren anlegen. Die Beweglichkeit der Finger und des Handgelenkes war aber selbst nach 5 bis 6 Monate langer Anwendung erstaunlich gut.

Erfordert schon bei frischen Kahnbeinbrüchen die Feststellung, ob die Bruchstelle geheilt ist, oft eine gewisse Erfahrung, so stößt diese Entscheidung bei alten Kahnbeinbrüchen erst recht auf Schwierigkeiten. Meist muß man so lange fixieren, bis die Resorptionshöhle sich vollständig aufgefüllt hat, ja manchmal so lange, bis eine Bälkchenstruktur erkennbar ist (Abb. 123). Von den veralteten Kahnbeinbrüchen mit Resorptionszone an den Bruchenden müssen diejenigen getrennt werden, die Resorptionshöhlen und degenerativ zystische Veränderungen innerhalb der Bruchstücke aufweisen. Bei derartigen Brüchen führt die konservative Behandlung nicht mehr zum Ziel.

3. Behandlung der Kahnbeinpseudarthrosen

Die Kahnbeinpseudarthrose ist röntgenologisch an der kalkdichten Abdeckelung beider Bruchstücke, zwischen denen der Bruchspalt meist durchgängig sichtbar ist, gut zu erkennen. Etwa 20 bis 25% aller Verletzten mit Kahnbeinpseudarthrosen haben keine Beschwerden, so daß die Diagnose häufig erst anläßlich einer Röntgenuntersuchung des Handgelenkes aus anderen Gründen gestellt wird.

Da die Kahnbeinpseudarthrose jedoch im Laufe der Jahre zu schweren Arthrosen des Handgelenkes führen kann, wird man Patienten unter 40 Jahren auch dann zur Operation raten, wenn sie beschwerdefrei sind, weil die sonst zu erwartenden Handgelenksarthrosen erhebliche Beschwerden machen und die Funktionsfähigkeit der Hand dauernd herabsetzen können. Diese Entscheidung muß allerdings davon ausgehen, daß noch keine arthrotischen Veränderungen vorliegen und daß die Bruchstücke des Kahnbeines keine stärkeren Ernährungsstörungen aufweisen dürfen.

Man wird sich aber auch bei einem älteren Patienten zur operativen Versorgung entschließen, wenn die Pseudarthrose noch nicht lange besteht, sodaß keine arthrotischen Veränderungen vorliegen, der Verletzte aber über eine schmerzhafte Funktionsbehinderung klagt und die Faust nicht mehr kraftvoll schließen kann.

Ist es infolge der Pseudarthrose aber schon zu arthrotischen Veränderungen gekommen, so wird man von der operativen Versorgung des Kahnbeines nicht mehr viel erwarten dürfen. In solchen Fällen kommt bei ausgeprägten Beschwerden besonders jüngerer Patienten die Arthrodese des Handgelenkes in Frage, die auch dann durchgeführt werden kann, wenn eine Pseudarthrose erhebliche Beschwerden verursacht, sich aber zur Spanverpflanzung nicht eignet, weil die Bruchstücke des Kahnbeines schwere Ernährungsstörungen aufweisen.

Diese Ernährungsstörungen sind an der vermehrten Kalkdichte erkennbar oder daran, daß in den Bruchstücken degenerative Zystenbildungen bestehen.

Ungeeignet zur operativen Behandlung mit dem Ziel der knöchernen Ausheilung sind auch diejenigen Pseudarthrosen, die nach Kahnbeinbrüchen im zentralen Drittel aufgetreten sind, weil das zentrale Bruchstück in diesen Fällen für eine Spanüberbrückung zu klein ist.

Die Technik der Pseudarthrosenbehandlung des Kahnbeines durch Spanverpflanzung. Bei Operationen am Kahnbein ziehen wir das offene Vorgehen unter Freilegung der Bruchstücke dem perkutanen Verfahren vor, zumal sich gezeigt hat, daß es bei den kleinen Verhältnissen im Handwurzelgebiet leicht zu unnötigen Operationsschädigungen in der Nachbarschaft des Kahnbeins kommt. Auch haben wir den viel geübten dorsalen Zugang zum Kahnbein aufgegeben und legen es von volar aus frei, weil wir diesen Weg für technisch einfacher halten und er uns die Schonung der dorsalen Bänder erlaubt, in denen die für die Ernährung ausschlaggebenden Gefäße verlaufen.

Der Eingriff wird in Plexusanästhesie oder allgemeiner Betäubung und in pneumatischer Blutleere durchgeführt. In die Beugefalte des Handgelenkes legen wir radial einen etwa 4 cm langen, quer verlaufenden Schnitt und lösen die Wundränder nach beiden Seiten subfaszial. Das Kahnbein erreichen wir radial neben der nach ulnar gehaltenen Sehne des Flexor carpi radialis nach Spaltung der Handgelenksbänder. Der manchmal schwer erkennbare Pseudarthrosenspalt öffnet sich bei Ulnarabduktion und Überstreckung des Handgelenkes. Nach vollständiger Entfernung der Verschlußdeckel von den Bruchenden mit einem kleinen Hohlmeißel werden die beiden Bruchstücke von volar her ausgehöhlt. In die etwa 14 : 5 : 5 mm große Höhle beider Bruchstücke wird ein periostloser Spanblock aus dem Darmbeinkamm, Tibiakopf oder der Ellenkante eingelegt und der Rest mit Spongiosa oder kleinen Knochenspänen dicht vollgestopft. Hierbei dürfen keine Knochenstückchen in den Handgelenksspalt geraten. Röntgenkontrolle und Abnahme der Blutleere. Schichtverschluß nach 5 Minuten langer Wundkompression und Blutstillung. Darnach fixieren wir mit dorsaler Gipsschiene für 4 Monate. Der Gipsverband wird wöchentlich kontrolliert und gegebenenfalls erneuert.

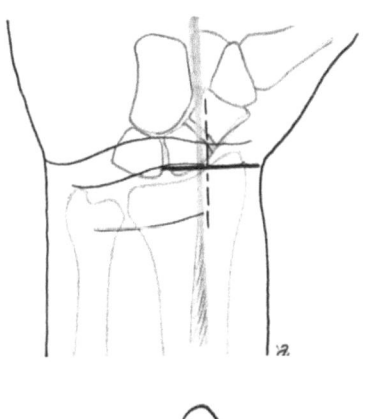
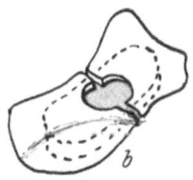

Abb. 124 a und b. Schematische Darstellung der Operationstechnik nach Matti. a Querer Hautschnitt an der Radialseite des Handgelenkes in der Beugefalte. Eröffnung des Gelenkes radial der Sehne des M. flexor carpi radialis. b Aushöhlen des Kahnbeines und Auffüllen der Höhle mit Knochenspänen aus dem Darmbeinkamm oder dem zentralen Ellenende

Die Beurteilung der Röntgenkontrolle nach 4 Monaten ist manchmal schwierig. Wir fixieren so lange, bis eine trabekuläre Knochenzeichnung erkennbar wird (Abb. 124, 125).

Die Totalexstirpation des Kahnbeines. Die totale Entfernung des Kahnbeines führen wir nur durch, wenn schwere, degenerativ zystische Veränderungen als Zeichen der Ernährungsstörung vom zentralen Bruchstück auch auf das periphere Fragment übergegangen sind. Die Dauerresultate nach totaler Kahnbeinentfernung sind nicht gut, weil die Hand ihren Halt verliert und nach radial absinkt.

Die Teilexstirpation des zentralen Fragmentes. Auch diese Operation haben wir nur ganz selten durchgeführt, wenn schwere, degenerativ zystische Veränderungen noch auf das zentrale Fragment beschränkt waren, sich aber trotz längerer Fixierung ein Fortschreiten des degenerativen Umbaues (beginnende Kahnbeinnekrose) feststellen ließ oder wenn wir uns aus anderen Gründen bei einem solchen Fall gezwungen sahen, die Fixierung aufzugeben.

Die Arthrodese des Handgelenkes. Sie ist in Erwägung zu ziehen, wenn es infolge einer unbehandelten Kahnbeinfraktur oder -pseudarthrose zur Arthrose benachbarter Gelenke mit zunehmend schmerzhafter Bewegungseinschränkung des Handgelenkes gekommen ist. Allerdings sollte der Verletzte nicht über 50 Jahre alt sein.

Mit diesem Eingriff gelingt es zwar immer, Schmerzfreiheit zu erzielen und bei Fixierung des Handgelenkes in physiologischer Stellung auch meistens den Faustschluß zu verbessern, anderseits muß man sich aber vor Augen halten, daß ein steifes Handgelenk für viele Berufe äußerst hinderlich ist (Technik siehe S. 122).

Die Teilarthrodese des Handgelenkes. Dieser für besondere Fälle von Kahnbeinpseudarthrose in der angloamerikanischen Literatur empfohlene Eingriff stellt eine Spanarthrodese

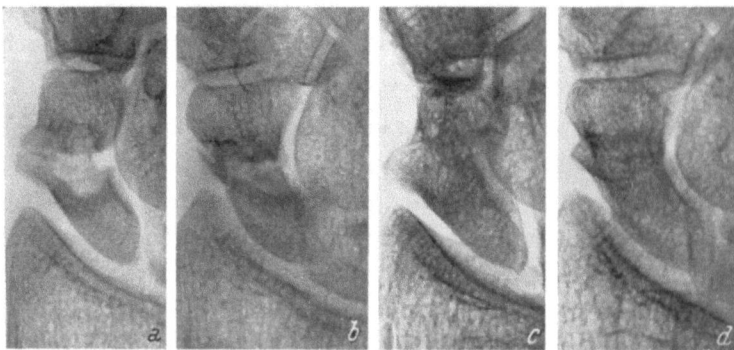

Abb. 125 a bis d. a und b (4. I. 1950) a.-p.- und Drehbild einer Pseudarthrose des Kahnbeines der rechten Hand unbekannten Alters. Operation am 8. I. 1950. c und d (17. XI. 1953) Nachuntersuchung nach 3 Jahren und 10 Monaten. Der Bruch ist knöchern geheilt. Bei schwerer Arbeit manchmal Schmerzen im Handgelenk. Bewegungseinschränkung von je 5 Grad nach dorsal und volar

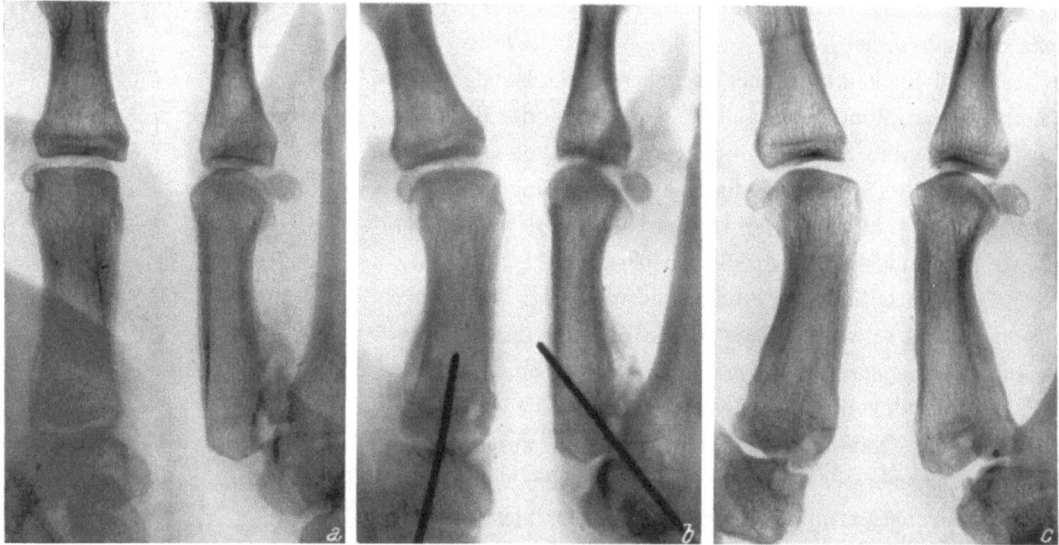

Abb. 126 a bis c. a 3 Monate alter, mit Subluxation geheilter Bennetscher Verrenkungsbruch des 1. Mittelhandknochens rechts. b Nach Osteotomie und Einrichtung. Temporäre Fixierung mit einem Kirschnerdraht (Röntgen 6 Wochen nach der Operation). c Nachuntersuchung nach einem Jahr. Heilung in guter Stellung, leichte Arthrose. Beweglichkeit im Sattelgelenk frei, keine Beschwerden

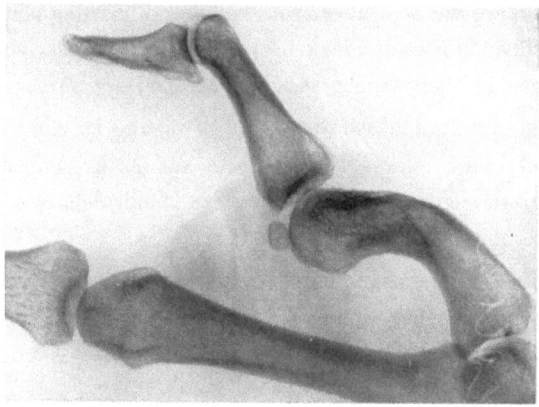

Abb. 127. Mit volar offenem Winkel geheilter Bruch des 1. Mittelhandknochens, dadurch Krallenstellung des Fingers mit Überstreckung im Grundgelenk und Beugung im Endgelenk

zwischen den Kahnbeinfragmenten und dem Os capitatum dar. Wir haben ihn einige Male, jedoch mit nicht befriedigendem Ergebnis durchgeführt.

Die Behandlung veralteter Bennetscher Verrenkungsbrüche

Mehr als 3 Wochen alte BENNETsche Frakturen können im allgemeinen nicht in der auf S. 38 beschriebenen Weise konservativ, sondern sie müssen blutig eingerichtet werden. Besteht später aber neben der Subluxation schon eine schmerzhafte Arthrose des Sattelgelenkes, so wird man am besten eine Arthrodese durchführen. (Technik siehe S. 125.)

Die operative Einrichtung
(Abb. 126)

In Plexusanästhesie oder allgemeiner Betäubung und pneumatischer Blutleere wird die Bruchstelle durch einen L-förmigen Schnitt freigelegt, der entlang der Streckseite des 1. Mittelhandknochens zieht und proximal des Sattelgelenkes ulnar zum Daumenballen abbiegt. Osteotomie in der alten Bruchstelle und Entfernung des zwischen den Fragmenten gebildeten Kallus. Reposition durch Längszug am Daumen und direkten Druck auf die Basis des 1. Mittelhandknochens. Durch dünne Bohrdrähte wird der reponierte Basisanteil einerseits am Multangulum maius, anderseits an dem volar abgebrochenen und stehengebliebenen Knochenkeil fixiert und so gegen eine Reluxation gesichert. Die Bohrdrähte werden unter der Haut abgekniffen. Zeigt die Röntgenkontrolle eine gute Stellung, dann erfolgt nach Abnahme der Blutleere, Wundkompression, Blutstillung, Schichtverschluß und Anlegen einer dorsalen Gipsschiene mit Daumeneinschluß für 5 Wochen. Darnach werden die Drähte durch kleine Inzisionen entfernt.

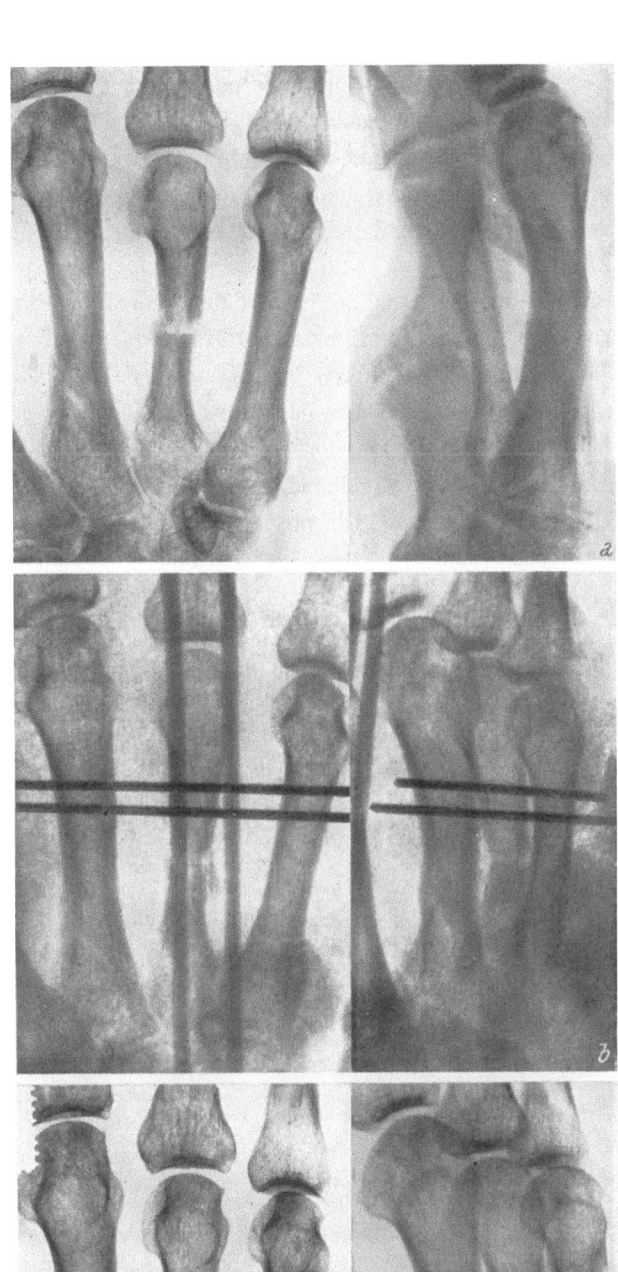

Abb. 128 a bis c. a Alter, nicht geheilter Bruch des 4. Mittelhandknochens mit typischer Verbiegung nach volar. b Nach Korrektur und Fixierung des peripheren Fragmentes mit 2 Kirschnerdrähten an den 3. und 5. Mittelhandknochen. c 6 Monate nach der Operation knöcherne Heilung in guter Stellung

Veraltete Brüche und Pseudarthrosen der Mittelhandknochen

Die volare Abknickung des peripheren Bruchstückes ist die häufigste Fehlstellung einer geheilten Mittelhandfraktur (Abb. 127). Da sie zur Einschränkung der Fingerbeweglichkeit und häufig zu Klauenfingern mit Überstreckung der Grundgelenke und Beugung der Fingermittel- und Endgelenke führt, sind wir in diesen Fällen zur operativen Korrektur der Fehlstellung gezwungen. Selten wird jedoch eine Korrektur bei einer in Fehlstellung geheilten subkapitalen Fraktur des 5. Mittelhandknochens notwendig sein, weil sie funktionell meist unbedeutend ist. Bei einem derartigen Eingriff muß gegebenenfalls eine Vernarbung der langen Strecksehnen gelöst oder eine Streckkontraktur der Finger durch subperiostale Ablösung der Ansätze narbig veränderter Interossealmuskeln beseitigt werden. Die operative Korrektur wird am einfachsten durch eine V-förmige Osteotomie der Bruchstelle oder knapp neben ihr vorgenommen. Nach der Einrichtung erfolgt die Fixation durch einen Bohrdraht, der das periphere Bruchstück und die beiden benachbarten Mittelhandknochen zur Sicherung des Haltes mitfaßt. Das Beilegen eines kleinen Knochenspans (Phemister), der am einfachsten der Ellenkante unterhalb des Olecranon entnommen wird, halten wir für zweckmäßig (Abb. 128, 129).

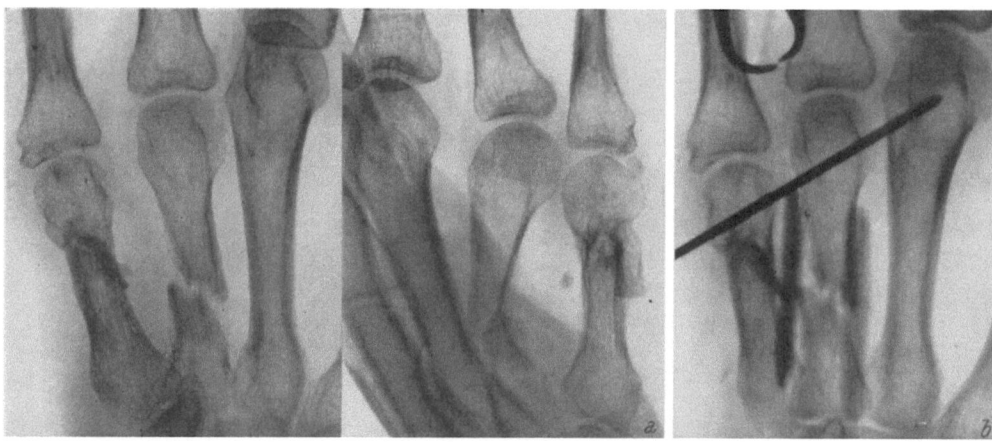

Abb. 129 a und b. a Pseudarthrose des 4. Mittelhandknochens nach offenem Bruch des 4. und 5. Mittelhandknochens. b Doppelspananlagerung nach Korrektur. Temporäre Fixation mit Kirschnerdraht. Der Kirschnerdraht wird subkutan abgezwickt (auch eine einfache Spananlagerung würde in diesem Fall genügen)

Pseudarthrosen nach einem Metakarpalbruch sind selten, es sei denn, daß ein Defektbruch vorlag. Auch hier müssen natürlich vor oder bei der Operation zur Beseitigung der Pseudarthrose eventuell vernarbte Strecksehnen gelöst oder Hautnarben durch gestielte Lappen oder Hautverschiebungen beseitigt werden. Kontaktpseudarthrosen werden durch stufenförmige Anfrischung und Drahtnaht oder durch Beilegen eines Knochenspans wie nach einer Osteotomie behandelt.

Defektpseudarthrosen hingegen überbrücken wir durch einen Knochenspan, den wir entweder stufenförmig einfügen oder in die Fragmente einfalzen. Seine Fixation erfolgt mit einem Span- und Bruchstück fassenden Bohrdraht. (Auch die Verpflanzung des an seinen Enden angefrischten 4. Mittelfußknochens zum Ersatz eines Metakarpalknochens ist empfohlen worden.)

Der Verlust eines Metakarpalköpfchens

Fehlt das Metakarpalköpfchen an einem der mittelständigen Finger (3 und 4), so können erhebliche Funktionsstörungen dadurch auftreten, daß die benachbarten Finger sich beim Faustschluß immer mehr in die entstandene Lücke hineindrehen und schließlich überkreuzen. Infolge der verlorengegangenen Schienung durch den queren Mittelhandbogen können anderseits die

Nachbarfinger auch beim Faustschluß auseinanderweichen, wenn wie auf Abb. 130 ein Narbenzug auf sie einwirkt. Wegen dieser Gefahr lehnen wir die ADELMANNsche Amputation ab, bei der das Mittelhandköpfchen als angeblich wertlos reseziert wird, oder wir erhalten bei der Absetzung des 3. oder 4. Fingers wenn möglich auch die Basis des Grundgliedes (siehe S. 178). Ist durch das Fehlen des 3. oder 4. Metakarpalköpfchens aber eine stärkere Verdrehung des 2. oder 5. Fingers entstanden, so kommt zur Verschmälerung der Hand die Umsetzung des 2. auf den Basisrest des 3., oder die des 5. Mittelhandknochens auf die Basis des 4. in Frage. Hierzu wird nach Freilegung von dorsal der defekte Knochen bis auf das zentrale Drittel gekürzt und stufenförmig zur Aufnahme des Nachbarknochens vorbereitet, der in gleicher Höhe durchtrennt und gleichfalls stufenförmig hergerichtet wird. Die Fixierung erfolgt durch gekreuzte perkutane Bohrdrähte oder Drahtnaht. Ruhigstellung im Gips für 5 bis 8 Wochen (Abb. 131). Bei Verlust des 2. Metakarpalköpfchens kommt bei gleichzeitig bestehender Verkürzung des Daumens die Exstirpation des 2. Mittelhandstrahles bis auf die Basis in Frage, weil die Vertiefung und Erweiterung des 1. Zwischenfingerraumes dann zur Verbesserung der Greiffähigkeit führt (Phalangisation). Bei Verlust des 5. Mittelhandköpfchens ist aus kosmetischen Gründen und zur Vermeidung von Hautspannungen über dem Fragmentende dessen Abschrägung notwendig.

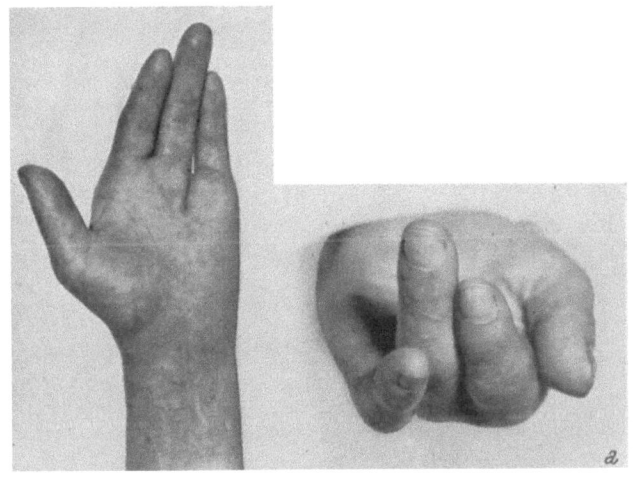
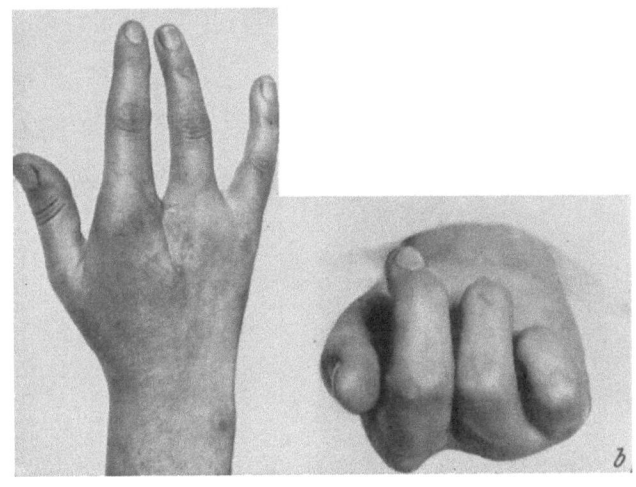

Abb. 130 a und b. a Nach Exartikulation des 4. Fingers und Entfernung des 4. Mittelhandköpfchens kommt es bei der Fingerbeugung zum Überkreuzen des 5. Fingers. b Nach Exartikulation des 3. Fingers und Entfernung des 3. Mittelhandköpfchens Auseinanderweichen des 2. und 4. Fingers infolge Narbenzuges beim Faustschluß

In Fehlstellung geheilte Fingerbrüche (Abb. 132)

Diese bedürfen oft korrigierender Eingriffe, weil Abweichungen sowohl in sagittaler als auch in frontaler Richtung, besonders aber auch Verdrehungen schwere Funktionsstörungen verursachen können. Die häufigen Bewegungseinschränkungen nach Brüchen der Fingerglieder sind zum Teil auf die oft beeinträchtigte Fingerdurchblutung, aber auch auf Kallusverwachsungen des empfindlichen Sehnengleitapparates zurückzuführen. Jede stärkere Verdrehung muß korrigiert werden, was nur innerhalb der ersten 3 Wochen nach der Verletzung ohne Operation möglich ist. Achsenknickungen hingegen können meist auch nach 4 bis 6 Wochen noch unblutig gestellt werden.

Bei der Operation legen wir von einem dorsal-lateralen Schnitt aus die Bruchstelle subperiostal frei und führen eine V- oder keilförmige Osteotomie durch. Die Fixierung der eingerichteten Fragmente erfolgt durch Drahtnaht oder durch zwei gekreuzte Bohrdrähte, die subkutan abgekniffen und nach 4 Wochen entfernt werden.

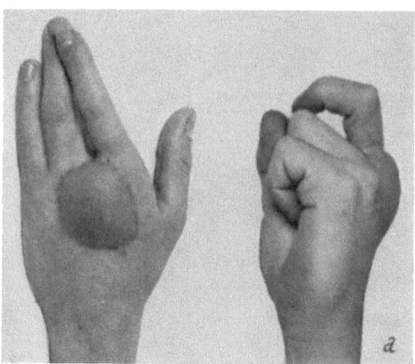

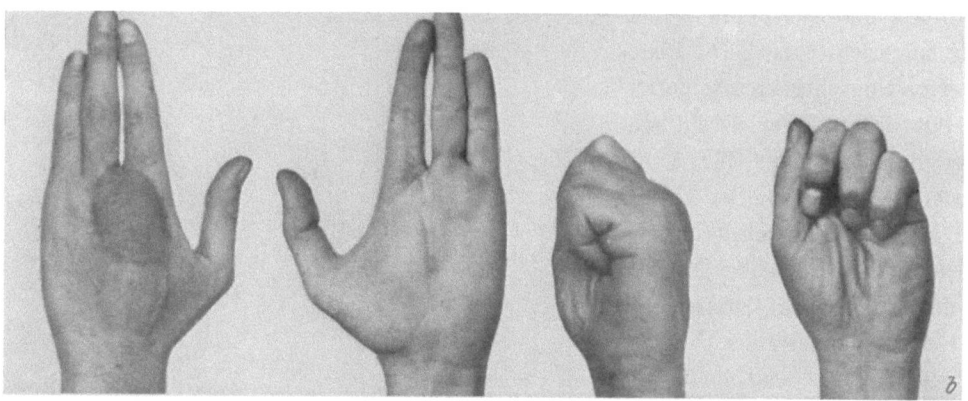

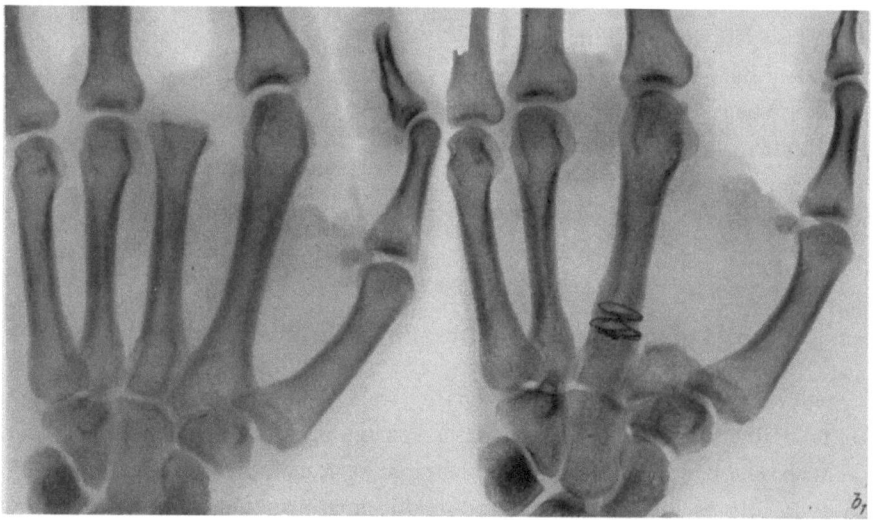

Abb. 131 a und b. a Überkreuzung des 2. und 4. Fingers nach Verlust des 3. Fingers und teilweisem Verlust des 3. Mittelhandköpfchens infolge eines Schußbruches. Außerdem besteht eine Beugebehinderung des Zeigefingers durch narbige Verlötung der Strecksehnen. b Funktion und Aussehen der Hand nach Entfernung des 3. Mittelhandknochens und Aufsetzen des 2. Mittelhandknochens auf die Basis des 3. Mittelhandknochens und Lösung der vernarbten Strecksehnen am Handrücken. b₁ Röntgen zu Abb. 131 a und b vor und nach der Operation

Die stufenförmige Anfrischung an Fingergliedern empfehlen wir nicht, da es hierbei zur aseptischen Nekrose der kleinen Stufe und verzögerter Knochenheilung kommen kann.

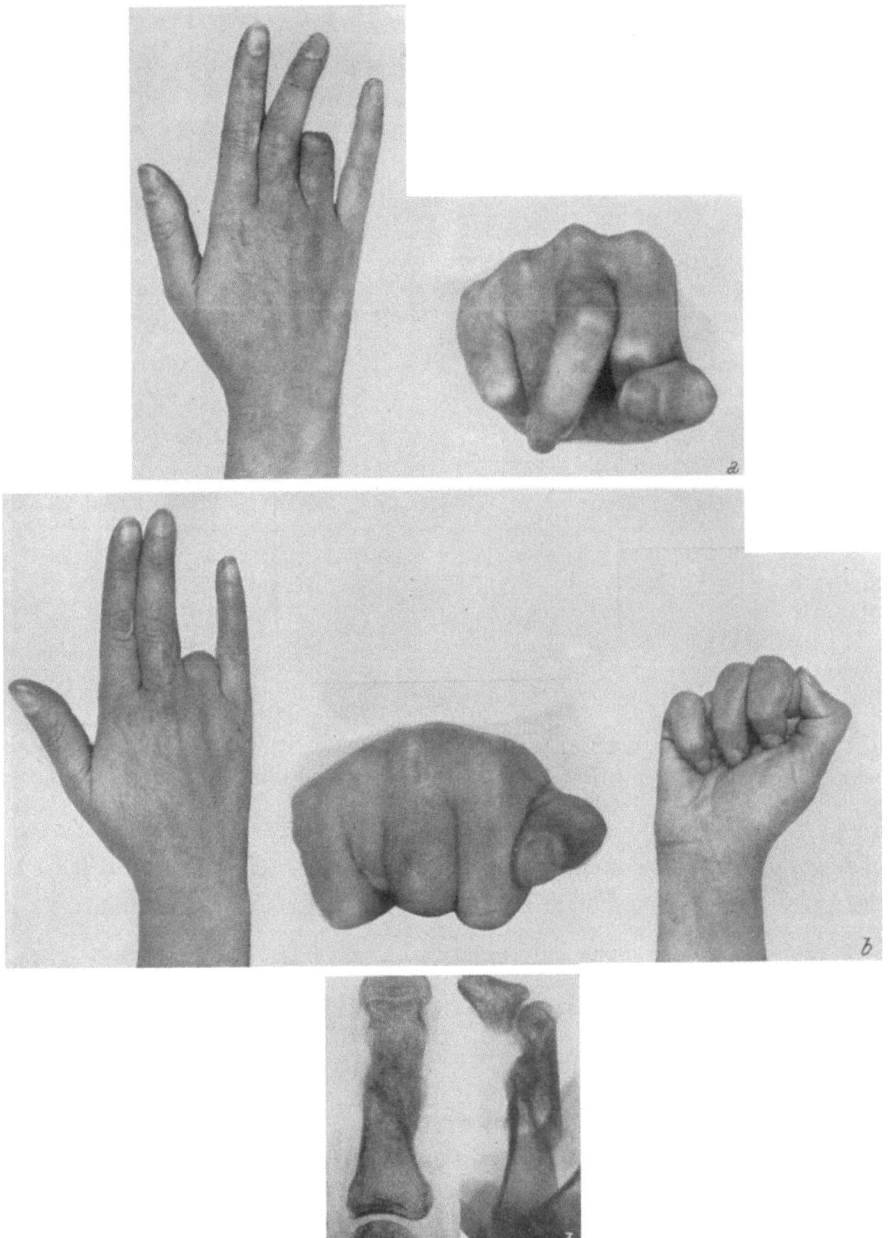

Abb. 132 a und b. a Mit Verbiegung und Verdrehung geheilter Bruch des Mittelfingergrundgliedes. Überkreuzen der Finger beim Faustschluß. b Aussehen und Funktion nach Osteotomie und Korrektur des Stumpfes vom 4. Finger. b₁ Röntgen zu Abb. 132 b. Das Mittelfingergrundglied ist in achsengerechter Stellung knöchern geheilt

Behandlung von Pseudarthrosen der Fingerglieder (Abb. 133, 134)

Pseudarthrosen von Grund- oder Mittelgliedern der Finger sind selten. Defektpseudarthrosen können bei günstigen Narbenverhältnissen durch einen kleinen Knochenspan überbrückt werden. Kontaktpseudarthrosen werden angefrischt und durch Drahtnaht fixiert. Manch-

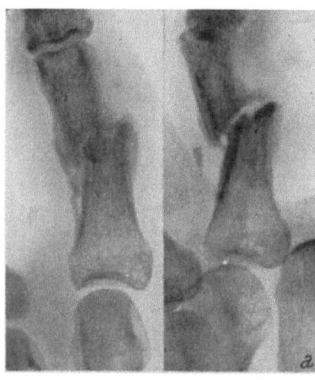 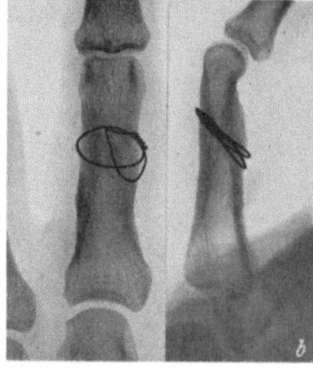

Abb. 133 a und b. a Pseudarthrose eines Mittelfingergrundgliedes in Fehlstellung. b Knöcherne Heilung in achsengerechter Stellung nach Anfrischung und Drahtnaht

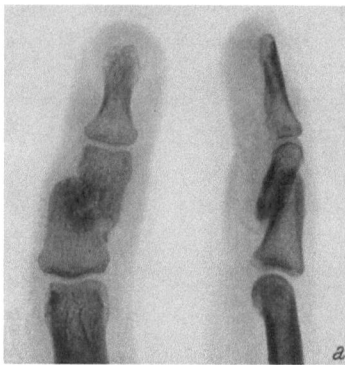 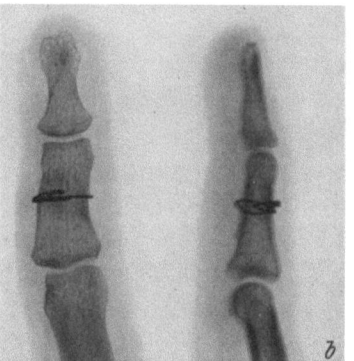

Abb. 134 a und b. a Pseudarthrose eines Zeigefingermittelgliedes. b Knöcherne Heilung in guter Stellung nach Resektion der Pseudarthrose und Drahtnaht

mal gelingt zusätzlich das Beilegen eines kleinen Knochenspans. Bei Pseudarthrosen des Daumengrundgliedes hat sich die intramedulläre Bolzung mit einem Knochenspan bewährt.

Veraltete Nervenverletzungen

Nach Durchtrennung eines gemischten Nerven kommt es zu motorischen, sensiblen und vegetativen Ausfällen.

1. Die motorischen Ausfallserscheinungen an der Hand nach Nervenverletzungen

Nach totaler Durchtrennung des motorischen Nerven kommt es zur schlaffen atrophischen Lähmung der von ihm innervierten Muskeln mit totaler Entartungsreaktion. Die typischen Lähmungsbilder nach Durchtrennung der Armnerven sind auf S. 12 ff. beschrieben.

2. Die sensiblen Ausfallserscheinungen

Meist erstrecken sich nach einer Nervendurchtrennung die sensiblen Ausfallserscheinungen auf ein kleineres Gebiet, als es dem von der Anatomie bekannten Endbereich der Nerven entspricht. Das hängt damit zusammen, daß sich an der Hand die sensiblen Endgebiete benachbarter Nerven weitgehend überlagern, so daß Mischzonen entstehen, in denen der Ausfall eines der beteiligten Nerven nicht feststellbar ist. Vielmehr erstreckt sich der feststellbare Sensibilitätsverlust auf das von dem betreffenden Nerven allein versorgte Endgebiet, die sogenannte autonome Zone. Diese kann z. B. bei Durchtrennung des N. ulnaris nur auf die Beugeseite des 5. Fingers beschränkt sein und ist für die einzelnen Gefühlsqualitäten auch noch verschieden. Das Gefühl wird immer auf Grob und Fein sowie auf Spitz und Stumpf geprüft. (Siehe „Bau und Funktion der Hand", S. 14.)

3. Vegetative Ausfallserscheinungen an der Hand nach Nervenverletzungen

Hierbei lassen sich oft zwei fast gegensätzliche Erscheinungsformen voneinander abgrenzen. Bei totaler Durchtrennung beobachtet man häufiger eine kalte, blasse, eher zyanotische Haut mit trockener verdickter Epidermis, Anhydrosis und Steigerung ihrer Verletzlichkeit durch mechanische oder thermische Schädigungen, eventuell ein trophisches Geschwür und eine starke Osteoporose der Knochen. Bei partieller Schädigung hingegen überwiegen vegetative Reizerscheinungen (Kausalgie), die Haut ist heiß, hyperämisch, glänzend, mit starker Schweißsekretion, gesteigertem Haar- und Nagelwachstum und Neigung zu Ödemen. Meist greifen die vegetativen Reizerscheinungen über das Gebiet des betroffenen Nerven hinaus. Zwischen beiden Gruppen gibt es Übergangsformen.

Die vasomotorischen Störungen nach Nervenverletzungen

Vasomotorische Störungen werden meist nach Medianusverletzungen angetroffen, während sie seltener nach Ulnarisdurchtrennnungen und kaum einmal bei der Radialisparese vorkommen. Besonders ausgeprägt sind sie nach Teilverletzungen der Nerven, die manchmal an der starken Hyperämie und Rötung der Haut und Schmerzen zu erkennen sind. Die vasomotorischen Störungen treten verstärkt bei gleichzeitiger Gefäßverletzung auf.

Die trophischen Störungen nach Nervenverletzungen

Trophische Störungen an der Hand sind nach Nervenverletzungen mannigfaltig und betreffen in nahezu gleichem Maß die Haut, die Haare, die Subcutis und die Knochen, ebenso wie die Gelenke, Sehnen und Muskeln. An der Haut findet man Hyperkeratose und Atrophie mit Verschwinden der feinen Hautriffelung. Auch Störungen des Nagelwachstums, abnorme Brüchigkeit, Längs- und Querrillung treten auf. Der gesteigerten, meist schnell fortschreitenden Osteoporose entspricht an den Gelenken Knorpelschwund und Schrumpfung der Gelenkskapsel mit zunehmender Bewegungseinschränkung.

Die sekretorischen Störungen nach Nervenverletzungen

Fast immer sind mit einer Nervenverletzung auch sekretorische Veränderungen in seinem Ausbreitungsgebiet zu beobachten, und zwar kommt es entweder im Gebiet der Analgesie zum Sistieren der Schweißsekretion oder zu einer Hyperhydrosis, diese ist allerdings bei Teilverletzungen des Nerven häufiger. Die von MINOR angegebene Jodstärkereaktion erlaubt vielfach die deutliche Darstellung des betroffenen Bezirkes.

Die Atrophie nach Nervenverletzungen

Die Atrophie nach Verletzungen motorischer Nerven zeigt in ihrer Progredienz nicht nur Unterschiede zwischen den einzelnen Nerven, sondern auch zwischen den von einem Nerven versorgten Muskelgruppen. So schreitet sie z. B. bei Radialislähmung verhältnismäßig langsam fort, während sie im Bereich der Mm. interossei nach Ulnarisdurchtrennung meist schnell auftritt. In der Regel erreicht sie 3 Jahre nach der Verletzung ihren Höhepunkt. LEHMANN hat gezeigt, daß nach jahrelangen Lähmungen im betroffenen Muskelbereich auch histologisch oft keine Muskelfasern mehr zu sehen sind, und daher setzt BUNELL die obere Grenze für die Durchführbarkeit einer Naht eines motorischen Nerven mit 3 Jahren fest.

Treten durch die Verletzung zur Nervenlähmung noch Durchblutungsstörungen infolge Gefäßverletzungen oder Gefäßkompression auf, so kommt es schnell zur Schrumpfung und schwieligen Umwandlung der Muskulatur, wie wir sie in extremem Ausmaß bei der ischämischen Kontraktur kennen. Weiterhin wird die Atrophie beschleunigt durch völlige Stillegung oder Überdehnung gelähmter Muskel. Diese Beobachtung läßt sich auch bei gleichzeitig bestehenden Bewegungsstörungen der Gelenke oder Ankylosen machen. Gegen die Überdehnung gelähmter Muskelgruppen bringen wir die Hand durch Lagerung oder entsprechende Schienung möglichst bald in die Mittelstellung ihrer Gelenke, also in ihre Funktionsstellung. Hierbei haben elastische Schienen starren Verbänden gegenüber den Vorzug, da sie zur Verhütung von Bewegungseinschränkungen gleichzeitig eine systematische aktive und schonende passive Übungsbehandlung erlauben.

Die Kontraktur nach Nervenverletzungen

Eine andere, ebenfalls zum Funktionsausfall führende Veränderung der Muskulatur spielt sich in den Antagonisten gelähmter Muskel dadurch ab, da sie dauernd angespannt, also kontrahiert sind. Während sie sich in der ersten Zeit nach der Lähmung passiv noch dehnen lassen, gehen sie langsam in eine Schrumpfungskontraktur über, die sich ohne Gewalt dann auch meist in Narkose nicht mehr ausgleichen läßt, sodaß es zu fixierten Fehlhaltungen nach Nervenverletzungen kommt, wenn nicht frühzeitig durch eine Schiene die Funktionsstellung hergestellt wird und durch Bewegungsübungen Kontrakturen vermieden werden.

Das Entstehen der Schrumpfungskontraktur wird durch das Hinzutreten von Infektionen oder Durchblutungsstörungen oder auch bei Verletzungen der Muskel selbst begünstigt und führt dann auch meist zu arthrogenen Kontrakturen.

Besonders ausgeprägt treten Kontrakturen meist bei Teilparesen mit sensiblen Reizerscheinungen auf. Einzelne Muskelgruppen, so z. B. die Pronatoren des Unterarmes und der Hand und die Hand- und Fingerbeuger werden am schnellsten betroffen.

Die elektrische Erregbarkeit bei Nervenverletzungen

Für die Diagnostik und Prognose spielt bei Nervenverletzungen die Prüfung der elektrischen Erregbarkeit eine große Rolle. So kommt es fast ausnahmslos bei schweren Läsionen sowohl bei Totaldurchtrennung als auch bei Erhaltung der äußeren Kontinuität zur totalen Entartungsreaktion, d. h. der gelähmte Muskel ist weder direkt noch indirekt faradisch oder galvanisch erregbar. Nur in den ersten beiden Wochen pflegt die direkte galvanische Erregbarkeit zunächst noch erhöht zu sein, sie sinkt dann aber schnell bis zur wurmförmigen Zuckung mit verlängerter Latenzzeit ab (ERB).

Außerdem kommt es meist zu einer Verschiebung des sogenannten Reizpunktes, von dem aus der Muskel am leichtesten zur Kontraktion gebracht werden kann, das ist in der Regel die Eintrittsstelle des Nerven in den Muskel. Während die Erregung des Muskels von dieser Stelle auch nach der Nervendurchtrennung nicht mehr möglich ist, gelingt sie, wenn man die andere Elektrode auf die Übergangsstelle vom Muskel zur Sehne anbringt, sodaß es zur Längsdurchströmung des Muskels kommt.

Eine partielle Entartungsreaktion weist in der Regel auf eine Teilparese hin, jedoch läßt sich aus der elektrischen Erregbarkeit nicht mit Sicherheit der Grad einer Nervenverletzung bestimmen. Auch bei vorübergehendem Abweichen des elektrischen Befundes vom Bild der totalen Entartungsreaktion wird der funktionelle Befund maßgebend bleiben und macht die Freilegung des Nerven erforderlich, wenn die Lähmung nicht zurückgeht.

Behandlung nicht mehr frischer Nervenverletzungen

Haben wir eine nicht mehr frische Lähmung vor uns, so ist die Entscheidung schwierig, ob mit einer spontanen Regeneration gerechnet werden kann oder ob die Operation durchgeführt werden muß. In den ersten Wochen nach der Verletzung ist weder mit den Mitteln der elektrischen noch anderer Untersuchungen mit Sicherheit festzustellen, ob eine irreparable totale oder partielle Läsion vorliegt, wir können nur durch wiederholte Untersuchungen über einen längeren Zeitraum hin Klarheit bekommen.

Für eine spontane Regeneration spricht das Kleinerwerden analgetischer Zonen oder die nach distal fortschreitende Wiederkehr willkürlicher Bewegungen einzelner Muskeln. Auch die Beobachtung des vegetativen Verhältnisses im Lähmungsbereich gibt oft nützliche Hinweise. Es ist auch ein gutes Zeichen, wenn die totale Entartungsreaktion partiell wird oder die direkte galvanische Erregbarkeit eines Muskels zunimmt. Jedoch kann die elektrische Untersuchung, wie gesagt, gerade in der ersten Zeit nach einer Verletzung keine absolut gültige Aussage treffen.

Von BUNNELL und anderen wird das TINNEL-HOFFMANNsche Zeichen, nämlich das Auftreten von Druckparästhesien bei Beklopfen des Nervenstammes distal von der Verletzungsstelle als beweisend dafür angesehen, daß die Leitung des Nerven nicht vollständig unterbrochen oder in Regeneration befindlich ist. Manche wollen auf diese Weise sogar das Vorwachsen der Neuriten verfolgen können. FOERSTER und ELSBERG bemerken jedoch, daß bei spontanen Regenerationen dieses Zeichen fehlen, bei Totaldurchtrennung eines Nerven aber vorhanden sein kann.

In der Zwischenzeit und im Fall einer Operation von der 4. Woche ab hat die konservative Behandlung die Aufgaben:

1. Eine Überdehnung gelähmter Muskel durch entsprechende Lagerung und elastischen Quengel zu verhindern.

2. Schrumpfungskontrakturen im Bereich der Antagonisten gelähmter Muskel durch Schiene und schonende passive Übungsbehandlung zu vermeiden.

3. Alle Gelenke durch systematische Übungen beweglich zu halten.

Die Anzeigestellung zur sekundären Nervennaht ist einfach, wenn der Verletzte mit einer Nervendurchtrennung vom Anfang an in unserer Behandlung stand oder wir vom erstversorgenden Arzt wissen, daß keine Nervennaht versucht wurde. In solchen Fällen nähen wir durchtrennte Nerven zum ehebaldigsten Zeitpunkt, wenn die Wunden, ohne größere Narben hinterlassen zu haben, geheilt sind. Im folgenden soll nun ein Fall ausführlich geschildert werden, weil dieser uns auch zeigt, wie wir bei der Versorgung alter, kombinierter Nerven- und Sehnenverletzungen vorzugehen pflegen.

Ein 17jähriger Landarbeiter ist am 30. VI. 1951 mit der rechten Hand auf eine Rübenschere gefallen und hat sich dabei mehrere Beugesehnen und Nerven der rechten Hohlhand durchtrennt.

In einem auswärtigen Krankenhaus wurde versucht nur die Sehnen, nicht aber die Nerven zu nähen. Die Wunde heilte per primam. Zwei Monate nach der Verletzung wurde er in einem anderen Krankenhaus aufgenommen, wo wegen der bestehenden Ulnarislähmung eine Elektrobehandlung durchgeführt wurde.

Am 22. I. 1952, also ein halbes Jahr nach der Verletzung, kam er zur Begutachtung in das Unfallkrankenhaus Wien.

Die rechte Hand zeigte folgenden Befund: Vom Handrücken zieht über die ulnare Handkante und am Kleinfingerballen eine quere, tiefe Narbe bis zum Daumenballen. Die ganze Hand und vor allem der 3. bis 5. Finger sind atrophisch. Die Muskel im Bereich des Kleinfingerballens und im 1. Zwischenknochenraum sind geschwunden. Der 4. und 5. Finger stehen in Krallenstellung und sind in den Grundgelenken überstreckt. Der 3. bis 5. Finger können aktiv nicht ge-

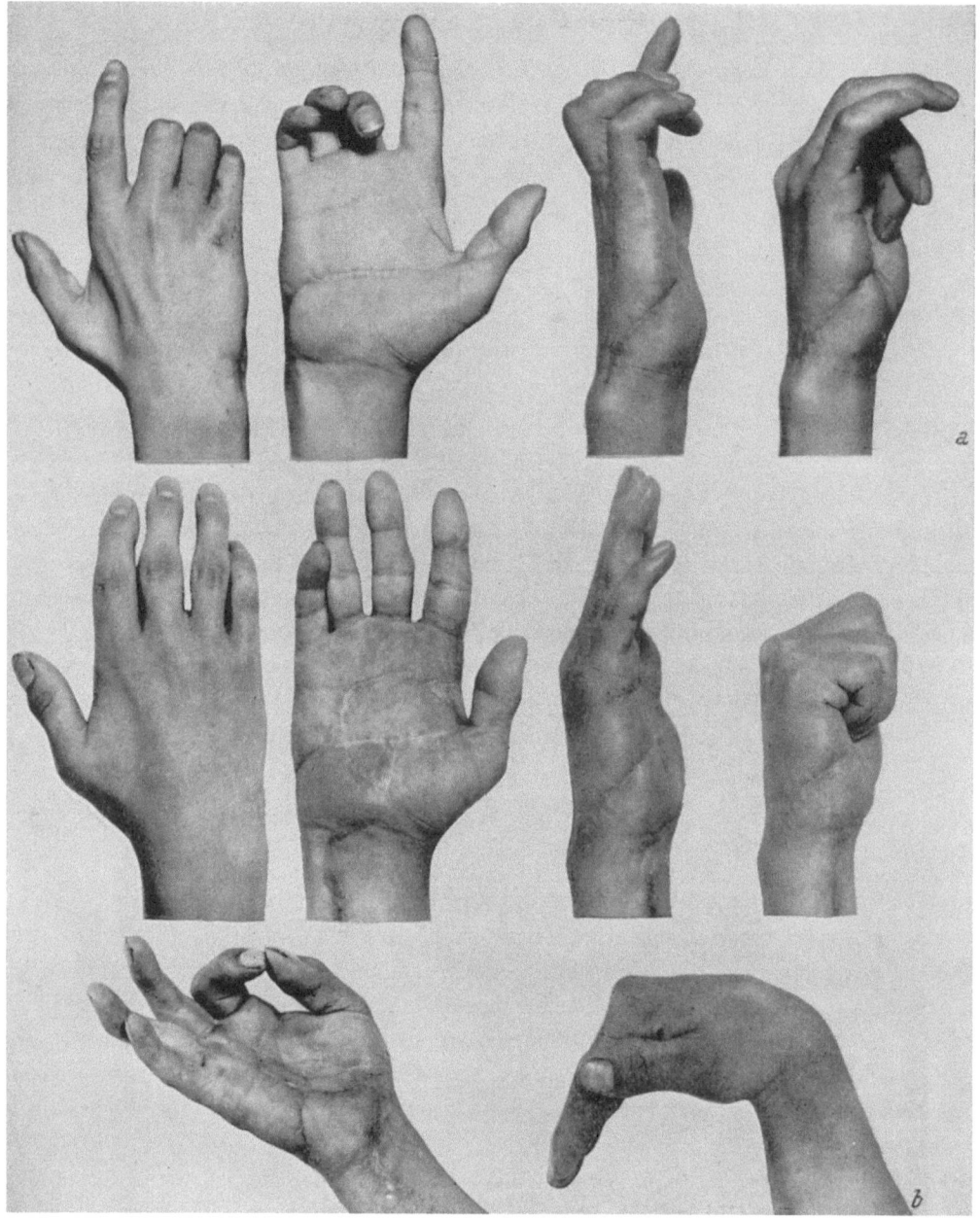

Abb. 135 a, b. a 6 Monate alte Durchtrennung der sensiblen Medianusäste für den 2. bis 4. Finger und des sensiblen und motorischen Ulnarisastes in der Hohlhand mit gleichzeitiger Durchtrennung der Beugesehnen für den 4. und 5. Finger bei einem 17jährigen Landarbeiter. Die Atrophie der Zwischenknochenmuskulatur und der Muskulatur des Kleinfingerballens ist deutlich zu sehen. Aktiver Streck- und Beugeausfall am 3. bis 5. Finger. b Funktionelles Ergebnis 2 Jahre nach der sekundären Nervennaht und freien Sehnenverpflanzung für den 4. und 5. Finger. Mit Ausnahme der Abduktion des 5. Fingers besteht volle Funktion, auch die motorische Ulnarisfunktion ist völlig wiedergekehrt. Das Hautgefühl ist normal, die Atrophie der Zwischenknochenmuskulatur geschwunden

beugt werden, nur der Daumen und der Zeigefinger sind frei beweglich. An der Beugeseite des 2. bis 5. Fingers besteht Gefühllosigkeit. Die neurologische Untersuchung ergibt eine Durchtrennung der sensiblen Medianusäste und eine komplette Durchtrennung des Ulnaris in der Hohlhand.

Es wurden zunächst die Nerven genäht. Dazu wurde die Hohlhand mit einem S-förmigen Schnitt freigelegt. Wie erwartet waren die sensiblen Medianusäste für den 2. bis 4. Finger und die sensiblen Äste des Ulnaris für den 4. und 5. Finger durchtrennt, auch der motorische Ast des Ulnaris war gerade dort, wo er in die Tiefe der Hohlhand zieht, unterbrochen. Außer den Nerven waren noch die Beugesehnen des 4. und 5. Fingers und auch die oberflächliche Sehne des 3. Fingers durchtrennt, die proximalen Sehnenstümpfe zurückgeschlüpft und vernarbt. Die Narben wurden ausgeschnitten und eine Lösung der Sehne des 3. Fingers durchgeführt. Dann wurden sämtliche sensiblen Äste des Medianus und Ulnaris für den 2. bis 5. Finger und auch der motorische Ast des Ulnaris genäht, was technisch etwas schwieriger war, weil zunächst im Bereich des Hauptstammes die motorische Portion von der sensiblen getrennt werden mußte. (Siehe Abb. 135.)

Nun haben wir abgewartet, ob das Gefühl wiederkehrt. Bereits zwei Monate nach der Nervennaht gab der Verletzte an, in den Fingern etwas zu spüren, und es wurde jetzt als Beuge-

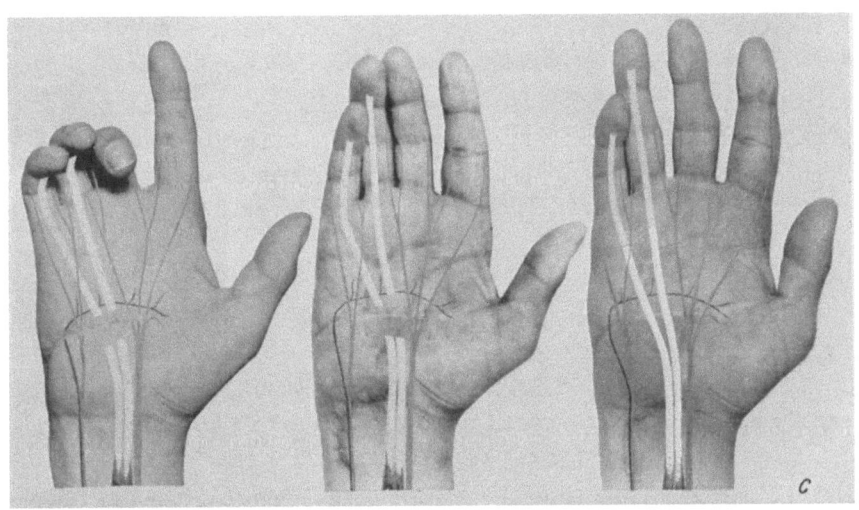

Abb. 135 c. Schematische Darstellung der durchtrennten Gebilde und ihrer Herstellung in 2 Etappen. (1. Etappe: Sekundäre Naht aller durchtrennten Nerven. 2. Etappe: Freie Sehnenverpflanzung am 4. und 5. Finger von der Mittelhand bis proximal des Handgelenkes reichend.)

sehnenersatz für den 4. und 5. Finger eine freie Transplantation des Palmaris und der Strecksehne der 4. Zehe durchgeführt, wobei die Transplantate von der Hohlhand bis zum Vorderarm reichten.

In der Folgezeit besserte sich zunehmend das Gefühl und die Trophik. Auch der Muskelschwund verringerte sich. Die aktive Beweglichkeit des 3. bis 5. Fingers machte zusehends Fortschritte. Ende Juni 1952, das ist ein Jahr nach der Verletzung, nahm er die Arbeit wieder auf.

Zwei Jahre nach der Verletzung war die Hand in folgendem Zustand: Sie ist nahezu vollkommen wiederhergestellt. Die Finger können voll gestreckt und voll gebeugt werden, es besteht lediglich eine geringe Störung beim Fingerspreizen. Auch die neurologische Untersuchung ergab, daß sowohl funktionell als auch elektrisch Heilung eingetreten ist. Sämtliche kleine Handmuskel sind elektrisch normal erregbar und das Gefühl an der Hand ist normal. Der Verletzte ist als Landarbeiter voll berufstätig.

Anzeige zur operativen Freilegung eines Nerven

Die operative Freilegung eines verletzten Nerven führen wir durch:

1. Wenn eine vollständige Parese mit totaler Entartungsreaktion nach 4 bis 6 Monaten keine Wiederkehr der willkürlichen Beweglichkeit erkennen läßt, besonders wenn die galvanische Erregbarkeit absinkt und die Atrophie zunimmt.

2. Wenn bei unvollständiger Lähmung nach Ablauf der durchschnittlichen Regenerationszeit wichtige Muskelgruppen weiterhin gelähmt bleiben, z. B. wenn nach einer hohen Radialisparese die Oberarmmuskeln sich zwar erholt haben, die Hand- und Fingerstrecker jedoch nach 7 bis 9 Monaten immer noch gelähmt sind.

3. Wenn während der Beobachtungszeit eine partielle Lähmung zunimmt oder entsteht.

4. Wenn nach Verletzung eines sensiblen Nerven sich innerhalb der Regenerationszeit die Trophik nicht bessert oder das Gefühl nicht wiederkehrt.

5. Bei stärkeren vegetativen und sensiblen Reizerscheinungen (Kausalgie), besonders bei trophischen Geschwüren.

Gegenanzeigen zur operativen Freilegung eines Nerven

Eine bedingte Kontraindikation zur Freilegung eines Nerven kann in einem zu großen Zeitintervall zwischen Verletzung und beabsichtigter Operation liegen. Es gilt die Regel, daß die Naht motorischer Nerven nach 3 Jahren und die sensibler nach 6 Jahren erfolglos bleibt. Jedoch haben z. B. TILLAUX und CERVERA Erfolge nach Nervennähten beschrieben, die 10 Jahre nach der Verletzung noch durchgeführt worden sind.

Unbedingte Gegenanzeigen gegen die Nervenoperation stellen Wundinfektionen, schwere Gelenkskontrakturen und hochgradige irreversible Atrophien dar.

Die operative Behandlung veralteter Nervenverletzungen

Im Fall einer vorangegangenen Infektion warten wir mit der Nervennaht meistens 6 bis 8 Wochen nach abgeschlossener Wundheilung. Ebenso müssen wir bei gleichzeitig bestehendem Knochenbruch die Konsolidierung abwarten oder bewegungsbehinderte Gelenke mindestens so weit gebessert haben, daß eine Entspannungsstellung nach der Nervennaht möglich ist.

Als Operation kommt entweder die direkte Nervennaht oder eine Überbrückung durch Transplantat oder eine Neurolyse in Frage. Die direkte Nervennaht ist immer anzustreben. Bei großen, nicht zu beseitigenden Diastasen wird sie jedoch durch Einschalten eines Transplantates ersetzt.

Findet man die Kontinuität des Nerven erhalten, so kann man sich nicht grundsätzlich mit einer Neurolyse zufriedengeben. Oft wird man die Resektion der vernarbten Stelle mit Anfrischung der Neurolyse vorziehen. Weder die Inspektion noch die Palpation geben einen sicheren Aufschluß darüber, ob das Kontinuitätsneurom von leitfähigen Fasern durchzogen wird. Bei motorischen Nerven ist am sichersten ihre elektrische Reizung 5 bis 6 cm proximal der Verletzungsstelle. Jedoch kann diese Untersuchung erst 5 bis 6 Monate nach der Verletzung unser Vorgehen eindeutig bestimmen, da vor dieser Zeit regenerierende Neuriten spontan durch die Narbe vorgedrungen sein, aber das Erfolgsorgan noch nicht erreicht haben können.

Wenn bei der elektrischen Reizung alle Muskel oder wenigstens die meisten ansprechen, so können wir uns mit der inneren oder äußeren Neurolyse begnügen, da die Regeneration dann im Gang ist.

Die Technik der direkten Nervennaht

Während die primäre Nervennaht häufig in der zur Wundausschneidung angelegten lokalen Betäubung durchgeführt wird, bevorzugen wir für die sekundäre Nervennaht meist die Narkose. MAX LANGE hat vor der Plexusanästhesie für Nervennähte gewarnt, da sie doch hie und da zur Schädigung eines Nerven oder seiner Regenerationsfähigkeit führt.

Beim Hautschnitt soll darauf geachtet werden, daß die Narbe später nicht über der Nervennaht liegt. Immer muß der Nerv ausgiebig vom gesunden her freigelegt und aus den Narben gelöst werden. Dann müssen beide Nervenenden angefrischt werden, weil sich im allgemeinen am zentralen Stumpf ein Neurom und am peripheren ein Gliom gebildet hat. Diese sollen so weit reseziert werden, bis die normale Nervenbündelung zentral erreicht ist, die aber manchmal in dem homogenen glasigen queren Schnitt nicht sofort, sondern erst nach einigem Abwarten auftritt.

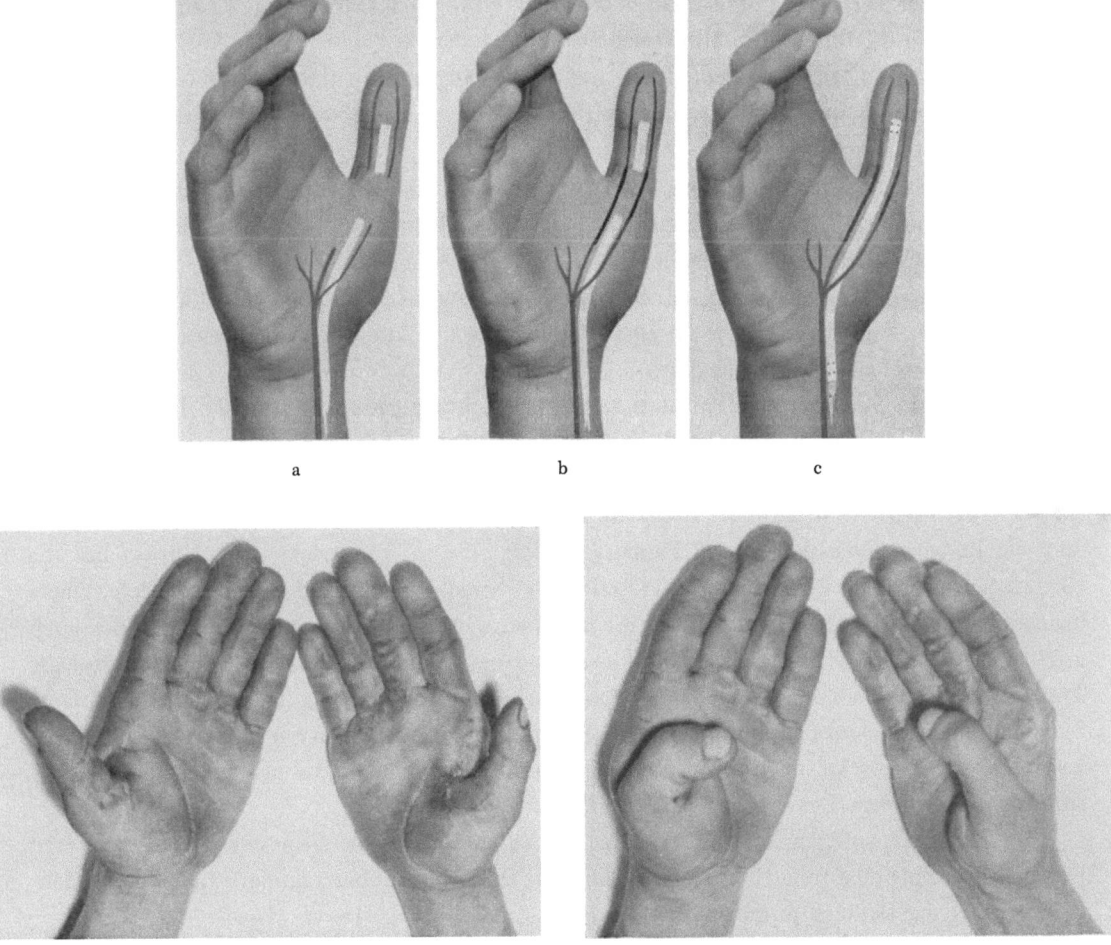

Abb. 136 a bis e. a Defekt der langen Daumenbeugesehne und der beiden volaren Nerven. b Überbrückung des Nervendefektes mit einem Transplantat vom N. suralis. c Ersatz der langen Daumenbeugesehne durch ein freies Transplantat vom Palmaris, vom Handgelenk bis zum Endglied reichend. d und e Funktion nach freier Sehnen- und Nervenverpflanzung im Vergleich zur unverletzten Hand. Der rechte Daumen ist etwas schmächtiger, die Hand zeigt kräftige Arbeitsschwielen

Zur Behebung größerer Diastasen nach der Anfrischung haben wir folgende Möglichkeiten:

1. Die Einnahme der Entspannungsstellung. Sie besteht beim N. medianus in der Beugung des Ellenbogen- und Handgelenkes. Beim N. ulnaris soll das Handgelenk gebeugt und der Ellenbogen gestreckt werden — falls nicht seine Verlagerung auf die Beugeseite des Ellenbogens vorangegangen ist. Für den N. radialis wird der Oberarm adduziert, der Ellenbogen gebeugt und das Handgelenk gestreckt.

2. Die Mobilisierung der Nerven. Sie soll der Resektion immer vorangehen, damit die Nervenenden nach der Resektion nicht mehr gefaßt werden müssen. Auf abgehende Nervenäste muß hierbei geachtet werden und es darf zur Vermeidung zusätzlicher Verletzungen kein zu starker Zug ausgeübt werden.

3. Nervenverlagerung. Zur Abkürzung des Nervenweges kann der N. ulnaris auf die Beugeseite des Ellenbogens verlagert werden, der N. radialis kann bei größeren Defekten auf der

Streckseite des Oberarmes freigelegt und auf dessen Innenseite gebracht werden, was allerdings einen größeren Eingriff darstellt.

4. Kürzung von Knochen. Sie kommt nur selten in Frage, kann aber z. B. bei gleichzeitiger Oberarmpseudarthrose mit Radialislähmung durchgeführt werden.

5. Die allmähliche Dehnung zur Verlängerung der Nerven. Während BETHE (1916) zur Verlängerung der Nervenstümpfe bei Diastasen einen elastischen Dauerzug mit Gummifäden vorschlug, erreichte E. MÜLLER ihre allmählich Dehnung, indem er sie durch eine Faszienschlinge in Entspannungsstellung zunächst verkoppelte und später langsam in entgegengesetzte Gliedstellung überging. Dadurch konnte er genügend Spielraum für die anschließende Resektion und Naht in Entspannungsstellung gewinnen.

Auch von BUNELL wird diese Form der Dauerdehnung, die sehr zweckmäßig ist, empfohlen. Wir resezieren in der ersten Sitzung so weit, daß das Aneinanderkoppeln der Stümpfe mit Seide in Entspannungsstellung gerade möglich ist. In der folgenden Nachbehandlung wird die Entspannungsstellung langsam verlassen und die entgegengesetzte Gliedstellung allmählich angestrebt. Bei der zweiten Operation ist eine ausreichende Resektion und die direkte Naht in Entspannungsstellung meist durchführbar.

6. Die freie Nerventransplantation zur Überbrückung größerer Defekte. Diese Methode wurde am Menschen von ALBERT (1876) zum erstenmal ausgeführt, der zur Überbrückung eines Medianusdefektes den N. tibialis aus einem frischen Amputationspräparat eines anderen Patienten übertrug. Praktisch brauchbare Resultate sind jedoch nur nach Autotransplantation erbracht und von ELSBERG, FOERSTER, LEXER, PERTHES, BUNELL u. a. m. beschrieben worden. So hat die Übertragung sensibler Eigennerven (N. suralis oder sensible Unterarmnerven) zur Defektüberbrückung sensibler Nerven an der Hand ihr besonderes Anwendungsgebiet erhalten. Aber auch größere Defekte des N. medianus oder ulnaris sind mehrmals durch drei nebeneinandergelegte Transplantate aus dem N. suralis erfolgreich überbrückt worden. Das Transplantat wird ohne Spannung mit dem zentralen und peripheren Stumpf der verletzten Nerven durch zirkuläre Naht vereinigt. Der Erfolg ist auch davon abhängig, ob die Stumpfenden und das Transplantat in gesundem narbenfreiem Gewebe liegen (Abb. 136

Im folgenden soll von einem Verletzten berichtet werden, bei dem wegen einer schweren Daumenverletzung eine freie Hautübertragung, zwei freie Nervenübertragungen und eine Sehnenverpflanzung am Daumen durchgeführt wurde.

Es handelt sich um einen 20jährigen Zimmermann, der am 2. VII. 1952 mit der rechten Hand in die Kreissäge geraten ist. Dabei erlitt er eine große Rißquetschwunde, die vom Daumenballen durch die 1. Zwischenfingerfalte bis zum Handrücken reichte. Hier bestand ein großer Hautdefekt zum Handgelenk hin. Der Daumen selbst war nur noch durch die dorsalen Gefäße ernährt, die volaren Gefäße und Nerven und auch die Daumenbeugesehne waren nicht nur durchtrennt, sondern fehlten auf 3 cm Länge. Da es sich um den Daumen handelte, wurde versucht ihn zu erhalten. Die Wunden wurden ausgeschnitten und die Haut genäht, der Hautdefekt am Handrücken plastisch mit Dermatom gedeckt. Die Wunden heilten per primam und der Daumen blieb ernährt; er war aber noch unbeweglich und gefühllos. Wegen der Gefühllosigkeit wäre auch eine Sehnenplastik wenig aussichtsreich gewesen und wir haben daher den Verletzten am 9. XI. 1952 in die Arbeit geschickt. Er kam wieder, da ihm infolge der Gefühllosigkeit und der Kraftlosigkeit des Daumens jedes Werkzeug aus der Hand fiel. Es war klar, daß eine Verbesserung nur dann zu erreichen war, wenn es uns gelang, aus dem noch gefühllosen Daumen einen solchen mit Gefühl zu machen. Da eine Sekundärnaht der Nerven trotz entsprechender Mobilisation der Nervenenden von vornherein unmöglich war, kam nur die Überbrückung der Nervendefekte durch freie Nerventransplantate in Frage. Wir haben daher Anfang Dezember 1952 bei ihm eine freie Transplantation des N. suralis gemacht, wobei der Defekt am radial-volaren

Daumennerven durch ein 2,5 cm langes und der am ulnar-volaren Daumennerven durch ein 3,5 cm langes freies Nerventransplantat überbrückt wurde. Nun haben wir abgewartet, ob eine gewisse Sensibilität wiederkehrt. Bereits zwei Monate später gab der Verletzte an, im Daumen etwas zu spüren, und es war daher jetzt der Zeitpunkt für die freie Sehnentransplantation gekommen, um auch einen Daumen mit entsprechender Kraft und Beweglichkeit zu erhalten. Als freies Sehnentransplantat wurde der Palmaris verwendet.

Nun das funktionelle Ergebnis: Der Verletzte hat einen gut beweglichen Daumen mit Gefühl. Die neurologische Untersuchung ergab zwar keine vollständige Heilung, zumindest aber eine weitgehende Besserung. Die objektive Sensibilitätsprüfung zeigt, daß am Daumen nur noch eine geringgradige, für den Gebrauch unwesentliche Herabsetzung der Sensibilität besteht.

Die Technik der Querschnittvereinigung

Nach genügendem Anfrischen beider Nervenstümpfe soll ihre Aneinanderlagerung so erfolgen, daß sie möglichst wenig gegeneinander verdreht sind. Hierzu können ein auf dem Nerv längsverlaufendes Gefäß oder die sichtbare Längsbündelung des Nerven als Leitgebilde dienen. Andernfalls hilft man sich mittels zweier Orientierungsfäden, die man an nicht verlagerten Abschnitten der Stümpfe anbringt. Während bei frischen Verletzungen eine kongruente Adaption der Nervenenden meist leicht gelingt, nehmen die Schwierigkeiten mit dem Alter der Verletzung und der Größe des Defektes zu, so daß wir manchmal den schon stark degenerierten peripheren Abschnitt mit Kochsalzlösung aufschwemmen mußten, um seinen Umfang für die Naht dem zentralen Ende anzugleichen.

Daß trotz der Vernachlässigung dieser Gesichtspunkte oder auch in Fällen ihrer technischen Undurchführbarkeit Nervennähte mit Erfolg durchgeführt wurden, ist ein praktischer Beweis gegen die von STOFFEL vertretene Ansicht von der inneren Topographie der Nerven. Es gehen die inneren Faszikel weitgehende Anastomosen und Verflechtungen untereinander ein, sodaß sich das Querschnittsbild eines Nerven von Zentimeter zu Zentimeter ändert und nach Durchtrennung nur zufällig wieder gleiche Faszikel zur Berührung gebracht werden können.

Die Technik der Nervennaht (siehe S. 84). Auch bei alten Nervenverletzungen unterlassen wir nach der Nervennaht ihre Einscheidung, da diese neuerlich eine Narbe erzeugt und zur Einschnürung der Nahtstelle führen kann. Wir entfernen vielmehr das perineurale Narbengewebe möglichst vollständig, um eine gut durchblutete Umgebung zu haben, und verschieben an die Nahtstelle eher einmal einen Fettlappen oder eine dünne Bindegewebsmembran.

Die partielle Nervennaht (siehe S. 85). Nach Teildurchtrennung eines Nerven zeigt die elektrische Untersuchung oberhalb der Verletzungsstelle gelegentlich, daß noch einige Faszikel durchgehend leitfähig geblieben sind. In solchen Fällen empfiehlt es sich, nur den narbigen Teil aus dem Strang durch Längsspaltung bis ins Gesunde zu entfernen, während die unverletzten Bündel erhalten bleiben. Das Perineurium wird sodann im resezierten Bereich durch Naht vereinigt, wobei die Schlingenbildung der unverletzten Fasern belanglos ist.

Bestehen im Ausbreitungsgebiet des betroffenen Nerven gleichzeitig kausalgische Symptome, so ist die vollständige Durchtrennung und anschließende Naht vorzuziehen.

Die äußere Neurolyse. Ist ein Nervenstrang ohne Kontinuitätsdurchtrennung von Narbenmassen umschnürt, so muß die äußere Neurolyse vorgenommen werden. Dieser Eingriff kann schwierig sein, wenn es gilt, den Nerven aus Kallusmassen zu befreien oder wenn er im Narbengewebe etwa an einem größeren Gefäß adhärent ist. Dabei gehen wir so vor, daß wir den Nervenstamm ober- und unterhalb der Verletzungstelle freilegen und uns von da aus vorsichtig unter Schonung der Seitenäste dem Narbengebiet nähern. Nach vollständiger Isolierung des Nerven ist es meist notwendig und wichtig, auch seine Oberfläche von narbig verdicktem Perineurium zu befreien. Nach gelungenem Eingriff hat man manchmal die Freude einer sehr frühen Wiederkehr der Funktion, wenn nämlich die Einschnürung nicht zur anatomischen, sondern nur zur funktionellen Unterbrechung geführt hat. In anderen Fällen wird erst die längere Beobachtung des Verlaufes entscheiden können, ob der Eingriff ausreichend war.

Die innere Neurolyse. Dieser Eingriff wurde 1907 von BABCOK für die Fälle empfohlen, bei denen eine spindelförmige Auftreibung im Verletzungsbereich eines nicht durchtrennten Nerven anzeigt, daß sich im Nervenstamm vermehrt derbes Narbengewebe gebildet hat. Der Eingriff besteht in einer Längsspaltung der narbigen Stelle, die man zweckmäßig vorher mit Kochsalz- oder Novocainlösung aufgeschwemmt hat, danach werden die narbigen Partien möglichst sorgfältig herauspräpariert und die einzelnen erhaltenen Nervenbündel befreit, wobei man zur Vermeidung schwerer Schädigungen nicht zu weit gehen darf (PERTHES). Dieser Eingriff ist schwierig und führt trotz erhaltener Kontinuität nicht immer zum Erfolg.

Nochmalige Operation. Auf unser chirurgisches Vorgehen bezogen können hauptsächlich drei Ursachen Schuld am Mißlingen einer Nervennaht sein. Es kann entweder die Naht gerissen oder dehiszent geworden sein, es kann der zentrale Stumpf zu wenig weit angefrischt worden sein und schließlich kann im Falle der erhaltenen Kontinuität eine durchgeführte Neurolyse ungenügend gewesen sein, weil es sich trotz äußerer Kontinuität anatomisch um eine totale Unterbrechung mit Narbenbildung gehandelt hat.

Indikation und Zeitpunkt zu einer nochmaligen Freilegung des verletzten Nerven sind am einfachsten zu stellen, wenn man den Umständen nach sicher sein kann, daß die Naht gerissen ist. Viel schwieriger wird die Entscheidung aber, wenn eine ungenügende Resektion Ursache für das Mißlingen ist oder nach einer Neurolyse kein Erfolg eintritt. In diesen Fällen wird man erst nach Beobachtung der durchschnittlichen Regenerationszeit irgendwelche Entschlüsse fassen können, die besonders schwierig sind, wenn sich dann nach einer Nervennaht die Restitution nur teilweise herstellt. Grundsätzlich braucht man mit der Freilegung eines Nerven auch zur Klärung der Verhältnisse nicht allzu zurückhaltend sein, weil dieser Eingriff selten große Schwierigkeiten bietet. Ist nach Verletzung im Bereich der drei Hauptnervenstämme eine Wiederherstellung durch Operation am Nerven jedoch aussichtslos, so kommen abgesehen von Schienenapparaten als Ersatzoperation hauptsächlich Sehnenplastiken in Betracht (siehe S. 164 u. f.)

In folgender Übersicht haben wir versucht, unser Vorgehen bei einer alten Nervenverletzung zusammenzufassen:

Nach Abheilung der Wunden

Totale Parese
a) Bei vollständiger Durchtrennung sekundäre Nervennaht.

Gegenindikation, wenn
1. starke Narbenbildung vorhanden, dann zunächst Narbenexzision;
2. Frakturen nicht abgeheilt sind, sodaß Entspannungsstellung nicht eingenommen werden kann;
3. Gelenkssteifen bestehen.

b) Bei partieller Durchtrennung sekundäre partielle Nervennaht.

c) Bei erhaltener Kontinuität abwarten, zweimonatliche Untersuchung, Übung, eventuell Schiene.

d) Bei ungewisser Nervenverletzung Freilegen des Nerven, eventuell Naht.

Partielle Parese	a) Bei partieller Durchtrennung partielle Nervennaht.
	b) Bei erhaltener Kontinuität abwarten, zweimonatliche Untersuchung, eventuell Üben und Schiene.
	c) Bei ungewisser Nervenverletzung abwarten, zweimonatliche Untersuchungen, Üben.

Nervenverletzung bis zum Ende des ersten Jahres

Totale Parese	a) Bei vollständiger Durchtrennung sekundäre Nervennaht, wenn Knochen geheilt, Gelenke passiv beweglich und stärkere Narbenbildung beseitigt sind.
	b) Bei unvollständiger Durchtrennung partielle Nervennaht.
	c) Bei erhaltener Kontinuität, falls keine Restitution, Resektion und Naht.
	d) Bei ungewisser Nervenverletzung, falls keine Restitutionszeichen, Freilegen und Naht, falls Restitutionszeichen, abwarten. Übungen, eventuell Schiene.
Partielle Parese	a) Bei unvollständiger Durchtrennung partielle Nervennaht, falls keine Restitutionszeichen aufgetreten sind.
	b) Bei erhaltener Kontinuität Resektion und Naht, falls wichtige Muskelgruppen gelähmt sind und keine Restitutionszeichen vorliegen.
	c) Bei ungewisser Nervenverletzung Freilegen, falls keine Restitutionszeichen vorliegen.

Im zweiten und dritten Jahr nach der Verletzung

Totale Parese	a) Bei vollständiger Durchtrennung sekundäre Nervennaht, falls Narben beseitigt und Gelenke passiv beweglich sind.
	b) Bei unvollständiger Durchtrennung quere Anfrischung und Nervennaht.
	c) Bei erhaltener Kontinuität quere Anfrischung und Nervennaht.
	d) Bei ungewisser Nervenverletzung Freilegen, quere Anfrischung und Nervennaht.
Partielle Parese	a) Bei unvollständiger Durchtrennung partielle Nervennaht.
	b) Bei erhaltener Kontinuität Neurolyse (eventuell auch innere), falls Lähmungserscheinungen oder Schmerzen zunehmen, quere Resektion und Naht, falls vorangegangene Neurolyse erfolglos war und vorwiegend wichtige Funktionen ausfallen.
	c) Bei ungewisser Nervenverletzung, falls Restitution nicht fortschreitet oder zurückgeht, Freilegen und entweder partielle Nervennaht oder wie bei b.

Später als drei Jahre nach der Verletzung

Totale Parese	Naht eines motorischen Nerven kaum mehr erfolgversprechend — kann versucht werden, wenn alle sonstigen Bedingungen günstig sind (Narbenverhältnisse, passive Gelenksfunktion, Muskelerregbarkeit).
	Naht eines sensiblen Nerven später als sechs Jahre nach der Verletzung kaum mehr erfolgversprechend.
Partielle Parese	Bei abnehmenden Restitutionserscheinungen oder neuralgiformen Schmerzen Neurolyse.

Die veralteten Sehnenverletzungen

Die sekundäre Versorgung durchtrennter Sehnen

Wenn wegen ungünstiger Wundverhältnisse oder schwerer Begleitverletzungen eine primäre Sehnennaht nicht gewagt werden konnte, so muß sie sekundär durchgeführt werden. Der günstigste Zeitpunkt hiefür liegt innerhalb der ersten 6 bis 8 Wochen nach der Verletzung, weil in dieser Zeit die Muskelverkürzungen im allgemeinen noch nicht so weit fortgeschritten sind, daß die direkte Vereinigung End zu End auf unüberwindliche Schwierigkeiten stößt. Auch die Verklebungen der Sehnenstümpfe mit ihrem Gleitlager sind nach dieser Zeitspanne meistens noch locker und gut lösbar. Später als 8 Wochen nach der Verletzung stößt die End-zu-End-Vereinigung zweier Sehnenstümpfe schon auf erhebliche oder unüberwindliche Schwierigkeiten. Dies gilt besonders für die langen Beuge- und Strecksehnen des Daumens, während bei Durchtrennungen der tiefen Beugesehnen in der Hohlhand die Naht vielfach noch gelingt, da die zentralen Sehnenstümpfe sich wegen der Mm. lumbricales nicht weit zurückziehen. Ebenso sind für spätere direkte Nähte die Strecksehnenverletzungen am Handrücken geeignet, da auch hier die zentralen Stümpfe durch die Junctura tendinum gehalten werden.

Während bei einer primären Versorgung im allgemeinen nur die direkte Sehnennaht End zu End ausgeführt wird, gestatten uns drei Methoden eine verlorengegangene Kontinuität der Sehnen *sekundär* wiederherzustellen.

1. Direkte Naht End zu End.

2. Freie Sehnenverpflanzung (Überbrückung durch Transplantation autoplastischen Sehnenmaterials).

3. Die Transposition der Sehne = Anschluß des peripheren Stumpfes an die Sehne eines anderen funktionierenden Muskels.

Die Voraussetzungen zur sekundären Wiederherstellung der Kontinuität einer Sehne sind:

1. Nach vollständig abgeheilter Wunde ein entzündungsfreies Operationsgebiet, in dem das Wiederaufflackern einer Infektion nicht zu befürchten ist.

2. Die Narbenverhältnisse müssen in der Umgebung der vorgesehenen Naht so sein, daß eine spätere Gleitfähigkeit der Sehne möglich ist, d. h. die Naht muß in lockerer, gut durchbluteter Umgebung liegen.

3. Bei vorangegangener Nervendurchtrennung dürfen keine trophischen Störungen im Bereich des der Sehne zugehörigen Fingers bestehen. Die Wiederherstellung der Nervenfunktion ist eine unabdingbare Voraussetzung für das Gelingen einer sekundären Sehnennaht, die erst dann durchzuführen ist, wenn nach der Nervennaht eine Besserung der trophischen Verhältnisse und zumindest eine teilweise Wiederkehr der Sensibilität feststellbar ist.

4. Bei gleichzeitigen Skelettverletzungen müssen zugehörige Knochen geheilt und Gelenke passiv frei beweglich sein.

5. Die Muskulatur, an die ein peripherer Sehnenstumpf angeschlossen werden soll, muß funktionstüchtig sein. Nach einer Sehnendurchtrennung kommt es meist zur Kontraktur des zugehörigen Muskels. Eine länger bestehende Retraktionskontraktur geht mit Funktionseinschränkungen der Muskulatur einher, von der man sich am leichtesten ein Bild machen kann, wenn man bei der Operation den zentralen Sehnenstumpf aufgesucht hat und die Dehnungsfähigkeit des Muskels durch Vorziehen dieses Stumpfes prüft. Eine vollständige Degeneration des Muskelgewebes wird auch nach längerer Zeit nicht beobachtet. Jedoch kann dessen Funktionsminderung so groß sein, daß eine direkte Sehnennaht wegen der auftretenden Spannung ungünstig ist.

In diesem Fall kann durch Einschalten eines freien autoplastischen Sehnenstückes die Kontrakturverkürzung ausgeglichen werden, jedoch bleibt die Einschränkung der Muskelfunktion natürlich bestehen.

Veraltete Durchtrennung der Strecksehne am Daumen

Die Versorgung einer veralteten Durchtrennung der Strecksehne peripher des Grundgelenkes unterscheidet sich nicht wesentlich von der einer frischen. Nach sparsamer Exzision des Narbengewebes können die Sehnenstümpfe meist mittels versenkter Drahtnaht vereinigt werden. Bei Durchtrennung der langen Daumenstrecksehne knapp proximal des Grundgelenkes läßt sich der zentrale Stumpf oft noch so weit mobilisieren, daß er mit dem peripheren Stumpf mittels versenkter Nacht nach BUNNELL direkt vereinigt werden kann. Besteht aber ein Sehnendefekt, so kann dieser durch ein kleines Sehnentransplantat des Palmaris überbrückt werden, falls der proximale Sehnenstumpf noch eine ausreichende Gleitfähigkeit aufweist.

Ist aber der zentrale Sehnenstumpf im Bereich des Sehnenkanals über dem Handgelenk vernarbt oder besteht ein Ermüdungsriß der langen Daumenstrecksehne, wie wir ihn nach Speichenbrüchen manchmal finden, dann muß sie bis zum Vorderarm entfernt und der Defekt bei durchgängigem Sehnenkanal durch ein freies Sehnentransplantat ersetzt werden. Meist ist es jedoch viel zweckmäßiger, den proximalen Sehnenstumpf unberührt zu lassen und die Sehne des Indicis proprius an die lange Daumenstrecksehne anzuschließen. Diese Methode ist einfach und gibt ausgezeichnete Ergebnisse.

Technik der Verpflanzung der Indicis-proprius-Sehne auf die lange Daumenstrecksehne. Von einem ulnar konvexen Schnitt über dem 1. Zwischenknochenraum wird unter Schonung der subkutan verlaufenden Äste des N. radialis die Haut über der langen Daumenstrecksehne sowie nach ulnar bis zum Zeigefingergrundgelenk hin unterminiert. Zunächst wird der periphere Sehnenstumpf des langen Daumenstreckers dargestellt, dann die Sehne des Indicis proprius aufgesucht. Sie verläuft ulnar und volar der Sehne des gemeinsamen Zeigefingerstreckers, sie wird 1 cm proximal vom Grundgelenk abgetrennt und der periphere Stumpf mit der verbleibenden Zeigefingerstrecksehne vernäht. Nun wird die Indicis-proprius-Sehne in den peripheren Stumpf der langen Daumenstrecksehne zopfartig eingeflochten und bei Abduktion und Streckstellung des Daumens unter mäßiger Spannung vernäht. Die Wahl der richtigen Spannung ist Sache der Erfahrung. Bei zu starker Spannung ist die Daumenopposition behindert und bei zu geringer Spannung die Streckung des Daumens unvollständig. Nach Wundschluß dorsale Gipsschiene und Fingerschiene für den Daumen für 3 Wochen. Manchmal haben wir auch die Indicis-proprius-Sehne bis zum Vorderarm dargestellt und von hier aus durch den Sehnenkanal des langen Daumenstreckers zum Handrücken hindurchgeführt, wo wir sie mit dem peripheren Sehnenstumpf vernähten. Dieses Vorgehen ist aber komplizierter und bietet keine wesentlichen Vorteile. Eine Verwechslung der Indicis-proprius-Sehne mit der langen Zeigefingerstrecksehne ist meist belanglos (Abb. 137).

Die Sekundärnaht der Sehne des kurzen Daumenstreckers ist nur selten möglich. Ihr Ausfall ist jedoch so gering, daß er vernachlässigt werden kann.

Die Sekundärnaht der Abduktorsehne ist fast immer durchführbar. Gelingt sie nicht, dann kann sie durch einen abgespaltenen Zügel von der Sehne des Flexor carpi radialis oder durch die Sehne des Extensor carpi radialis longus oder brevis ersetzt werden.

Veraltete Strecksehnendurchtrennungen am Handrücken

Bei einer veralteten Durchtrennung ist am Handrücken meist die Sekundärnaht möglich, falls kein Sehnendefekt oder eine ausgedehnte Narbe besteht. Ausgedehnte Narben müssen meist durch gestielte Lappenplastiken ersetzt werden. Sehnendefekte werden mittels freier Transplan-

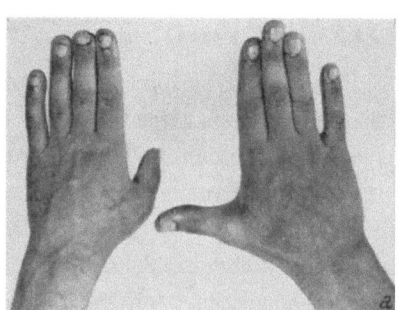
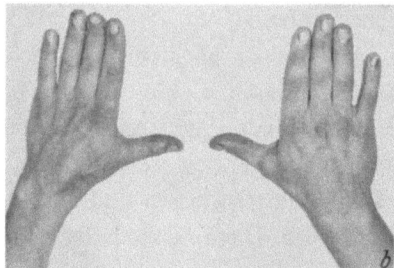
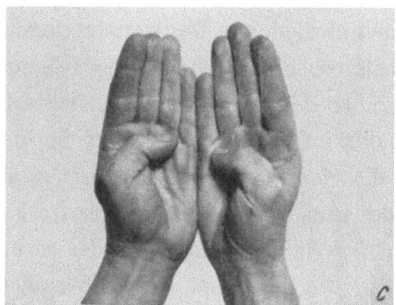
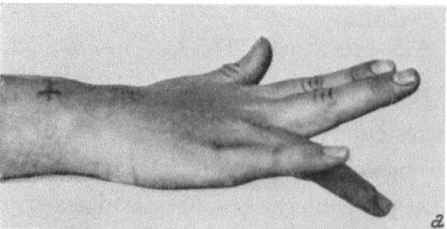
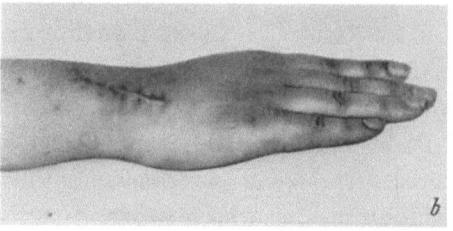

Abb. 138 a und b. a Streckausfall nach veralteter Durchtrennung der Strecksehne des 4. Fingers am Handrücken. b Funktionelles Ergebnis nach sekundärer Strecksehnennaht

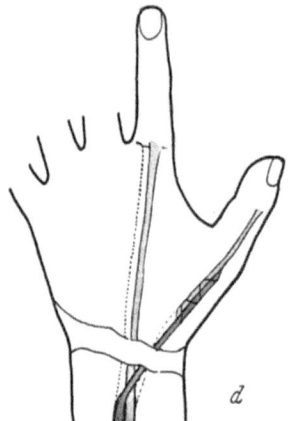
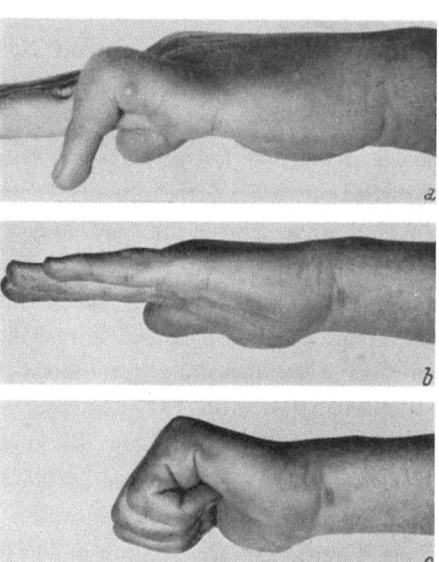

Abb. 137 a bis d. a 2 Monate alte Durchtrennung der langen und kurzen Daumenstrecksehne am Handrücken. b und c Wiederherstellung der vollen Funktion nach Verpflanzung der Indicis-proprius-Sehne auf die lange Daumenstrecksehne. d Technik der Indicis-proprius-Verpflanzung

Abb. 139 a bis c. a Veraltete Durchtrennung der Streckaponeurose über dem Kleinfingermittelgelenk. (Im Gegensatz zum Knopflochmechanismus steht das Endgelenk nicht in Überstreckung.) b und c Volle Streckung und Beugung nach Anfrischung und Achternaht der Streckaponeurose

tation überbrückt. Falls die Defekte aber nur eine oder zwei Strecksehnen betreffen, ist die Verpflanzung des Indicis proprius oder des Digiti quinti proprius durchzuführen, oder der periphere und der zentrale Stumpf werden an die Nachbarsehne gekoppelt. Bei starker Vernarbung der Strecksehnen mit den Mittelhandknochen muß eine Sehnenlösung vorgenommen werden. Um hierbei ein neuerliches Verwachsen zu verhindern, wird zwischen Sehnen und Mittelhandknochen epifasziales Gewebe entweder aus der Umgebung oder von der Trizepssehne entnommen und verpflanzt (Abb. 138).

Veraltete Strecksehnendurchtrennungen über End- und Mittelgelenk

Besteht eine alte, offene Durchtrennung am Endgelenk, so kann bei normaler Haut die Sekundärnaht in der gleichen Weise wie bei den subkutanen Sehnenrissen über dem Endgelenk gemacht werden. Bei ausgedehnter Vernarbung und bestehendem Sehnendefekt wird man sich aber bei stärkerer Beugestellung des Endgelenkes, die den Verletzten behindert, zur Arthrodese des Endgelenkes entschließen. Bei einer veralteten queren Durchtrennung über dem Mittelgelenk (Abb. 139) wird die Narbe sparsam exzidiert und die Sehne mit Achternaht vereinigt, falls die Haut normal ist. Bei einer veralteten Längsdurchtrennung mit Knopflochmechanismus müssen die seitlichen Sehnenzügel mobilisiert, über dem Mittelgelenk zusammengezogen und durch Naht vereinigt werden. Die Versorgung eines veralteten Strecksehnendefektes über dem Mittelgelenk ist schwierig. Bei gut verschieblicher Haut kann mit der Sehnenplastik nach FOWLER eine aktive Streckung erreicht werden, bei vernarbter Haut ist meist die Arthrodese in leichter Beugestellung des Mittelgelenkes das einfachste und zweckmäßigste.

Die Fowler-Plastik (Abb. 140)

Bei Defekten der Streckaponeurose über dem Grundglied oder Mittelgelenk eines dreigliedrigen Fingers kann die verlorengegangene Streckfähigkeit des Mittelgelenkes durch eine Sehnenplastik nach FOWLER wiederhergestellt werden. Eine Voraussetzung für den Erfolg dieser Plastik ist, daß keine zu große Vernarbung am Fingerrücken besteht.

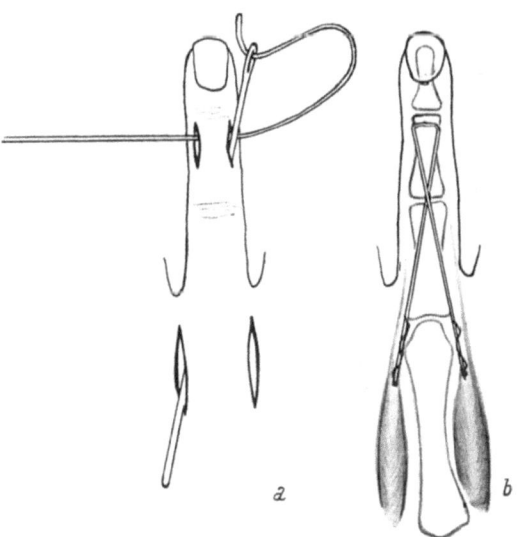

Abb. 140 a und b. Die Fowler-Plastik. a Schnittführung und subkutanes Einziehen des Transplantates. b Das Sehnentransplantat kreuzt sich an der Streckseite des Mittelgelenkes und ist am Mittelglied verankert. Die beiden Enden des Transplantates werden mit den Interosseussehnen verbunden. Bei Lähmung der kleinen Handmuskulatur wird das Transplantat an die gespaltene Sublimissehne angeschlossen

Die Durchführung der Operation ergibt sich aus Abb. 140 a und b.

Ein freies Sehnentransplantat wird unter der Streckaponeurose des Mittelgliedes bis zur Hälfte quer durchgezogen und am Mittelglied verankert. Die beiden Enden des Transplantates werden von hier aus mittels einer Ösensonde subkutan nach proximal zu bis zu den Zwischenfingerfalten durchgezogen, wobei die beiden Hälften des Transplantates über dem Mittelgelenk sich kreuzen. Als Kraftspender dienen die Interossei oder, falls diese nicht vorhanden oder gelähmt sind, der oberflächliche Fingerbeuger. Es werden daher im Bereiche der Zwischenfingerfalte die beiden Transplantatenden mit den Sehnen der Interossei vernäht oder aber nach der Hohlhand zu durchgezogen und mit der Sublimissehne des entsprechenden Fingers verbunden. Nach der Plastik soll der Finger im Mittelgelenk gestreckt sein. Als Sehnentransplantat dient die Sehne des Extensor digiti quinti proprius, die von kleinen Querschnitten am Handrücken und Handgelenk aus entnommen wird.

Veraltete Durchtrennungen der Streckaponeurose über den Grund- und Mittelgliedern der Finger

Besteht kein Defekt, so wird die direkte Vereinigung durch eine fortlaufende quere, ausziehbare Drahtnaht oder eine Achternaht möglich sein. Wenn ein ausgedehnterer Defekt besteht, wird man im Grundgliedbereich manchmal gezwungen sein, eine Plastik nach FOWLER durchzuführen, vor allem wenn es sich um einen Defekt der ganzen Streckaponeurose handelt; ist nur die Strecksehne über dem Grundglied allein betroffen, so ist der Funktionsausfall gering. Bei einem

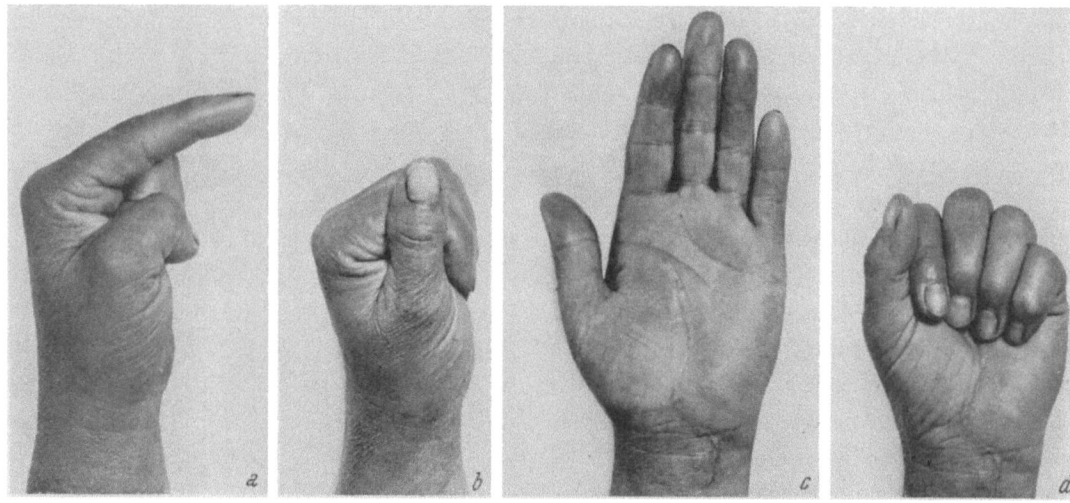

Abb. 141 a bis d. a 4 Wochen alte Durchtrennung beider Beugesehnen für den Zeigefinger in der Hohlhand. (Typischer Beugeausfall im Mittel- und Endgelenk.) b, c und d Volle Streckung und Beugung des Zeigefingers nach sekundärer Naht der tiefen Beugesehne und Entfernung der oberflächlichen Beugesehne (b das Endgelenk kann aktiv gebeugt werden, c die Schnittführung ist noch deutlich zu erkennen)

Defekt über dem Mittelglied wird man, wenn ein störender Streckausfall besteht, die Arthrodese des Endgelenkes einer Plastik vorziehen.

Veraltete Durchtrennung beider Beugesehnen am Unterarm

Wenn aus irgendeinem Grund die Primärnaht der Sehnen nicht durchgeführt wurde, dann streben wir die Sekundärnaht wenn möglich 5 Wochen nach dem Unfalle an. Dabei nähen wir meist nur die Sehnen der tiefen Beuger allein und die peripheren Stümpfe der oberflächlichen Sehnen werden vorgezogen und gekürzt. Bei nicht zu ausgedehnten Narben ist eine Vereinigung der proximalen Stümpfe der oberflächlichen Sehnen mit denen der tiefen Beuger manchmal angezeigt. In gleicher Sitzung müssen etwa durchtrennte Nerven nach Ausführung der Sehnennaht vereinigt werden.

Liegt aber eine Sehnendurchtrennung bereits mehr als 5 bis 6 Wochen zurück, dann können die Sehnenstümpfe oft nicht mehr aneinandergebracht werden. Die bestehenden Defekte müssen dann durch freie Sehnentransplantate überbrückt werden. Als Transplantate verwenden wir die Sehne des Palmaris oder auch Stücke aus Sehnen oberflächlicher Beuger, falls diese nicht zu stark vernarbt sind. Besteht bei einer veralteten Durchtrennung der Sehnen im Karpalkanal ein Defekt, dann müssen die vernarbten Sehnenstümpfe entfernt werden und die eingeschalteten Transplantate von der Hohlhand bis zum Unterarm reichen.

Liegt eine Sehnendurchtrennung, die mit einer Nervendurchtrennung kombiniert ist, schon längere Zeit zurück und bestehen neben Gefühllosigkeit vor allem auch trophische Störungen, dann ist es oft zweckmäßiger, zunächst einmal die Nerven zu nähen. Erst nach Besserung der Trophik und Wiederkehr des Gefühls ist eine sekundäre, freie Sehnentransplantation angezeigt (siehe Abb. 135).

Veraltete Beugesehnendurchtrennungen in der Hohlhand

Bei einer veralteten Durchtrennung der Beugesehnen in der Hohlhand ist innerhalb der ersten 8 Wochen die direkte Sekundärnaht meist noch möglich und nur selten muß ein kleines Transplantat eingeschaltet werden. Auch dann wird im allgemeinen nur die tiefe Sehne genäht, während der periphere Stumpf der oberflächlichen Sehne bis zum Mittelglied entfernt wird (siehe oben). Nur in ganz seltenen Fällen haben wir bei ungleich hoher Durchtrennung beide Beugesehnen sekundär genäht (Abb. 141).

Veraltete Durchtrennungen der langen Daumenbeugesehne in der Hohlhand

Auch bei alten Verletzungen wird sich die direkte Sekundärnaht meist durchführen lassen. Bei bestehender Diastase jedoch wird der proximale Sehnenstumpf Z-förmig oberhalb des Handgelenkes verlängert und dadurch der Defekt ausgeglichen werden können.

Veraltete Durchtrennungen der Beugesehnen im „Niemandsland"

Da im „Niemandsland" (siehe S. 88) kaum primär, viel seltener noch sekundär eine direkte Sehnennaht mit späterer guter Funktion gelingt, so führen wir in diesem Handabschnitt fast ausnahmslos die sekundäre freie Sehnenverpflanzung durch.

Die freie Sehnenverpflanzung

Die freie Verpflanzung von Sehnen dient der Überbrückung von Sehnendefekten oder dem Ersatz der tiefen Beugesehne.

Die Überbrückung von Sehnendefekten mittels autoplastischer Transplantate kann in einzelnen Fällen primär vorgenommen werden, während die freie Sehnentransplantation zum Ersatz der im „Niemandsland" durchtrennten Beugesehne grundsätzlich sekundär ausgeführt wird. Ihr günstigster Zeitpunkt liegt wie für die Sekundärnaht der Sehne 4 bis 6 Wochen nach der Wundheilung. Das Operationsgebiet muß eine primäre Heilung nach der Operation gewährleisten, d. h. alle entzündlichen Erscheinungen und Schwellungen müssen abgeklungen sein. Auch die Narbenverhältnisse müssen so sein, daß das Transplantat eine lockere, gut durchblutete Umgebung hat. Bei Nervenverletzungen muß die Nervennaht vorausgegangen sein und die Wiederkehr trophischer Funktionen oder der Sensibilität beobachtet werden können. Dies ist etwa 8 Wochen nach der Nervennaht bei Verletzungen im Bereich des Grundgliedes möglich. Ist jedoch nur einer der beiden Fingernerven verletzt, so kann die Naht dieses Nerven zugleich mit der freien Sehnentransplantation ausgeführt werden.

Das Prinzip der freien Sehnentransplantation bei Durchtrennung beider Beugesehnen im Beugesehnenkanal eines Fingers besteht darin, daß zur Umgehung einer Sehnennaht im Sehnenkanal der Beugesehnenstumpf bis in die Hohlhand gekürzt und ihm dort das Transplantat angeschlossen wird, das von der Hohlhand bis zum Endglied reicht und dort in der auf S. 93 beschriebenen Weise befestigt wird. Die peripheren Sehnenstümpfe sowohl der oberflächlichen als auch der tiefen Beugesehne werden vollständig entfernt und der zentrale Sehnenstumpf der oberflächlichen Sehne bis in die Hohlhand gekürzt und dort manchmal zur Kraftvermehrung im zentralen Stumpf der tiefen Beugesehnen eingepflanzt.

Auch am Daumen kann der Ersatz der tiefen Beugesehne in dieser Weise vorgenommen werden, jedoch wird der zentrale Stumpf dann im allgemeinen bis oberhalb des Handgelenkes gekürzt und von da aus das Transplantat bis zum Endglied durchgeführt. Bei Durchtrennung der tiefen Beugesehne des Daumens über dem Grundgelenk kann aber auch meistens primär schon die Z-förmige Verlängerung der tiefen Beugesehne oberhalb des Handgelenkes durchgeführt und der zentrale Stumpf nach Ausrottung des peripheren am Endglied des Daumens neu inseriert werden (siehe S. 95). Als Beispiel beschreiben wir unser Vorgehen bei Durchtrennung beider Beugesehnen am Zeigefingergrundglied.

Die Technik der freien Sehnenverpflanzung. Narkose oder Plexusanästhesie und pneumatische Blutleere am Oberarm. Hautschnitt an der Radialseite des Zeigefingers, durchgehend von der Fingerkuppe bis in die Gegend des Grundgelenkes (Abbildung 142 a, b). Eingehen dorsal des volaren Nervengefäßbündels bis auf die Sehnenscheide, die geschont und durchgehend vom Endglied bis zur Grundgelenksbeugefalte vollständig freigelegt wird. Nun müssen die Sehnenstümpfe aufgesucht werden. Dazu wird die Sehnenscheide zum Teil über dem Grundglied und über dem Endgelenk durch querverlaufende Einschnitte entfernt. Im Bereich des Mittelgliedes jedoch wird sie geschont und bleibt als Ringband erhalten. Der periphere Stumpf der tiefen Beugesehne wird scharf am Knochen

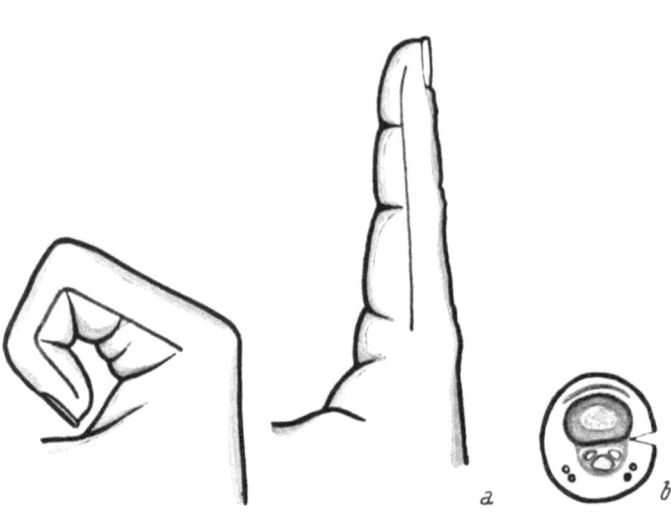

Abb. 142 a und b. Die seitliche Schnittführung an den Fingern. a Der Schnitt wird am günstigsten bei gebeugtem Finger begonnen. Der Schnitt berührt gerade die Enden der Beugefalten. b Der Schnitt erreicht die Sehnenscheide dorsal des Nerven- und Gefäßbündels

des Endgliedes abgetrennt, von der Gelenkskapsel des Endgelenkes vorsichtig gelöst und aus dem Sehnenscheidenkanal des Mittelgliedes sorgfältig teils scharf, teils stumpf gelöst und herausgezogen. Bei starken Verwachsungen kann der Sehnenscheidenkanal über dem Mittelglied seitlich gespalten und dadurch ein Sehnenscheidenlappen gebildet werden. Dieser ist allerdings nach Einziehen des Transplantates wieder zurückzuverlagern und sorgfältig mit Seide zu befestigen. Nachdem nun der periphere Stumpf der tiefen Beugesehne entfernt ist, wird auch der periphere Stumpf der oberflächlichen Beugesehne knapp proximal des Mittelgelenkes abgetrennt und entfernt. Vorbereitung der Transplantatbefestigung am Endglied: Mit dem Meißel oder Knochenmesser wird nun eine dünne Knochenlamelle knapp peripher der Endgelenkskapsel vom Knochen des Endgliedes abgehoben und so ein Bett für die ossäre Verankerung des Transplantates vorbereitet. Am Fingernagel wird dann peripher der Lunula mit dem Knochenmesser ein kleines Loch durch die Nagelplatte geschnitten und von hier aus der Knochen des Endgliedes mit einem dünnen Bohrer bis zur vorher beschriebenen Kerbe durchbohrt und eine Drahtschlaufe von dorsal nach volar in den Bohrkanal gezogen.

Darstellen der Sehnen in der Hohlhand und Entfernen der proximalen Sehnenstümpfe. Von einem in der zentralen queren Hohlhandfalte verlaufenden Schnitt aus werden sodann die beiden Beugesehnen freigelegt. Nach einer relativ frischen Verletzung können die proximalen Stümpfe in der Regel leicht aus dem Sehnenkanal des Grundgliedes herausgezogen werden. Sind jedoch schon Verwachsungen vorhanden, ist dies nicht ohne weiteres möglich und die Sehnenstümpfe müssen von beiden Seiten her am besten mit der Schere scharf aus dem Sehnenkanal herauspräpariert werden. Dies ist unter Umständen sehr schwierig, trotzdem muß aber darauf geachtet werden, daß das gesamte Narbengewebe entfernt wird. Die beiden Sehnen werden in der Hohlhand zusammen bis zum Lumbricalisursprung dargestellt. Nun wird mittels einer Ösensonde ein langer Seidenfaden vom Endglied des Fingers in die Hohlhand eingezogen.

Entnahme des Transplantates. Als Transplantate sind geeignet:

1. Die Sehne des Palmaris am Vorderarm, sie fehlt allerdings in 20% der Fälle.

2. Die Sehnen des langen Zehenstreckers für die 2. bis 4. Zehe am Fußrücken. Die Strecksehnen für die Großzehe und die 5. Zehe sollen nicht verwendet werden.

3. Auch die oberflächliche Beugesehne, deren zentraler Stumpf bis zum Unterarm freigelegt werden kann, ist gelegentlich verwendet worden. Meist ist sie jedoch zu dick und oft auch vernarbt. Das Transplantat darf nicht zu dick sein, besonders nicht für einen Finger, der stärkere Narben aufweist. Die Gefahr der sekundären Ruptur ist bei dicken Transplantaten eher gegeben als bei dünnen, da in dicken Transplantaten infolge ihrer Aufquellung leichter Nekrosen auftreten. Auf keinen Fall darf eine Sehne mit rauher Oberfläche, die aus einem Narbengebiet ausgelöst wurde, als Transplantat verwendet werden. Im allgemeinen ist es belanglos, ob das Transplantat mit oder ohne paratendinösem Gleitgewebe entnommen wurde, wesentlich ist hingegen, daß die Oberfläche des Transplantates mit größter Vorsicht behandelt und nicht beschädigt wurde.

Die Entnahme der Palmarissehne vom Vorderarm. Über dem Verlauf der Palmarissehne werden in 3- bis 4-cm-Abständen kleine Querschnitte angebracht oder ein S-förmiger Bogenschnitt vom Handgelenk 15 cm nach proximal. Die Sehne wird sodann mit einer gebogenen Schere in ihrem Verlauf ausgelöst und an ihrer Ansatzstelle an der Handwurzel gefaßt und abgetrennt. Nachdem die Sehne durch den proximalen Hautschnitt herausgeleitet wurde, wird sie an dem freien Ende abgeklemmt und dort eine ausziehbare Drahtnaht mit gerader Nadel angebracht. Nun wird auch das zentrale Ende der Sehne am Übergang in den Muskel mit einer Klemme gefaßt und abgetrennt. Das periphere Ende des früher in den Finger eingezogenen Seidenfadens wird nun mit dem freien zentralen Ende des Transplantates verknüpft und nach Abnahme der zentralen Klemme das Transplantat mit Hilfe dieses Seidenfadens vom Endglied her in den Finger bis zur Hohlhand eingezogen. Beim Durchführen des Transplantates unter die Ringbänder muß meist vorsichtig mit der Pinzette nachgeholfen werden.

Befestigung des Transplantates am Endglied. Mit Hilfe der früher durch das Endglied durchgezogenen Drahtschlaufe werden die freien Enden des mit dem Sehnentransplantat verbundenen Drahtes durch den Bohrkanal im Endglied hindurch auf den Fingernagel herausgeleitet und dann über dem freien Nagelrand geknüpft.

Falls gleichzeitig eine Nervendurchtrennung besteht, muß sie jetzt genäht werden. Nach der Nervennaht folgt die Hautnaht am Finger, in die der Ausziehdraht schräg zentralwärts eingefügt wird.

Vereinigung des Transplantates mit der Profundussehne in der Hohlhand. Die oberflächliche Beugesehne wird nun in Höhe des Lumbricalisursprunges abgeschnitten und ihr freies Ende in einen Schlitz der tiefen Beugesehnen versenkt und vernäht, oder sie wird nur vorgezogen und abgeschnitten. Die tiefe Beugesehne wird von peripher her zwischen zwei Klemmen bis zum Lumbricalisursprung gespalten, das Transplantat zwischen die beiden Schenkel der Profundussehne gelegt und dann mit diesen durch U-Nähte vereinigt. Die Nahtstelle wird, wenn möglich, mit dem Lumbricalismuskel gedeckt.

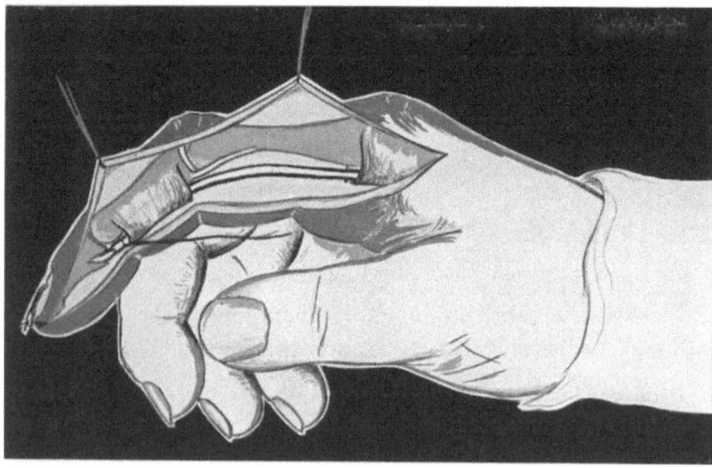

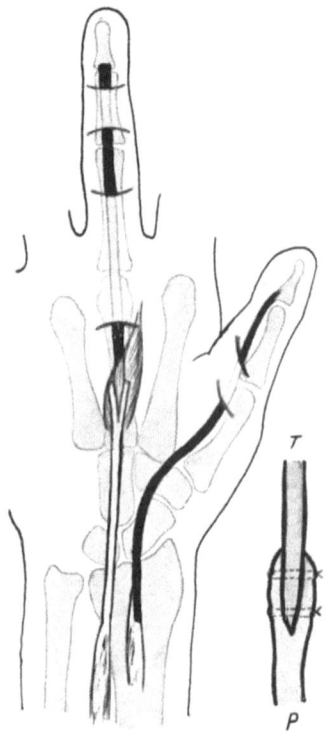

Abb. 143. Lage des freien Sehnentransplantates und der Ringbänder am Grund- und Mittelglied. Die oberflächliche und die tiefe Beugesehne sind entfernt, das Transplantat ist mit ausziehbarer Drahtnaht an der Basis des Endgliedes befestigt

Abb. 144. Vereinigung des freien Sehnentransplantates T mit der Profundussehne P in der Hohlhand. Die Nahtstelle wird mit dem zugehörigen M. lumbricalis gedeckt

Abb. 145. Das freie Sehnentransplantat reicht an einem dreigliedrigen Finger vom Endglied bis in die Hohlhand und wird hier mit dem zugehörigen M. lumbricalis gedeckt. Am Daumen reicht das freie Transplantat vom Endglied bis proximal des Handgelenkes. Die zu erhaltenden Ringbänder sind dargestellt

Abb. 145   Abb. 144

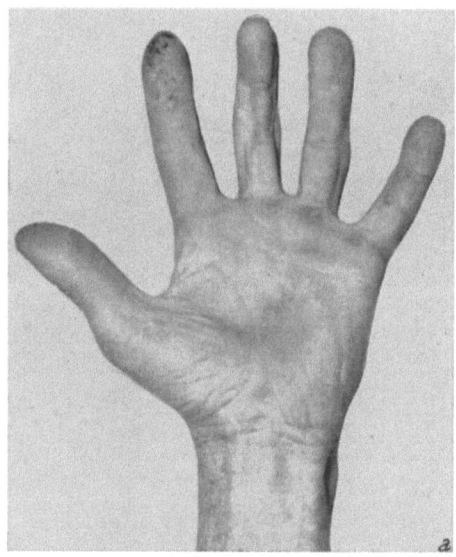 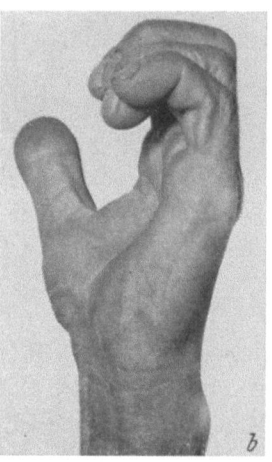 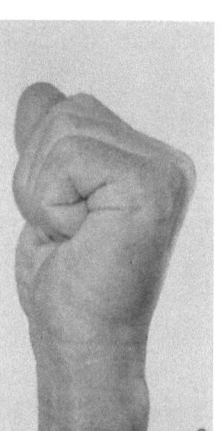

Abb. 146 a bis c. Durchtrennung beider Beugesehnen über dem Grundglied des 3. Fingers bei einem 52jährigen Tischler. a bis c Funktion nach freier Verpflanzung der Palmarissehne. a Freie Streckung. b Freie Beugung von Mittel- und Endgelenk bei gestrecktem Grundgelenk. c Voller Faustschluß

Die Bestimmung der Transplantatlänge ist immer ein Problem. Bei Streckstellung des Handgelenkes soll sich der Finger in mittlerer Beugestellung befinden. Dabei ist der Zeigefinger am wenigsten und der 5. Finger am stärksten gebeugt. Eine andere Bestimmung der Transplantatlänge richtet sich danach, daß bei leichter Volarbeugung der Hand und einer Beugung des Grundgelenkes des Fingers von 90 Grad das End- und Mittelgelenk des Fingers gut zu strecken sein müssen (Abb. 143, 144, 145, 146, 147).

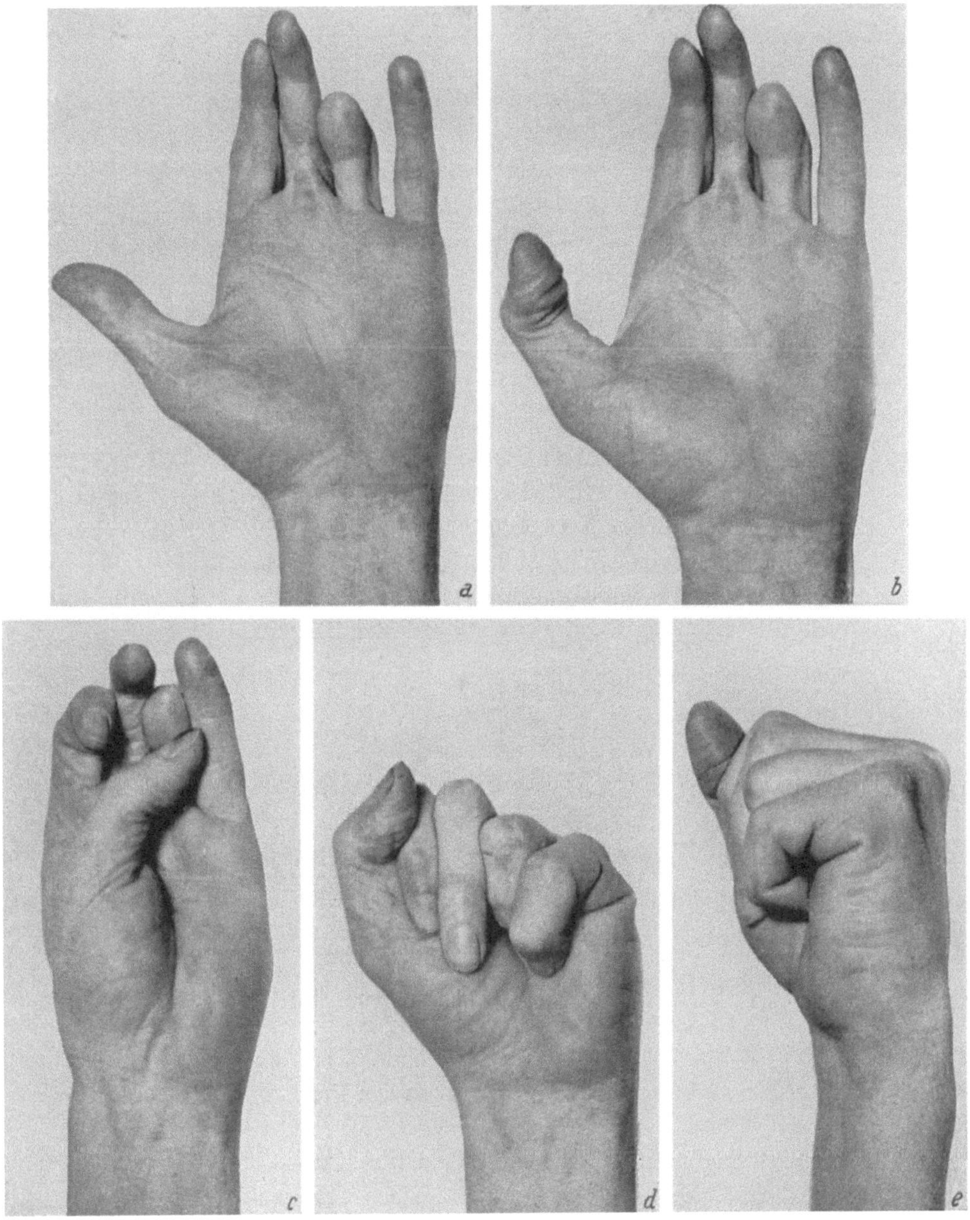

Abb. 147 a bis e

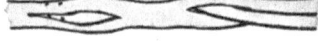

Abb. 148

Abb. 147 a bis e. Durchtrennung der Beugesehnen für den 1., 2. und 3. Finger in der Höhe der Grundgelenke mit Durchtrennung sämtlicher Nerven für diese 3 Finger. a bis e Funktionsbilder nach freier Sehnenverpflanzung am Daumen und Zeigefinger und Tenodese am Endgelenk des 3. Fingers nach vorhergehender Naht aller Nerven. Am 3. Finger war nur die tiefe Beugesehne durchtrennt. a Volle Streckung und Abspreizung des Daumens. b Beugung des Daumenendgelenkes. c Opposition und Daumenbeugung. d und e Voller, kräftiger Faustschluß

Abb. 148. Die Sehnendurchflechtung

Die Sehnendurchflechtung. Sollen zwei Sehnenenden von ungleicher Dicke, aber ausreichender Länge miteinander verbunden werden, dann kann die dünnere Sehne durch einen oder zwei hintereinander gelegte Schlitze in die dickere eingeflochten und dort vernäht werden. Dieses Verfahren findet vor allem bei der Sehnentransposition Anwendung. Es ist darauf zu achten, daß die beiden Sehnenstümpfe möglichst in das Innere der Sehne versenkt werden (Abb. 148).

Ersatz der tiefen Beuger

Wurden bei einer Verletzung sämtliche Beuger am Unterarm so zerstört, daß ihre Funktion weder primär noch sekundär wiederhergestellt werden kann, so verwenden wir zum Ersatz für die Beugung des Daumens die Sehne des Extensor carpi radialis longus, während die Sehne des Extensor carpi ulnaris für die übrigen Beuger in Frage kommt. Da durch den Zug des dorsal verbliebenen Extensor carpi radialis brevis in diesem Falle die Hand in Radialabduktion gerät, muß dessen Sehnenansatz nach ulnar verlagert werden, um so die Radialabweichung der Hand zu verhindern. Die sicherste Stabilisierung des Handgelenkes wird jedoch durch eine Arthrodese in 20 Grad Dorsalflexion erreicht. (Siehe auch S. 122.)

Fixation von Beugesehnennähten und Sehnenplastiken. Nach exakter Blutstillung und Wundverschluß durch Hautnaht wird ein fixierender Verband angelegt. Um ein Hämatom zu vermeiden, legen wir ein mit einem Gazeschleier umwickeltes Polster aus Stahlwolle in die Hohlhand und fixieren den operierten Finger auf diesem mit einer elastischen Binde. Darüber kommt eine dorsale Vorderarmgipsschiene, welche von den Zwischenfingerfalten bis zum Ellenbogen reicht. Das Handgelenk ist dabei leicht gebeugt. Auch die Gipsschiene wird mit einer elastischen Binde festgemacht. Wir belassen diesen Verband 3 Wochen und beginnen dann mit der aktiven Übungsbehandlung. Die Drahtnaht am Endglied wird 5 Wochen nach der Operation entfernt (siehe S. 194, Abb. 174).

Sehnenverpflanzungen (Transposition) zur Wiederherstellung der Funktion nach irreparablen Nervenlähmungen oder Muskeldefekten (Muskel-Sehnen-Plastik)

Die Grundlage für diese Eingriffe, bei denen die Sehnen gesunder Muskeln als Kraftspender an Sehnen angeschlossen werden, deren Muskulatur irreparabel gelähmt oder vollständig zerstört ist, wurde vor mehr als 40 Jahren von BIELSASKI und MAYER geschaffen und von PERTHES, HOHMANN, FOERSTER und SPITZY weiter ausgebaut. Bis in die jüngste Zeit sind wertvolle Beiträge durch K. H. BAUER, BUNNELL, M. LANGE u. a. zu den Ersatzoperationen für die Hand geliefert worden.

Von den zahlreich angegebenen Methoden wollen wir hier nur diejenigen beschreiben, die sich uns bewährt haben. Hierzu seien einige grundsätzliche Vorbemerkungen erlaubt:

1. Es versteht sich von selbst, daß nach einer Nervendurchtrennung mit nachfolgender Naht eine Sehnenverpflanzung erst nach Ablauf der durchschnittlichen Regenerationszeit, also bei Radialislähmung etwa nach einem Jahr durchgeführt werden darf, wenn bis dahin die Regeneration gar nicht oder nur zu einem so geringen Teil in Gang kam, daß durch plastische Eingriffe eine Funktionsverbesserung erzielt werden kann.

2. In manchen Fällen sind nach irreparablen Lähmungen an der Hand versteifende Gelenksoperationen allein ausreichend zur Erzielung der Gebrauchsfähigkeit. Bei der Lähmung größerer Gebiete ist in vielen Fällen die Versteifung von Gelenken II. Ordnung (Handgelenk) (M. LANGE) durch Tenodese oder Arthrodese vorteilhaft, weil hierdurch Muskelkräfte für die Bewegung wichtiger Gelenke (I. Ordnung) (Fingergelenke) freigesetzt werden können.

3. Der Bewegungsapparat im Funktionsbereich der Empfängersehne muß vor der Operation passiv beweglich sein. Im allgemeinen sind Fälle mit fixierten Deformitäten, die sich nicht

beheben lassen, für derartige Eingriffe ungeeignet. Stellungsdeformitäten durch Narben, Gelenks- oder Muskelkontrakturen müssen durch Übungs- oder Quengelbehandlung beseitigt sein. Für ausgedehnte Narben kommen gestielte Hautübertragungen, für geschrumpfte Gelenkskapseln Kapsulektomien in Frage.

4. Bei Wahl des Kraftspenders soll darauf geachtet werden, daß er genügend Kraft und wenn möglich auch die gleiche Verkürzungsamplitude wie der zu ersetzende Muskel besitzt. Er soll auch möglichst der gleichen Synergistengruppe angehören. Ferner soll getrachtet werden, der Sehne des Kraftspenders eine Verlaufsrichtung zu geben, welche der des gelähmten Muskels möglichst nahekommt. Mindestens ist dabei die sogenannte letzte Wegstrecke zu berücksichtigen. Bei der Überpflanzung soll der Kraftspender in physiologischer Spannung vernäht werden.

Bei ausgedehnten Lähmungen, wie z. B. Poliomyelitis, ist es manchmal schwierig, einen Kraftspender mit ausreichender Zugwirkung zu finden. Die Fingerstrecker und die Handgelenksbeuger einerseits und die Fingerbeuger mit den Handgelenksstreckern anderseits bilden je eine Synergistengruppe. Ihre Sehnen können daher innerhalb dieser Gruppen ausgetauscht werden.

Wenn die Sehne des Kraftspenders neben der des gelähmten Muskels liegt, ist die Verlaufsrichtung beider Sehnen gleich. Daher kann der Flexor carpi radialis leicht auf einen Fingerbeuger überpflanzt werden. Anders ist dies, wenn ein Handgelenksbeuger auf die Fingerstrecker übertragen werden soll. Dazu müssen die Beugesehnen und -muskeln um die Radial- bzw. Ulnarseite des Unterarmes auf dessen Streckseite herumgeführt werden. Sollen die Beuger als Strecker wirken, dann muß ein sehr beträchtlicher Teil des Sehnenverlaufes auf die Dorsalseite verlagert werden.

5. Wichtig ist auch die Schonung der Nerven und Gefäße des Kraftspenders. Bei der Auslösung des Muskels dürfen die in ihn eintretenden Gefäße und Nervenäste, die oft in den distalen Anteil des Muskels eintreten, nicht durchtrennt und bei einer Verlagerung nicht gezerrt und dadurch außer Funktion gesetzt werden. Daran ist besonders bei einer Verpflanzung des Flexor carpi ulnaris zu denken, der manchmal sehr weit distal einen Ast aus dem Hauptstamm des N. ulnaris erhält.

Um die richtige Spannung bei der Überpflanzung des Kraftspenders zu erhalten, gehen wir wie folgt vor: Das gelähmte Glied wird zunächst in jene Stellung gebracht, welche der Wirkung des gelähmten Muskels auf der Höhe seiner Kontraktion entspricht. Die Sehne des Kraftspenders wird nun mit einer solchen Spannung mit jener des gelähmten Muskels vernäht, daß sie der Schwere des gelähmten Gliedes das Gleichgewicht hält, daß aber anderseits das Glied passiv in die Gegenstellung noch überführt werden kann.

Sehnenplastik bei Radialislähmung

Ausfall: Bei peripherer Durchtrennung des N. radialis sind die Hand- und Fingerstrecker gelähmt. Hand und Finger hängen nach der Beugeseite und können aktiv nicht mehr gestreckt werden (Fallhand). Der Faustschluß ist möglich, aber erfolgt mit verminderter Kraft. Bei Durchtrennung des Radialis am Oberarm ist außerdem noch der Trizeps gelähmt. Die Gefühlsstörung umfaßt die Radialseite des Handrückens und die Streckseite des Daumens, in manchen Fällen kann sie jedoch auch gänzlich fehlen (siehe S. 14).

Unter allen Ersatzoperationen, die wegen irreparablen Nervenlähmungen durchgeführt werden, steht die von PERTHES an erster Stelle. Der klassische PERTHES besteht darin, daß außer einer Verpflanzung des Flexor carpi radialis auf den Abductor pollicis longus und Extensor pollicis brevis und einer Verpflanzung des Flexor carpi ulnaris auf sämtliche Fingerstrecker noch eine Tenodese des Handgelenkes bei einer Dorsalflexion von 20 Grad gemacht wird.

Für die Tenodese wird die Sehne des Extensor carpi radialis brevis und longus möglichst weit proximal abgetrennt und durch ein quer durch das untere Radiusende geführtes Loch geführt und dann schlingenförmig straff in sich vernäht, dabei muß die Hand in 20 Grad Dorsalflexion gebracht sein. Zur Sicherung dieser Tenodese werden außerdem die Sehnen des Extensor carpi radialis longus und die des Extensor carpi ulnaris gerafft und mit dem Periost vernäht. MAX LANGE hat diese Form der Sehnenverpflanzung besonders für Schwerarbeiter empfohlen.

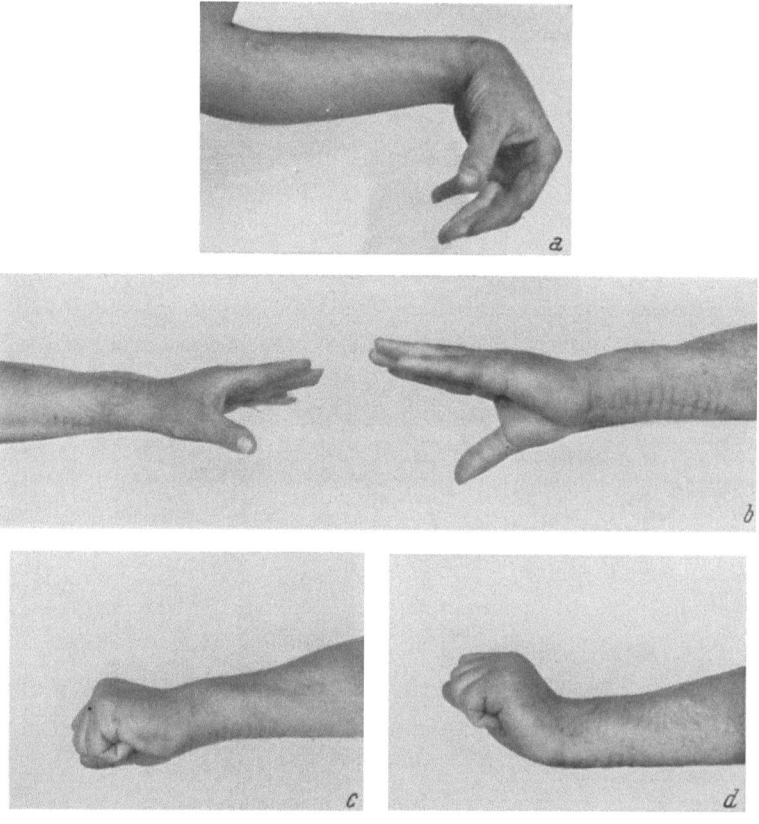

Abb. 149 a bis d. a Irreparable Radialislähmung nach Schußverletzung am Oberarm. b Wiedererlangung der Streckfähigkeit der Finger und des Handgelenkes. c Voller Faustschluß. d Freie Dorsalflexion im Handgelenk. b bis d Nach Verpflanzung der Sehne des Flexor carpi radialis auf den Abductor und Extensor pollicis brevis und des Flexor carpi ulnaris auf den Extensor pollicis longus und digitorum communis

Wir bevorzugen hingegen im allgemeinen bei irreparablen Radialislähmungen nach Verletzungen das Verfahren nach HOHMANN, der auf eine Tenodese des Handgelenkes verzichtet und die Sehne des Flexor carpi radialis auf die des Abductor pollicis longus und Extensor pollicis brevis verpflanzt, während die Sehne des Flexor carpi ulnaris mit denen des langen Daumenstreckers und des gemeinsamen Fingerstreckers des 2. bis 5. Fingers vernäht wird. Wir gehen wie folgt vor: Vor der Operation wird eine Kramerschiene bei maximaler Streckung des Handgelenkes und der Fingergrundgelenke sowie bei starker Abduktion des Daumens als Lagerungsschiene angepaßt. Sie wird dann sterilisiert und mit sterilem Zellstoff gepolstert und umwickelt.

Die Operation wird in Plexusanästhesie oder in Allgemeinnarkose und pneumatischer Blutleere am Oberarm durchgeführt. An der Beugeseite des Vorderarmes wird vom Handgelenk aus proximalwärts je ein Längsschnitt über der Sehne des Flexor carpi radialis und ulnaris angelegt. Diese beiden Sehnen werden möglichst weit distal abgetrennt und dann mit ihrem Muskel vorsichtig aus ihrem Lager bis zum oberen Drittel des Vorderarmes ausgelöst. Mit einer gebogenen Kornzange wird außerhalb der Muskelfaszie von proximal volar nach distal dorsal je ein subkutaner Kanal gebohrt, bis die Spitze der Kornzange dorsal proximal vom Handgelenk getastet werden kann. Hier wird ein Längsschnitt nach peripher bis über das Handgelenk hinaus angelegt. Die Kornzange wird dann unter Spreizen ihrer Branchen zurückgezogen. Die Enden der beiden Sehnen werden mit starken Seidenfäden angeschlungen und mit Hilfe der Kornzange nach dorsal durchgezogen. Die Haut an der Dorsalseite des Handgelenkes wird nach radial unterminiert, um die Sehnen des Abductor pollicis longus und Extensor pollicis brevis oberhalb des Speichengriffels zur Darstellung zu bringen. Die Blutleere wird nun abgenommen, die Wunde 5 Minuten lang komprimiert und dann die Blutstillung durchgeführt. Es folgt der Verschluß der Wunden an der Beugeseite des Vorderarmes. Der Vorderarm und die Hand werden jetzt auf die vorbereitete Schiene gelagert und mit einer Zellstoffrolle und Binde im proximalen Drittel des Vorderarmes und peripher vom Handgelenk befestigt. Die Sehne des Flexor carpi radialis wird nun durch einen Schlitz der Abductor- und Extensor-pollicis-brevis-Sehne durchgezogen und mit diesen vernäht. Die Sehne des Flexor carpi ulnaris wird proximal der Sehnenscheide durch Schlitze der Sehnen des Extensor digitorum communis und der Sehne des Extensor pollicis longus hindurchgezogen und unter einer solchen Spannung vernäht, daß diese für den 4. und 5. Finger am stärksten ist. Es folgt Schichtverschluß der Wunde.

Die Verletzten haben in der ersten Zeit nach der Operation meist starke Schmerzen und es ist eine genaue Kontrolle des Verbandes notwendig, um eine auftretende Durchblutungsstörung rechtzeitig zu beheben. Nach 3 Wochen werden die Nähte entfernt und Streckübungen der Finger begonnen. In manchen Fällen können die Verletzten sofort nach der Verbandabnahme die Finger strecken. Nach weiteren 3 Wochen wird die Schiene vollkommen entfernt (Abb. 149).

In den letzten Jahren haben wir anstatt der Sehnenverpflanzung nach HOHMANN auch die gekreuzte Sehnenplastik nach LINDEMANN mehrmals durchgeführt. Dabei wird die Sehne des Flexor carpi radialis mit den Strecksehnen des 2. bis 5. Fingers verbunden und die Sehne des Flexor carpi ulnaris mit den Daumensehnen. Dadurch ist zwar eine isolierte Streckung des Daumens möglich, es weicht aber dabei die Hand ziemlich stark zur Radialseite hin ab. Außerdem hat sich die Verpflanzung eines Kraftspenders auf die Sehne des Abductor und des Extensor pollicis longus gleichzeitig nicht bewährt, da diese beiden Muskeln eine verschieden große Verkürzungsamplitude haben.

Sehnentransposition mit freien Sehnenverpflanzungen zur Wiederherstellung der Funktion nach Defekt der Streckmuskulatur und ihrer Sehnen

Ein 20 Jahre alter Landarbeiter geriet mit seinem rechten Arm und seiner Hand in die Dreschmaschine. Er kam sofort in unsere Behandlung, dabei zeigte sich neben einem großen Hautdefekt am Handrücken und in der peripheren Hälfte des Vorderarmes sowie an der Speichenseite des Handgelenkes auch ein Defekt der Strecksehnen und Streckmuskulatur für den 2. bis 4. Finger. In Allgemeinbetäubung wurde die stark verschmutzte Wunde ausgeschnitten und der Hautdefekt sofort mit einem gestielten Bauchhautlappen gedeckt. Der Arm wurde dann entsprechend mit einem Desaultverband fixiert. Die Wunden heilten per primam. Nach 4 Wochen konnte der Lappenstiel durchtrennt werden. Zwei Monate später wurde dann der Ersatz der Strecksehnen und Streckmuskulatur für den 2. bis 4. Finger in folgender Weise operativ vorgenommen. Da die Streckmuskulatur für den 2. bis 4. Finger fehlte, wurde als Kraftspender der Flexor carpi ulnaris an seinem Ansatz abgetrennt und durch einen subkutanen Tunnel an die Streckseite des Vorderarmes und des Handgelenkes geleitet. Die Strecksehnendefekte zwischen den Fingergrundgelenken und der Flexor-carpi-ulnaris-Sehne am Handrücken wurden durch drei freie Sehnentransplantate (Strecksehnen der 2. bis 4. Zehe) überbrückt und dann das verlorengegangene dorsale Handgelenksband durch eine freie Sehnentransplantation (Palmarissehne) ersetzt (Abb. 150). Die Fixation erfolgte mit volarer Gipsschiene bei Dorsalflexion im Handgelenk und bei Streckstellung der Finger 4 Wochen lang. Dann wurde mit aktiven Bewegungs-

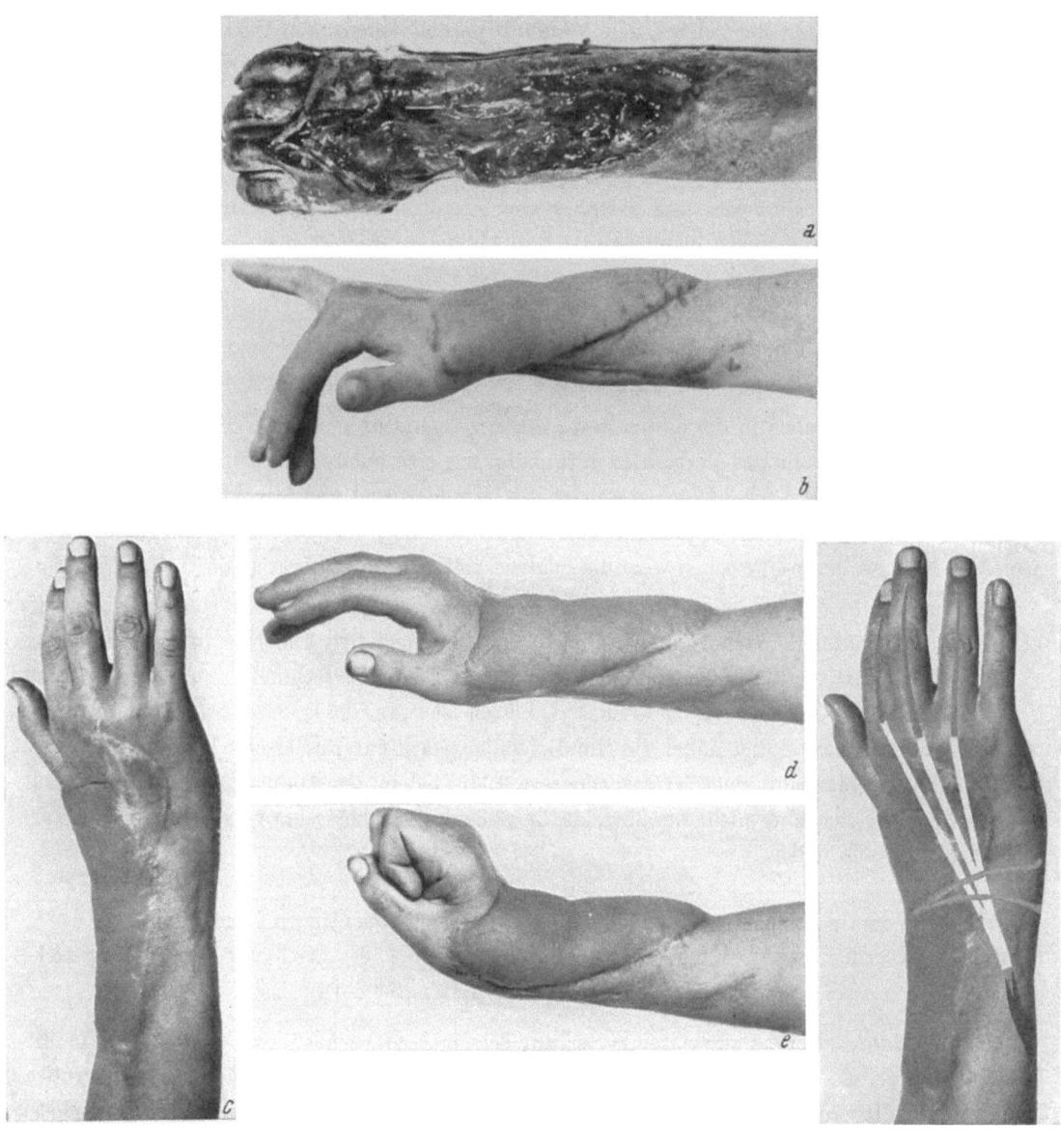

Abb. 150 a bis f. a Ausgedehnter Haut-, Muskel- und Sehnendefekt am Handrücken und an der Streckseite des Vorderarmes (Dreschmaschinenverletzung). b Nach Wundausschneidung Deckung des Hautdefektes mit einem großen planen Bauchhautlappen. Aktiver Streckausfall am 2. bis 4. Finger. c und d Wiederherstellung der Streckfähigkeit nach freier Sehnenverpflanzung und Transposition des Flexor carpi ulnaris auf die Streckseite. e Voller Faustschluß bei gleichzeitiger Dorsalflexion im Handgelenk möglich. f Schematische Darstellung der durchgeführten Operation. Verlagerung des Flexor carpi ulnaris auf die Streckseite. Überbrückung der Strecksehnendefekte durch freie Sehnentransplantate. Bildung eines dorsalen Handgelenksbandes

übungen begonnen. Sechs Monate nach der Plastik war die Hand bereits so weit wiederhergestellt, daß der Verletzte seinen früheren Beruf als Landarbeiter wieder aufnehmen konnte. Der 2. bis 4. Finger konnten voll gestreckt und voll gebeugt werden und das Handgelenk hatte eine aktive Dorsalflexion von 30 Grad und Volarflexion von 50 Grad.

Ersatzoperationen bei Medianuslähmung

Ausfälle: Bei einer Durchtrennung des N. medianus oberhalb des Handgelenkes sind von den Daumenballenmuskeln folgende gelähmt:

1. Der M. opponens,
2. das Caput radiale des Flexor pollicis brevis,
3. der Abductor pollicis brevis.

Dadurch überwiegt der Extensor pollicis longus und Adductor pollicis, sodaß der Daumen in Extension, Adduktion und Auswärtskreiselung steht. Er kann nicht mehr opponiert werden. Außerdem sind die Lumbricales für den 2. und 3. Finger gelähmt. Bei einer hohen Durchtrennung des N. medianus fallen die oberflächlichen Fingerbeuger und die tiefen Beuger für den Daumen, Zeige- und Mittelfinger aus. Es entsteht dadurch das Bild der Schwurhand, d. h. neben dem Ausfall der Opposition besteht die Unmöglichkeit einer aktiven Daumenbeugung, einer aktiven Beugung des Zeigefingers im Mittel- und Endgelenk und des Mittelfingers im Endgelenk.

Ersatzoperationen bei Opponenslähmung

Nach Max LANGE sind mehr als 20 verschiedene Methoden angegeben worden. SPITZY und FOERSTER haben die Versteifung des Sattelgelenkes des Daumens vorgeschlagen, da Sehnenverpflanzungen oft nicht die notwendige und wünschenswerte Kraft bei der wiedererhaltenen Opposition zeigen. HOHMANN und LANGE sind ebenfalls für dieses sichere Verfahren eingetreten. Wesentlich für den Erfolg ist dabei, daß der Daumen in leichter Abduktion, Opposition und Einwärtsdrehung von 10 Grad eingestellt und im Sattelgelenk in dieser Stellung versteift wird, sodaß ein Gegenarbeiten der Zeige- und Mittelfingerkuppe möglich ist. Die Versteifung des Sattelgelenkes wird entweder als Bolzungsarthrodese oder mittels Brückenspan zwischen 1. und 2. Mittelhandknochen nach FOERSTER gemacht. Technik siehe S. 125.

Die Sehnenverpflanzungen bei Opponenslähmung (Abb. 151, 152, 153, 154, 155)

Von STEINDLER und BUNNELL sind brauchbare Methoden angegeben worden. Die Methode von STEINDLER besteht darin, daß die radiale Hälfte der langen Daumenbeugesehne peripher abgespalten und dorsal um den 1. Mittelhandknochen herumgeführt und dann mit der Ulnarseite der Basis des Grundgliedes periostal verbunden wird.

Die Voraussetzung für diese Methode ist, daß die volle Muskelkraft des Flexor pollicis longus erhalten ist. Diese Methode eignet sich daher besonders für isolierte poliomyelitische Opponenslähmungen.

Technik (Abb. 151): Der Schnitt beginnt an der Radialseite am Endglied des Daumens und reicht bis zur Mitte des Daumenballens an seinem Speichenrand. Man eröffnet dann die Sehnenscheide in voller Länge unter Schonung des Ringbandes über dem Grundgelenk. Sodann wird die Sehne aus ihrer Scheide herausgehoben und der Länge nach gespalten. Die radiale Hälfte wird dann von ihrem Ansatz am Endglied abgelöst, aus dem Ringband gezogen und nach proximal zurückgeschlagen. Dann wird ein Kanal für die freie Sehnenhälfte geschaffen. Er geht von der Stelle der Sehnengabelung zur ulnaren Seite der Grundphalange des Daumens. Wenn die freie Sehnenhälfte dann in den Kanal eingeführt ist, umhalst sie so das Grundglied. Die Befestigung muß so durchgeführt werden, daß der Daumen in Oppositionsstellung steht und das Endglied stark gebeugt ist. In dieser Stellung wird auch der Verband angelegt. Es ist ratsam, die Daumenspitze entblößt zu lassen, um die Zirkulation zu kontrollieren.

BUNNELL (Abb. 152) erreicht die Opposition des Daumens dadurch, daß die Kraftspendersehne vom Os pisiforme volar des Ligamentum carpi transversum subkutan zur Ulnarseite der

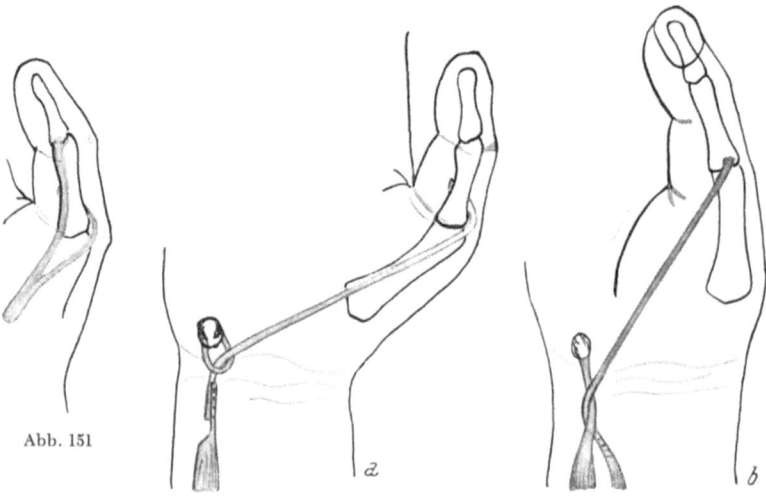

Abb. 151. Opponensplastik nach Steindler. Längsspaltung der langen Daumenbeugesehne. Der radiale Zügel wird um die Streckseite des Grundgelenkes zur Ulnarseite des Grundgliedes geführt und hier befestigt

Abb. 152 a und b. Opponensplastik nach Bunnell. a Aus einem Teil der Sehne des M. flexor carpi ulnaris wird am Os pisiforme eine Schlinge gebildet, durch diese wird ein freies Sehnentransplantat gezogen, das an der Sehne des Flexor carpi ulnaris und an der Ulnarseite des Daumengrundgliedes befestigt wird. (Repositionsstellung.) b Opponensplastik mittels der Sehne des Extensor pollicis brevis, die nach Umschlingung der Sehne des M. flexor carpi ulnaris mit der Sehne des M. palmaris vernäht wird. (Oppositionsstellung.)

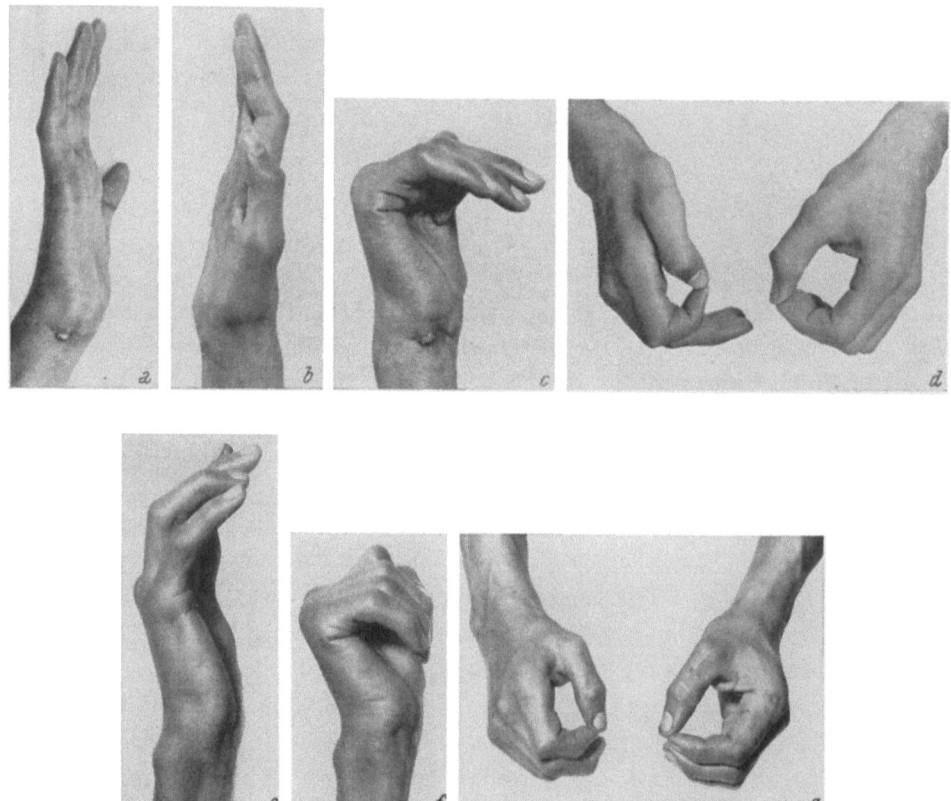

Abb. 153 a bis g. 5 Monate alte Durchtrennung der Beugesehnen für den 3., 4. und 5. Finger sowie des N. ulnaris und des N. medianus in Handgelenkshöhe bei einem Zweiundzwanzigjährigen. a und b Deutlicher Muskelschwund im Bereiche der Mittelhand. c Beugeausfall am 3., 4. und 5. Finger. d Die Opponenslähmung. e und f Funktion nach Nervennaht und freier Sehnenverpflanzung für den 3., 4. und 5. Finger. g Funktionelles Ergebnis nach Opponensplastik. Der Verletzte wurde 1½ Jahre nach der freien Sehnenverpflanzung und Nervennaht nachuntersucht. Er arbeitet jetzt als Autoschlosser. Das Gefühl ist wiedergekehrt, die Atrophie der Mittelhandmuskulatur ist weitgehend gebessert

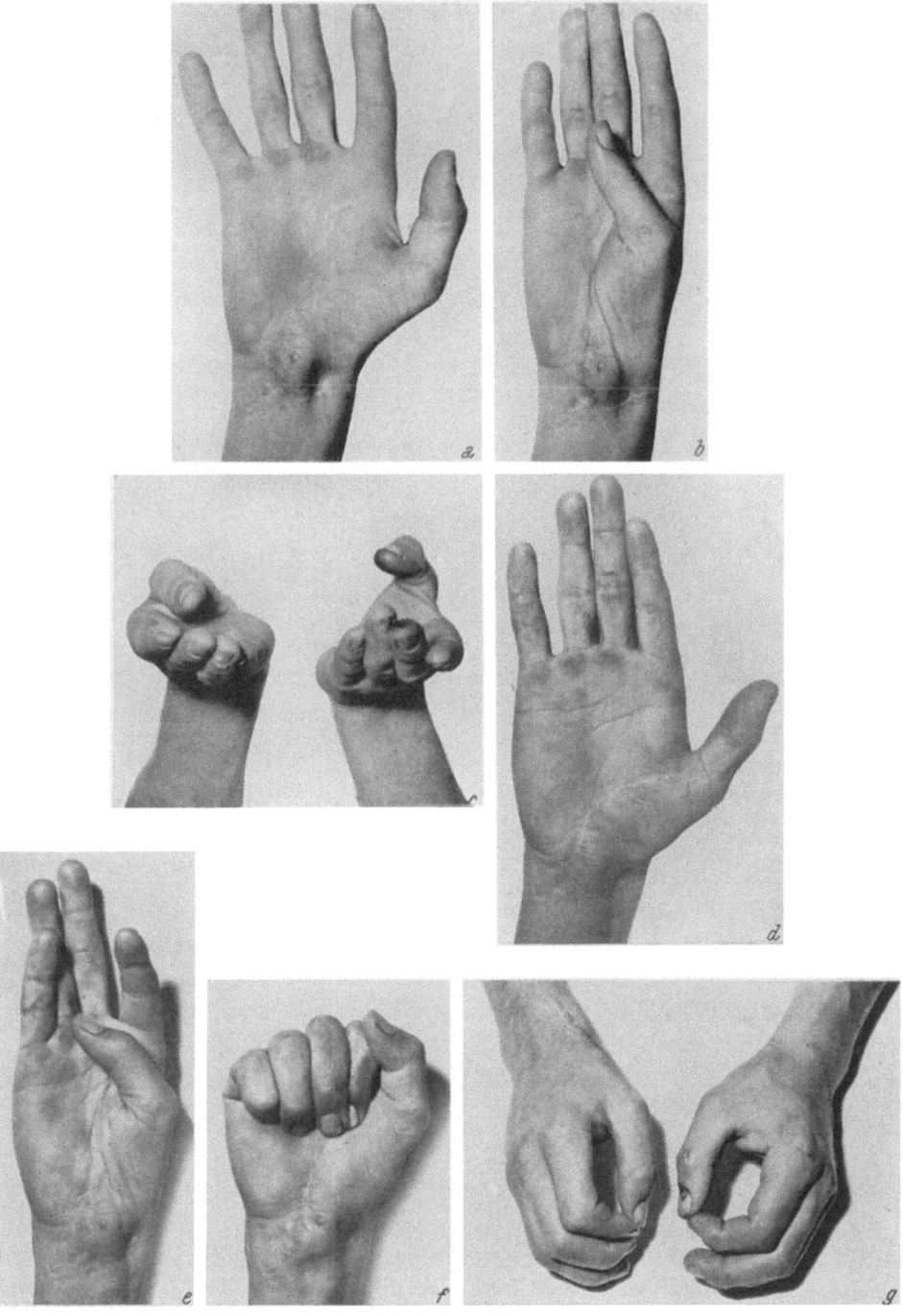

Abb. 154 a bis g. a bis c Opponenslähmung bei Medianusneurom nach Durchtrennung des N. medianus in Handgelenkshöhe. d bis g Funktion nach Opponensplastik. d und e Der Daumen ist frei abduzier- und streckbar, eine aktive Endgelenksbeugung ist wieder möglich. f Freier Faustschluß. g Gutes Oppositionsvermögen des Daumens

Basis des Daumengrundgliedes zieht. Als Kraftspender kommen in Frage: der oberflächliche Beuger für den 4. Finger, der Palmaris oder der Flexor carpi ulnaris. Die beiden letzten Sehnen müssen durch ein freies Sehnentransplantat verlängert oder mit der Sehne des Extensor pollicis brevis vereinigt werden, nachdem diese an ihrem Übergang in den Muskel abgetrennt und subkutan von ihrer Ansatzstelle aus zum Os pisiforme geführt wurde. Um dem Verlauf der Kraftspendersehne die notwendige Richtung zu verleihen, muß ein Hypomochlion am Os pisiforme geschaffen werden. Dieses erreicht man entweder dadurch, daß die Spendersehne unter und um die Sehne des Flexor carpi ulnaris herumgeführt wird oder durch eine Sehnenschlinge geführt wird, die aus einer Hälfte der Flexor-carpi-ulnaris-Sehne gebildet wurde.

Die Opponens-Ersatz-Operation nach Thompson (Abb. 155). Als Kraftspender dient der oberflächliche Beuger des 4. Fingers. Seine Sehne wird an ihrem Ansatz am Mittelglied abgetrennt und nach proximal bis oberhalb des Handgelenkes mobilisiert. Von hier aus wird sie dann unter und um die Sehne des Flexor carpi ulnaris knapp proximal des Os pisiforme oder um das Os pisiforme herumgeführt und dann subkutan zum Daumen geleitet, wo sie an der Ulnarseite der Grundgliedbasis des Daumens in einer Knochennute verankert wird. Die Befestigung erfolgt hier und bei allen anderen angeführten Methoden in Opposition des Daumens.

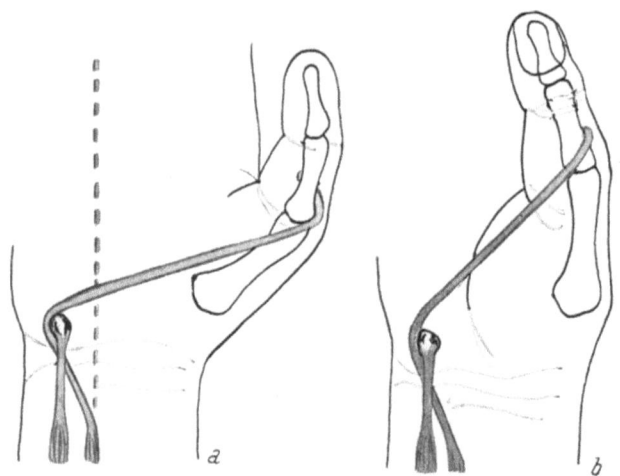

Abb. 155 a und b. Opponensplastik nach Thompson. Die oberflächliche Beugesehne des 4. Fingers wird am Mittelglied abgetrennt und um das Os pisiforme und die Streckseite des Daumengrundgelenkes zur Ulnarseite des Grundgliedes geführt und hier befestigt. a Reposition. b Opposition

Die Ersatzoperationen bei Ulnarislähmung

Ausfälle: Bei Durchtrennung des N. ulnaris sind alle kleinen Handmuskeln gelähmt, die nicht vom N. medianus versorgt werden. Im speziellen also sämtliche Interossei, der Adductor pollicis und der Lumbricalismuskel für den 4. und 5. Finger.

Infolge Ausfalls wichtiger kurzer Handmuskeln ist das Gleichgewicht zwischen langen Streckern und Beugern im Bereiche der Hand gestört. Es entsteht eine mehr oder weniger starke Krallenstellung der Finger (Überstreckung der Fingergrundgelenke und Beugung der Fingermittel- und Endgelenke). Manchmal ist von dieser Krallenstellung nur der 4. und 5. Finger betroffen, in vielen Fällen jedoch alle Finger. Die Krallenstellung ist größer bei peripherer Ulnarisdurchtrennung, da bei hoher Durchtrennung (proximal des Ellenbogengelenkes) auch die tiefen Beuger für den 4. und 5. Finger gelähmt sind, am stärksten jedoch dann, wenn die Profundussehnen am Vorderarm adhärent sind. Infolge Lähmung der Interossei besteht neben der Klauenhand die Unmöglichkeit der Streckung des Fingermittel- und Endgelenkes bei gleichzeitiger Beugung im Grundgelenk. Außerdem ist das Fingerspreizen und -schließen gestört. Klinisch kommt dieser letztere Ausfall vor allem beim Scherengriff zwischen Daumen und Zeigefinger zum Ausdruck. Dieser Griff ist deutlich geschwächt, da einerseits der Adduktor des Daumens und anderseits der Abduktor des Zeigefingers (Interosseus I) gelähmt sind. In manchen Fällen ist die Krallenstellung der Finger so fixiert, daß sie auch passiv nicht ausgeglichen werden kann. Diese Fälle scheiden für eine Ersatzoperation aus.

Bei einer Durchtrennung des N. ulnaris oberhalb des Ellenbogengelenkes sind auch der Flexor carpi ulnaris und die Flexores profundi für den 4. und 5. Finger gelähmt.

Die Gefühlsstörung betrifft die Ulnarseite der Hohlhand und den 4. und 5. Finger.

Bei einer Ulnarislähmung hat die Ersatzoperation die Funktion der Interossei wiederherzustellen. Damit erreicht man erstens die Abduktion des Zeigefingers und zweitens die Korrektur der Krallenhand.

Der Ersatz des M. interosseus I und die Wiederherstellung der Abduktion des Zeigefingers (Abb. 156). Bei isolierter Lähmung des N ulnaris ist es im allgemeinen nicht notwendig, den M. adductor pollicis zu ersetzen, weil die Adduktion des Daumens bei erhaltenem langem Daumenbeuger ausreichend kräftig ist. Wir müssen nach BUNELL nur die Abduktion des Zeigefingers wiederherstellen, um den Scherengriff zwischen Daumen und Zeigefinger zu ermöglichen. Die Abduktion des Zeigefingers wird erreicht durch eine Verpflanzung der Sehne des Extensor indicis proprius (oder der Sehne des Flexor sublimis indicis oder der Sehne des Extensor pollicis

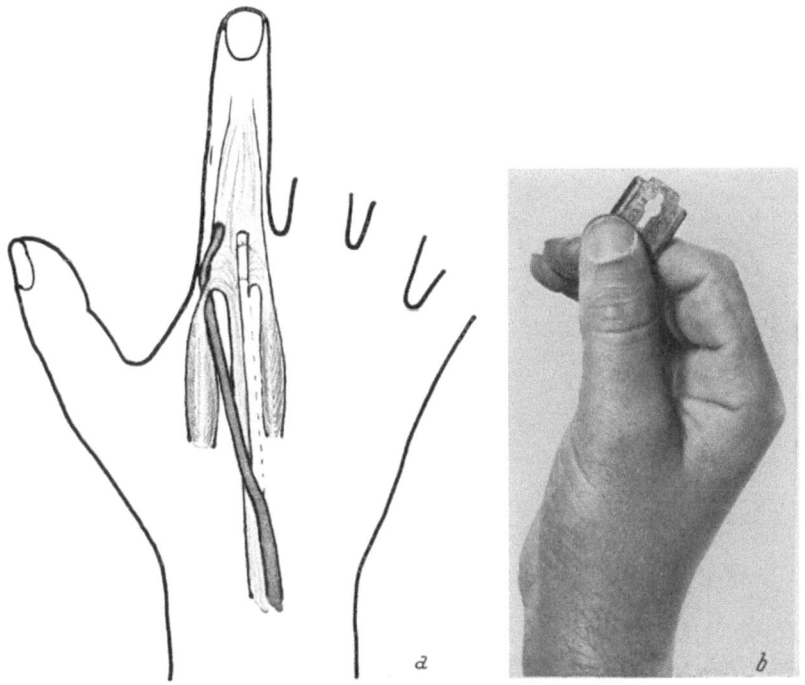

Abb. 156 a und b. a Verpflanzung der Indicis-proprius-Sehne bei Ulnarislähmung zur Verbesserung des Scherengriffes. Die Entnahmestelle aus der Streckaponeurose muß vernäht werden, um ein seitliches Abgleiten zu verhindern. (Siehe Text.)
b Der Scherengriff

brevis) auf die Radialseite der Streckaponeurose des Zeigefingers. Die Verpflanzung der Extensor-indicis-proprius-Sehne wird in folgender Weise durchgeführt: Die Sehne wird zunächst am Handrücken dargestellt. Man findet sie ulnar von der Sehne des Extensor indicis communis. Um die Indicis-proprius-Sehne ausreichend lang zu erhalten, darf sie nicht am Übergang in die Streckaponeurose abgeschnitten werden, sondern sie muß um einen Streifen der Streckaponeurose, der bis zur Mitte des Grundgliedes reicht, verlängert werden. Die so verlängerte Sehne wird dann unter und um die Sehne des M. interosseus I nach radial und volar zu hindurchgeführt und dann mit der Radialseite der Zeigefinger-Dorsalaponeurose vernäht.

Die Korrektur der Krallenhand durch den Ersatz der Mm. interossei I bis V. Nicht jede Klauenhand bedarf einer Korrektur. Wenn die Krallenstellung nur den 4. und 5. Finger betrifft, kann sie vernachlässigt werden. Nur in jenen Fällen, bei denen durch sie eine starke Behinderung der Gebrauchsfähigkeit der Hand entsteht und bei denen sie passiv ausgleichbar ist, kommen Sehnenverpflanzungen zu ihrer Beseitigung in Frage.

Unter den Sehnenverpflanzungen zur Beseitigung einer Krallenhand steht die von NUSSBAUM zuerst an der Leiche ausgeführte und von BUNELL für die Praxis ausgebaute Methode an erster Stelle. Als Ersatz der Interosseusmuskulatur dienen die oberflächlichen Fingerbeuger, deren Sehnen auf die Streckaponeurose des 2. bis 5. Fingers verpflanzt werden. Für den Erfolg dieser

Operationen ist wichtig, daß sowohl die oberflächlichen als auch die tiefen Fingerbeuger entsprechend kräftig und nicht insuffizient sind.

Die Technik der Verpflanzung der oberflächlichen Beugesehnen auf die Streckaponeurose. Zu beiden Seiten der Grund- und Mittelglieder des 2. bis 5. Fingers wird auf die Sehnenscheiden eingegangen und nach Spaltung der Sehnenscheide die beiden Schenkeln der Sublimissehne möglichst weit peripher abgetrennt. Der periphere Sehnenstumpf der oberflächlichen Beugesehne wird nun bis zum Schlitz für die Profundussehne gespalten, um das Herausziehen der Sublimissehne in die Hohlhand zu ermöglichen. Von den gleichen Hautschnitten aus werden auch die radiale und ulnare Seite der Streckaponeurose am Grundglied dargestellt. Mit einem Hautschnitt in der Hohlhand, der in der distalen queren Hohlhandfalte verläuft, werden die

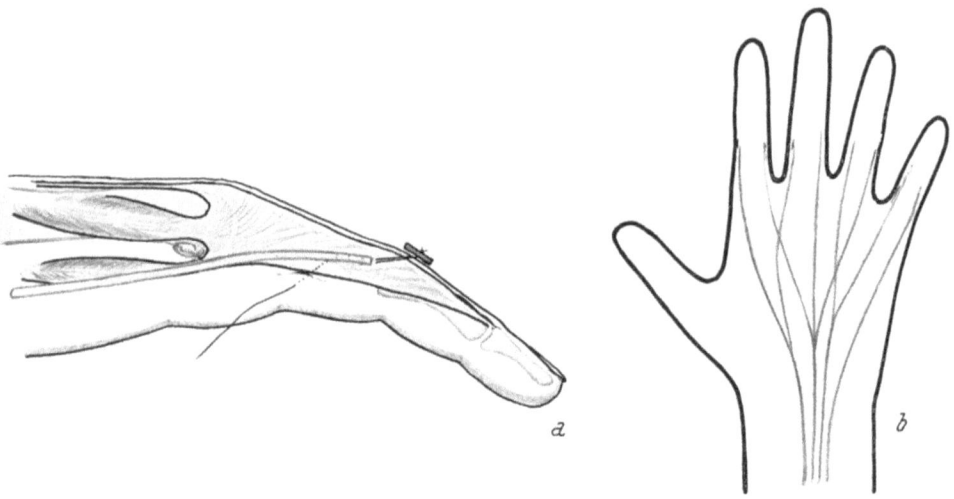

Abb. 157 a und b. Operation bei irreparabler Ulnarislähmung nach Bunnell. a Als Ersatz für die Interossei und Lumbricales wird die gespaltene oberflächliche Beugesehne durch den entsprechenden Lumbricalkanal gezogen (volar des Ligamentum carpi transversum) und mittels ausziehbarer Drahtnaht an der Streckaponeurose des Fingers verankert. b Aufteilungsschema der oberflächlichen Beugesehnen bei Lähmung aller kleinen Handmuskeln des 2. bis 5. Fingers. (Die Sehne des Zeigefingers wird in 2 Teile, die des 3. Fingers in 3 und die des 4. Fingers in 2 Teile gespalten, die des 5. Fingers wird zur Gänze an der Ulnarseite der Streckaponeurose des 5. Fingers fixiert.)

Beugesehnen dargestellt und die an ihrem Ansatz vorher abgetrennten oberflächlichen Sehnen nun in die Hohlhand durchgezogen. Die oberflächlichen Beugesehnen werden an ihren Enden aufgespalten, die Sehne des 3. Fingers in drei Teile, die des 2. und 4. Fingers entsprechend ihren beiden Schenkeln in zwei Teile, die des 5. Fingers bleibt ungeteilt. An die Enden der Sehnenzipfel werden nun ausziehbare Drahtnähte angebracht und die einzelnen Sehnenzipfel dann durch die Lumbricaliskanäle hindurchgeleitet und zur Streckaponeurose der Finger weitergeführt. Die Verteilung der einzelnen Sehnenzipfel erfolgt entsprechend der Zeichnung (Abb. 157).

Mittels der vorher angebrachten Drahtnaht erfolgt die Befestigung der einzelnen Sehnenzipfel auf den mit dem Messer vorher rauh gemachten Flächen der Streckaponeurose. Bei der Befestigung bleiben die Fingergrundgelenke gebeugt, Mittel- und Endgelenke sind jedoch gestreckt. Bei dieser Fingerstellung wird dann nach Blutstillung und Hautnaht ein Fixationsverband angelegt und nach 3 Wochen mit der aktiven Übungsbehandlung begonnen (Abb. 158).

Die Korrektur einer Krallenhand kann auch durch andere Methoden erreicht werden.

1. Die Spaltung der Annularligamente (Abb. 159): Durch die Spaltung der Annularligamente im Bereiche des 2. bis 5. Fingers von der Hohlhand aus nach peripher bis zur Mitte der

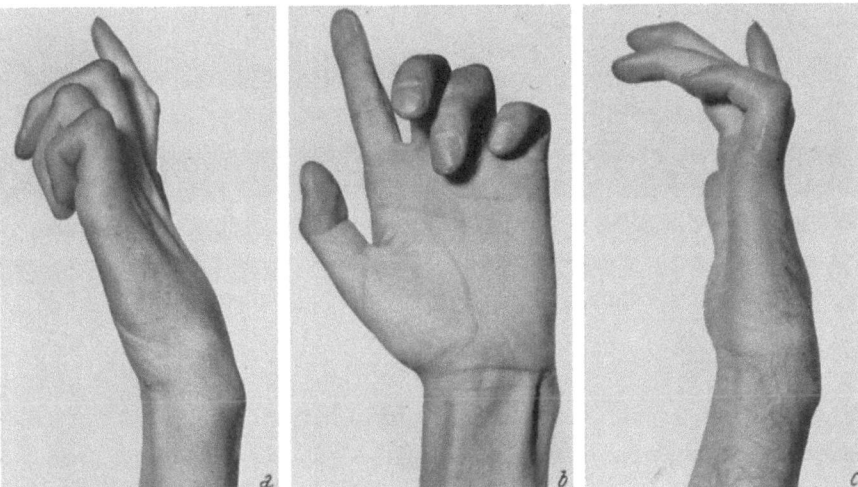
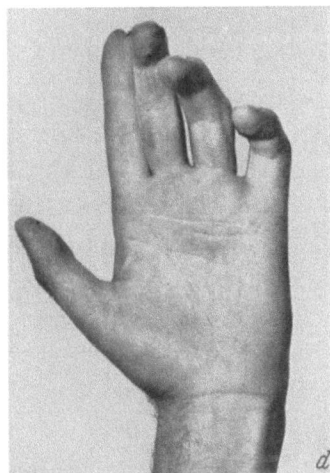
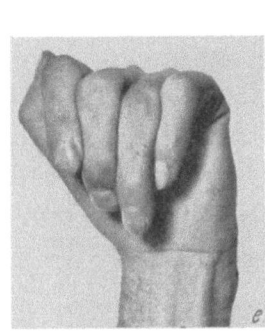
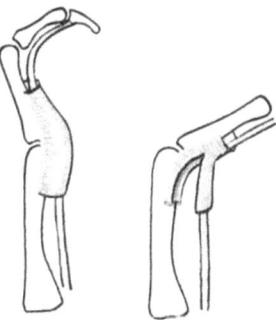

Abb. 158 a bis e. a und b Krallenhand nach Ulnarislähmung infolge Schußverletzung im Bereiche des Plexus brachialis. c, d und e Wesentliche Verbesserung der Greiffähigkeit nach Aufspaltung und Verpflanzung der Sublimissehnen des 2. bis 5. Fingers auf die Streckaponeurosen

Abb. 159. Spaltung der Sehnenscheiden zur Verbesserung der Krallenhand bei Ulnarislähmung. Durch die Spaltung der Sehnenscheiden und der Ringbänder wirkt sich der Zug der Beugesehnen auch auf die Fingergrundgelenke aus

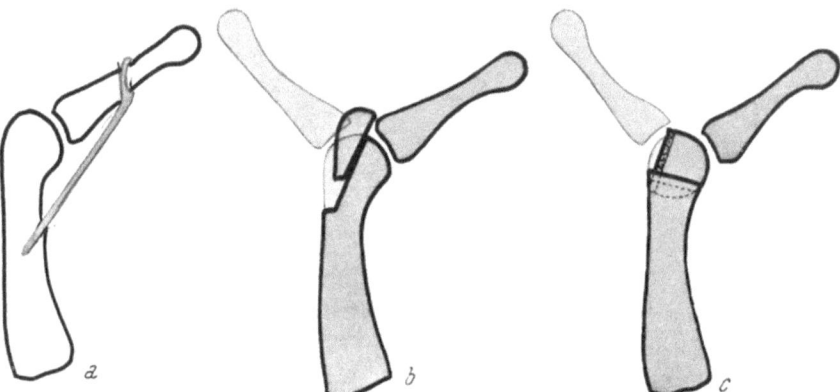

Abb. 160 a bis c. Korrektur der Überstreckungskontraktur der Fingergrundgelenke bei Ulnarislähmung. a Tenodese des Grundgelenkes mit freiem Sehnentransplantat. b Stufenförmige Osteotomie des Mittelhandköpfchens (Arthrorise). c Subcapitale Osteotomie und Drehung des Mittelhandköpfchens

Grundglieder erhalten die langen Beugesehnen eine Verlaufsrichtung, die der der Lumbricalissehnen am nächsten kommt. Bei ihrer Aktion wirken sie dann im Beugungssinne auf die Grundgelenke.

2. Die Tenodese der Grundgelenke (Abb. 160 a): Durch eine Tenodese des Grundgelenkes kann die Überstreckung der Fingergrundglieder beseitigt werden. Dazu wird ein freies Sehnentransplantat einerseits an der Beugeseite des Fingergrundgliedes und anderseits am Mittelhandknochen knapp proximal seines Köpfchens bei Beugestellung des Grundgelenkes befestigt.

3. Die Osteotomie des 2. bis 5. Mittelhandknochens (Abb. 160 b und c): Durch eine Osteotomie der Mittelhandknochen knapp proximal ihres Köpfchens und durch Abknicken derselben nach volar zu erreicht man ebenfalls eine Korrektur der Krallenhand.

Die kombinierte Medianus- und Ulnarislähmung

Unser Vorgehen bei kombinierten Medianus- und Ulnarislähmungen richtet sich vor allem danach, welche Muskeln funktionstüchtig geblieben sind. Sind z. B. der Flexor carpi radialis und ulnaris erhalten, dann können sie leicht auf die gelähmten Fingerflexoren überpflanzt werden. Dabei wird der Flexor carpi radialis mit der langen Daumenbeugesehne, der Flexor carpi ulnaris mit den übrigen tiefen Fingerbeugesehnen gekoppelt.

Falls aber die Handgelenksbeuger auch gelähmt sind, dann können nur die vom Radialis versorgten Handgelenksstrecker als Kraftspender herangezogen werden. Die Feststellung des Handgelenkes erfolgt dabei zweckmäßigerweise durch eine Arthrodese des Handgelenkes bei leichter Dorsalflexion. Der dadurch freiwerdende Extensor carpi radialis longus wird um die Radialseite des Vorderarmes nach der Beugeseite zu geleitet und seine Sehne mit dem Flexor pollicis longus vernäht. Der freigewordene Extensor carpi ulnaris wird um die Ulnarseite des Vorderarmes herumgeführt und mit den tiefen Fingerflexorsehnen vereinigt.

Bei diesen ausgedehnten Lähmungen an der Hand wird die Opposition des Daumens in einfacher Weise durch eine Bolzungsarthrodese des Daumensattelgelenkes nach MAX LANGE erreicht.

BUNNELL führt in solchen Fällen manchmal die T-Operation aus. Diese besteht darin, daß ein freies Sehnentransplantat vom Köpfchen des 5. Mittelhandknochens hinter den Sehnen der langen Fingerbeuger quer durch die Hohlhand bis zur Ulnarseite der Daumengrundgliedbasis hindurchgezogen und bei mittlerer Adduktion des Daumens an diesen beiden Punkten befestigt wird. Eine der funktionierenden Sublimissehnen wird dann in der Hohlhand schlingenförmig um das Sehnentransplantat befestigt, sodaß beim Zug der Sehne nach proximal eine Annäherung des 1. und 5. Mittelhandknochens erfolgt (Abb. 161).

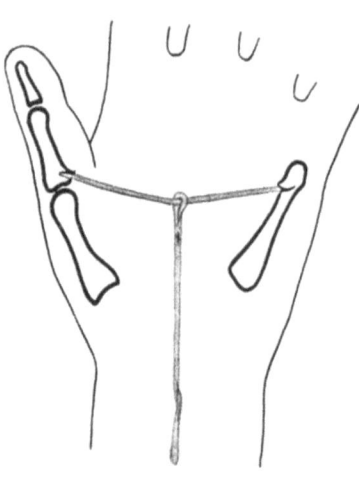

Abb. 161. Die T-Operation nach Bunnell zur Verbesserung der Adduktion und Einwärtskreiselung des Daumens. Freies Sehnentransplantat zwischen dem 5. Mittelhandknochen und der *Ulnar*-volarseite der Basis des Daumengrundgliedes. Verlängerung der abgetrennten Palmarissehne durch ein freies Transplantat, das die Sehnenbrücke zwischen Daumengrundglied und 5. Mittelhandknochen umschlingt. Bei Kontraktion des M. palmaris werden Daumen und 5. Mittelhandknochen adduziert und der Daumen wird außerdem einwärtsgedreht

Ersatzoperationen bei Medianus- und Ulnarislähmungen haben nur dann praktischen Wert, wenn in der betreffenden Hand ausreichendes Gefühl und entsprechende Trophik vorhanden sind.

Die Amputationen an der Hand und den Fingern

Der Chirurg steht vor einer der schwersten Entscheidungen, wenn er einsehen muß, daß Teile der Hand oder gar die ganze Hand eines Verletzten abgesetzt werden sollen. Nicht ohne Resignation erkennen wir in solchen Augenblicken die Grenzen chirurgischen Handelns und mögen uns doch dankbar bewußt sein, daß es den Pionieren unseres Faches gelungen ist, diese Grenzen im Laufe der vergangenen 50 Jahre wesentlich weiterzuziehen. So wie wir die Verantwortung zu einer Amputation aber nur übernehmen können, wenn wir die Errungenschaften in unserem Fachgebiet ganz beherrschen und nach den Verhältnissen voll ausnützen konnten, so bedarf es anderseits gerade für die Entscheidung zu einer Amputation oft eines großen Maßes an Selbstbescheidung und Kritik, um nicht in Überwertung unserer technischen Möglichkeiten dem Verletzten noch Eingriffe zuzumuten, denen eine Absetzung vorzuziehen wäre oder dann doch noch folgt. Das Ziel aller Eingriffe an der Hand ist ihre brauchbare Funktionsfähigkeit. So lassen sich auch die heutigen Indikationen zur Absetzung, von eindeutigen Fällen abgesehen, nicht für all die Arten von Verletzungen darstellen. Sie müssen jeweils aus der Summe der Erfahrungen und technischen Möglichkeiten gestellt werden. Am häufigsten wird beim Finger eine unzureichende Blutversorgung oder irreparable Verletzung der Nerven zur Amputation zwingen, besonders dann, wenn gleichzeitig schwere Sehnen-, Knochen- oder Gelenksverletzungen vorliegen. Ein in seinen Gelenken versteifter, gefühlloser und atrophischer Finger ist an einer Arbeitshand meistens so störend, daß die Verletzten selbst oft um seine Absetzung bitten.

Wenn auch für die Höhe der Absetzung größte Sparsamkeit als oberster Leitsatz gilt, so wissen wir doch durch Zur Verth und Krömer, daß es auch an der Hand und den Fingern günstige, weniger günstige und ungünstige Zonen für die Amputation gibt und daß man durch die Absetzung am Orte der Wahl unter Aufgabe weniger wichtiger Gebiete eine wesentliche Verbesserung der späteren Funktion und Abkürzung der Behandlungszeit erreichen kann. Die bekannten Amputationsschemen von Zur Verth und Krömer stellen die Grundlage zur Absetzung am Orte der Wahl dar. Eine ebenso wichtige Forderung für die spätere Funktion hat von jeher Böhler erhoben, der verlangt, daß in jedem Falle der Knochen so weit zu kürzen ist, bis er spannungsfrei mit beugeseits belastungsfähiger Haut gedeckt werden kann. Bei Amputationen des Daumens oder aller Finger gleichzeitig wird man diesem Grundsatz allerdings nicht durch Knochenkürzung über das unbedingt notwendige Maß hinaus folgen — hier ist jeder Millimeter wertvoll —, sondern dadurch, daß man fehlende Haut durch ein Transplantat ersetzt. Für die Stumpfdeckung an dreigliedrigen Fingern hingegen gilt die von Zur Verth vertretene Ansicht, daß ein Transplantat immer teuer, langwierig und meist funktionell minderwertiger ist als normale Haut.

Vom Standpunkt der Funktion her ergeben sich für die Absetzung an Hand und Fingern folgende Gesichtspunkte:

1. In erster Linie ist bei jeder Absetzung an Hand und Fingern die Erhaltung der Zangenfunktion maßgebend, bei der der Daumen den einen Zangenarm darstellt. Am Daumen ist daher jeder Millimeter kostbar, besonders oberhalb der Mitte seines Grundgliedes. Für ihn sind Hautplastiken zur Stumpfdeckung und Knochenübertragung zur Wiederherstellung angezeigt.

2. Die andere Zangenbranche bilden die vier dreigliedrigen Finger. Zumindest ein Zangenarm muß aktiv beweglich sein, und zwar so weit, daß Öffnung und Schließung bis zur möglichst kraftvollen Berührung ausgeführt werden können. Gefühl und Schmerzfreiheit im Griffbereich der Zange sind wichtig.

3. Während der Verlust von Fingergliedern oder einzelner Finger funktionell durch die erhaltenen Finger ersetzt wird, ist die Funktion des Daumens als Gegengreifer unentbehrlich.

Man kann daher bei dessen Verlust einen brauchbaren dreigliedrigen Finger als Daumenersatz verpflanzen, falls mehrere Finger erhalten sind (LUKSCH-HILGENFELDT).

Der wichtigste Gegenspieler des Daumens ist der Zeigefinger, dessen Verlust nach entsprechender Übung der Mittelfinger ausgleicht. Als längster und kräftigster ist der Mittelfinger für den Kraftgriff von Bedeutung. Sind alle dreigliedrigen Finger gleichzeitig verletzt, so muß unser Bestreben dahin gehen, wenigstens einen von ihnen mit allen Mitteln vor der Amputation zu retten, wobei von radial nach ulnar die Wertigkeit der Finger abnimmt.

Amputation am Endglied

Tangentiale Abkappungen der Fingerbeere werden bei noch genügender Fettgewebspolsterung mit Vollhaut oder dickem Dermatom gedeckt. Wenn aber der Defekt bis auf den Knochen reicht, kann eine gestielte Kuppenplastik aus der Haut des Daumen- oder Kleinfingerballens gebildet werden (Technik siehe S. 64). Bei queren Kürzungen durch das Nagelbett muß der Nagelfalz vollkommen entfernt werden, weil es sonst zum Nachwachsen von größeren, gewöhnlich nach der Beugeseite gekrümmten Nagelresten kommt (Abb. 162).

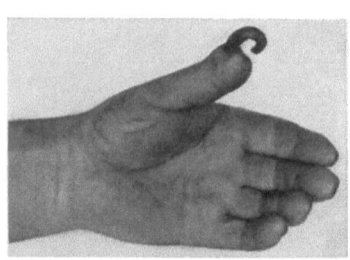

Abb. 162. Bildung eines Krallennagels nach Amputation der Daumenkuppe. Das Nagelbett und der Nagelfalz wurden bei der Amputation nicht vollständig entfernt

Bei Kürzung durch das Endglied müssen mindestens 5 mm von der Basis erhalten bleiben, weil an ihr streck- und beugeseitig die Sehnen ansetzen. Voraussetzung für einen solchen Stumpf ist aber eine ausreichende Hautdeckung. Anderenfalls ist eine Kürzung durch die Mittelgliedrolle vorzuziehen.

Amputation am Mittelglied

Bei Enukleation im Endgelenk der Finger muß immer zumindest die Rolle des Mittelgliedes mitentfernt werden, da der Stumpf sonst zu klobig und lang wird. Der Abschnitt proximal des peripheren Drittels ist wertvoll und unbedingt zu erhalten, wenn die Hoffnung besteht, daß das Mittelgelenk aktiv voll beweglich bleibt. Jeder versteifte Mittelgliedstumpf ist hinderlich, weil er beim Faustschluß über die anderen Finger vorsteht.

Amputation am Grundglied

Ähnlich wie beim Mittelgliedstumpf ist das periphere Drittel des Grundgliedes hinderlich, der übrige Teil des Grundgliedes ist jedoch wertvoll. Fehlen bei Grundgliedstümpfen die letzten Grade der Gelenksbeugung, so stehen zu lange Stümpfe beim Faustschluß störend vor. Das mittlere Drittel des Grundgliedes ist aber zu erhalten, wenn günstige Narbenverhältnisse bestehen und wenn das Grundgelenk voraussichtlich genügend gebeugt werden kann. Das proximale Drittel des Grundgliedes ist möglichst immer zu erhalten, da sich Auslösungen im Grundgelenk vor allem der mittelständigen Finger (3. und 4. Finger) funktionell ungünstig auswirken.

Amputationen der Mittelhand

Die Mittelhand bleibt in ihrer ganzen Ausdehnung wertvoll. Schon der Verlust des 3. und 4. Mittelhandköpfchens bedeutet einen schweren Schaden, da sich durch die Unterbrechung des Hohlhandbogens die benachbarten Finger beim Faustschluß verdrehen und überkreuzen. Auch wenn nach einer Verletzung nur ein einziger Mittelhandstrahl mit dem dazugehörigen Finger erhalten werden kann, muß es versucht werden, weil er unter Umständen als Unterstützung einer Kunsthand dienen kann. Besonders bei Absetzungen im 1. Metakarpalknochen ist größte Sparsamkeit notwendig. Plastische und Ersatzoperationen dienen gegebenenfalls seiner Erhaltung.

Bei Kürzungen durch die Basis der Mittelhandknochen sind die Sehnenansätze der Handgelenksmuskeln und die Daumenballenmuskulatur möglichst zu schonen. Ebenso ist jede noch so geringe Beweglichkeit des Sattelgelenkes am Daumen im Hinblick auf spätere Ersatzoperationen von Vorteil.

Auch die Handwurzel gehört zu den wichtigen Gebieten und soll ebenso wie ihre Beweglichkeit im Handgelenk möglichst erhalten werden.

Hingegen ist eine Unterarmamputation oberhalb der Griffelfortsätze einer Enukleation im Handgelenk vorzuziehen.

Technik der Fingerkürzungen (Abb. 163)

1. Bildung der Hautlappen: Die Narben sollen außerhalb der Greifflächen liegen. Daher erfolgt die Stumpfdeckung wenn möglich mit der gut unterpolsterten Haut der Beugeseite. Jedoch können auch Lappen von der Beuge- und Streckseite brauchbare Stümpfe ergeben. Seitliche Lappen sind hingegen zu verwerfen. Die Schnittführung bei Deckung mit einem volaren Hautlappen ergibt sich aus der nebenstehenden Zeichnung. Die Enukleation eines ganzen Fingers im Grundgelenk erfolgt am besten mit Rakettschnitt.

2. Die Versorgung des Knochenstumpfes: Da die Stumpfdeckung reichlich sein soll und bei frischen Amputationen die Haut nachträglich immer schrumpft, muß der Knochen mindestens 5 bis 6 mm proximal des dorsalen Zirkelschnittes gekürzt werden. Die Knochenenden sollen mit dem Luer abgerundet, das Periost auf keinen Fall abgeschoben werden.

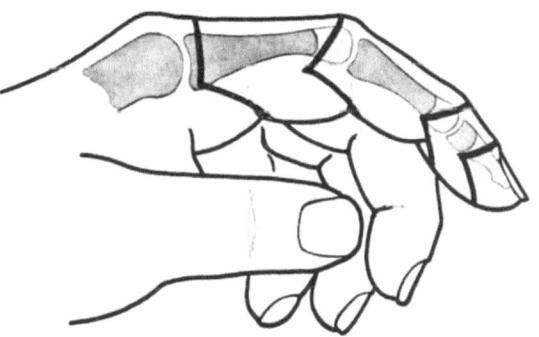

Abb. 163. Einfaches Amputationsschema mit der entsprechenden Schnittführung. (Es sind nur die gebräuchlichsten Amputationsstellen eingezeichnet.)

3. Versorgung der Sehnenstümpfe: Die Sehnen werden in Höhe der Haut durchtrennt und dürfen nicht über dem Knochenstumpf vernäht werden. Besteht die Gefahr, daß durch Zurückschlüpfen des Sehnenstumpfes ein Infekt aufwärts verschleppt wird, so amputieren wir in Beugestellung der Gelenke und sorgen dafür, daß sie bis zur Fixierung nicht gestreckt werden. Strecksehnen im Finger- und distalen Handrückenbereich ziehen sich mit Ausnahme der Daumenstrecker nach der Durchtrennung nur wenig zurück.

4. Die Versorgung der Gefäßstümpfe: Bei der Bildung des Hautlappens muß man darauf achten, daß die Gefäße an der Lappenbasis oder proximal davon nicht verletzt werden, weil sonst Lappennekrosen entstehen. Gefäßstümpfe an Fingern werden nur abgeklemmt und nicht unterbunden.

5. Versorgung der Nerven: Bei frischen Amputationen werden die volaren Nerven von den Gefäßen getrennt, 1 cm vorgezogen und dann glatt abgeschnitten. Die entstehenden Neurome liegen dann in gesundem Gewebe und nicht in den Narben. Schmerzhafte Amputationsneurome sind bei diesem Vorgehen selten.

6. Die Blutleere muß entfernt werden, bevor die Haut geschlossen wird, damit man die Durchblutung der Lappen kontrollieren und die Blutstillung durchführen kann. Bei der Hautnaht müssen eventuell seitlich vorstehende Bürzel mit der Schere gekappt werden.

Nachbehandlung nach Fingeramputationen

Die Amputationsstümpfe werden auf einer Fingerschiene ruhiggestellt. Wenn mehrere Finger abgesetzt werden mußten, geben wir eine dorsale Gipsschiene mit einer ulnaren Fingerschiene und nehmen den Verletzten einige Tage stationär auf. Vom nächsten Tag ab wird bei mehrfachen Fingerkürzungen eine verbandlose Wundbehandlung durchgeführt. In der Regel werden die Nähte nach 8 Tagen entfernt, falls nicht auftretende Entzündungen ihre Entfernung zu einem früheren Zeitpunkt erfordern. Bei Entzündungserscheinungen an einem Daumenstumpf oder Stumpf des 5. Fingers ist besondere Vorsicht geboten (V-Phlegmone).

Ersatzoperationen bei Fingerverlust

Wenn einer der beiden Zangenarme, also auf der einen Seite der Daumen und auf der anderen Seite die vier dreigliedrigen Finger bis zum Grundgelenk oder gar alle Finger verlorengegangen sind, dann ist die Greiffähigkeit der betroffenen Hand meist so schwer beeinträchtigt, daß zur Ermöglichung des Greifaktes entweder ein operativer oder prothetischer Fingerersatz in Erwägung gezogen werden soll.

Die Nachteile einer Finger- und Handprothese sind offenkundig. Prothesen sind meist unbeweglich, ohne Gefühl und schwer an einer verstümmelten Hand zu befestigen. Sie werden daher von ihrem Träger auch kaum benützt. Es gibt aber Fälle, bei denen sie trotz ihrer Nachteile in Frage kommen, und zwar dann, wenn durch eine Verletzung ein so schwerer Verlust entstanden ist, daß keine Möglichkeit für einen brauchbaren operativen Ersatz vorhanden ist. So ist es z. B. nach Verlust der radialen Hälfte der Hand und Mittelhand (1. bis 3. Finger und dazugehörige Mittelhandknochen) operativ kaum möglich, einen entsprechenden Gegengreifer zum vorhandenen 4. und 5. Finger zu schaffen, und man wird sich daher in manchen Fällen zu einer Daumenprothese entschließen. Auch bei Verlust des 2. bis 5. Fingers und der dazugehörigen Mittelhandknochen ist eine Prothese als Gegengreifer zum Daumen zweckmäßig. Es tritt aber die prothetische Versorgung einer schweren Handverstümmelung in der Praxis gegenüber den Ersatzoperationen zur Verbesserung oder Wiederherstellung der verlorenen Greiffähigkeit in den Hintergrund. Prothesen sind nur dort angezeigt, wo die Chirurgie machtlos ist.

Unter den Ersatzoperationen steht der Daumenersatz an erster Stelle. Der Daumen nimmt unter den Fingern eine Sonderstellung ein und man sagt mit einem gewissen Recht, daß der Daumen die halbe Hand bedeutet. Dies gilt zumindest für bestimmte Berufe, wie Schlosser, Mechaniker und Friseure, und vor allem für Erwachsene, während genügend Beispiele bekannt sind, daß Kinder mit einem Daumenverlust sich ausreichend anzupassen lernten. Es gilt ganz allgemein, daß man bei Kindern mit Ersatzoperationen sehr zurückhaltend sein soll (HILGENFELDT).

Der Versuch, einen verlorengegangenen Daumen operativ zu ersetzen, ist schon alt. Bereits vor mehr als 50 Jahren wurden vor allem durch deutsche Chirurgen die Grundlagen dazu geschaffen. Seitdem sind aber eine große Zahl von Modifikationen alter Verfahren als auch einige neue Vorschläge, so in letzter Zeit von HILGENFELDT, dazugekommen, sodaß wir heute schon über eine große Zahl von Standardmethoden des operativen Daumen- bzw. Fingerersatzes verfügen. Es ist ein Verdienst HILGENFELDTS, in seinem bekannten Buch „Der operative Daumenersatz", Verlag Enke, Stuttgart, die praktisch brauchbaren Methoden dargestellt und ergänzt zu haben.

Unter den zahlreichen Methoden verdienen diejenigen den Vorzug, die ein Ersatzorgan mit normalem Gefühl schaffen, während ein operativer Fingerersatz, dem das Gefühl ganz oder nur teilweise fehlt, nur ausnahmsweise in Betracht gezogen werden soll.

Die verschiedenen Verfahren des operativen Daumenersatzes sind:
1. Die Phalangisation,
2. die Fingerauswechslung und
3. die Bildung eines Daumens aus einer Bauchhautwalze mit eingepflanztem Knochenspan.

Die Phalangisation

Sie geht auf Hugier, 1868, zurück. Diese Methode wurde später von Klapp, Kreuz und Hohmann weiter ausgebaut und von vielen anderen empfohlen. Die Phalangisation besteht darin, daß der 1. Mittelhandknochen von den übrigen Mittelhandknochen abgespalten und dadurch ein tiefer und breiter Spalt geschaffen wird. Sie kommt in Anwendung bei Verlust sämtlicher Finger und bei Verlust zumindest des 1. bis 3. Fingers, oder beim Daumenverlust. Wir führen diesen Eingriff in zwei verschiedenen Modifikationen aus:

a) Entweder wird die 1. Zwischenfingerfalte vertieft mit oder ohne gleichzeitiger Entfernung des 2. Mittelhandknochens nach Kreuz oder

b) es wird eine Spalthand gebildet mit Verlängerung des Daumenstrahles nach Hilgenfeldt.

Ad a) Ist der 1. Mittelhandknochen in seiner ganzen Länge erhalten, dann ist seine Länge im allgemeinen als Gegengreifer ausreichend. Von Vorteil ist jedoch, wenn auch die Basis des Daumengrundgliedes vorhanden ist. Bei sehr beweglichem 1. Mittelhandknochen begnügen wir uns in der Regel mit der Vertiefung der 1. Zwischenfingerfalte; damit allein haben wir oft eine ausreichende Greiffähigkeit erzielt. Fehlt der 2. Finger gleichzeitig, so kann bei etwas schlechterer Beweglichkeit des 1. Mittelhandknochens der 2. Mittelhandknochen bis auf die Basis entfernt werden, dadurch wird der Spalt zwischen 1. und 3. Mittelhandknochen wesentlich vertieft.

Technik der Spalthandbildung nach Kreuz. Sie soll an einem Beispiel im folgenden beschrieben werden.

Ein 46jähriger Tischler geriet mit seiner linken Hand in die Kreissäge, dabei verlor er sämtliche Finger und letzten Endes konnte bei der primären Wundversorgung nur noch der 1. bis 3. Mittelhandknochen sowie die Basis des Grundgliedes des 1. bis 3. Fingers erhalten werden. Die Stümpfe ließen sich aber mit gut ernährter handeigener Haut decken. Nach Kreuz wurde zur Verbesserung der Greiffähigkeit der 2. Mittelhandknochen entfernt, der 1. und 3. Mittelhandknochen phalangisiert und dabei mit handeigener Haut gedeckt.

Operation in Plexusanästhesie und Blutleere: Bilden eines volaren und dorsalen Schwenklappens im 1. Zwischenknochenraum. Die beiden Lappen sind einander entgegengesetzt gerichtet und sie treffen sich in der 1. Zwischenfingerfalte. Hierauf werden beide Lappen zurückpräpariert. Von dem dorsalen Schnitt aus wird der 2. Mittelhandknochen bis auf seine Basis entfernt; diese muß unbedingt geschont bleiben, damit der Greifspalt zwischen 1. und 3. Mittelhandknochen genügend erweitert bleibt. Um den Spalt zwischen dem 1. und 3. Mittelhandknochen entsprechend zu vertiefen, wird nach dem Vorschlag von Kreuz der zwischen dem 1. und 3. Mittelhandknochen sich in zwei Schichten spannende M. adductor pollicis vom radialen peripheren Rand aus in ulnarer Richtung nach zentral etwas eingekerbt. Bei dieser Verlaufsrichtung des Schnittes werden die in den Muskel einstrahlenden Ulnarisäste in der Tiefe geschont. Es ist ungünstig, den Muskel zu tief einzukerben, da man dabei nicht nur Gefahr läuft, die bereits erwähnten Nervenäste zu durchschneiden, sondern weil sonst der Adduktor keine ausreichende Kraft mehr entfalten kann. Nach der Kerbung des Muskels wird die Blutleere abgenommen, die Blutstillung durchgeführt und dann die beiden Schwenklappen so gegeneinander verschoben, daß mit dem dorsalen Lappen der 1. Mittelhandknochen und mit dem volaren Lappen der 3. Mittelhandknochen gedeckt wird. Meist ist der direkte Hautverschluß ohne Spannung möglich. Zur Fixierung des Handgelenkes wird für 10 Tage eine dorsale Gipsschiene angelegt.

Nach entsprechender Nachbehandlung konnte der so operierte Verletzte seine Arbeit als Tischler aufnehmen, er hat durch zwei Jahre als Tischler gearbeitet und ist jetzt Chauffeur (Abb. 164).

Besteht bei einer fingerlosen Hand mit Erhaltung sämtlicher Mittelhandknochen auch noch eine gute Beweglichkeit des 5. Mittelhandknochens, dann kann man auch diesen auf

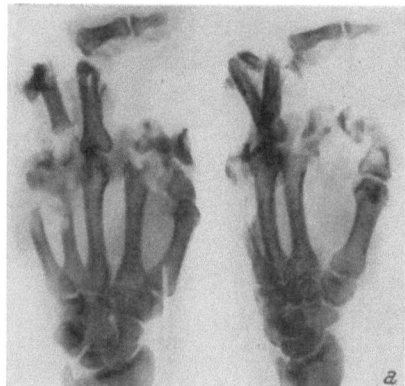
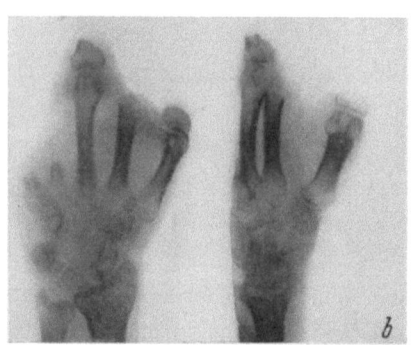
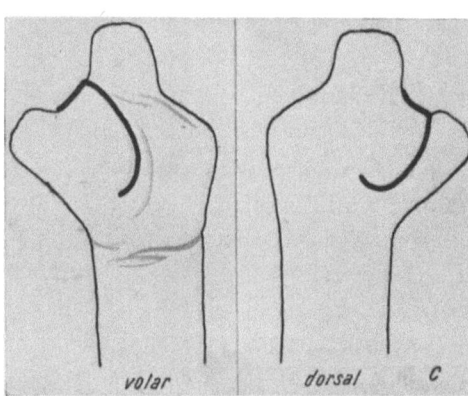
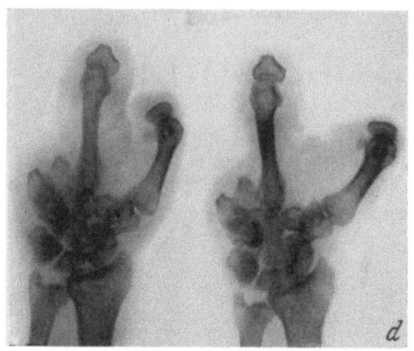

ähnliche Weise durch Abspalten phalangisieren und dabei den 4. Mittelhandknochen entfernen (BURKHARDT).

Ad b) Sind auch Teile des 1. Mittelhandknochens verlorengegangen, dann genügt die alleinige Abspaltung des 1. Mittelhandknochens nicht mehr, sondern es wird der 2. Mittelhandknochen nach HILGENFELDT zur Aufstockung auf den 1. Mittelhandknochen verpflanzt, wodurch dann eine wesentliche Verlängerung des Daumenstrahles erzielt wird. Bekanntlich ist der 2. Mittelhandknochen um 20 mm länger als der 1. Mittelhandknochen.

Die Methode von Hilgenfeldt, Verlängerung des 1. Mittelhandknochens durch Aufstockung mit dem 2. Mittelhandknochen bei Verlust des 1. und 2. Fingers. Die Operation wird in Blutleere und Allgemeinnarkose ausgeführt [1]:

„Längsschnitt dorsal über dem 2. Mittelhandknochen. Er ist nur so weit gegen die Handwurzel herabzuführen, wie es nötig erscheint. Seine Länge richtet sich nach der Größe des umzupflanzenden Knochenteils, ist also abhängig davon, wieviel vom 1. Mittelhandknochen erhalten blieb. Das Röntgenbild gibt uns genügend Anhalt. Etwa 1 cm unterhalb der Zeigefingerstumpfnarbe wird ein Querschnitt daraufgesetzt, der das Köpfchen des zweiten zu zwei Dritteln umkreist. Sodann wird er, ähnlich wie beim Mittelfingerdaumen, in der Hohlhand fortgesetzt (Abbildung 165 a), sodaß eine etwa 1 cm breite Hautbahn entsteht. Auch hier ist das Messer so anzusetzen, daß es mit der Schneide nach außen gerichtet ist, damit die Basis breiter wird.

Zunächst suche man die Gefäßgabel der Aa. digitales volares communes in dem Spalt zwischen 2. und 3. Finger auf. Wenn der Mittelfinger noch erhalten ist, durchtrenne man die Gabel jenseits der Teilung so, daß der zum Mittelfinger ziehende volare Ast wegfällt. Auf diese Weise bleibt die Stumpfkuppe des zweiten unter den besten Ernährungsbedingungen (Abb. 165 b).

Das Auffinden der Gefäße wird durch das vorherige Aufsuchen der Nervenäste erleichtert. Sie sind besser zu finden, nachdem man vorsichtig die queren Faszikel der Aponeurose durchschnitten hat. Gefäße und Nerven wer-

---

[1] Aus O. HILGENFELDT: „Operativer Daumenersatz." F. Enke, Stuttgart 1950.

Abb. 164 a bis d. a Offener Trümmerbruch aller 5 Finger (5. VII. 1946). b Zustand nach der primären Versorgung (16. X. 1946). Der 4. und 5. Mittelhandknochen mußte an der Basis und der 2. Mittelhandknochen im Bereiche des Köpfchens amputiert werden. Der 1. und 3. Finger wurden im Bereiche der Grundgliedbasis abgesetzt, die Knochenstümpfe konnten mit handeigener Haut gedeckt werden. c Die Schnittführung zur Spalthandbildung und zur Entfernung des 2. Mittelhandknochens. d Funktion nach Spalthandbildung und Entfernung des 2. Mittelhandknochens (13. V. 1952). Am Weichteilschatten ist deutlich die tiefe Zange zwischen 1. und 3. Mittelhandknochen zu erkennen

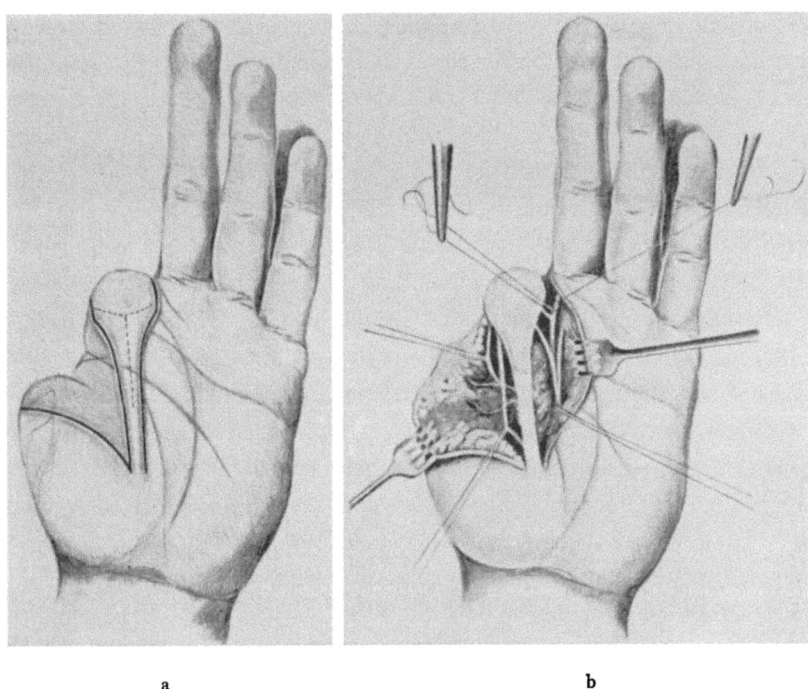

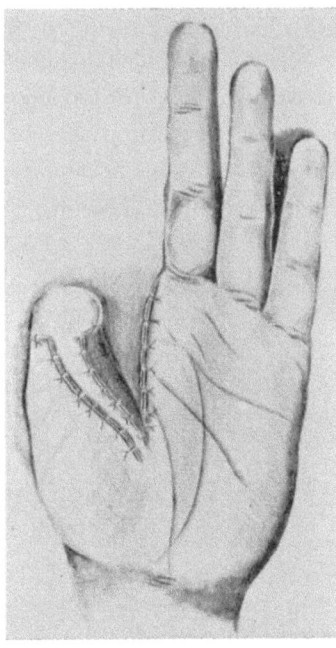 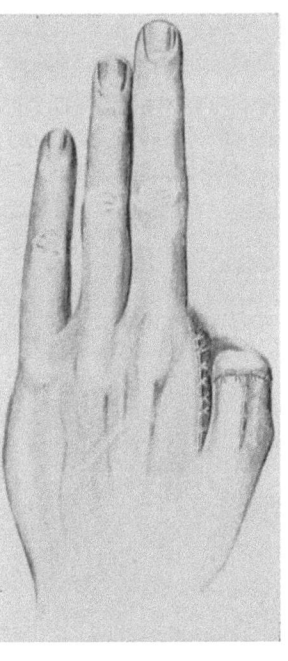

Abb. 165 a bis c.* Technik der Spalthandbildung. a Schnittführungen bei der Spalthandbildung. Volare Schnitte ausgezogen, dorsale Schnitte gestrichelt gezeichnet. Die oberhalb des queren Schnittes gelegene Hautpartie ist durch Schraffierung dunkel gezeichnet. Sie wird von der Muskulatur abpräpariert und später in den Interdigitalspalt hinabgezogen. b Die Hautbahn ist freipräpariert. Die Wundlefzen sind durch Haken beiseite gezogen. Die Medianusäste für den Zeigefinger sind durch zwei nach unten ziehende Haltefäden markiert. Die Gefäße sind durch nach oben ziehende Haltefäden deutlich gemacht. Der zum Mittelfinger ziehende Ast ist doppelt unterbunden. Der Lumbricalis I ist nicht dargestellt. c Fertige Plastik. Distaler Teil des 2. Mittelhandknochens dem Rest des 1. schräg aufgesetzt. Die schraffierte Hautpartie ist in den Interdigitalspalt heruntergezogen. d Fertige Plastik. Ansicht von dorsal her

* Abb. 165 und Text zu den Abbildungen aus O. Hilgenfeldt, „Operativer Daumenersatz", F. Enke, Stuttgart 1950.

den dann vorsichtig nach zentral verfolgt. Man geht bis dicht an den oberflächlichen Hohlhandbogen heran. Es kommt vor, daß die Medianusäste, die zum Zeige- und Mittelfinger ziehen, sich erst kurz vor der Zwischenfalte gabeln. Mit einem halbstumpfen Instrument lassen sich die beiden Äste unschwer genügend weit nach zentral trennen. Die äußere, zum Zeigefinger ziehende Arterie ist in ihrem Verlauf weniger konstant. Innen zieht sie sich unter dem Ansatz des Lumbricalis I her. Ihre Auffindung bereitet aber kaum Schwierigkeiten.

Ist die Isolierung der Gefäße und Nerven gelungen, so durchknabbere man nach Durchschneidung der Strecksehne vorsichtig Schritt für Schritt von dorsal her mit schmalster Lüerscher Zange das Metacarpale indicis. Auf diese Weise vermeidet man am ehesten eine Splitterung. Bei der Längenbemessung kalkuliert man ein, daß man auch hier Nut und Feder bilden will, um die Knochen ineinander zu fügen. Für die Federbildung rechne man zumindest 7 mm. Nach vorsichtiger Herauslösung des Knochens durchtrennt man die Muskelansätze des Lumbricalis und Interosseus unter Schonung der vorher präparierten Gefäße der Beugeseite. Mit der Durchtrennung der Beugesehne kann man warten; sie ist nach meiner Erfahrung nicht immer nötig und kann später nachgeholt werden, falls diese Sehne beim Ineinanderfügen der Knochen stört.

Jetzt führt man vom Fußpunkt der Hautbahn einen Schnitt, der zur Kuppe des erhaltenen Daumenmetakarpusrestes zieht, schneidet dort die Narbe aus und legt den Knochen frei, nötigenfalls unter Hinzufügung eines dorsalen Längsschnittes über dem 1. Mittelhandknochen (vgl. Abb. 165 a). Man dringt bis auf die Muskulatur des Daumenballens vor. Die untere, also proximale Hautlefze läßt man auf der Unterlage, während man die distale, also die nach dem Interdigitalspalt zu gelegene (schraffiert und dunkel gezeichnete) Hautpartie weiter von der Unterlage abpräpariert. Dadurch erreicht man zweierlei: Erstens kann man die anatomische Situation der kurzen Daumenmuskeln klarstellen, denn man wird bei weitgehendem Verlust des 1. Mittelhandknochens etwaige Reste des Adductor pollicis durch Naht anzufügen versuchen; zweitens verwendet man zum Schluß diese (schraffiert gezeichnete) Hautpartie zum Hineinziehen in die Tiefe des Spaltes, ähnlich wie ein Zellersches Läppchen bei der Syndaktylieoperation.

Nach genügendem Freipräparieren des 1. Mittelhandknochens bildet man in ihm eine scharfkantige Rinne, also Nut und Feder (vgl. Abb. 165 c). Um keine Splitterungen zu bekommen, empfehle ich auch hier, statt eines Meißels ein Knochenmesser zu gebrauchen, das man mit vorsichtigen Hammerschlägen in den Knochen treibt. Jetzt paßt man den umzupflanzenden Teil des 2. Mittelhandknochens auf, korrigiert eventuell seine Länge und bildet in entsprechender Drehung die Feder. — Lösung der Blutleere. — Jetzt knabbert man vom verbliebenen Rest des 2. Mittelhandknochens noch so viel weg, daß nur seine Basis stehen bleibt. Zuviel stehen zu lassen ist nicht vorteilhaft, das stört. Beide Knochen werden nun ineinandergedrückt, sie sollen möglichst fest haften. Falls die Beugesehne stört und die Ineinanderfügung der Knochen nicht zuläßt, durchtrennt man sie jetzt erst.

Der aufgesetzte Zeigefingermetakarpus soll nicht gerade, sondern etwas gebeugt stehen, etwa um 20 bis 30 Grad abgewinkelt wie ein leicht gebeugter Daumen.

Nunmehr Naht der Weichteile, Hautnaht mit feinstem Katgut. Die Deckung des entstehenden Defektes bereitet kaum Schwierigkeiten, wenn man den einen Teil der Haut des Daumenballens, wie oben erwähnt, von der Unterlage abpräpariert und in den Spalt hineinzieht (vgl. Abb. 165 c, d). Eventuell entsteht seitlich am Köpfchen des 3. Metakarpus ein kleiner Defekt, der dann durch dicht bei dicht gesetzte REVERDIN-Läppchen zu decken ist.

Gipslonguettenverband von der Daumenspitze bis Mitte Unterarm.

Sollte es sich später zeigen, daß das Zufassen zwischen neuem Daumen und den noch erhaltenen Restfingern nicht zwanglos möglich ist, so muß durch Hinzufügen einer Drehungsosteotomie eines oder mehrerer Finger das Greifen später eventuell verbessert werden. Jedoch soll man, ehe man das vornimmt, genügend Zeit verstreichen lassen und erst abwarten, bis man beurteilen kann, ob es auch wirklich notwendig ist."

Drehosteotomie des 5. Fingers. Ist nur der 1. bis 4. Finger verlorengegangen, der 5. Finger aber erhalten, dann kann durch eine einfache Zusatzoperation in Form einer Drehosteotomie an der Basis des 5. Mittelhandknochens nach LAUENSTEIN (1889) die Greiffähigkeit noch wesentlich verbessert werden.

Beispiel: Ein 30jähriger Fräser geriet mit seiner linken Hand in die Fräse und verlor den 1. bis 4. Finger, nur der 5. blieb erhalten. Da der 1. Mittelhandknochen eine außerordentlich gute Beweglichkeit aufwies, wurde nur die 1. Zwischenfingerfalte ohne Entfernung des 2. Mittelhandknochens vertieft. Damit nun die Kuppe des 5. Fingers mühelos den phalangisierten 1. Mittelhandknochen erreichen kann, wurde in Allgemeinnarkose und Blutleere der 5. Mittelhandknochen von einem ulnaren Schnitt aus an der Basis subperiostal freigelegt, quer osteotomiert und dann der 5. Finger um 45 Grad im Sinne der Supination gedreht. Um diese Stellung aufrechtzuerhalten, wurde der periphere Anteil des 5. Mittelhandknochens mit zwei gekreuzten Bohrdrähten an die benachbarten Mittelhandknochen fixiert, Schichtverschluß, 4 Wochen später wurden Verband und Drähte entfernt, anschließend Übungsbehandlung. — Der Verletzte arbeitet weiterhin als Fräser (Abb. 166).

Die alleinige Vertiefung der 1. Zwischenfingerfalte hat den Vorteil, daß sie einfach ist und daß sie für viele Berufe einen brauchbaren Daumenersatz mit normalem Gefühl schafft.

BUNNELL erreicht die Drechung des 5. Fingers dadurch, daß er das Köpfchen des 4. Mittelhandknochens reseziert, wodurch sich automatisch der 5. Finger gegen den Daumenballen zu dreht. Eigene Erfahrungen mit diesem Vorgehen fehlen uns.

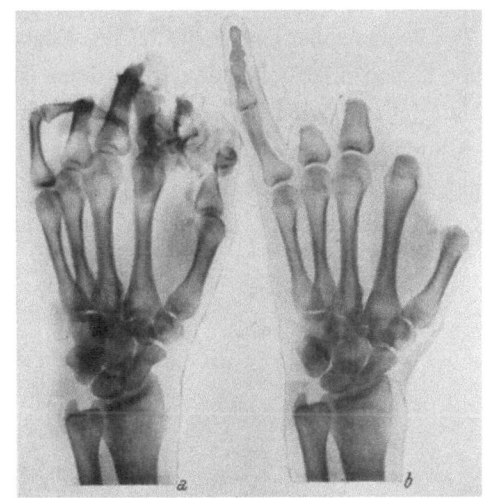
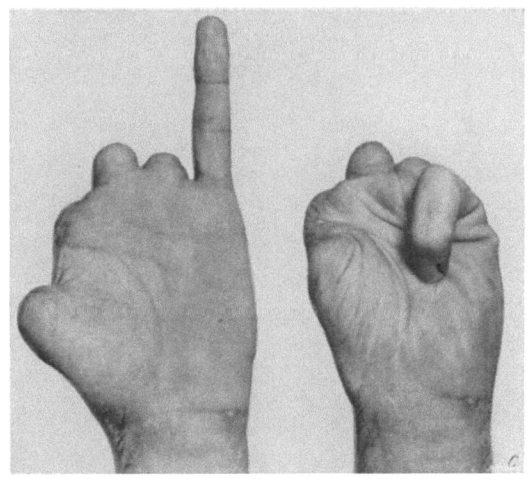
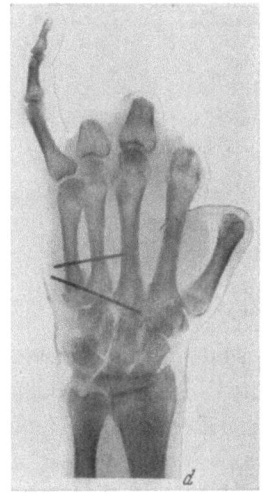
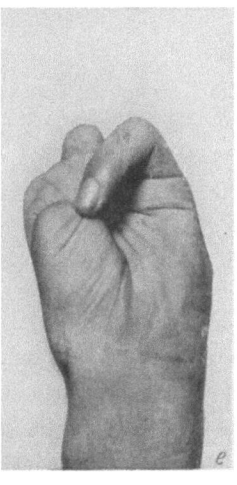

Abb. 166 a bis e. a Offene Brüche des 1. bis 4. Fingers mit Nerven- und Gefäßverletzungen. b Nach Enukleation des 1. und 2. Fingers und Amputation des 3. und 4. Fingers im Grundglied. c Mit dem Daumenstumpf kann keine Zange gebildet werden. Der gebeugte 5. Finger vermag die Daumenstumpfkuppe nicht zu berühren. d Röntgen nach Drehosteotomie an der Basis des 5. Mittelhandknochens (temporäre Kirschnerdrahtfixation). e Die 1. Zwischenfingerfalte ist vertieft. Nach der Drehosteotomie berührt der gebeugte 5. Finger die Daumenstumpfkuppe

Der Daumenersatz nach NIKOLADONI

Fehlen außer dem 1. bis 3. Finger der ganze oder fast der ganze 1. Mittelhandknochen sowie der 2. und 3. Mittelhandknochen, dann ist die Bildung eines Ersatzdaumens aus handeigenem Material unmöglich. Wir müssen dann zu einer Fernplastik greifen. NIKOLADONI hat 1891 den verlorengegangenen Daumen durch eine Rippe, die er mit einem Bauchhautlappen umkleidet hat, ersetzt. 1896 hat er die Verpflanzung der Großzehe ausgeführt. Diese beiden Verfahren des Daumenersatzes sind langwierig, der Krankenstand dauert selten weniger als ein Jahr und die

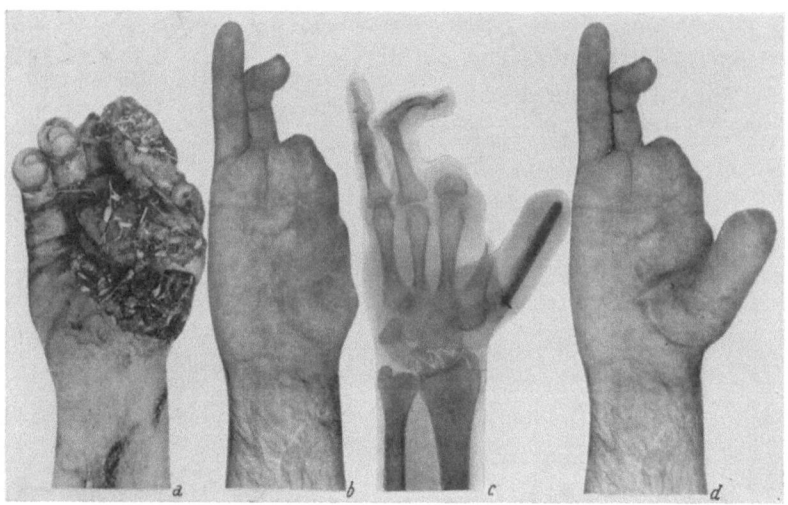

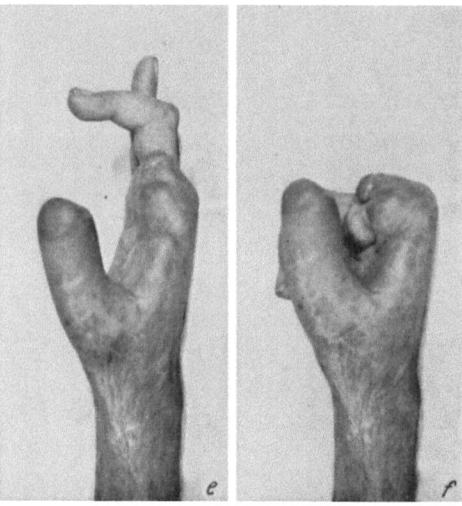

Abb. 167 a bis f. Strohpresseverletzung der rechten Hand. b Verlust des Daumens an der Basis des 1. Mittelhandknochens, des Zeigefingers in der Mitte des 2. Mittelhandknochens und des 3. Fingers im Grundglied. c und d Röngten und Foto nach Bildung einer Bauchhautwalze und sekundärer Einpflanzung eines Schienbeinspanes als Daumenersatz. e und f Funktion bei der Nachuntersuchung 6 Jahre nach der Verletzung

funktionellen Ergebnisse sind nur ausnahmsweise zufriedenstellend, denn diese Fernplastiken haben einen großen Nachteil; der neu gebildete Daumen ist meist vollkommen oder zumindest weitgehend gefühllos und daher kälteempfindlich und leicht verletzbar. Wir verwenden diese Methode des Daumenersatzes nur noch dort, wo keine andere Möglichkeit besteht.

Technik der Bildung einer Bauchhautwalze und Einpflanzung eines Knochenspanes.
Aus der Haut der gleichnamigen Bauchseite wird ein Henkelstiellappen, wie er auf S. 77 beschrieben ist, gebildet. Nach 4 Wochen wird der laterale Stiel abgetrennt und dieser auf den vorhandenen Metakarpalstumpf aufgepflanzt. Bei glatter Anheilung der Hautwalze wird nach weiteren 4 Wochen auch der mediale Stiel durchtrennt. Man soll nun einige Wochen zuwarten,

um für die Hautwalze eine ausreichende Blutversorgung zu gewährleisten, und dann erst den Schienbeinspan einpflanzen. Von einem dorsalen Querschnitt aus, der 1 cm proximal der Stumpfkuppe angelegt wird, wird ein entsprechender Kanal durch die Hautwalze gebohrt, ein Span von 4 bis 6 cm Länge und 8 mm Dicke subperiostal dem Schienbein entnommen und durch die Hautwalze eingeschoben, dann von einem neuen Schnitt über dem Metakarpalrest freigelegt und mit dem Metakarpalrest verbunden, hierauf wird ein Gipsverband für 8 Wochen angelegt.

Kommt es nach der Einpflanzung des Spanes zu einer Stumpfnekrose und zum Freilegen des Knochens, dann soll man den ganzen Span entfernen, da die Sequestrierung des ganzen Spanes in der Regel lange auf sich warten läßt, aber doch nicht ausbleibt. Man kann dann in einer späteren Sitzung eine neuerliche Knochenspanverpflanzung versuchen.

Beispiel: Ein 42jähriger Landarbeiter erlitt durch eine Strohpresse an der rechten Hand den Verlust des ganzen Daumenstrahles bis auf die Basis des 1. Mittelhandknochens sowie des 2. und 3. Fingers und eines Teiles des 2. Mittelhandknochens (Abb. 167). Außerdem war das Grundglied des 4. Fingers offen gebrochen. In erster Sitzung wurden die Wunden entsprechend ausgeschnitten und die Stumpfe gedeckt, der Grundgliedbruch des 4. Fingers ruhiggestellt. Nach der Wundheilung wurde dann ein Henkelstiellappen an der linken Bauchseite gebildet, dieser auf den Stumpfrest des 1. Mittelhandknochens übertragen und später dann ein Schienbeinspan eingepflanzt. Sowohl der Lappen als auch der Span sind gut eingeheilt.

Ein Jahr nach dem Unfall konnte der Verletzte als Landarbeiter seine Arbeit wieder aufnehmen.

Obwohl diese Verletzung bereits 6 Jahre zurückliegt, war der neue Daumen bei der Nachuntersuchung noch größtenteils gefühllos und kälteempfindlich und der Verletzte mußte bei der Arbeit einen Handschuh tragen. Er ermöglichte es aber doch, daß er seinen Beruf als Landarbeiter voll ausüben kann.

Von manchen Autoren wird empfohlen, den Schienbeinspan zunächst einmal unter die Bauchhaut einzupflanzen und dann erst nach Bildung des Rundstiellappens den Span gleichzeitig mit dem Lappen zu übertragen, dadurch soll die Einheilung des Knochenspans sicherer sein.

Die Fingerauswechslung

Die Fingerauswechslung nach Luksch (1903) und Hilgenfeldt. Bei diesem Verfahren handelt es sich darum, einen benachbarten Finger als Ersatzorgan zu überpflanzen. Während Luksch, 1903, nach Überpflanzung des Zeigefingers auf den 1. Mittelhandknochen die Gefäße und Nerven führende Hautbrücke nach 3 Wochen durchtrennt hat und dadurch einen gefühllosen Ersatzdaumen erhielt, hat Hilgenfeldt aufgezeigt, wie man unter Erhaltung der volaren Nerven und Gefäße den 2., 3. oder 4. Finger überpflanzen und damit einen nahezu vollwertigen Daumenersatz mit Gefühl erreichen kann. Hilgenfeldt verwendet als Ersatz meist den gesunden Mittelfinger. Um das richtige Organgefühl zu erhalten, ist es notwendig, daß die tiefe Beugesehne des Fingers nach der Umsetzung entweder primär oder sekundär mit der langen Daumenbeugesehne proximal des Handgelenkes vernäht wird.

Die Methode von Hilgenfeldt hat große Vorteile:

1. Als Daumenersatz wird ein Finger verwendet, der einem Daumen kosmetisch am ähnlichsten ist.

2. Der neue Daumen hat normales Gefühl und eine gute Durchblutung.

3. Er ist beweglich.

4. Bei dieser Methode wird vor allem die Mittelhand nicht beschädigt und dadurch die Kraft der Hand kaum vermindert.

Gerade im letzten Punkt, in der Erhaltung der Mittelhand, unterscheidet sich diese Methode wesentlich von der Daumenplastik nach PERTHES. Dieser spaltet den Zeigefinger und den dazugehörigen 2. Mittelhandknochen ab und verpflanzt ihn dann. Dadurch erfolgt eine Verschmälerung der Mittelhand, wodurch die Hand kraftgeschwächt wird. Diese Methode gibt außerdem kosmetisch keine befriedigenden Resultate.

Die Technik der Auswechslung des Mittelfingers zum Daumen nach Hilgenfeldt. Die Operation erfolgt in Allgemeinnarkose und Blutleere (Abb. 168 a). In der Hohlhand wird über dem 3. Mittelhandknochen von der 2. und 3. Zwischenfingerfalte aus nach proximal bis zur Mitte

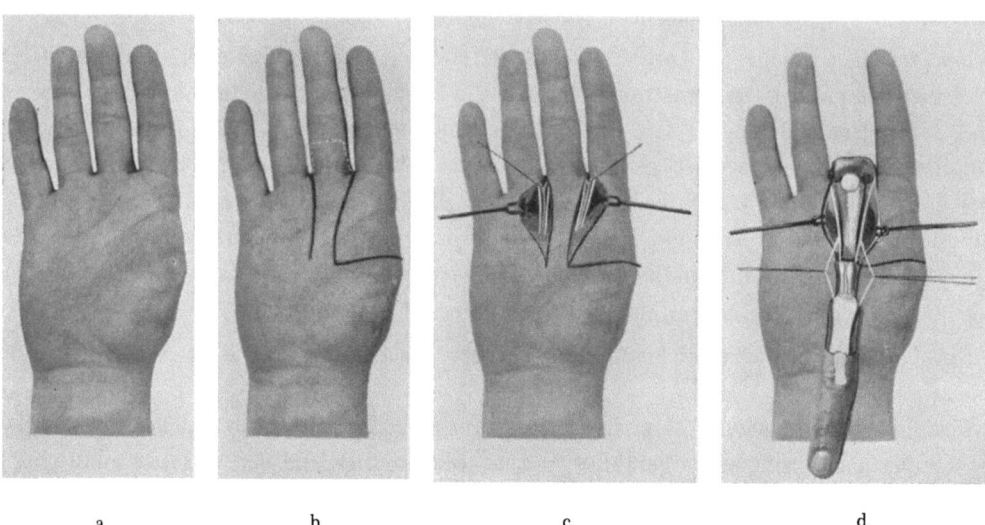

a   b   c   d

Abb. 168 a bis d. Die Technik der Auswechslung des Mittelfingers zum Daumen nach Hilgenfeldt. a Verlust des rechten Daumens an der Basis des 1. Mittelhandknochens. b Die Schnittführung (Bildung einer Hautbahn über dem 3. Mittelhandknochen in der Hohlhand). c Präparation der Nerven und Gefäße. Unterbindung des ulnaren Gefäßes für den Zeigefinger und des radialen Gefäßes für den 4. Finger, so daß beide Gefäße für den 3. Finger erhalten bleiben. d Auslösung des 3. Fingers im Grundgelenk, beide Nerven- und Gefäßbündel bleiben erhalten. Nach entsprechender Verkürzung des Mittelfingergrundgliedes wird der ausgelöste Finger auf den Rest des 1. Mittelhandknochens aufgepflanzt

der Mittelhand eine 1 cm breite Hautbahn gebildet (Abb. 168 b). Nach Durchtrennung der Palmaraponeurose werden die Gefäße und Nerven für den 3. Finger dargestellt. Besonderer Sorgfalt bedarf die Präparation der Gefäßgabelung zu den Nachbarfingern in Höhe der Zwischenfingerfalten. Sodann wird das ulnare Gefäß für den Zeigefinger und das radiale für den 4. Finger peripher der Gefäßgabel unterbunden. Die beiden gemeinsamen Hohlhandnerven werden mit einem stumpfen Instrument nach proximal zu voneinander getrennt (Abb. 168 c). Jetzt wird die Blutleere geöffnet, wurde ein Hohlhandgefäß verletzt, dann kann die Operation ohne Schaden abgebrochen werden. Sind beide Gefäße für den 3. Finger intakt, so wird die pneumatische Blutleere am Oberarm neuerlich angelegt. Vom radialen Fußpunkt der Hautbahn aus wird zum 1. Metakarpalstumpf geschnitten und dieser subperiostal freigelegt. Es folgt die Auslösung des Mittelfingers im Grundgelenk (Abb. 168 d). Dabei wird an der Streckseite des Grundgliedes ein entsprechend großer, proximal gestielter Hautlappen gebildet. Die Strecksehne wird in Höhe des Grundgelenkes durchtrennt und der Mittelfinger ausgelöst. Dabei muß man besonders auf die volaren Gefäße und Nerven achten, ebenso bei der Verfolgung der beiden Beugesehnen nach zentral. Das Grundglied des Mittelfingers wird nun entsprechend gekürzt, sodaß nach Osteosynthese zwischen 1. Metakarpalrest und Mittelfingergrundglied die Kuppe des Ersatzdaumens bis zur Mitte des Zeigefingergrundgliedes reicht. Für die Osteosynthese frischen wir die beiden Knochen stufenförmig an und vereinigen sie dann mit zwei Drahtnähten, wobei besonders auf die richtige Drehung und Oppositionsstellung des neuen Daumens zu achten ist. HILGENFELDT empfiehlt den Sehnenanschluß des verpflanzten Fingers an den Extensor und Flexor pollicis

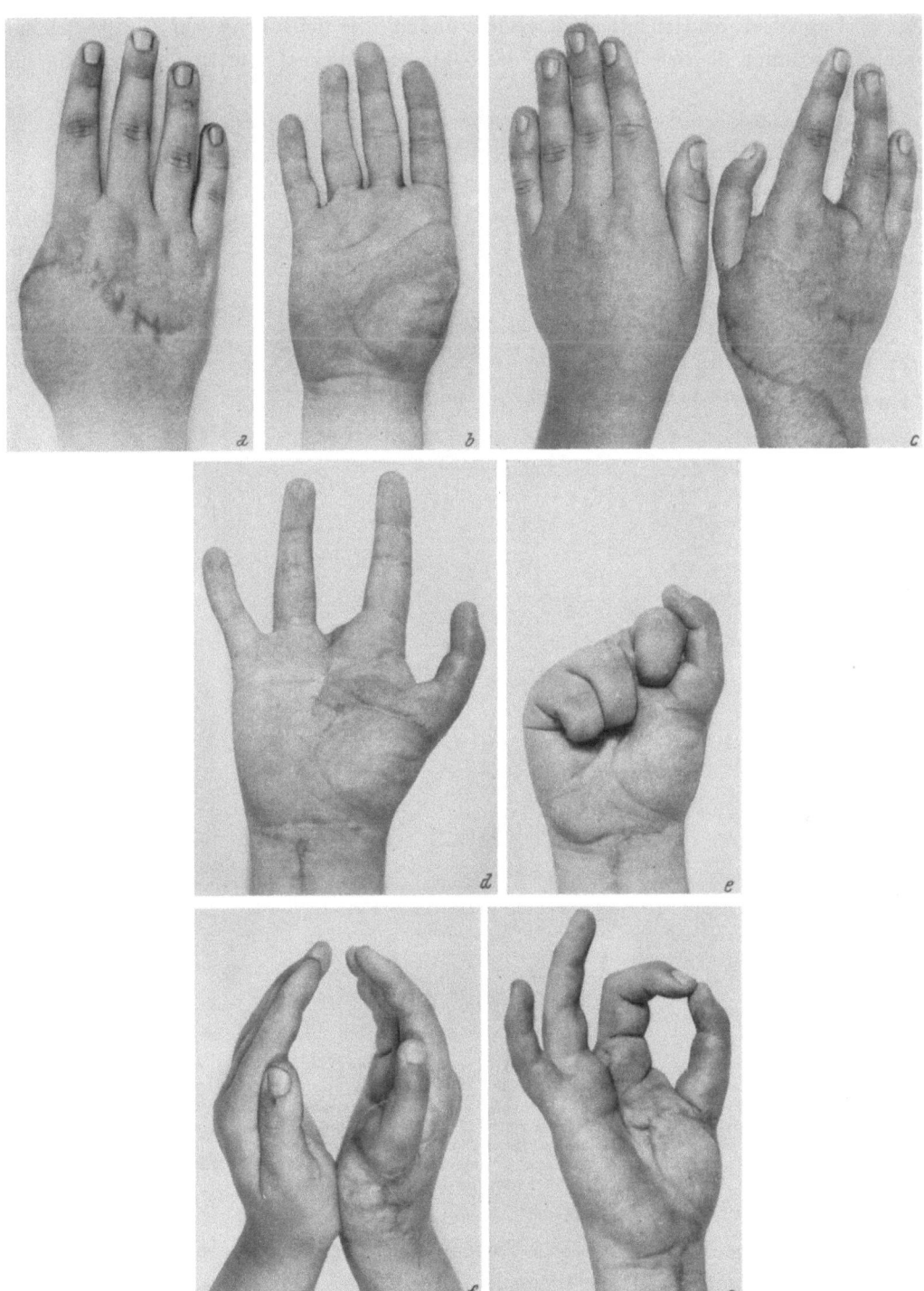

Abb. 169 a bis g. a und b Verlust des rechten Daumens bei einem 14jährigen Schlosser. c bis g Nach Auswechslung des 3. Fingers zum Daumen. c Vergleichende Ansicht von dorsal. d Weite Abspreizfähigkeit des neuen Daumens, gutes kosmetisches Ergebnis. e Freier, kräftiger Faustschluß. f Vergleichende Ansicht von radial. g Gute Zangenbildung zwischen dem neugebildeten Daumen und dem Zeigefinger möglich. Der Verletzte arbeitet weiterhin als Schlosser

longus, um dem Finger Daumengefühl zu geben. Am Handrücken wird die Extensor-pollicis-longus-Sehne mit der Strecksehne des verpflanzten Fingers vereinigt, die lange Daumenbeugesehne wird proximal vom Handgelenk dargestellt und mit der tiefen Beugesehne des Mittelfingers vereinigt. Dazu muß die tiefe Beugesehne des 3. Fingers proximal vom Handgelenk aufgesucht

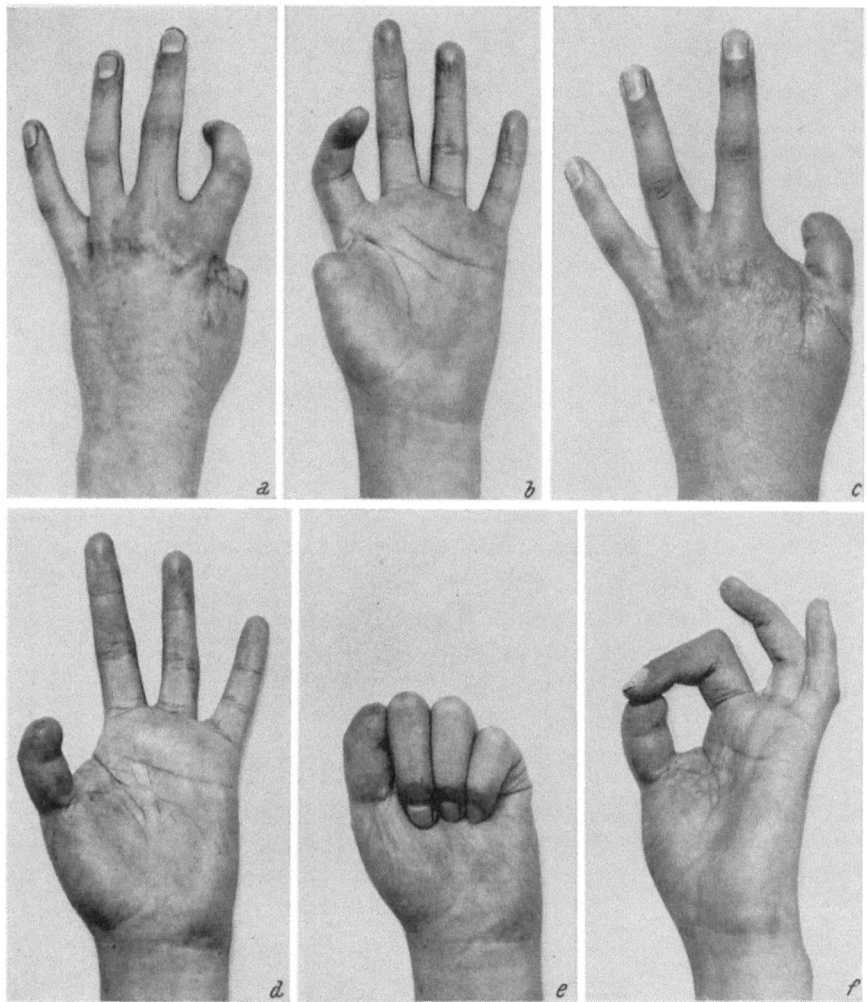

Abb. 170 a bis f. Auswechslung des verletzten Zeigefingers zum Daumen. a und b Verlust des linken Daumens und Dystrophie des Zeigefingerendgliedes durch Kreissägenverletzung bei einem 18jährigen Schmied. c bis f Nach Auswechslung des unter der Mittelgliedrolle gekürzten Zeigefingers zum Daumen. c und d Ansicht von dorsal und volar. Gutes kosmetisches Ergebnis. e Freier, kräftiger Faustschluß. f Gute Zangenbildung zwischen neugebildetem Daumen und dem 3. Finger. Der Verletzte arbeitet weiterhin als Schmied

und gegen die Hohlhand zu von der des 4. Fingers isoliert werden, was technisch schwierig sein kann. Nach Blutstillung erfolgt die Hautnaht. Anschließend Ruhigstellung mit dorsaler Gipsschiene und Daumenfingerschiene für 5 Wochen (Abb. 169).

Der Mittelfinger eignet sich am besten als Daumenersatz. Man wird ihn daher dann verwenden, wenn alle dreigliedrigen Finger unverletzt sind. Ist jedoch der Zeigefinger beim Verlust des Daumens mitverletzt worden und weitgehend geschädigt, so wird der vermindert brauchbare Zeigefinger als Daumenersatz verwendet. In dem in Abb. 170 dargestellten Fall wurde nur das Grund- und halbe Mittelglied des Zeigefingers überpflanzt, weil infolge der Verletzung das Endglied dystrophisch, gefühllos und das Mittel- und Endglied unbeweglich war.

Bildung eines Gegengreifers zum Daumen bei Verlust des 2. bis 5. Fingers

War nach einer schweren Handverletzung nur der Daumen oder der Kleinfinger zu erhalten, so ist es praktisch unmöglich, operativ einen Gegengreifer mit Gefühl zu schaffen. In einigen wenigen Fällen, bei denen noch ausreichend sensibel versorgte handeigene Haut vorhanden ist, wird die Schaffung eines sensiblen Gegengreifers möglich sein.

Beispiel: Ein 28jähriger Gerber geriet in eine Walze und erlitt dabei eine schwere Zerquetschung des 2. bis 5. Fingers und der dazugehörigen Mittelhandknochen, außerdem einen offenen Bruch der Daumengrundgliedrolle. Bei der primären Versorgung wurde die Rolle des Daumengrundgliedes reseziert und der 2. bis 5. Mittelhandknochen konnte nur bis zum proximalen Drittel erhalten werden. Mit der widerstandsfähigen Haut der Hohlhand konnte der Mittelhandstumpf gedeckt werden, außerdem wurde aus der teilweise erhaltenen Haut des 4. und 5. Fingers nach Auslösung der Knochensplitter eine Hautwalze gebildet. Acht Wochen nach Wundheilung wurde in diese Hautwalze ein Schienbeinspan eingepflanzt und mit dem Rest des 5. Mittelhandknochens verbunden. Glatte Einheilung des Spanes. Der so neu gebildete 5. Finger besitzt Gefühl und vermag infolge der Beweglichkeit

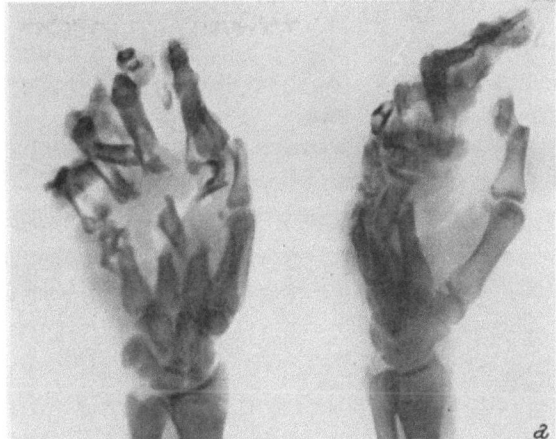
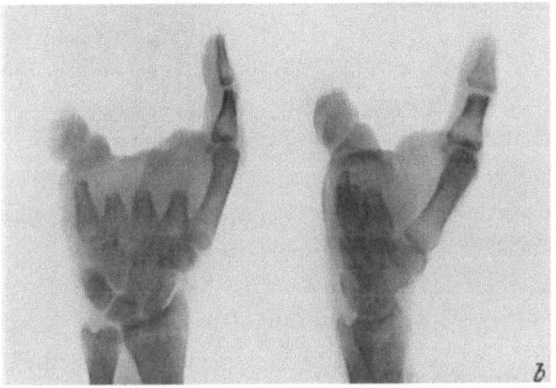
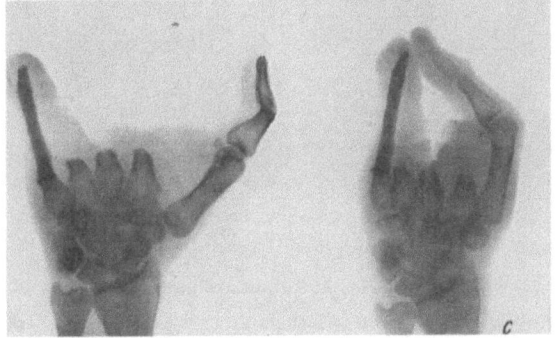
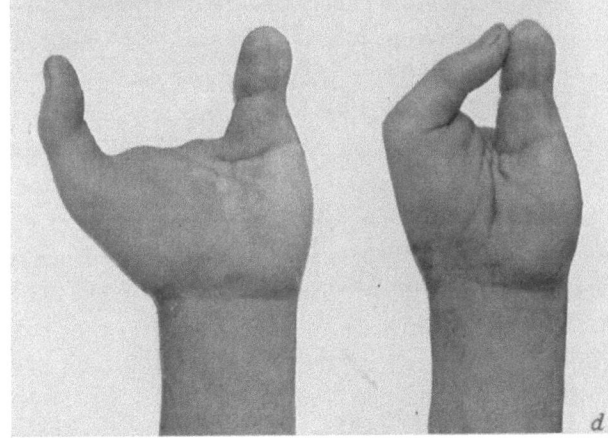

Abb. 171 a bis d. Bildung eines Gegengreifers zum Daumen bei Verlust des 2. bis 5. Fingers. a Zerquetschung des 1. bis 5. Fingers und des 2. bis 5. Mittelhandknochens bei einem 28jährigen Gerber. b Nach primärer Daumenendgelenkssplastik und Amputation des 2. bis 5. Fingers im zentralen Drittel der Mittelhandknochen. Aus der erhaltbaren Haut des 4. und 5. Fingers wurde primär eine Walze gebildet. c Röntgen nach Einpflanzung eines Schienbeinspanes in die vorgebildete Hautwalze. Gute Beweglichkeit im Daumenendgelenk. d Gutes funktionelles Ergebnis. Der auf diese Art gebildete Gegengreifer zum Daumen hat Gefühl und ist im Karpometakarpalgelenk V um einige Grade beweglich. Der Verletzte arbeitet wieder als Gerber

des 5. Mittelhandknochens gut gegen den Daumen zu arbeiten. Das neu gebildete Daumenendgelenk ist aktiv gut beweglich. Der Verletzte übt weiterhin seinen Beruf als Gerber aus (Abb. 171).

Die Dupuytrensche Kontraktur

Die Ätiologie der DUPUYTRENSchen Kontraktur ist noch unbekannt. Ihre Diagnose macht im allgemeinen keine Schwierigkeiten. Sie befällt meist Männer über dem 30. Lebensjahr. Das Wesen der Krankheit besteht darin, daß die Schrumpfung der hypertrophischen und verdickten Palmarfaszie zu einer zunehmenden Verkrümmung der Finger führt. In manchen Fällen bleibt die Kontraktur jedoch lange Zeit hindurch stationär.

Am häufigsten sind der 4. und 5. Finger befallen, diesen folgen der 3. und 2. Finger und dann der Daumen.

Bei der beginnenden DUPUYTRENSchen Kontraktur findet man im Bereiche der distalen queren Hohlhandfalte derbe Knoten und daneben oft trichterförmige Einziehungen der Haut. Von hier aus ziehen einerseits derbe Stränge nach proximal bis zum Handgelenk und anderseits solche nach peripher über die Fingergrundgelenke hinweg bis zur Basis der Mittelglieder. Die Haut ist mit den Strängen fest verbacken und das Subkutangewebe fehlt. Dafür ist die Epidermis im Bereiche der Stränge manchmal stark verdickt. Diese Erkrankung befällt aber nicht nur die fächerförmig ausgebreitete Palmaraponeurose der Hohlhand, sondern auch die Faszinsepten, welche von der Palmaraponeurose aus zwischen den Beugesehnen und den Gefäßnervenbündeln in die Tiefe bis zu den Mittelhandknochen ziehen.

An den Fingern sind die Stränge entweder in der Mitte des Fingers und manchmal mehr seitlich zu finden. Sie verlaufen meist volar der Gefäßnervenbündel, können aber besonders im Bereiche des Grundgliedes diese umscheiden. In Höhe des Mittelgelenkes finden sie sich sowohl medial als auch lateral der Gefäßnervenbündel und setzen an der Basis des Mittelgliedes an. In seltenen Fällen wird auch das Fingerendgelenk durch seitliche Stränge in Beugestellung gezogen. So haben wir in unserem Krankengut einen 39jährigen Architekten, bei dem die Fingerendgelenke des 3. und 4. Fingers an beiden Händen 90 Grad gebeugt waren.

Die Behandlung. DUPUYTREN hat die subkutane Durchschneidung der Stränge vorgeschlagen. Diese Methode wird auch heute noch, jedoch selten geübt, da die Gefahr der Nerven- und Gefäßverletzung und die des Rezidivs besteht. Wir führen ausschließlich die radikale Entfernung der Palmarfaszie in der Hohlhand und der harten Stränge an den Fingern durch. Die subkutane Diszison machen wir manchmal bei sehr schweren Kontrakturen zur Vorbereitung der späteren Radikaloperation.

Die Operationstechnik. Die Operation wird in Plexusanästhesie oder Allgemeinnarkose und *Blutleere* ausgeführt. Die pneumatische Blutleere wird am Oberarm angelegt; dabei werden aber die Blutgefäße des Armes nur so weit ausgewickelt, daß sie noch etwas blutgefüllt bleiben, um sie bei der Operation besser sehen zu können. Zur Desinfektion der Haut verwenden wir kein Jod, sondern Alkohol; damit lassen sich die Hautnekrosen am besten vermeiden. Die Schnittführung hält sich an die von BUNNELL (Abb. 172) aufgestellten Richtlinien. In der Hohlhand wird der Schnitt zunächst parallel und etwas peripher von der distalen queren Hohlhandfalte gesetzt und die Haut nach beiden Seiten von den Strängen und der Palmaraponeurose abpräpariert. Im Bereiche der Stränge wird darauf geachtet, die Haut nicht zu durchlöchern. Zur übersichtlichen Darstellung wird dann ein zweiter Schnitt in der Faltenrinne gelegt, die den Daumenballen gegen die Hohlhand zu begrenzt. Eine Verbindung der beiden Hautschnitte radial-distal ist kaum notwendig. Bei schweren Fingerkontrakturen ist es zweckmäßig, die Stränge über den Beugesehnen jetzt quer einzuschneiden, um die Finger besser strecken zu können und das Abpräparieren der Haut nach peripher über die Grundgelenksfalten hinaus zu erleichtern.

Die nun dargestellte Palmarfaszie wird im gesamten exstirpiert. Dabei wird getrachtet, die Beugesehnenscheiden nicht zu eröffnen. Die Nerven und Gefäße, die knapp unter der Palmarfaszie und zwischen den Beugesehnen verlaufen, sind unbedingt zu schonen. Bei der Präparation stellen wir daher diese Gebilde zunächst dar und erst nach Isolierung der Gefäße und Nerven entfernen wir die Aponeurose.

Für eine Radikaloperation ist es notwendig, daß auch die zwischen den Beugesehnen und den Gefäßnervenbündeln bis zu den Mittelhandknochen ziehenden Fasziensepten, die oft verdickt sind, entfernt werden. Sie können sonst die Ursache eines Rezidivs sein. Zur übersichtlichen Darstellung der Beugeseite der Fingergrund- und Mittelglieder gibt es verschiedene Möglichkeiten der Schnittführung.

Bei mehr seitlich verlaufenden Strängen genügt ein Schnitt an der Radial- oder Ulnarseite des Fingers. Bei Strängen, die in der Mitte verlaufen, ist es zweckmäßiger, Z-förmige Lappen zu bilden. In manchen Fällen wird man den seitlichen Schnitt am Finger durch einen Querschnitt, der in der Beugefalte des Mittel- und Grundgelenkes verläuft, erweitern und damit lateral gestielte Lappen bilden (siehe Abb. 172). Im allgemeinen soll

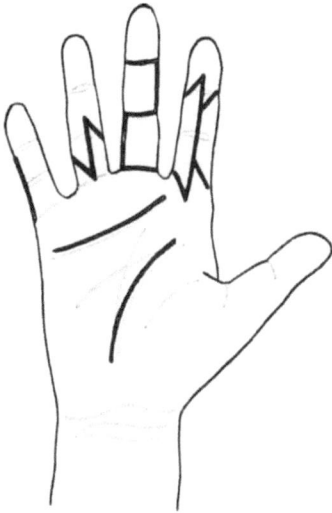

Abb. 172. Möglichkeiten der Schnittführung zur Radikaloperation einer Dupuytrenschen Kontraktur. In der Hohlhand werden die Hautschnitte entlang der Beugefalten geführt und an den Fingern rein seitlich. Findet man mit der seitlichen Schnittführung an den Fingern nicht das Auslangen, dann Z-förmige Einschnitte

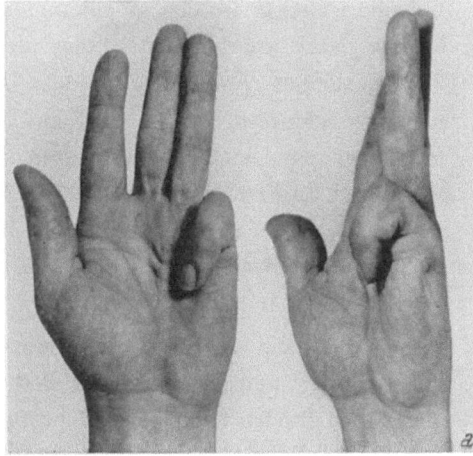 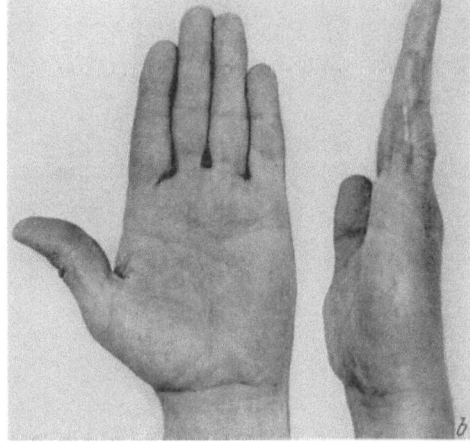

Abb. 173 a und b. a Dupuytrensche Kontraktur des 4. und 5. Fingers links bei einem 55jährigen Elektriker. Der 5. Finger ist bis zur Hohlhandberührung gebeugt. b Ergebnis 2 Jahre nach der Radikaloperation. Volle Streckung des 4. und 5. Fingers. Die Narben in der Hohlhand sind nicht mehr erkennbar

jedoch die Grundgelenksbeugefalte wenn möglich nicht durch einen diese senkrecht kreuzenden Schnitt verletzt werden.

Sobald die Haut von den Strängen abpräpariert ist, werden die volaren Nerven und Gefäße an den Fingern dargestellt. Sie liegen meist dorsal der Stränge, im Bereiche der Grundgliedbasis können sie auch von den Strängen umscheidet werden.

Nach Isolierung der Gefäße und Nerven ungefähr in der Mitte des Grundgliedes werden die Stränge bis zu ihrem Ansatz an der Basis des Mittelgliedes verfolgt und dann entfernt. Die Exzision der Stränge im Bereiche der Grundgelenksbeugefalte ist manchmal schwierig. Nach Exzision der Stränge läßt sich der Finger in ungefähr der Hälfte der Fälle passiv strecken. In jenen Fällen aber, bei denen es schon zu arthrogenen Kontrakturen der Mittelgelenke gekommen ist,

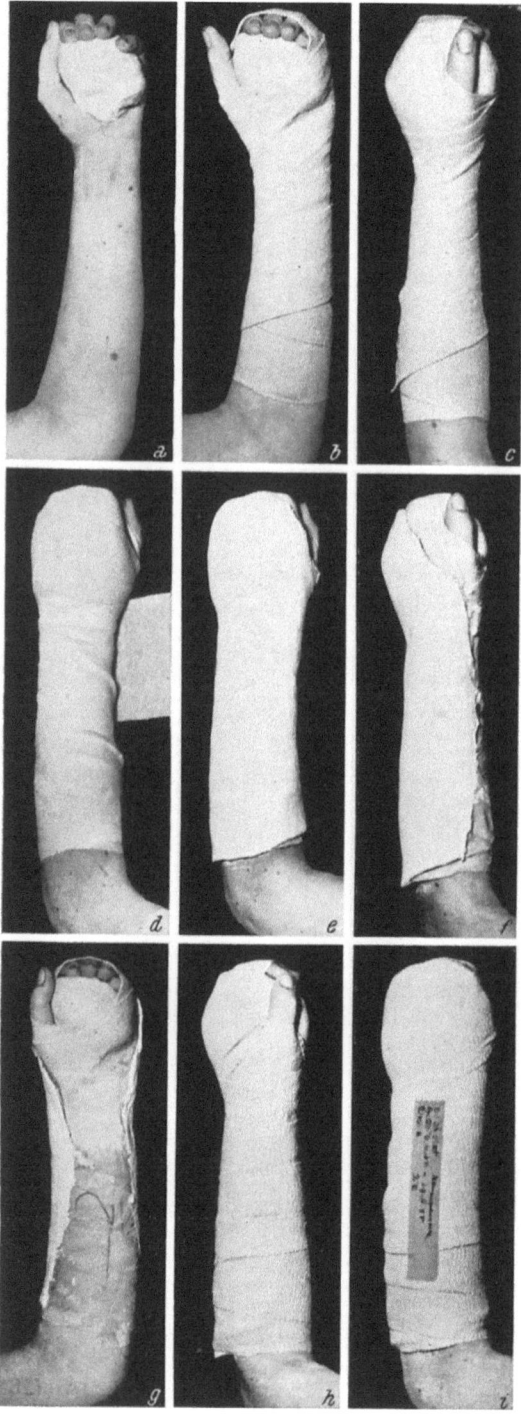

Abb. 174 a bis i. Der Kompressionsverband mit Stahlwolle. a Die mit einer dünnen Gazelage umwickelte Stahlwolle ist in die Hohlhand eingelegt. b und c Leichte Kompression mit elastischer Binde bei Mittelstellung der Gelenke. d Um das Verkleben der elastischen Binde mit der Gipsschiene zu verhindern, wird der Kompressionsverband vor Anlegung der dorsalen Gipsschiene mit einer Papierbinde umwickelt. e bis g Die dorsale Gipsschiene ist angelegt, sie reicht vom Ellenbogengelenk bis zu den Fingermittelgelenken. h und i Der fertige Verband. Die dorsale Gipsschiene ist mit einer zweiten elastischen Binde umwickelt. Der Verband ist entsprechend beschriftet

muß jetzt versucht werden, bei leichteren Fällen die Beugekontraktur der Mittelgelenke durch Redressement zu beseitigen. Um dabei Zerrungen der Gefäße und Nerven zu vermeiden, sind diese Redressements nur bei gebeugtem Grundgelenk gestattet. Bei schwereren Kontrakturen kann versucht werden, die volare Gelenkskapsel des Mittelgelenkes zu durchtrennen, allerdings führen diese Kapsulotomien manchmal dann zur Subluxation des Mittelgelenkes, und oft wird dadurch keine wesentliche Besserung erreicht.

Wenn die Beugekontraktur des Fingers so schwer ist, daß das Fingerendglied sich in die Hohlhand einbohrt, dann ist die Amputation des Fingers oft das zweckmäßigste.

Nach Exstirpation der gesamten Palmarfaszie und der verhärteten Stränge an den Fingern wird die Blutleere entfernt und die Wunde 5 Minuten lang komprimiert. Der Arm wird dabei hochgehalten. Die jetzt noch blutenden Gefäße werden gefaßt und unterbunden. Nach exakter Blutstillung wird die Haut mit feinen Nylon-, Perlon- oder Drahtnähten geschlossen. In der Hohlhand ist es manchmal zweckmäßig, ein Blutungsdrain einzulegen. Eine freie Hautverpflanzung haben wir bei unseren Fällen in den letzten Jahren nicht mehr notwendig gehabt (Abb. 173).

Nach dem Wundverschluß wird ein Kompressionsverband aus Stahlwolle in die Hohlhand eingelegt und die Finger auf diesem mit elastischen Binden fixiert. Die Ruhigstellung der Finger erfolgt immer in Beugestellung und nie in Streckstellung. Auf diesen Verband kommt eine dorsale Gipsschiene für 10 Tage, die wieder mit einer elastischen Binde festgewickelt wird. Ein Kompressionsverband ist deshalb erforderlich, um einerseits Hämatome zu vermeiden und anderseits um die Haut auf die Unterlage anzupressen, weil ja die abpräparierte Haut oft einem Vollhautlappen gleichkommt (Abb. 174).

Das Auftreten eines Hämatoms ist oft die Ursache einer nicht einwandfreien Heilung und diese verzögert dann die Wiedererlangung der Fingerbeweglichkeit.

Nachbehandlung. Die meisten Patienten werden einen Tag in das Krankenhaus aufgenommen. Schon nach einigen Tagen wird mit aktiven Bewegungen der Fingermittel- und Endgelenke begonnen, soweit der Verband es gestattet. Nach 10 Tagen wird die Ruhigstellung entfernt und dann die aktive Übungsbehandlung intensiviert. Da Patienten, die an einer DUPUYTRENschen Kontraktur leiden, auch zu Bewegungseinschränkungen nicht fixierter Armgelenke neigen, muß eine besondere Beachtung und Überwachung der Übungsbehandlung gefordert werden.

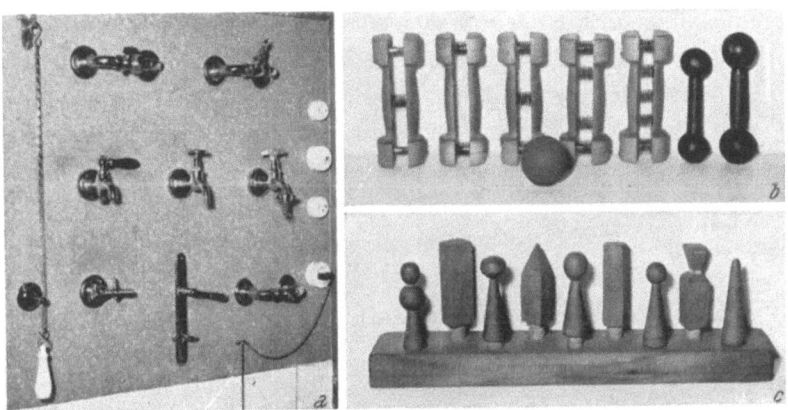

Abb. 175 a bis c. Einige Übungsgeräte zur Nachbehandlung von Hand- und Fingerverletzungen. a Verschiedene Wasserhähne, Türschnalle mit Schloß, Schalter und Steckdose zur Übung der alltäglichen Handgriffe. b Federhanteln mit einer und mehr Federn, verschiedene Stahlhanteln und Schwammgummiball. c Steck- und Schraubbrett mit verschieden geformten Griffen

Falls es zum Auftreten eines Hämatoms gekommen ist, wird dieses ausgedrückt und die Wunde anschließend wieder komprimiert. Nach Wundheilung ist es in diesen Fällen oft zweckmäßig, die Wiedererlangung der Fingerbewegung durch Quengelverbände zu fördern (Abb. 175).

Die Volkmannsche ischämische Kontraktur

Das Wesen des von VOLKMANN 1872 beschriebenen Krankheitsbildes ist eine Fehlstellung der Hand und der Finger, die durch eine Kontraktur der Vorderarmmuskulatur, vor allem der Beuger, verursacht wird. Die Fehlstellung ist charakterisiert durch eine Beugekontraktur des Handgelenkes, durch eine Überstreckung der Fingergrundgelenke und eine Beugung der Fingermittel- und -endgelenke. Außerdem ist der Vorderarm proniert und der Ellenbogen leicht gebeugt. Die Finger lassen sich nur dann strecken, wenn die Beugung des Handgelenkes vermehrt wird.

Von leichten Formen gibt es alle Übergänge bis zur vollständigen Gebrauchsunfähigkeit der Hand.

Neben der Kontraktur der Vorderarmmuskel besteht auch, besonders bei den schweren Fällen, eine teilweise Lähmung der Binnenmuskel der Hand. Außerdem findet man eine mehr oder weniger starke Ernährungsstörung von Hand und Fingern (Dystrophie, Zyanose, fehlender oder kaum tastbarer Puls der Speichenschlagader). In 60% der schweren Fälle ist außerdem eine Störung der Nervenleitung (Gefühllosigkeit und trophische Störungen an den Fingerkuppen in Form von Ulcera und Nagelveränderungen) vorhanden.

Die Ursache für die Muskelkontraktur ist eine schlechte Blutversorgung, wie sie nach frischen Verletzungen infolge eines zu eng anliegenden zirkulären Verbandes und vor allem bei schlecht eingerichteten suprakondylären Oberarmbrüchen bei Kindern und Jugendlichen auftreten können. Zunächst besteht die Zirkulationsstörung meist nur in einer venösen Stauung, zu der sich dann eine Drosselung des arteriellen Zuflusses gesellt. Im weiteren Verlauf kann dieser

Circulus vitiosus zunehmen und der Blutumlauf größtenteils unterbunden werden. Es entstehen dann Nekrosen in den Vorderarmmuskeln, welche im Ausheilungsstadium durch schrumpfendes Narbengewebe ersetzt werden. Das Narbengewebe engt aber nicht nur die noch verschont gebliebene kontraktionsfähige Muskulatur ein, sondern umschnürt auch Gefäße und Nerven, dadurch verfallen sie der Degeneration und Atrophie.

Das Hauptkontingent der VOLKMANNschen ischämischen Kontraktur stellen Kinder und Jugendliche mit einem suprakondylären Oberarmbruch. BÖHLER erklärt diese Tatsache damit, daß bei Kindern und Jugendlichen der suprakondyläre Oberarmbruch durch Überstreckung entsteht und dabei die ihm eigene Bruchform eine große Gefahr für die Durchblutung des Armes darstellt, denn bei derartigen Überstreckungsbrüchen mit starker Verschiebung der Bruchstücke reiten Gefäße und Nerven auf der distalen Kante des proximalen Bruchstückes und werden manchmal gegen den Processus coronoideus ulnae gedrängt und eingeklemmt. Nach MURPHY spielt die unnachgiebige Faszie in der Ellenbeuge für das Auftreten einer Zirkulationsbehinderung eine nicht unwesentliche Rolle. Nach LERICHE kommen vor allem reflektorisch bedingte Zirkulationsstörungen ursächlich in Betracht. Allerdings erklären die mechanischen Bedingungen vollends die Entstehung des Krankheitsbildes.

Die ischämische Kontraktur tritt nicht unbemerkt auf. Durch die Zirkulationsstörung entstehen starke Schmerzen, Kälte und Zyanose der Hand, eine zunehmende Schwellung und Venenstauung der Hand und des Vorderarmes. Die Beweglichkeit der Finger wird immer schlechter.

Um entsprechende Gegenmaßnahmen ergreifen zu können, ist die *rechtzeitige* Erkennung des Zustandes erforderlich. Nach jeder frischen Verletzung gilt unsere Hauptsorge der Durchblutung. Es dürfen bei frischen Armverletzungen keine engen und vor allem keine schnürenden zirkulären Verbände angelegt werden. Jeder zirkuläre Verband muß sofort bis auf den letzten Faden gespalten werden. In der Ellenbeuge ist ein entsprechendes Aufbiegen des Verbandes notwendig. Besonders gefährdete Armverletzungen sollen zusätzlich noch hochgelagert werden.

Bei suprakondylären Oberarmbrüchen der Kinder und Jugendlichen müssen die Bruchstücke möglichst bald entsprechend eingerichtet werden. Dazu darf die maximale Beugung des Ellenbogengelenkes nur für kurze Zeit angewendet werden, die Ruhigstellung muß immer bei rechtwinkeliger Beugung des Ellenbogens erfolgen.

Für die Durchblutung des Armes bietet die folgende Verbandanordnung bei suprakondylären Oberarmbrüchen wesentliche Vorteile: Nach Einrichtung wird mit einem Kirschnerdraht durch das proximale Ellenende eine Extension ausgeübt und der Arm aufgehängt. Außerdem wird eine dorsale Gipsschiene, die von der Schulter bis zu den Fingergrundgelenken reicht, angelegt und diese nur im Bereich der Hand und des Oberarmes mit einer Mullbinde locker angewickelt. Die Ellenbeuge bleibt frei. Falls ein zirkulärer Gipsverband bei derartigen Brüchen angewendet wird, muß dieser bis auf den letzten Faden gespalten und in der Ellenbeuge entsprechend aufgebogen werden. Genaueste Kontrolle ist erforderlich.

Bei schon ausgebildeter Kontraktur kommen zuerst immer konservative Maßnahmen in Form von Quengelverbänden in Frage. Durch einen schonenden Dauerzug werden die verkürzten Vorderarmmuskeln verlängert und es kann, wenn diese Behandlung konsequent (2 bis 6 Monate) durchgeführt wird, oft eine wesentliche Verbesserung der Funktion erreicht werden.

Anlegen des Quengels: Bei maximal gebeugtem Fingermittel- und -endgelenk und bei gestrecktem Fingergrundgelenk wird das Handgelenk in möglichste Streckung überführt. Der Daumen ist im Endgelenk maximal gebeugt und wird in mittlerer Opposition gehalten. Bei dieser Stellung der Hand und der Finger wird eine dorsale Gipsschiene angelegt, die vom Ellbogen bis 1 cm peripher der Fingermittelgelenke reicht und am Handrücken und an der Streckseite der Fingergrundglieder mit Filz gepolstert ist. Mit einer zirkulären Gipsbinde wird dieser Verband abgeschlossen. Am Handrücken wird in Form einer T-förmigen Eisenschiene eine entsprechende

Aufhängevorrichtung für den 2. bis 5. Finger und eine solche an der Streckseite des 1. Mittelhandknochens für den Daumen eingebaut. Die Finger werden mit Flanellschlaufen gefaßt und mittels Gummizügen an den T-Schienen aufgehängt. Bei dieser Art der elastischen Quengelung können jederzeit aktive Beugeübungen der Finger gegen Widerstand ausgeführt werden. Während des Tages werden die Finger zweimal durch 2 Stunden freigelassen und gymnastische Übungen mit Gummischwämmen oder weichen Gummibällen durchgeführt.

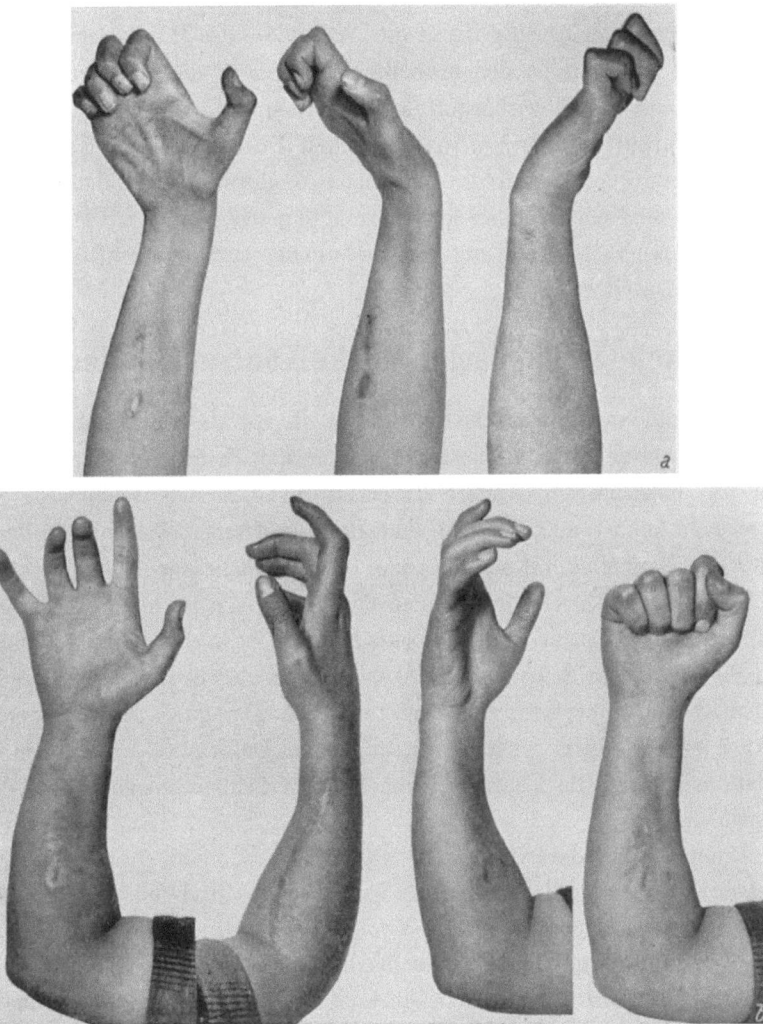

Abb. 176 a und b. a Volkmannsche ischämische Kontraktur der rechten Hand bei einer 14jährigen Schülerin nach einem suprakondylären Oberarmbruch. Am Vorderarm sind noch Gipsdruckstellen zu erkennen. b Gutes funktionelles Ergebnis nach Verkürzung beider Vorderarmknochen

Sind bei dieser Verbandanordnung die Fingermittel- und -endgelenke voll streckbar, dann wird der Verband gewechselt und bei der früher beschriebenen Fingerstellung das Handgelenk in eine stärkere Dorsalflexion gebracht. In dieser Stellung wird dann eine neuer Quengel angelegt. Die Quengelung wird solange fortgeführt, bis entweder eine ausreichende Dorsalflexion im Handgelenk erreicht ist oder keine wesentliche Verbesserung mehr zu erzielen ist.

Kommt man mit der konservativen Behandlung nicht zum Ziel, so kann durch operative Maßnahmen das Ergebnis der Quengelung noch verbessert werden. Eine Voraussetzung hiefür ist allerdings, daß eine gewisse aktive Beugefähigkeit der Finger vorhanden ist.

Es gibt zwei Möglichkeiten, um die verkürzten Muskeln zu verlängern.

1. Durch eine Tenotomie der Beugesehnen und anschließende Naht kann eine direkte Verlängerung erzielt werden. Dieses Verfahren wird nur selten geübt.

2. Durch eine relative Verlängerung der Sehnen und Muskeln, diese wird erreicht:

a) Durch Verlagerung des Muskelursprunges am Epicondylus ulnaris humeri und durch Abschieben der Muskelursprünge der Beuger von Speiche und Elle peripherwärts (ABERLE und SCAGLIETTI).

b) Nach KLAPP durch die Resektion des Handgelenkes. Damit erreicht man eine Verkürzung von ungefähr 3 cm. Wenn gleichzeitig damit die Arthrodese des Handgelenkes bei Dorsalflexion der Hand verbunden wird, ergibt sich noch die Möglichkeit, die jetzt freien Sehnen der drei Handgelenksstrecker auf die Fingerbeuger zu verpflanzen.

c) Durch eine Verkürzung der Vorderarmknochen. Durch Resektion der Vorderarmknochen können wir meist eine größere Verkürzung erreichen als durch die Handgelenksresektion. Nach der Resektion werden die Knochenenden stufenförmig angefrischt und mit Drahtnähten vereinigt. Bei nicht allzu schweren Fällen kann mit dieser Methode oft eine wesentliche Verbesserung der Funktion erzielt werden (Abb. 176).

Die lokale ischämische Muskelkontraktur der Hand

BUNNELL beschreibt eine ischämische Kontraktur, die vor allem die Binnenmuskeln der Hand betrifft. Sie entsteht durch Zirkulationsstörungen, meist nach engen Verbänden, die die Handgelenksgegend fest umschnürten. Andere Ursachen für derartige ischämische Störungen der kurzen Handmuskeln können manchmal Plexusverletzungen oder Verletzungen der Arteria axillaris oder brachialis darstellen, oft auch schwere offene Brüche der Mittelhandknochen.

Art der Fehlstellung: Durch die Schrumpfung der kurzen Handmuskeln entsteht eine charakteristische Stellung der Finger. Der gestreckte Daumen ist in die Hohlhand eingeschlagen. Die dreigliedrigen Finger sind in den Grundgelenken gebeugt und in den Mittel- und Endgelenken gestreckt. Dabei ist eine Konvergenz der Finger deutlich. Der quere Karpalbogen ist verstärkt.

Verständlicherweise gibt es auch bei dieser Art der Deformität je nach dem Grade der primären Zirkulationsstörung alle Übergänge von leichten Fehlstellungen bis zu den schwersten Handverkrüppelungen.

Für die Untersuchung derartiger Fälle gibt BUNNELL einen charakteristischen Test an. Können bei passiver Streckung der Fingergrundgelenke die Mittel- und Endgelenke weder aktiv noch passiv gebeugt werden, dann liegt eine Kontraktur der Interossei vor.

Bei einer Kontraktur der Daumenballenmuskulatur kann der Daumen weder abduziert oder opponiert noch im Grundgelenk gebeugt werden. Durch die im Daumenballen tastbaren fibrösen Stränge ist der Daumen in die Hohlhand hineingezogen.

Behandlung: Auch bei der ischämischen Kontraktur der Binnenmuskel der Hand wird immer zuerst versucht, durch elastische Quengelverbände eine allmähliche Dehnung der geschrumpften Muskulatur und dadurch eine Besserung der Funktion zu erlangen. Erst nachher treten operative Maßnahmen in ihre Rechte.

Die Stellung des Daumens kann nach Exzision der geschrumpften Muskulatur des 1. Zwischenknochenraumes durch eine Oppositionsarthrodese verbessert werden (siehe Abb. 116 und S. 126).

Für eine Verbesserung der Funktion der dreigliedrigen Finger kommen Operationen an den geschrumpften Interosseusmuskeln in Frage. Diese können auf zweierlei Art verlängert werden:

1. Durch subperiostales Abschieben ihres Ursprunges von den Mittelhandknochen nach peripher und

2. durch eine Tenotomie der Interosseussehnen seitlich der Fingergrundgelenke und anschließende Fixierung der Hand und Finger in Krallenstellung (Überstreckung der Grundgelenke und Beugung der Mittel- und Endgelenke) für 14 Tage.

Bei schweren Kontrakturen ist der Erfolg unserer Bemühungen oft recht bescheiden.

Die Infektionen

Allgemeines

Unter dem Verletztengut eines jeden Krankenhauses spielen die Infektionen vor allem im Bereich der Hand eine bedeutende Rolle. Am häufigsten sind die durch pyogene Keime (Staphylokokken und etwas seltener Streptokokken) hervorgerufenen. Hingegen fallen die apyogenen Infektionen (Tetanus, Gasbrand, Milzbrand, Rotz und Tularämie) bei uns weniger ins Gewicht. Es sollen deshalb im folgenden nur die pyogenen Infektionen besprochen werden.

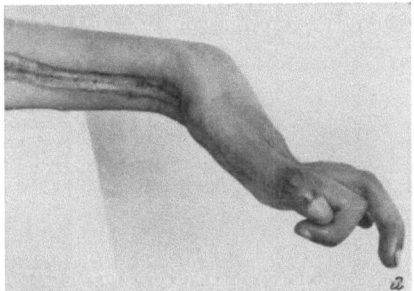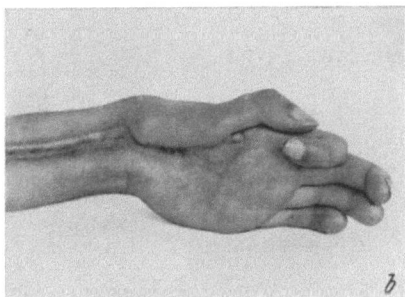

Abb. 177 a und b. Schwere Deformität und Funktionsstörung nach Sehnenscheidenpanaritium am linken Daumen. a Das Handgelenk ist beugekontrakt, die Fingergrundgelenke stehen in Überstreckung. b Der Daumen ist adduziert. Ausgedehnte Narbenbildung nach Längsspaltung der Beugesehnenscheide

Die pyogenen Handinfektionen sind deshalb von so großer Bedeutung, weil durch sie manchmal das Leben oder zumindest die Extremität bedroht sind. Außerdem finden wir die schwersten Deformitäten und Funktionsstörungen der Hände am häufigsten nach Infektionen (Abb. 177).

Bei der Entstehung von Infektionen im Bereich der Hand spielen weniger die großen Verletzungen eine Rolle, vielmehr sind es kleinste Wunden, sogenannte Bagatellverletzungen, wie sie durch die tägliche Berufsarbeit in einer Unzahl entstehen.

Die anatomischen Verhältnisse an der Hand begünstigen im besonderen die Entstehung und das Fortschreiten einer Infektion. An der Beugeseite der Finger und in der Hohlhand ist es die derbe Haut, die zu Schwielen und Rhagaden neigt und häufig eine Eintrittsstelle für pyogene Keime darstellt. Anderseits kann eine etwa auftretende Spannung im Gewebe infolge der Infektion wegen dieser Derbheit der Haut keinen Weg nach außen finden, sondern die Infektion dringt in die Tiefe. Hier sind es dann wieder die Sehnenscheiden und im Bereich der Hohlhand die Faszienräume, denen entlang die Infektion sich nach proximal ohne besonderen Widerstand ausdehnen kann. Als Beispiel dafür, wie heimtückisch und gefährlich kleinste Verletzungen an der Beugeseite der Finger werden können, wird immer wieder mit Recht die Stichverletzung am 5. Finger mit Eröffnung der Beugesehnenscheide angeführt, von der aus es dann zur fortschreitenden Sehnenscheidenphlegmone, zur Pyämie, zur Sepsis und schließlich zum Tode kommen kann.

Einteilung der Infektionen

Nach der Lokalisation und dem Ausbreitungsgebiet unterscheiden wir
1. die lymphangitische Infektion,
2. die oberflächlichen Hand- und Fingereiterungen,
    a) in der Beugeseite,
    b) an der Streckseite,
3. die Infektion der Sehnenscheiden,
4. die Infektion der Faszienräume,
5. die Infektion der Gelenke und
6. die Infektion der Knochen.

Es können alle oder einzelne dieser Möglichkeiten miteinander kombiniert sein.

Während für die Erkennung einer Infektion an der Hand der Spontanschmerz und vor allem der Nachtschmerz die wichtigsten Symptome darstellen, kann aus der Feststellung der Lokalisation und der Ausbreitung des Druckschmerzes, aus der Fingerhaltung und dem Ausmaß des Funktionsausfalles im allgemeinen schon klinisch die Unterscheidung der einzelnen Panaritiumarten vorgenommen werden. Manchmal ermöglicht aber erst die Operation eine exakte Unterscheidung, um welche Form der Eiterung es sich gehandelt hat. Differentialdiagnostisch muß bei oberflächlichen Prozessen das Erysipel und das Erysipeloid in Betracht gezogen werden.

Allgemeines über die Behandlung

Bei jeder Eiterung im Bereiche der Finger und der Hand müssen folgende drei Forderungen erfüllt werden: 1. Entspannung der entzündeten Gewebe durch möglichst frühzeitige Einschnitte und Sorge für freien Abfluß des Eiters. 2. Nach den Entspannungsschnitten ununterbrochene Ruhigstellung der entzündeten Teile. 3. Aktive Bewegung aller nicht in den Verband einbezogenen Gelenke im vollen Umfange vom ersten Tage an, soweit dadurch keine Schmerzen ausgelöst werden. Wenn das erkrankte Glied außerdem hochgelagert und warmgehalten wird, gehen die Entzündungserscheinungen in der Regel rasch zurück.

Bei schweren Infektionen ist zusätzlich eine gezielte antibiotische Behandlung zweckmäßig. Ihr Wert wird allerdings dadurch eingeschränkt, daß es schon vielfach resistente Keime gibt und anderseits das Prüfungsergebnis gewöhnlich nicht vorliegt, solange die akute Gefahr besteht.

Es steht daher für die Behandlung der Handinfektionen der chirurgische Eingriff an erster Stelle. Er muß möglichst frühzeitig durchgeführt werden. Als Regel mag gelten, daß die erste schlaflose Nacht schon die unbedingte Indikation zur Operation darstellt.

Art der Betäubung

Wir führen in der Regel eine Inzision in Allgemeinbetäubung (meist Rauschnarkose) durch und verwenden die OBERSTsche Leitungsanästhesie nur dort, wo die Entzündung auf das Mittel- und Endgelenk eines Fingers beschränkt ist.

Blutsperre

Um möglichst übersichtlich operieren zu können, wird prinzipiell jede Inzision in Blutsperre durchgeführt. Bei Panaritien am Mittel- und Endglied des Fingers genügt die Blutsperre am Fingergrundglied, bei den übrigen wird eine pneumatische Blutsperre am Oberarm angelegt.

Art des Eingriffes

Wir schneiden direkt über dem vermuteten Eiterherd ein, der meist der Stelle der größten Druckschmerzhaftigkeit entspricht, dabei vermeiden wir es, die quere Beugefalte an den Fingern und die queren Falten in der Hohlhand mit dem Schnitt senkrecht zu kreuzen. Lappenschnitte, die sich bei reinen Operationen an der Hand außerordentlich bewährt haben, verwenden wir bei der Behandlung von Infektionen nicht. Um ein allzu schnelles Verkleben der Wunde zu vermeiden, werden nach dem Vorschlage von Zur Verth bei den Inzisionen an der Beugeseite die Wundränder mit der Schere gekappt. Bei der Operation muß das ganze Entzündungsgebiet ausgiebig freigelegt und sämtliches nekrotisches Gewebe exzidiert werden. Dabei sind die kleinen Gefäße und Nerven an den Fingern und der Hand unbedingt zu schonen. Eitertaschen lassen sich am leichtesten durch Druck auf die Umgebung finden. Manchmal ist dann eine entsprechende Gegeninzision erforderlich, und um dem Eiter für längere Zeit Abfluß zu gewähren, ist bei ausgedehnter Eiterung eine Drainage der Wundhöhle mit Gummilaschen erforderlich.

Nach ausgiebiger Inzision werden Hand und Finger in der Funktionsstellung ruhiggestellt. Bei oberflächlichen Eiterungen genügt eine Fingerschiene, ansonsten erfolgt die Ruhigstellung mit dorsaler Gipsschiene und Fingerschiene. Für eine ausgedehnte Handeiterung ist manchmal die Ruhigstellung des ganzen Armes erforderlich.

Bei der Inzision vermeiden wir im allgemeinen ein ausgiebiges Bloßlegen der Sehnen und eine Durchtrennung der Annularligamente.

Schwere Infektionen (Panaritium tendineum, osseum oder articulare) werden in das Krankenhaus aufgenommen und bei bestehendem Fieber Bettruhe verordnet. Die verletzte Hand wird auf ein schiefes Handbrett (siehe Abb. 49) oder manchmal auf eine Abduktionsschiene gelagert. Bei schweren Infektionen wird zur Unterstützung der operativen Maßnahmen eine gezielte antibiotische Therapie durchgeführt. Besonders bei den Handphlegmonen mit schwerer Verlaufsform, bei lymphangitischen, pyämischen und septischen Prozessen sind die Antibiotici eine wertvolle Hilfe. Der Verbandwechsel soll wegen der Gefahr der Reinfektion möglichst selten durchgeführt werden. Bei komplikationslosem Verlauf erfolgt der erste Verbandwechsel eine Woche nach der Inzision. Nur bei Zunahme der Schmerzen und Ansteigen des Fiebers sind wir gezwungen sofort nachzuschauen, ob eine Verhaltung oder eine fortschreitende Entzündung vorliegt, die eine Reinzision erfordert. Die Drainage wird erst dann entfernt, wenn die Sekretion gering geworden ist. Bei bereits granulierenden Wunden werden warme Handbäder von 10 Minuten Dauer empfohlen.

Gerade bei den Infektionen der Hand ist besonderer Wert auf die Übungsbehandlung aller nicht ruhiggestellten Finger- und Armgelenke zu legen. Den ruhigstellenden Verband entfernen wir in der Regel dann, wenn man den Eindruck hat, daß die Entzündungserscheinungen vollkommen abgeklungen sind.

Ist ein Finger durch die Infektion so weit zerstört, daß mit einer aktiven Beweglichkeit nicht mehr gerechnet werden kann, dann soll man sich besonders bei älteren Verletzten zur Absetzung des Fingers entschließen, damit die Nachbarfinger nicht zu sehr in Mitleidenschaft gezogen werden. Dies gilt besonders für den 4. Finger, da dieser bei Ruhigstellung auch in mittlerer Beugung die Bewegungsfähigkeit der Nachbarfinger am stärksten hemmt (sekundäre Amputationen siehe S. 105).

Die Infektion der Lymphwege

Zur Infektion der Lymphwege kommt es durch Einbruch meist virulenter Keime (hämolysierender Streptokokken) bei oberflächlichen, meist unscheinbaren Verletzungen. Die Lymphangitis äußert sich durch eine schmerzhafte Schwellung und Rötung entlang der Lymphgefäße, meist an der Beugeseite des Vorderarmes und an der Innenseite des Oberarmes. Die Lymphknoten in der Ellenbeuge und Achselhöhle sind druckempfindlich und können anschwellen. Oft bestehen bereits Zeichen einer allgemeinen Infektion, die sich in Fieber, Schüttelfrösten und gestörtem Allgemeinbefinden äußert.

Die Masse der lymphangitischen Infektionen ist harmlos und heilt in 2 bis 10 Tagen ohne Komplikationen ab. Ihre Behandlung besteht im Abtragen einer etwa vorhandenen Eiterkruste oder Pustel, einer Eiterblase oder in seltenen Fällen in Eröffnung eines Panaritiums. Außerdem wird der Arm ruhiggestellt und hochgelagert und Dunstumschläge werden verordnet.

In wenigen Fällen erfolgt im Anschluß an die Infektion der Lymphwege eine Einschmelzung und Abszedierung entlang der Lymphgefäße und der Lymphknoten. Diese erfordern dann die Inzision.

In Ausnahmsfällen verläuft die Infektion der Lymphwege äußerst stürmisch, besonders dann, wenn es sich um den Einbruch besonders virulenter Keime, so vor allem z. B. durch Menschenpassage hochgezüchtete Keime (Zur Verth), handelt. Unter dem Bilde einer schweren allgemeinen Infektion findet man manchmal erst nach 1 bis 2 Tagen eine stärkere Anschwellung der Hand, eine Rötung des Armes, hohes Fieber und Schüttelfröste. Es gibt Fälle, wo eine derartige Sepsis innerhalb von 24 bis 48 Stunden zum Tode führt. Mitunter entwickelt sich eine Pyämie im Anschluß an eine Infektion der Lymphwege mit Metastasierung (Lungenabszesse und Gelenksempyeme). Bei den septischen und pyämischen Zustandsbildern ist die möglichst frühzeitige Amputation des Armes nicht zu umgehen, von Sulfonamiden, Antibioticis sowie von Bluttransfusionen wird man reichlich Gebrauch machen.

Das Panaritium cutaneum

Die Eiterblase ist häufig mit einer Lymphangitis vergesellschaftet und fast immer ungefährlich. Sie kann in manchen Fällen ziemlich ausgedehnt sein und z. B. fast die gesamte Streckseite eines Fingers einnehmen.

Die Eiterblase wird man mit Pinzette und Schere eröffnen und möglichst genau bis zu ihrem Rande abtragen. Das freiliegende Corium wird mit einem Salbenfleck bedeckt, der Wundgrund ist in einigen Tagen meist epithelisiert.

Das Kragenknopfpanaritium

Das Panaritium cutaneum darf nicht mit dem von Klapp und Beck beschriebenen Kragenknopfpanaritium verwechselt werden, bei dem es sich um einen Durchbruch eines tiefergelegenen Panaritiums in die Cutis handelt. Die Eiterblase steht durch einen Fistelgang mit dem tieferen Panaritium in Verbindung. Bei der Behandlung muß daher nicht nur die Eiterblase abgetragen, sondern vor allem das Herdpanaritium eröffnet werden.

Die Paronychie

Im Anfangsstadium besteht eine schmerzhafte Rötung und Schwellung des Nagelwalles, später kann es dann zur eitrigen Einschmelzung kommen, die dann eine kleine paraunguale Inzision erfordert. Bei beginnender Paronychie hat sich die Perforation mit der Injektionsnadel, die lokale Penicillineinspritzung nach vorheriger Oberstscher Leitungsanästhesie des Fingers bewährt. In fortgeschrittenen Fällen ist jedoch die Nagelentfernung am sichersten.

Die chronische Paronychie stellt meistens ein sehr hartnäckiges Leiden dar. Der Nagel muß dann entfernt werden, wenn bereits Granulationen am Nagelwall vorhanden sind und man durch die lokale Anwendung von grauer Quecksilbersalbe eine Heilung nicht erreicht hat (Zur Verth und Haertel). Bei nicht heilender chronischer Paronychie muß man immer an eine Pilzerkrankung des Nagels denken.

Das Panaritium subunguale

Das Panaritium subunguale stellt eine Eiteransammlung unter dem Nagel selbst dar. Es entwickelt sich oft aus einer Paronychie oder entsteht durch unter den Nagel eingedrungene Fremdkörper. Selten ist die Vereiterung eines subungualen Hämatoms.

Bei einer Eiteransammlung im distalen Drittel des Nagels genügt meist die Keilexzision des Nagels, eventuell mit gleichzeitiger Entfernung des Fremdkörpers. In den übrigen Fällen ist die Entfernung des ganzen Nagels das Zweckmäßigste. Aus dem Panaritium subunguale kann sich ein Panaritium parunguale oder auch ein subkutanes Panaritium der Fingerkuppe entwickeln. In diesen letzteren Fällen ist neben der Nagelentfernung auch eine entsprechende Eröffnung des Eiterherdes an der Fingerkuppe erforderlich.

Alle diese Eingriffe, auch die Penicillinumspritzung bei der Paronychie werden in OBERSTscher Leitungsanästhesie durchgeführt.

Das Panaritium subcutaneum

Das Panaritium subcutaneum stellt die häufigste Form aller Handeiterungen dar. Es ist in der Regel an der Beugeseite der Finger lokalisiert, und zwar in der überwiegenden Mehrzahl am Endglied. Infolge der von der Oberfläche zum Knochen gerichteten derben Faserzüge im Bereich der Fingerkuppe breitet sich das Panaritium subcutaneum des Endgliedes nicht flächenhaft aus, sondern dringt in die Tiefe vor. Es kann sich daraus ein Panaritium subperiostale, später ein Panaritium osseum, bei Totalsequestrierung des Endgliedes ein Panaritium articulare oder beim Durchbruch in die Sehnenscheide ein Panaritium tendinosum entwickeln.

Im Bereich des Fingergrundgliedes kann ein subkutanes Panaritium auch über die Beugefalte des Grundgelenkes in den Interdigitalraum gegen die Hohlhand zu einbrechen.

Die Eröffnung eines subkutanen Panaritiums wird immer mit einem Längsschnitt über der stärksten Schmerzhaftigkeit durchgeführt. In der Regel verwenden wir die von KLAPP angegebene paarige Inzision bei subkutanen Eiterungen an der Beugeseite der Finger nicht. Bei ausgedehntem Panaritium subcutaneum vor allem im Bereich des Grundgliedes bestimmt der Ausbreitungsweg, der meist leicht zu finden ist, die Stelle der Gegeninzision, eine Laschendrainage ist oft angezeigt.

Die oberflächlichen Eiterungen an der Streckseite der Finger und am Handrücken

Die meisten subkutanen Infektionen an der Streckseite der Finger entstehen durch Entzündungen der Haarbälge und sind Furunkel. Im Anfangstadium genügt bei den Furunkeln in vielen Fällen die örtliche Vereisung mit Chloräthyl. Es erfolgt dadurch eine raschere Einschmelzung und Ausstoßung des nekrotischen Pfropfes. Ist bereits eine Einschmelzung des Furunkels erfolgt, dann werden nach dorsaler Inzision die Nekrosen ausgeräumt. Kreuzschnitte sind dazu nicht erforderlich. In seltenen Fällen mit Fortschreiten der Entzündung gegen die Beugeseite zu müssen Gegeninzisionen angelegt werden.

Das Panaritium tendinosum

Beim Panaritium tendinosum umfaßt die Infektion den Sehnenscheidenkanal und die Sehnenscheidensäcke. Im Anfangsstadium ist ihre Ausdehnung und Ausbreitung durch die Topographie der Sehnenscheiden bestimmt. Es reichen die Sehnenscheiden am 2. bis 4. Finger vom Endgelenk bis zur distalen queren Hohlhandfalte, am Daumen und am 5. Finger hingegen vom Endgelenk bis zu den beiden Sehnenscheidensäcken im Handgelenksbereich, wo sie knapp nebeneinander liegen und oft miteinander kommunizieren. Es kann daher eine Infektion der Sehnenscheide des 5. Fingers leicht auf den Daumen übergreifen und umgekehrt (V-Phlegmone).

Das Panaritium tendinosum entsteht häufig durch eine direkte Verletzung der Sehnenscheide, manchmal aber auch durch Einbruch eines Eiterherdes aus der Nachbarschaft.

Bei den Sehnenscheidenentzündungen ist der betroffene Finger geschwollen und wird in mittlerer Beugestellung gehalten. Jeder passive Streckversuch ist äußerst schmerzhaft, ebenso die aktive Beugung gegen Widerstand. Es besteht eine Druckschmerzhaftigkeit längs der Beugeseite des Fingers, die oft ihr Maximum über dem Sehnenscheidenblindsack der Hohlhand hat.

Im Frühstadium findet man eine geringe Menge seröser Flüssigkeit in der Sehnenscheide, die Sehne selbst ist noch unverändert. Sobald der Sehnenscheideninhalt eitrig wird, kommt es auch zur Infektion der Sehne, die sich anfänglich in oberflächlicher Trübung und schließlich in teilweiser oder totaler Sequestrierung äußert. Im Ausheilungsstadium wird die abgestoßene Sehne durch Narbengewebe ersetzt.

Die Behandlung des Panaritium tendinosum des 2. bis 4. Fingers

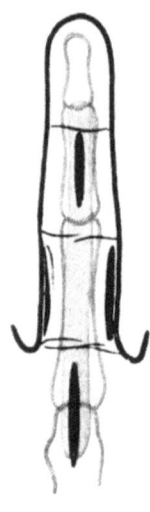

Die Forderung einer möglichst frühzeitigen Inzision besteht am eindeutigsten bei den Sehnenscheidenentzündungen zu Recht, da nur bei rechtzeitiger Eröffnung der Sehnenscheide mit der Wiederherstellung der Funktion der Sehne gerechnet werden kann. Denn je weiter die Infektion einer Sehne fortgeschritten ist, um so ungünstiger ist das Ausheilungsergebnis.

Die Inzision erfolgt immer in Allgemeinnarkose und pneumatischer Blutsperre am Oberarm.

Die typischen Schnitte zur Eröffnung der Sehnenscheide erfolgen in der Mitte der Beugeseite des Mittelgliedes, zu beiden Seiten des Grundgliedes, und zwar dorsal des Gefäß-Nervenbündels und in der Hohlhand über dem Sehnenscheidenblindsack (Abb. 178). Die Wundränder der Hohlhand- und Mittelgliedinzision werden gekappt.

Abb. 178. Schnittführung zur Eröffnung der Sehnenscheide bei einem Sehnenscheidenpanaritium an einem dreigliedrigen Finger. Am Mittelglied und über dem Blindsack Inzision direkt über der Sehnenscheide, ohne die Beugefalten zu kreuzen. Am Grundglied je eine Inzision seitlich, dorsal des Gefäßnervenbündels

Besteht eine sichtbare Verletzung, von der aus die Infektion erfolgt ist, dann gehen wir über der Verletzungsstelle ein. Wölbt sich die Sehnenscheide vor oder ist sie eröffnet, so wird diese Inzision durch die vorher beschriebenen ergänzt. Handelt es sich um eine seröse oder serös-eitrige Sehnenscheidenentzündung mit noch lebender Sehne, dann finden wir mit den angegebenen Inzisionsschnitten in der Regel das Auslangen. Besteht aber bereits eine ausgedehnte Sehnennekrose (die Sehne ist mißfarbig) und besteht die Gefahr einer fortschreitenden Entzündung, so halten wir die Eröffnung der Sehnenscheide zu beiden Seiten des Fingers in ihrer ganzen Länge ohne Schonung der Ringbänder für zweckmäßiger als die mediane Längsinzision. Allerdings kommt nach einer derart schweren Infektion eine sekundäre Sehnenplastik auch späterhin nicht in Frage. Diese Art der Schnittführung ermöglicht uns aber am ehesten die Erhaltung des Fingers, wenn wir auch mit Ausnahme des Daumens oder eventuell des Zeigefingers uns später dann, besonders bei Handarbeitern, zur sekundären Amputation entschließen werden.

Die Behandlung des Panaritium tendinosum des Daumens und des 5. Fingers

Bei einer Sehnenscheidenentzündung am Daumen oder 5. Finger erfolgt zunächst je nach der Ausbreitung der Infektion und der Schmerzzone die Inzision in der gleichen Weise wie am 2. bis 4. Finger. Besteht jedoch die *geringste* Druckempfindlichkeit proximal des Handgelenkes als Zeichen dafür, daß die Infektion bereits die karpalen Sehnenscheidensäcke ergriffen hat, oder besteht bei der Infektion am Kleinfinger eine Druckschmerzhaftigkeit über dem Daumen oder umgekehrt, dann müssen die Sehnenscheiden proximal des Handgelenkes und auch die am Daumenballen und radial vom Kleinfingerballen eröffnet werden. Die Eröffnung der Sehnenscheide am Daumenballen erfolgt durch einen Schnitt, der der Verlängerung der Mitte der Daumenbeugeseite entspricht. Der Schnitt wird zunächst bis in das Subkutangewebe geführt und dann, nach stumpfem Auseinanderdrängen der oberflächlich liegenden volaren Daumennerven, wird zwischen den beiden Muskelbäuchen des kurzen Daumenbeugers stumpf auf die Sehnenscheide eingegangen und diese eröffnet. Die Sehnenscheide des 5. Fingers liegt im Be-

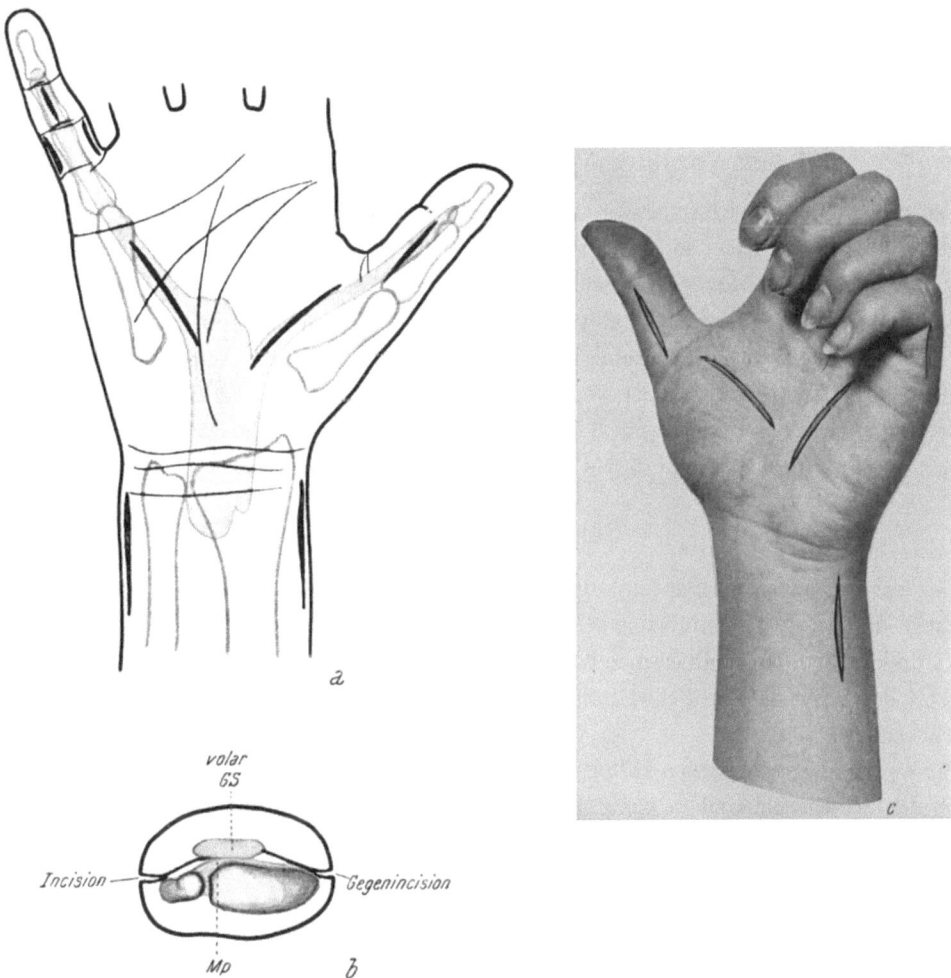

Abb. 179 a bis c. Typische Inzision einer V-Phlegmone. a Eröffnung der Sehnenscheide durch Einschnitte zu beiden Seiten des Daumengrundgliedes, über dem Daumenballen, radial des 5. Mittelhandknochens, zu beiden Seiten des Kleinfingergrundgliedes, an der Beugeseite des Kleinfingermittelgliedes und an beiden Seiten des Vorderarmes. b Querschnitt vom Vorderarm knapp proximal des Handgelenkes. GS = Gemeinsame Sehnenscheide, Mp = Musculus pronator quadratus. Die Inzision erfolgt von ulnar, von hier aus ist die gemeinsame Sehnenscheide leicht aufzufinden, Durchstoßen mit der Kornzange, Gegeninzision radial. c Die gleichen Inzisionsschnitte wie in a und b in einer Hand eingezeichnet. (Man beachte vor allem die Lage der Schnitte in der Hohlhand.)

reich der Hohlhand *radial* vom Kleinfingerballen, sie wird mit einem Längsschnitt, der vom Köpfchen des 5. Mittelhandknochens bis in die Gegend zwischen Daumen und Kleinfingerballen verläuft, eröffnet (Abb. 179).

Zur Darstellung der Sehnenscheidensäcke proximal des Handgelenkes wird direkt über dem distalen Ellenende von rein seitlich her eingegangen. Dabei wird der dorsale Ast des N. ulnaris zusammen mit der Flexor-carpi-ulnaris-Sehne nach volar verzogen und dann dringt man, sich knapp an den Knochen haltend und dem Pronator quadratus folgend, vor und eröffnet die gemeinsamen Sehnenscheiden. Mit einer Kornzange wird dann von hier aus nach radial zu bis unter die Haut durchgestoßen und hier inzidiert. Von beiden Seiten wird der so eröffnete Pronasche Raum mit Gummilaschen drainiert. Nach der Inzision eines Sehnenscheidenpanaritiums erfolgt die Ruhigstellung mit einer dorsalen Gipsschiene und entsprechenden Fingerschienen.

Die Sehnenscheidenpanaritien des 3. und 4. Fingers können in den oberflächlichen und vor allem in den tiefen Hohlhandraum eindringen, die des Zeigefingers in den Thenarraum. Bei so fortgeschrittenen Fällen wird manchmal auch das Mittelgelenk der Finger von der Infektion ergriffen.

Bei einer Sehnenscheidenentzündung des Daumens und des 5. Fingers mit Beteiligung der Sehnenscheidensäcke im Bereich des Handgelenkes kann sich die Infektion weiter nach zentral zu in den Vorderarm ausdehnen oder auch in das Handgelenk einbrechen.

Auf den Vorderarm fortschreitende Handphlegmonen

Hat die Infektion die Faszienräume des Vorderarmes ergriffen, dann findet man eine harte Schwellung desselben, meist eine Beugekontraktur der Hand und eine starke Bewegungseinschränkung der Finger. Sie geht gewöhnlich von einer Sehnenscheidenphlegmone aus, die die Karpalsäcke ergriffen hat, manchmal von einer Handgelenksinfektion, seltener durch Einbruch einer Infektion aus dem Thenarraum. Eine auf den Vorderarm übergreifende Phlegmone muß entsprechend eröffnet werden, dazu werden neben den Inzisionen zu beiden Seiten des distalen Vorderarmdrittels auch ausreichende Längsschnitte zu beiden Seiten der Fingerbeuger vor allem zwischen den Fingerbeugern und dem ulnaren Handgelenksbeuger angelegt.

Der Schwielenabszeß

Der Schwielenabszeß entspricht dem subkutanen Panaritium der Hohlhand. Der Abszeß entsteht in der Regel, wie sein Name schon sagt, unter Hohlhandschwielen, die meist über den Metakarpalköpfchen vorhanden sind. Klinisch besteht neben der umschriebenen Druckschmerzhaftigkeit der Schwiele eine Schwellung in den entsprechenden Interdigitalfalten sowie oft ein Handrückenödem.

Bei weiter fortgeschrittenen Fällen finden wir eine Spreizstellung der benachbarten Finger, da sich der Schwielenabszeß in späteren Stadien gewöhnlich längs der Lumbricaliskanäle nach der Streckseite der Finger und gegen den Handrücken zu ausbreitet. In manchen Fällen bricht er auch in den tiefen Mittelhohlhandraum ein.

Die Eröffnung des Abszesses erfolgt durch Längsinzision, wobei die Interdigitalfalte auf jeden Fall zu schonen ist. Nach Ausräumung der Nekrosen finden wir oft eine Eitertasche durch den Interdigitalraum gegen die Dorsalseite des Fingergrundgliedes reichend. Es wird dann hier eine Gegeninzision angelegt und ein Drain nach volar zu durchgezogen. Nur bei Infektion des Handrückenödems sind weitere Inzisionen am Handrücken erforderlich. Sie erfolgen in Längsrichtung zwischen den Strecksehnen.

Die Infektion der Faszienräume der Hohlhand

Im Bereich der Hohlhand können folgende, bereits vorgebildete Faszienräume von einer Infektion ergriffen werden:

1. Der oberflächliche Hohlhandraum zwischen der Palmaraponeurose und den Beugesehnen; seine Infektion erfolgt meist direkt.

2. Der tiefe Hohlhandraum, dorsal der Beugesehnen; die Infektion erfolgt meist indirekt durch Durchbruch eines Sehnenscheidenpanaritiums oder fortgeleitet von einem Schwielenabszeß.

3. Der Thenarraum, die Daumenballenmuskulatur einnehmend. Die Infektion erfolgt meist direkt, nur selten indirekt durch Einbruch eines Sehnenscheidenpanaritiums des Daumens oder Zeigefingers.

Die Infektion der Faszienräume ist meist nicht so gefährlich wie die der Sehnenscheiden. Mit Ausnahme der tiefen Hohlhandphlegmone erfolgt die Inzision an der Stelle der stärksten Druckschmerzhaftigkeit, bei vorhandenen Eitertaschen ist eine entsprechende Gegeninzision und Drainage erforderlich. Der Thenarraum wird am zweckmäßigsten am Daumenballen und dorsal, vom 1. Zwischenknochenraum aus, eröffnet.

Die Eröffnung des tiefen Hohlhandraumes erfolgt radial der Sehnenscheide des Zeigefingers und ulnar der des 5. Fingers.

Das Panaritium osseum

Ein Knochenpanaritium finden wir fast immer nur an den Fingerendgliedern. Es entwickelt sich fast ausschließlich im Anschluß an ein subkutanes Panaritium, nur äußerst selten kommt eine direkte Verletzung des Periosts oder des Knochens in Frage. Metastatische Entzündungen der Handknochen sind Ausnahmen. So gibt es äußerst selten Osteomyelitiden der Mittelhandknochen, die zur Sequestrierung neigen.

Beim Panaritium osseum des Endgliedes ist das Endglied klobig aufgetrieben. Das Panaritium osseum zeichnet sich durch besondere Schmerzhaftigkeit aus, die auch nach ausreichender Inzision oft noch anhält. Die Schmerzen verschwinden meist erst dann, wenn die Sequestrierung des Knochens erfolgt ist. Manchmal kann ein Panaritium osseum des Endgliedes nach Totalsequestrierung der Endphalange in das Endgelenk durchbrechen oder in die Sehnenscheide eindringen.

Bei der Inzision findet man vorerst nach Ausräumung der subkutanen Nekrosen den Knochen im Eiter freiliegend und aufgerauht. Die Sequestrierung erfolgt erst später; ist sie bereits eingetreten, dann wird der abgestorbene Knochen entfernt. In der Regel erfolgt die Sequestrierung nach 4 bis 6 Wochen. Im Frühstadium zeigt das Röntgenbild nur eine hochgradige Entkalkung der Endphalange, erst im späteren Stadium ist ein Sequester sichtbar.

Die Infektion der Gelenke

Das Panaritium articulare der Fingergelenke entsteht im Gegensatz zum Panaritium osseum viel häufiger durch direkte Verletzungen. Meist sind es kleine Stichverletzungen von der Streckseite aus. Die Infektion des Handgelenkes hingegen erfolgt häufiger sekundär durch Einbruch eines Sehnenscheidenpanaritiums.

Beim Panaritium articulare reicht die Schmerzzone zirkulär um das betroffene Gelenk. Das Gelenk ist auf Stauchung und Zug schmerzhaft, es ist geschwollen und die Beweglichkeit des betroffenen Fingers ist stark behindert. Schon frühzeitig zeigt das Röntgenbild als Zeichen der Knorpelzerstörung eine Verschmälerung des Gelenksspaltes. Bei schwereren Infektionen ist das Allgemeinbefinden gestört und es besteht Fieber.

In Frühstadien und bei leichten Infektionen soll die konservative Behandlung versucht werden. Durch eine exakte Ruhigstellung mit dorsaler Gipsschiene und Fingerschiene erreichen wir immer wieder, daß sich ein beginnendes Panaritium articulare beruhigt. Oft ist eine zusätzliche lokale antibiotische Behandlung von großem Vorteil. Verständlicherweise sind diese Formen des Panaritium articulare hinsichtlich der späteren Beweglichkeit prognostisch am günstigsten. Bei zunehmender Schmerzhaftigkeit und Schwellung ist die Eröffnung der Fingergelenke von beiden Seiten nicht zu umgehen. Bei einem Handgelenksempyem wird das Gelenk am zweckmäßigsten von der Ellenseite aus angegangen, nach Durchtrennung des Flexor und Extensor carpi ulnaris sowie der ulnaren Handgelenksbänder kann eine ausreichende Eröffnung des Handgelenkes erzielt werden, dabei sind bereits sequestrierte Handwurzelknochen zu entfernen. Die Ausheilung eines Panaritium articulare erfordert meist Wochen und Monate.

Bei Gelenkspanaritien wird mit dorsaler Gipsschiene und Fingerschiene ruhiggestellt. Die Ruhigstellung muß immer in Funktions- bzw. Mittelstellung erfolgen. Bei einem Handgelenksempyem wird die dorsale Gipsschiene bei einer Dorsalflexion des Handgelenkes von 10 bis 20 Grad angelegt, im akuten Stadium fixieren wir außerdem die Finger mit einer ulnaren Fingerschiene.

Gelang es nicht, ein Panaritium articulare durch Fixation und lokale antibiotische Behandlung zu beherrschen, war also eine Gelenkseröffnung notwendig, so erfolgt die Ausheilung in der Mehrzahl der Fälle mit einer Ankylose, zumindest aber mit einer hochgradigen Bewegungseinschränkung.

Ist die Gelenksversteifung in Funktionsstellung eingetreten, so erspart man sich am Handgelenk eine sekundäre Stellungskorrektur, an einem dreigliedrigen Finger die sekundäre Amputation.

Literaturverzeichnis

ABRAMOVIC, JA.: Behandlung der oberflächlichen Panaritien im Anfangsstadium mit immobilisierenden Verbänden. Vestn. Chir. *24*, H. 70/71, 126—134 (1931). (Russisch.) Ref. Z. orthop. Chir., Bd. 58.

ABBOTT, SAUNDERS and BOST: Arthrodesis of wrist with use of grafts of cancellous bone (from ilium). J. Bone Jt. Surg. *24*, 883—889 (1942).

ADAMS, B. S.: Fractures of Bones of hand and fingers, Minnesota Med. *12*, 515—520 (1929).

ADAMS, J. D.: Displacement of semilunar carpal bone. J. Bone Jt. Surg. *7*, 665—681 (1925).

ALBEE, F.: Orthopedic and Reconstruction Surgery, p. 1015. Philadelphia: W. B. Sounders Co., 1919.

— Synthetic transplantation of tissue to form a new finger with restoration of the function of the hand. Ann. Surg. *69*, 379 (1919).

— Bone-graft Surgery. Philadelphia: W. B. Sounders Co., 1916.

— Principles at arthroplasty. J. Amer. Med. Ass. *96*, 245—249 (1931).

ALBERT, D.: Unfälle der Hand und des Armes. Rozhl. Chir. Gynaek. Č. chir. *14*, 3—19 (1935). (Tschechisch.) Ref. Z. orthop. Chir., Bd. 73.

ALBERTINI: Spezielle Pathologie der Sehnen, Sehnenscheiden und Schleimbeutel. Handbuch der speziellen pathologischen Anatomie, Bd. 1. Berlin: Springer, 1929.

— Sehnen und Sehnenscheiden. Handbuch der speziellen pathologischen Anatomie und Histologie von HENKE-LUBARSCH, Bd. 9/1. Berlin: Springer, 1929.

ALMASSAN, S.: Phalangization of first metacarpal bone. Rev. de Chir. Bucuresti *43*, 807—809 (1940).

ALSBERG, A.: Über Arbeitsersatzstücke bei Verlust der Greif- und Haltefähigkeit von Fingern und Hand. Z. orthop. Chir. *50*, 565—567 (1928).

ANDERSON, W. S.: Full-thickness skin grafts in injured Fingers. Memphis Med. J. *17*, 23—24 (1942).

ANGLESIO, B.: Sulla plastica all'italiana per lesioni del palmo della mano. Giorn. Accad. Med. Torino *43*, (1930).

ANTONIOLI, G. M.: Sulla malattia di DUPUYTREN. Contributo clin. ed istol. Ann. ital. Chir. *6*, H. 10, S. 1011 bis 1037 (1937).

ANZILOTTI, G.: Sehnenverletzungen und ihre Wiederherstellung. Ref. Z. orthop. Chir. *5* (1914).

ARANA, G. B.: Phalangization of the first metacarpal. Surg. etc. *40*, 859 (1925).

ARCE: Resektion eines Deckels über dem Panaritium. Bol. Inst. clin. Quir. B. Aires 1 (1925).

ARLT, B. R. v.: Daumenplastik. Wien. klin. Wschr. *30*, 15 (Jan. 1917).

ARMSTRONG, J. R.: Closed technic for fixation of fractures of carpal scaphoid. Lancet *1*, 537—540 (1941).

ASCHER, F.: Chirurgie der Haut und des Unterhautzellgewebes. Die Chirurgie. Berlin-Wien: Urban & Schwarzenberg, 1930.

ASHURST, A.: Rupture of tendon of extensor pol. long. Ann. Surg. 78 (1923).

AVENT, C. H.: Anatomy and pathology of infections of the hand. Memphis Med. J. *15*, 140, 142 (1940).

AXHAUSEN, G.: Die Spätruptur der Sehne des Ext. pol. long. bei der typischen Radiusfraktur. Bruns' Beitr. 133 (1925).

BABCOCK, W.: Ligatures and sutures of alloy steel wire. J. Amer. Med. Ass. *102*, 1756 (1934).

— Standard technique for operation of peripheral nerves with especial reference to closure of large gaps. Surg. etc. *45*, 364—378 (Sept. 1927).

BAEYER, H. v.: Intratendinöse Sehnenverpflanzung. Münch. med. Wschr. 1917, Nr. 28 (feldärztl. Beil.).

— Translocation von Sehnen. Münch. med. Wschr. 1931, 2181.

BAGER, B.: Über Hauttransplantation bei frischen Fingerschäden. Chirurg 2, H. 4 (1930).

BAILEY, H.: Surgery of modern warfare. Edinburgh: Livingstone, 1941.

BANCROFT, I. W.: Treatment of traumas of skin and subcutaneous tissues. Surg. etc. *72*, 318—327 (1941).

BANET, V.: Interpretation of suture of tendons. An. de Chir. *4*, 352 (1932).

BANGE, R.: Sehnenausriß an der Hand. Dtsch. Z. Chir. 183 (1923).

BARNES, C. K.: Spontaneous rupture of ext. pol. long. J. Amer. Ass. (1926).

Bass, J., und A. Zolundz: Über primäre Hauttransplantation bei frischen Hand- und Fingerverletzungen. Sovjet. Chir. 6, 350—358 (1934). (Russisch.) Ref. Z. orthop. Chir., Bd. 72.

Bastos, A.: Zur Behandlung der Radialislähmung mit Sehnenverpflanzung. Z. orthop. Chir. 47, 56 (1926).

— Successful and unsuccessful transplantations of tendons. Chir. ortop. traumatol. Madrid 1, 5 (1936).

Bate, J. T.: An operation for the correction of locking of the proximal interphalangeal joint of finger in hyperextension. J. Bone Jt. Surg. 27, 142—144 (1945).

Batty-Smith, C. G.: An Operation for increasing the range of independent extension of the ring finger for pianists. Brit. J. Surg. 21, 397 (1942).

Bauer, K. H.: Wesentliche Vereinfachung der Perthesplastik bei Radialislähmung. Chirurg 17/18, 1 (1946).

— Weitere Vereinfachung der Perthesoperation bei Radialislähmung. Chirurg 17/18, 501 (1947).

— Aussprache zur Radialisersatzoperation. Verh. dtsch. orthop. Ges. 36, 175 (1947).

Baumann, E.: Zur Sehnennaht bei Verletzungen. Z. orthop. Chir. 1926, 3037.

Baumann, R.: Über Fingerverluste. Inaugur. Diss. Zürich (1928).

Bayc, O.: Über offene Wundbehandlung. Zdravn. Vestn. 8, 259—264 (1936). (Slowenisch.) Ref. Z. orthop. Chir., Bd. 80.

Beck: Angeborene Daumenkontraktur. Arch. orthop. Unfallchir. 40 (1940).

— Behandlung der Pseudarthrosen mit Knochenbohrung. Zbl. Chir. 38.

Beck, C., and W. C. Beck: Plastic reconstruction of fingers by transplantation of the toes. Surg. Clin. N. Amer. 14, 763—767 (1934).

Beck, H.: Regeneration bei Knochenpanaritium. Arch. klin. Chir. 118 (1921).

Beckermann: Eitrige Sehnenscheidenentzündung, tiefe Hohlhandphlegmonen und aufsteigende Phlegmone des Unterarms. Vest. Chir. 55 (1938). (Russisch.)

Bedrna und Fingerland: Panaritium der Sehnen. Rozhl. Chir. Gynaek. Č. chir. 14 (1935).

Begnis, C. S.: Beitrag zur Behandlung der artikulären Infektion der Finger. Bol. Soc. Chir. Rosario 2, 34 bis 40 (1935). (Spanisch.) Ref. Z. orthop. Chir., Bd. 76.

Benisty, A.: Clinical forms of lesions of nerves. Med. and Surg. Therapy. New York and London: Appleton & Co., 1918.

— Treatment and repair of nerve lesions. University of London Press Ltd., 1918.

Bentley, F. H.: The treatment of flesh wounds by early secondary suture and penicillin. Brit. J. Surg. 23, 133—139 (1944).

Bentley, F. H., and M. Hill: Nerve grafting. Brit. J. Surg. 24, 368—387 (1936).

— Possibilities of nerve grafting. Brit. Med. J. 2, 352—353 (1940).

Berdjajev, A.: Primäre Wundversorgung in poliklinischen Verhältnissen. Sovjet. Chir. 3, 47—50 (1935). (Russisch.) Ref. Z. orthop. Chir., Bd. 78.

Bergmann: Sehnenganglion. Beitr. klin. Chir. 66 (1910).

Bernstein, M. A.: Der klinische Erfolg der Sehnentransplantation. (Engl.) Ref. Z. orthop. Chir. 17 (1922).

Berntsen, A.: Le traitement chirurgical des lésions nerveuses périphériques, revue générale. Acta orthop. scand., Vol. III, Fasc. 1—2 (1932).

Best, R. R.: An anatomical and clinical study of infections of the hand. Ann. Surg. 89, 359—378 (1929).

Bettmann, E., jun.: Über das traumatische harte Ödem des Handrückens. Arch. orthop. Unfallchir., Bd. 32, H. 4 (1933).

Betts, L. O.: Injuries of flexor tendons of hand. Med. J. Austral. 2, 457 (1940).

Beyer, G.: Physikalisch-technische Untersuchungen über chirurgisches Nahtmaterial. Chirurg 20, 52 (1949).

Beykirch, A., und H. Meyer: Die Überpflanzung fixierten Sehnengewebes im Tierexperiment. Bruns' Beitr. 148 (1930).

Bier, A.: Beobachtungen zur Regeneration der Sehnen. Dtsch. med. Wschr. 1917/18.

Bier-Braun-Kümmel: Chirurgische Operationslehre. Leipzig: Barth, 1933.

Biesalsky, K.: Die physiologischen Forderungen der Sehnenverpflanzungen, insbesondere der Sehnenscheidenauswechslungen. Verh. dtsch. orthop. Ges. 13, 197 (1914).

— Ergebnisse und Erfahrungen mit der physiologischen Sehnenverpflanzung. Verh. dtsch. orthop. Ges. 17, 30 (1922).

— Die physiologische Sehnenverpflanzung. Berlin: Springer, 1916.

Biesalsky-Mayer: Die physiologische Sehnenverpflanzung. Berlin: Springer, 1916.

Biesin, A.: Experimentelle Untersuchungen über Heilung der Sehnenwunden. Z. orthop. Chir. 55 (1931).

BISGARD, J. D., and C. P. BAKER: Treatment of fresh traumatic and contaminated surgical wounds. Surg. etc. 74, 20 (1942).

BLAIR, V. P., and I. T. BYARS: Toe to finger transplant. Ann. Surg. 112, 287—290 (1940).

BLENCKE, B.: Die Behandlung der offenen Fingerverletzungen. Z. ärztl. Fortbild. 29, Nr. 10 (1932).

BLOCH, J. Ch., et BONNET: Evolution et traitement des plaies des tendons de la main et des doigts. Presse méd. 1929, 1379.

BLOCH, J. C., et A. TAILHEFER: Contribution à l'étude de la préparation des tendons fléchisseurs des doigts. Gaz. Hôp. I, 5—6 (1929).

BLOCH, J. C., et J. ZAGDOUN: Le traitement des plaies digitales des tendons fléchisseurs. J. Chir. 47, 376 bis 391 (1936).

BLUM, L.: Use of myotomy in repair of divided flexor tendons. Ann. Surg. 116, 461 (1942).

— Treatment of BENNETT's fracture dislocation of first metacarpal bone. J. Bone Jt. Surg. 23, 578—580 (1941).

BOEMINGHAUS, H.: Zur operativen Behandlung frischer Sehnen- und Nervenverletzungen durch den praktischen Arzt. Z. ärztl. Fortbild. 29, Nr. 20 (1932).

BOERMA: Pseudarthrosis des Os naviculare man. Arch. orthop. usw. 38 (1937).

BÖHLER, L.: Konservative oder operative Therapie des Os naviculare carpi? Wien. med. Wschr., Nr. 40.

— Technik der Knochenbruchbehandlung. 13. Aufl., Wien: Maudrich, 1954.

— Behandlung offener Finger- und Mittelhandbrüche und ihre Ergebnisse. VII. Internat. Kongr. f. Arbeitsunfälle u. Berufskrankheiten, Brüssel (1935).

BÖHLER, L., E. TROJAN und H. JAHNA: Behandlungsergebnisse von 734 frischen einfachen Brüchen des Kahnbeinkörpers der Hand. Jb. d. Wiederherstellungschir. u. Traumatologie, Vol. II. Basel-New York: Karger, 1954.

BÖHLER, J.: Die Versorgung frischer Handverletzungen mit besonderer Berücksichtigung der Sehnenverletzungen. Bruns' Beitr. klin. Chir. 192, 257—282 (1956).

— Primäre und sekundäre Plastik bei Beugesehnendurchtrennungen der Finger. Chirurg 23, 567 (1952).

— Behandlung der Strecksehnenausrisse der Fingerendglieder mit perkutanen Bohrdrähten. Mschr. Unfallhk. 56, 216 (1953).

— Zur Behandlung des subkutanen Risses der langen Daumenstrecksehne. Klin. Med. 9, 524 (1954).

BOLIER, Max: Die Panaritien der schweizerischen Unfallversicherung im Jahre 1922. Diss. Zürich (1923).

BOLOGNESI, G.: Experimentelle Sehnenplastik. Ref. Z. orthop. Chir. 5 (1914).

BONA, Tr.: Die Behandlung der Sehnenverletzungen. Ref. Z. orthop. Chir. 48 (1930).

BONINO, Mario: Su una varietà di frattura della base del primo metacarpo e suo metodo di cura. Chir. Movim. 17, 554—562 (1933).

BONNET, P., et F. CARCASSONE: Restauration du pouce, par la greffe d'un doigt fonctionellement lésé de la main traumaticée. Lyon chir. 28, 529—540 (1931).

BONNIN, J. G., and W. P. GREENING: Fractures of the triquetrum. Brit. J. Surg. 31, 278—283 (1944).

BONOLA, A.: Tendon transplantation in treatment of inveterate radial paralysis; physiologic aims, technic and results. Chir. org. Movim. 22, 239 (1936).

BORISOV, M.: Zur Frage des operativen Ersatzes eingebüßter Finger durch Zehen. Sovjet. Chir. 10, 136 bis 140 (1935). (Russisch.) Ref. Z. orthop. Chir., Bd. 81.

BORST, M.: Über die Heilungsvorgänge nach Sehnenplastik. Beitr. patholog. Anat. 34.

BOVE, C.: Suturing of flexor tendons of hand (transfixation). Med. Rec. 193, 94 (1941).

BOYES, J. H.: Rupture of tendons. J. Surg. 43, 442 (1935).

— Flexor-tendon Grafts in the Fingers and Thumb. An Evaluation of End Results. J. Bone Surg. 32/A, 489 (1950).

BRADBURN, M.: Tendon reconstruction. Surg. Clin. Amer. 2, 1363 (1922).

BRAINE, J.: A propos de la suture primitive des plaies accidentelles, la pratique courante du temps de paix. Bull. Soc. nat. Chir., Paris 59, 989—1000 (1933).

— Über die Gefahren der primären Wundnaht in der Friedenspraxis. Srpski Arch. Lekarst. 36, 388 bis 394. (Serbokroatisch.) Ref. Z. orthop. Chir., Bd. 69.

— Phlegmon total des gaines synoviales des fléchisseurs de la main gauche. Bull. et mém. de la Soc. nat. Chir. 54, 524 (1928).

BRAMAN, C.: 1000 Fälle operativ behandelter Eiterungen. Dtsch. Z. Chir., 234. Bd. (1931).

BRANDENBURG, E.: Abrißfraktur an der Beugeseite der Nagelphalanx des linken Kleinfingers. Zbl. Chir. 1931, 1065—1067.

BRANDES, M.: Bemerkungen zur Behandlung der Phlegmone. Zbl. Chir. 5, 908—910 (1928).

BRANDI, B.: Zur Behandlung der Fingerfrakturen sowie der Kontrakturen nach Ischämie, Narbenzug und Narbenverletzung. Chir. 3, H. 6 (1931).

BRANDIS, H. v.: Seltene Aponeurosenverletzung. Gleichzeitig Beiträge zur Cutisplastik. Zbl. Chir. 130 (1933).

BRAVOY DIAZ-CANEDO, J.: Malacias of the navicular bone of the wrist. Arch. de med., cir. y especialid. 15, 921 (1934).

BRICKEL, A. C. S.: Surgical treatment of hand and forearm infections. St. Louis: Mosby Co., 1939.

BRISTOW, W. R.: Injuries of peripheral nerves in two world wars. Brit. J. Surg. 34, 333—348 (1947).

BRIX: Eine seltene Strecksehnenverletzung am Finger. Arch. orthop. Chir. 28 (1930).

BROCQ: Suture primitive et directe du tendon long fléchisseur du pouce gauche au niveau de la base de la Ière phalange. Bull. Soc. nat. Chir. Paris 57 (1931).

BROFELD, S. A.: Erfahrungen über das Panaritium. Exta Societ. Medic. Fennicae „Duodecim", Ser. B, Tom. XIV, Fasc. 2 (1932).

— Über das Panaritium „Duodecim" (Helsingfors) 45, 849—892 (1929). (Finnisch.) Ref. Z. orthop. Chir., Bd. 48.

BROWN, R. K., and J. M. DZIOB: Fractures of the hand. N. Y. State Jour. Med. 42, 1824 (1944).

BRÜNING, F.: Über moderne Wundbehandlung. Dtsch. Militärarzt 1, 233—237 (1936).

BRUNNER: Prognose des veralteten Kahnbeinbruches der Hand. Schweiz. med. Wschr. (1938).

BRUNS-GARRE-KÜTTNERS: Handbuch der praktischen Chirurgie (1914).

BUFF, H. U.: Erfahrungen mit den Hautplastiken an den Extremitäten. Jb. d. Wiederherstellungschir. u. Traumatologie, Vol. II. Basel-New York: Karger, 1954.

BUMKE, O., und O. FOERSTER: Handbuch der Neurologie. Berlin: Springer, 1936.

BUNNELL, S.: Active splinting of the hand. J. Bone Jt. Surg. 28, 732—736 (1946).

— Réparations des tendons au niveau des doigts. Surg. etc. 103 (1910).

— Repair of tendons in the fingers and description of two new instruments. Surg. etc. 26, 103 (1918).

— Un point essentiel dans la chir. reparation: une technique atraumatique. California State. J. Med. 1921.

— Repair of tendons in the fingers. Surg. etc. 35, 88 (1922).

— Reconstructive surgery of the hand. Surg. etc. 39, 259 (1924).

— Greffes nerveuses et tendineuses de la main. (Arch. franco-belg.) Chir. 1927.

— Surgery of tendons. Hagerstown. Practice of surgery, Dean W. F. Lewis Prior. Co. Vol. III (1927).

— Repairs of nerves and tendons of the hand. J. Bone Surg. 10 (1928).

— Treatment of tendons in compound injuries of the hand. J. Bone Surg. 23, 240 (1941).

— Surgery of the intrinsic muscles of the hand other than those producing opposition of the thumb. J. Bone Surg. 24, 1 (1942).

— Primary and secondary repair of flexor tendons of hand. J. Amer. Soc. Plastic Recon. Surg. 12, 65 (1943).

— Surgery of the hand. 2. Aufl. Philadelphia-London: Lippincott Co., 1948.

— Reconstruction Operations for Ulnar Paralysis when the Nerve is Irreparable. Jb. der Wiederherstellungschir. u. Traumatologie, Vol. I. Basel-New York: Karger, 1953.

BURKHARD: Mittelhandgreiffinger. Münch. med. Wsch. 1916.

— Die subkutanen Sehnen- und Muskelverletzungen der Hand. Diss. Erlangen (1890).

BURIAN, F.: Handplastiken. Rozhl. Chir. Gynaek. Č. chir. 13, 252—270 (1934). (Tschechisch.) Ref. Z. orthop. Chir., Bd. 72.

BURNAP, Sidney R.: Traumatismus and infections. Amer. J. surg. etc. 60, 529—531 (1935).

BUNTEN, W. A.: Diagnosis and management of peripheral nerve lesions. Colorado Med. 28, 134—142 (1931).

BÜRGER, M.: Die Hand des Kranken. München: Lehmann, 1956.

BUSCHMANN: Zur Behandlung der ossalen und periostalen Panaritien. Dtsch. med. Wschr. 50 (1924).

BÜSING, K. H.: Über traumatisches Ödem. Münch. med. Wschr. 52, 2118 (1936).

BUZELLO, A.: Die allgemeine Lehre von den eitrigen Infektionen. Die Chirurgie. Berlin-Wien: Urban & Schwarzenberg, 1930.

Buzello, A.: Infektiöse Komplikationen der Wunden der Hand und der Finger. Verh. 7. internat. Kongr. Unfallheilkunde und Berufskr. 2, 485—535 (1935).

— Umstellungsplastik des Zeigefingers bei Verlust des ganzen Daumens. Zbl. Chir. 50 (1936).

Buzzi, A., usw.: Wunden der Hand und Finger, hervorgerufen durch Anilinstift. Semana med. II, 1064 bis 1068 (1929). (Spanisch.) Ref. Z. orthop. Chir., Bd. 49.

Cajal, R.: Degeneration and regeneration of the nerves system. Translated by R. M. May, Oxford Press, 1928.

Camey, M.: Un cas d'ablation complète du Fléchisseur commun superficial des doigts. Revue Chir. orthop. 197 (1951).

Camitz: Operative Behandlung der Radialislähmung. Acta orthop. scand. (København) 5 (1934).

Campbell, W. C.: Physiology of arthroplasty. J. Bone Jt. Surg. 13, 223—245 (1931).

— Operative Orthopedics. St. Louis: Mosby Co., 1939.

Cannaday, J. E.: A discussion of some of the methods used in the treatment of superficial granulating wounds. Amer. J. Surg., N. s. 25, 288—291 (1934).

Carmel, J. E. A.: Severe infections of hand. Colorado Med. 30, 17—19 (1933).

Carp, L.: Die Infektion des distalen vorderen Raumes der Finger. Surg. Gyn. Obstetr., Bd. 46 (1928).

Carpenter, A. R.: Tendon transplantation and result study of 458 transplantations. J. Bone Surg. 21, 921 (1939).

Carstam, N.: Prevention of experimental tendon adhesion by cortisone. A preliminary report. Acta orthop. scand. (København).

Cazin, M.: Evolution and treatment of wounds of tendons of hand and fingers. Paris. Chir. 21, 179 (1929).

Ceairns, H., and J. Z. Young: Treatment of gune-shot wounds of peripheral nerves. Lancet 2, 123—125 (1940).

Chaicis, G.: Die anatomischen Grundlagen für die Klinik der Tendovaginitiden der Vola manus. Vestn. Chir., H. 56/57, 356—362 (1930). (Russisch.) Ref. Z. orthop. Chir., Bd. 53.

— Operativer Zugang zu den Beugern der Hand. Vestn. Chir., H. 64, 115—120 (1930). (Russisch.) Ref. Z. orthop. Chir., Bd. 55.

Chaton, M.: Treatment of section of finger tendons. Rev. Gén. Chir. 43, 289 (1929).

Chesin, V.: Die eitrigen Prozesse an den Fingern und der Handwurzel. Verh. d. 21. russ. Chir. Kongr., Leningrad. (Russisch.) Ref. Z. orthop. Chir., Bd. 54.

Chiariello, A. G.: Clinical contribution to plastic surgery of tendons and nerves of hand. Policlinico 39, 520 (1932).

Christofer, F.: Fracture-dislocation of the right carpus. Surg. Clin. N. Amer. 597—599 (1935).

Chubgin, M.: Über späten Sehnenriß des M. ext. poll. long. (Russisch.) Ref. Z. orthop. Chir. 56 (1932).

Clarke, H. O.: Bone-grafting the scaphoid. Chicago, Year Book Gen. Surg., p. 707 (1942).

Cleveland, H. E.: Repair of tendons of the hand. Lancet 59, 534 (1939).

Cleveland, M.: Restoration of digital portion of flexor tendon and sheat in hand. J. Bone Surg. 15, 762 (1933).

Codivilla: Meine Erfahrungen über Sehnenverpflanzungen. Z. orthop. Chir. 12, 17 (1903).

— Sulla tecnica dei trapianti tendinei. Arch. ortop. 21, 47 (1904).

Coenen, H.: Der Sehnenriß des Ext. poll. long. bei der typischen Radiusfraktur. Zbl. Chir. 1030, 2323.

— Über die Ursache der Sehnenruptur des Ext. poll. long. bei der typischen Radiusfraktur. Arch. orthop. Chir. 28 (1930).

— Zur Seidenplastik an den Fingerbeugesehnen. Dtsch. Z. Chir. 284 (1931).

Cohn, M.: Spätergebnisse der Sehnenverpflanzungen an der Göttinger Klinik. Dtsch. Z. Chir. 280 (1931).

Coleman, C. C.: Surgical treatment of peripheral nerve injuries. Surg. etc. 78, 113—124 (1944).

Colonna, P. C.: Bone-grafting methods. Ann. Surg. 125, 96—101 (1947).

— Infections of tendon sheats. Amer. J. Surg. 50, 509—511 (1940).

Compere, E. E.: Bilateral snapping thumbs. Ann. Surg. 97 (1933).

Coombs, J. N.: Panaritium. Amer. J. Surg. N. s. WZ 36 (1937).

Cooper, W.: Calcareous tendinitis in the metacarpophalangeal region. J. Bone Surg. 24, 114 (1942).

Coquelet: Fractures de l'extrémité proximale du premier métacarpien. Le Scalpel I, 502—509 (1931).

Cordier et Coulouma: Données nouvelles sur les espaces celluleux de la main. Rev. Chir. 53, 563—588 (1934).

Couch, J. H.: Principles of tendon suture in hands. Canad. Med. Ass. J. *41*, 27 (1939).
Coues, W.: Frühbehandlung des Paronychium. Boston Med. Surg. J. 193 (1925).
Corning, H.: Lehrbuch der topographischen Anatomie. 12./13. Aufl. München: J. F. Bergmann, 1922.
Courtney, J. E.: Management of acute infections of the hand. Nebraska Med. J. *25*, 299—301 (1940).
Cravener, E. K., and D. G. McElroy: Fractures of carpal (navicular) scaphoid. Amer. J. Surg. *44*, 100—107 (1939).
Crile, G. Jr.: The treatment of wounds. Hagerstown, Md. W. F. Prior Co. Inc. Practice of Surg. Dean. Lewis, Vol. 1, Cap. 8, pp. 1—27 (1946).
Cutler, C. W., jr.: Early management of wounds of hand. Bull. U. S. Army Med. Dept., Nr. 85, 92—98 (1945).

Dabasi, E.: Behandlung der Unfallverletzungen der Hand mit Berücksichtigung von Komplikationen. Orvosképzés *23*, Bakay-Sonderh., 365—368 (1933). (Ungarisch.) Ref. Z. orthop. Chir., Bd. 63.
Dahl-Iversen, E.: Die Behandlung des periungualen Panaritiums. Uskr. Laeger (1937).
Daland, E.: A study of two hundred and thirty six compound-fractures treated at the Massachusetts General Hospital. The N. England J. Med. *210*, 983—995 (1934).
Dami, D.: A propos des fractures des Métacarpiens. Rev. méd. Suisse rom. *48*, 794—797 (1928).
Daniljak, J.: Zur Behandlung des Haematoma subunguale des Unguis incarnatus und des Panaritium unguale. Zbl. Chir. 2059—2060 (1929).
Darrach, W.: Surgical approaches for surgery of the extremities. Amer. J. Surg. *67*, 237—262 (1945).
Davidoff, R.: A new traction finger splint. N. England J. Med. *198*, 79—80 (1928).
Davis, G. G.: Treatment of dislocated semilunar carpal bones. Surg. etc. *37*, 225—229 (1923).
Davis, J. W.: Hand injuries. South. Med. Surg. J. *103*, 258—259 (1941).
Davis, L.: Peripheral nerve surgery. Surg. etc. *80*, 444—446 (1945).
Debenham, M.: Primary repair of tendons, study of end results in 207 cases. California West. Med. *54*, 273—276 (1941).
Deckner: Ätiologie des Dupuytren. Zbl. Chir. 2 (1937).
Dehne, E.: Operativer Ersatz des Daumens. Chirurg *23*, 566 (1952).
Deicke, H.: Sehnenscheidenpanaritien der Hand, ihre Behandlung und ihr Spätschicksal. Diss. Braunschweig (1933).
Delchef, J.: Transplantations tendineuses. Soc. Méd. Chir. de Liège (1913).
Demel, R.: Die erste Versorgung der Gelegenheitswunden. Wien. med. Wschr., Nr. 50 (1931).
— Kleine Chirurgie. Wien: Maudrich, 1945.
— Chirurgie der Infektionen. Wien: Maudrich, 1947.
Demmer, F.: Über Paronychien, prä-, para- und subunguale Erkrankungen. Wien. med. Wschr. (1927).
Deschwanden, J.: Eine spezielle Form der chronischen Paronychien. Schweiz. med. Wschr. 55 (1925).
Desjacques, R.: Broiement de la main et du poignet droits. Rev. d'orthop. etc. *2*, 315—318 (1933). Ref. Z. orthop. Chir., Bd. 63.
Desplas, B.: A propos de la maladie de Dupuytren. Bull. Soc. nat. Chir., Paris *60* 1174—1175.
Desplas et J. Maillere: Sur une technique opératoire concernant la maladie de Dupuytren. Bull. Soc. nat. Chir. *58*, 424—429 (1932).
Diack, A. W., and J. P. Trommald: De Quervain's disease; frequently missed diagnosis. Western J. Surg. *47*, 629 (1939).
Dial, D. E.: Reconstructions of thumb after traumatic amputation. J. Bone Jt. Surg. *21*, 98—100 (1939).
Diez, S.: Le lesioni traumatiche provocate delle mani e delle dita. Verh. 7. int. Kongr. Unfallheilkunde und Berufskr. *2*, 543—598. Ref. Z. orthop. Chir., Bd. 76.
Dimitrijewa und Iordanskyj: Über die Frakturen der Nagelphalangen der Finger. Sovjet. Chir. *6*, 870 bis 875 (1934). (Russisch). Ref. Z. orthop. Chir., Bd. 73.
Dittrich, K. v.: Über Sehnenregeneration. Arch. orthop. Chir. (1927).
Dittrich, R.: Die Spätruptur der Sehne des Ext. poll. long., eine typische Verletzung. Zbl. Chir. 150 (1924).
Divnogorsky, B., und V. Gluscenko: Fingerknochenbrüche und ihre Behandlung. Sovjet. Chir. *4*, 214 bis 226 (1933). (Russisch.) Ref. Z. orthop. Chir., Bd. 64.
Djacenko, V.: Röntgenologische Beobachtungen an Knochenpanaritien. Sovjet Chir. 2 (1935).
Doerfler, H.: Neueres über die Ausbreitung und die Behandlung der Entzündungen der Hand. Fortschr. d. Therapie *8*, H. 3/4 (1932).

Domanig, E.: Über das Panaritium und seine Behandlung in der Sprechstunde. Wr. klin. Wschr. 58, 39 (1946).
Dominici, L.: Die Bedeutung der Sehnenscheide für den Heilungsprozeß bei Sehnenverletzungen. (Italienisch.) Ref. Z. orthop. Chir., Bd. 25.
Domrich, H.: Über die Regeneration einer sequestrierten Fingergrundphalanx. Chir. 7, H. 7 (1935).
Dorris, J. M.: Diagnosis of infections of the hand. Memphis Med. J. 15, 142—143 (1940).
Dòsa, A.: Über Paronychia und Onychia blastomycetica. Dermat. Wschr. I (1936).
Douglas, W.: Fettgewebsverpflanzungen wegen Verwachsungen bei Sehnennähten. Ref. Z. orthop. Chir. 8 (1920).
Drescher, K.: Über Endausgänge der Sehnenscheidenphlegmone. Arch. f. klin. Chir., Bd. 185, H. 3 (1936).
Dreuschuch, F.: Röntgenologie der Unfälle der Hand. Rozhl. Chir. Gynaek. Č. chir. 14, 24—34 (1935). (Tschechisch.) Ref. Z. orthop. Chir., Bd. 72.
Dreyer: Nachbehandlung der Sehnennähte. Chir. Kongreß, 1910, S. 235.
— Über die Möglichkeit sofortiger Bewegungsaufnahme nach Sehnennaht. Beitr. klin. Chir. 70 (1910).
— Technik der Sehnennaht. Arch. klin. Chir. (1911).
Drielsma, J. H.: Sehnenzerreißung unter der Hand. (Holländisch.) Ref. Z. orthop. Chir. 22 (1923).
Drobil, R.: Die aktive Bewegungstherapie. Wien: Maudrich, 1945.
Dubois: Der Mechanismus der Fraktur des Naviculare und der Pseudarthrosenbildung. Schweiz. med. Wschr., Nr. 46 (1930).
Dubrov, F.: Sehnenplastik der Fingerbeuger. Ortop. i Traumatol. 9, Nr. 5, 109—120 (1935). (Russisch.) Ref. Z. orthop. Chir., Bd. 80.
Dubrov, J. G.: Plastic repair of flexor tendons of fingers. Ortop. i Traumatol. 15, 66 (1941).
Dubs, H.: Die funktionelle Prognose der Sehnennaht. Korresp. Bl. Schweiz. Ärzte 5 (1919).
Dujarier, Ch.: Rupture du tendon du long fléchisseur du pouce. Bull. soc. nat. Chir. Paris 53 (1922).
Duncan, J. M.: Trauma of the hand. Brit. J. Surg. 35, 397—406 (1948).
McDuncan, K.: Trauma of the hand. J. Surg. (Britisch.) 35 (1948).
Dunlop, J.: The use of the index finger for the Thumb, some interesting points in hand surgery. J. Bone Jt. Surg. 5, 99—103 (1923).
Dunn, N.: Surgery of muscle and tendon in relation to paralysis and injury. Med. J. 13, 374 (1937).
Duplay: Ruptur der langen Daumenstrecksehne. Bull. Soc. nat. Chir. Paris (1876).
— Subkutane Zerreißung des langen Daumenstreckers. Ref. Z. orthop. Chir. 512 (1877).
Dupuy de Frenelli: Amputation de la main. Techn. Chir. 27, 109—122 (1935).
Durand, M.: Die Sehnentransplantation mit totem Material. (Französisch.) Ref. Z. orthop. Chir. 10 (1921).
Durban, K.: Subkutane Ruptur der Fingerstrecksehnen. Zbl. Chir. 2773 (1926).
Düben, W.: Zur Erstversorgung der verletzten Hand. Mschr. Unfallhk. 56, 289 (1953).
— Zur Chirurgie der Hand. Chirurg 24, 61 (1953).
Dykes, S. N.: Rupture of the Ext. poll. long. tend. Brit. Med. J. 387 (1922).

Eccles, J. C.: Muscle atrophies arising from disuse and tenotomy. J. Physiol. 103, 253 (1944).
Edelstein, J. M.: Treatment of ununited fractures of carpal navicular. J. Bone Jt. Surg. 20, 902—908 (1939).
Eden, R.: Tendo- und Neurolysis mit Fettplastik. Chir. Kongreß, 1913.
Eden und E. Rehn: Die autoplastische Fetttransplantation zur Neurolyse und Tendolyse. Arch. klin. Chir. (1914).
Edwards, H. C.: Injuries of tendons and muscles. Lancet 1, 65—71 (1932).
— Treatment of septic fingers and septicemia. Clin. J. 61, 253—258 (1932).
Eggers, G. W. N.: Chronic dislocation of the base of the metacarpal of the thumb. J. Bone Jt. Surg. 27, 500—501 (1945).
Ehalt, W.: Über Brüche des ersten Mittelhandknochens und ihre Behandlung. Arch. f. Orthop. und Unfall. Chir., Bd. 27, H. 4 (1929).
— Zur Verhütung der fortschreitenden Sehnenscheidenphlegmonen nach Fingerverletzungen. Ein Kombinationsquengel zur Behandlung von Fingerversteifung. Münch. med. Wschr., Nr. 12, S. 451 (1934).
— Unfallpraxis. 3. Aufl. Berlin, 1953.

EHALT, W.: Defekt an einem Fingerknochen. Röntgenpraxis 7, H. 5 (1935).
— Verwendungsmöglichkeiten der Reverdinplastik. Münch. med. Wschr., Nr. 17, S. 669 (1935).
EIBERG, H., und D. SONNENSCHEIN: Primary repair of lacerated tendons and nerves. (Amerikanisch.) Ref. Z. orthop. Chir. 40 (1928).
EILERS: Über die subkutanen Fingerstrecksehnenrupturen mit besonderer Berücksichtigung der Knopflochluxation am 1. Interphalangealgelenk. Dtsch. Chir. 223 (1930).
ELECKAJA, O. J.: Zur Behandlung der eitrigen Tendovaginitiden und Phlegmonen der Hand. Nov. chir. Arch. 46 (1940).
ELIASON, E. L.: Fractures of the fingers. Amer. J. Surg., n. s. 4, 501—505 (1929).
ELLIS, J. D.: A new splint for finger tip fractures. Amer. J. Surg. 5, 508 (1928).
ENDERLEIN: Über Sehnenregeneration. Arch. klin. Chir. 46 (1893).
ERB: Zur Chirurgie der Hand und Finger. Zbl. Chir. 2293—2294 (1934).
ERLACHER, Ph.: Die Technik des orthopädischen Eingriffes. Wien: Springer, 1928.
ERLER, F.: Zur Versorgung von Kuppensubstanzverlusten an den Fingerendgliedern. Zbl. Chir. 70, 40 (1943).
ESSER, J. F. S., and P. RANSCHBURG: Reconstruction of hand and four fingers by transplantation of middle part of foot and four toes. Ann. Surg. 111, 655—659 (1940).
EWALD, P.: Zur Behandlung des Strecksehnenabrisses der Fingerendglieder. Zbl. Chir., Nr. 12 (1930).

FASUMI, G. M.: Über einen Fall von subkutaner gleichzeitiger Zerreißung von drei Sehnen. Ref. Z. orthop. Chir. 23 (1923).
FEINEN: Myotomie und Sehnenverletzungen der Handflexoren. Chir. Kongreß, 1909.
FELKEL, R.: Zur Therapie des Panaritiums. Mschr. Unfallheilk. 48 (1941).
FELLENBERG, R. v.: Versorgung kleiner akzidenteller Wunden an den Händen des Arztes. Schweiz. med. Wschr. 57, 917—918 (1927).
FELSENREICH, F.: Zur Schienenbehandlung schwerer Finger- und Mittelhandverletzungen. Wien. klin. Wschr., Nr. 32 (1929).
— Über Ergebnisse primär-operativer Wundbehandlung. Wien. klin. Wschr., Nr. 31 (1930).
FENGER, M.: Behandlung der Fingergliedbrüche. Uskr. Laeger II, 935—936 (1928). (Dänisch.) Ref. Z. orthop. Chir., Bd. 44.
— Unfallmedizin VIII. Über Behandlung von Frakturen der Finger, Mittelhand und Handwurzel. Uskr. Laeger I, 169—173 (1931). (Dänisch.) Ref. Z. orthop. Chir., Bd. 54.
FERRARI, R.: Fingerhautplastik nach der italienischen Methode. Semana med. II, 1104—1105 (1933). (Spanisch.) Ref. Z. orthop. Chir., Bd. 70.
FICK, R.: Handbuch der Anatomie und Mechanik der Gelenke. Jena: G. Fischer.
FIFIELD, L. R.: Infections of the hand. New York: Hoeber Inc., 1927.
FINOCHIETTO, R., und A. A. COVARO: BENNETsche Fraktur. Prensa med. argent. 17, 820—823 (1930). (Spanisch.) Ref. Z. orthop. Chir., Bd. 53.
FISANOVIĆ, A.: Die offene Methode der Behandlung von Hand- und Fingerwunden. Sovjet. Chir. 3, 28—33 (1935). (Russisch.) Ref. Z. orthop. Chir., Bd. 78.
FISHER, D., and J. SEGAL: Injuries of wrist. Military Surg. 86, 134—142 (1940).
FISCHMANN, L.: Eine neue autoplastische Sehnennaht. Ref. Z. orthop. Chir. 31 (1925).
FITTS, W. T.: Fractures of the upper extremity. Amer. J. Surg. 72, 393—403 (1946).
FLEISCHER-HANSEN: Lesions of tendons and their prognosis with respect to function. Nord. med. (Hospitastid) 9, 88 (1941).
FLIMM, W.: Die funktionellen Dauerergebnisse der Fingerkuppenverletzungen und -verluste nach Lebertran-Gipsbehandlung. Zbl. Chir. 2500—2506 (1936).
FLYNN, J. E.: Clinical and anatomical investigation of deep fascial spaces infections. Amer. J. Surg. 55, 467 (1942).
— Acute suppurative tenosynovitis of the hand. Surg. etc. 76, 227—235 (1943).
FLYNN, E.: Problems with Trauma of the Hand. J. Bone Surg. 35/A, 132 (1953).
— Problems with Trauma of the Hand. J. Bone Surg. 35/A, 991 (1953).
FOCKEN, H.: Über Sehnennaht und Sehnenregeneration. Diss. Greifswald (1924).
FOERSTER, O.: Drei Fälle von isolierter Sehnenverletzung. Beitr. klin. Chir. 57 (1908).
FOGED, J.: Zwei Fälle von Carcinom des Fingers unter dem Bilde eines Panaritiums. Uskr. Laeger (1941) und Zbl. Chir. (1941).

FOGLIAM, M.: Die Folgen für die Funktion bei Durchtrennung der Strecksehnen des Ring- und Mittelfingers der Hand. Ref. Z. orthop. Chir. 57 (1932).

FOGLIANI, U.: Le consequenze funzionali della sezione dei tendini estensori del medio e dell'annulare delle mano. Policlinico Sez. prat. *II*, 1431—1433 (1931).

FORRESTER, C. R. G.: Author's method for repair of ancyloses joint of hand. Amer. J. Surg. N. s. *33*, 101—103 (1936).

— Endresults of early and delayed tendon suture. Amer. J. Surg. *39*, 552 (1938).

— Peripheral nerve injuries with results of early and delayed suture. Amer. J. Surg. *46*, 555—572 (1940).

FORRESTER, C. R. G., and D. R. McLEAN: Treatment of fractures of fingers and toes. Amer. J. Surg. N. s. *8*, 384—386 (1930).

FORRESTER-BROWN, M.: Peripheral nerve injuries in civil practice. Med. Press *203*, 246—252 (1940).

FRANKE, F.: Eine einfache Fingerschiene. Münch. med. Wschr., Nr. 13, 468 (1922).

— Zur Behandlung der Luxationsfrakturen an der Basis des 1. Mittelhandknochens. Zbl. Chir. 120 (1932).

— Über die operative Behandlung der Radialislähmung nebst Bemerkungen über die Sehnenüberpflanzung bei spastischen Lähmungen. Verh. Dtsch. Ges. Chir. *I*, 152 (1898); *I, II*, 478 (1898).

FREY: Die Verwendung von Sublimatseide bei Sehnenplastiken. Z. orthop. Chir. *16*, 279 (1905).

FRISCH, O. v.: Einige Bemerkungen zur Technik der Sehnennaht. Wien. klin. Wschr. 138 (1907).

— Tendovaginitis crepitans. Arch. klin. Chir. (1909).

FROSCH: Beitrag zur Fraktur des Os naviculare man. 25. Orthop. Kongr. (1931).

FULD, J. E.: Restoration of hand function after traumatic injury. Ann. Surg. 195—216 (January 1934).

GABRIEL, E.: Der Daumenersatz aus dem Zeigefinger. Münch. med. Wschr. *II*, 1391—1393 (1936).

GALLIE, W. E.: Sehnenimplantation. Z. orthop. Chir. 15 (1922).

GARDENER, F. G.: Rupture of the Ext. poll. long. tendon reported by Dr. DYKES. Brit. med. J. 476 (1922).

GARLOCK, J.: Behandlung der Verletzungen der Beugesehnen der Hand. Ref. Z. orthop. Chir. 34 (1926).

— Der Heilungsprozeß von Sehnenwunden und Sehnenplastiken. Ref. Z. orthop. Chir. 38 (1927).

— Suppurative tenosynovitis; plan of treatment. J. Mt. Sinai Hosp. *X*, 540—542 (1942).

GARRE-BORCHARD: Lehrbuch der Chirurgie (1920).

GAUGELE: Zur PERTHESschen Sehnenverpflanzung bei Radialislähmung. Dtsch. med. Wschr. 1306 (1919), 574 (1920).

GHETTI, L.: Zum Studium der Fingerbrüche. Arch. Orthop. *50*, 557—645 (1934). Ref. Z. orthop. Chir., Bd. 68.

GHORMLEY, R. K., and D. M. CAMERON: Tendon transfer for paralysis of radial nerve. Proc. Staff. Meet. Majo-Clin. *15*, 537 (1940).

GHORMLEY, R. K., and J. R. MROZ: Fractures of wrist; review of 176 cases. Surg. etc. *55*, 377—381 (1932).

GEIMANOVIC, C.: Versuche offener Behandlung frischer Handverletzungen. Nov. Chir. Arch. *31*, 424—430 (1934). (Russisch.) Ref. Z. orthop. Chir., Bd. 72.

GEISSENDÖRFNER: Erfolgreiche Behandlung veralteter Kahnbeinbrüche der Hand durch Nagelung. Zbl. Chir. 8 (1941).

GERHARDT, C.: Die Hand des Kranken. Sgl. klin. Vortr. 231 (1897—1900).

GERRITZEN: Operationserfolge der DUPUYTRENschen Kontraktur. Zbl. Chir. 3 (1936).

GIANTURCO, G.: Contributo alla cura di alcune deformità cicatriziali della mano. Chir. Org. Movim. *13*, 158—167 (1928).

GIRDWOOD, W.: Immobilisation and its disastrous effects on hand function. S. Afr. Med. J. *18*, 350—352 (1944).

GILLIES, H.: Design of direct pedicle flaps. Brit. Med. J. *2*, 1008 (1932).

— Experiences with tubed pedicle flaps. Surg. etc. *60*, 291—303 (1935).

— Practical uses of tubed pedicle flaps. Amer. J. Surg. *43*, 201—215 (1939).

GLASS, E.: Chemisch bedingte nekrotisierende Panaritien. Zbl. Chir. 53 (1926).

— Das Krankheitsbild der Tintenstift-Gewebsnekrose. Derm. Wschr. *79*, Nr. 49 (1924).

GLUCK: Über Muskel- und Sehnenplastik. Arch. klin. Chir. *26*, 61 (1881).

— Autoplastik, Transplantation, Implantation. Berliner klin. Wschr., Nr. 19, 32 und 33 (1890).

Göbell-Freudenberg: Guter Operationserfolg bei Transplantation des Flex. subl. V bei Oppositionsaplasie des Daumens. Arch. Orthop. 35 (1935).

Gocht-Debrunner: Orthopädische Therapie. Berlin: F. C. W. Vogel, 1925.

Gocht, H.: Fingerschiene. Arch. orthop. Chir. 27 (1929).

Gohrbrandt: Die Nahtchirurgie. In Kirschner-Nordmann: Die Chirurgie. Berlin und Wien: Urban & Schwarzenberg, 1926.

Goldblatt, D.: Tendon injuries; their classification and early treatment. Amer. J. Surg. 44, 557—568 (1939).

Goldhahn, R.: Die tiefen Panaritien der Finger. Z. ärztl. Fortbild. 39, 295 (1942).

— Die tiefen Panaritien der Hand. Z. ärztl. Fortbild. 39, 319 (1942).

— Die oberflächlichen Panaritien. Z. ärztl. Fortbild. 39, 271 (1942).

Goldin, L.: Zur Frage der Behandlung subungualer Hämatome. Nov. Chir. Arch. 19, 437 (1929). (Russisch.) Ref. Z. orthop. Chir., Bd. 51.

Goldner, L. J.: Deformities of the Hand Incidental to Pathological Changes of the Extensor and Intrinsic Muscle Mechanisms. J. Bone Surg. 35/A, 115 (1953).

Gonzales, R.: Experimental Tendon. Repair within the Flexor Tunnels. J. Bone Surg. 35/A, 991 (1953).

Gordon, S.: Autograft of amputated thumb. Lancet 2, 823 (1944).

Gourdon, R., et H. Jeanne: A propos des fractures des doigts et de leur traitement. Bull. méd. 1, 321—326 (1931).

Graham, W. C.: Flexor tendon grafts to the finger and thumb. J. Bone Surg. 29, 553 (1947).

Gratz, C. M.: History of tendon suture. Med. J. Rec. 127, 156, 213 (1928).

Grebe: Regeneration von Strecksehnen ohne Sehnenscheiden. Zbl. Chir. 24 (1927).

Greeley, Capt. P. W.: Reconstruction of the thumb. Ann. Surg. 124, 60—70 (1946).

Green, W. T.: Transplantation of flexor carpi ulnaris for pronations-flexion deformity of wrist. Surg. etc. 75, 337 (1942).

Griebsch, W.: Über das Schicksal der Fingerkuppenverletzungen. Diss. Leipzig (1935).

Grinnell, R. S.: Acute suppurative tenosynovitis of the flexor tendon sheaths of the hand. Ann. Surg. 105, 97—119 (1937).

Griswold, R. A., and W. H. Woodson. Brachial plexus block anesthesia of upper extremity. Amer. J. Surg. 59, 439—443 (1943).

Gruber: Beobachtung eines Sehnenrisses des M. ext. poll. long. in drei Fällen. Virchows Arch. 102.

Gruet, E.: Spätfolgen der nicht genähten Fingersehnen nach Schnittverletzung. Ref. Z. orthop. Chir. 2 (1913).

Grünkorn, J.: Die Daumenopposition, ihre muskelphysiologische Erklärung und die Behandlung des Oppositionsausfalles. Z. orthop. Chir., Bd. 57 (1932).

Gundermann: Über Fingereiterungen und ihre Behandlung. Münch. med. Wschr. 656 (1919).

Günther, B.: Zum subkutanen, totalen Sehnenausriß. Münch. med. Wschr. 742 (1923).

Haas, S. L.: Plastic restoration for loss of all fingers of both hands. Amer. J. Surg. 36, 720—723 (1937).

Haberer, H.: Infizierte Verletzungen der Finger und der Hand. Mitt. Volksgesd.amt, H. 11 (1925).

Hacker, v.: Autoplastischer Ersatz der Streck- und Beugesehnen der Finger usw. Beitr. klin. Chir. 66 (1910).

Haegler: Sehnenverletzungen an Hand und Vorderarm. Beitr. klin. Chir. 16 (1896).

Haines, R. W.: Laws of muscle and tendon growth. J. Anat. 66, 578 (1932).

Haldemann, K. O., Soto-Hall: Injuries to muscles and tendons. J. Amer. Med. Ass. 104, 2319 (1933).

Handfield-Jones, R. M.: Surgery of the hand. Baltimore: Williams & Wilkins Co., 1940.

— Hand infections of tendons and tendon sheaths. Med. Press 211, 53—57 (1944).

Hansen, J.: Die primäre Wundbehandlung. Dtsch. Z. Chir., 227. Bd. (1930).

Hanusa, K.: Über endständigen Brand an Fingern bei Panaritium. Zbl. Chir. 48 (1921).

Harmer, T. W.: Certain aspects of hand surgery. N. England J. Med. 214, 613—617 (1936).

— Tendon suture. Boston Med. J. 176, 808 (1917).

— Tendon suture. Surg. Clin. N. Amer. 2, 973 (1922).

— Certain phases of surgery of the hand. Surg. Clin. N. Amer. 2, 973 (1922).

— Tendon and Nerve repair. Boston Med. J. 194, 739 (1926).

HARMER, T. W.: Traumatic lesion of nerves of wrist and hand. Amer. J. Surg. 47, 517—541 (1940).
— Injuries to the hand. Amer. J. Surg. 42, 638—658 (1938).
HART, D.: Surgery of the hand. Practice of surg. Dean Lewis, Vol. 5, Cap. 10. Hagerstown, Md.: W. F. Prior Co. Inc.
— Tendon suture and plastic repair. Nelson Loose Leaf Surgery, Vol. 3. New York: Nelson & Sons, 1927.
HART, V. L.: Simple and efficient finger splint. J. Bone Jt. Surg. 19, 245 (1937).
HASS, J.: Zur Frage der Tenodese und zur Technik der Sehnenverpflanzung bei Radialislähmung. Zbl. Chir. 46, 812 (1919).
— Sehnenverpflanzung bei irreparabler Radialislähmung. Wien. klin. Wschr. (1929).
HAUCK, G.: Operation bei Daumensehnenriß und Radiusfraktur. Arch. klin. Chir. 124, 81 (1923).
— Über die Ruptur der Ext.-poll.-long.-Sehne nach typischem Radiusbruch und ihre operative Behandlung. Arch. klin. Chir. 124 (1923).
— Über Sehnenverletzung, Sehnenregeneration und Sehnennaht. Arch. klin. Chir. 128 (1924).
— Ein Beitrag zur Anatomie der Finger- und Handgelenkssehnenscheiden. Arch. klin. Chir. 136 (1925).
HAVINGA, L.: Über die Fraktur von BENNET. Nederl. Tijdschr. Geneesk. II, 5068—5073. (Holländisch.) Ref. Z. orthop. Chir., Bd. 44.
HAYES, W. M.: Fractures of hand. South. Surg. 11, 105, 112 (1942).
HEDIN, R. F.: Infectious of hand. Minn. Med. 27, 459—465 (1944).
HEIM: Warum und wie müssen Kahnbeinfehlgelenke operiert werden? Chir. (1941).
HEIFEZ und ŠLEPOV: Die Hohlhandphlegmone als Berufskrankheit der Kohlenarbeiter. Nov. chir. Arch. 31 (1934).
HEINECKE, H.: Spontanrupturen der Sehnen des Ext. poll. longus nach typischen Radiusbrüchen und die sogenannte Trommlerlähmung. Dtsch. Z. Nervenheilk. 47, 48 (1913).
HEINEMANN-GRÜDER, C.: Kriegsschußverletzungen der Gliedmaßen. In KÄFER: Feldchirurgie. Dresden und Leipzig: Steinkopf.
HEISTER: Chirurgie.
HELLER: Über freie Transplantationen. Erg. Chir. 1 (1910).
HENRY: Ein mittlerer Zugang zu dem Raum der tiefen Hohlhand. Lancet I (1939).
HENRY, A. K.: Conservation of useful thumb after complete phalangeal necrosis. Lancet 1, 1123 (1940).
HENSON, C. W.: Tendon injuries. N. Y. State J. Med. 39, 1265 (1939).
HENSCHEN, K.: Die Herstellung von Gleitkanälen beim freien Sehnenersatz. Zbl. Chir. 396 (1920).
HENZE und MAYER: Experimentelle Untersuchungen über Sehnenverpflanzungen und seidene Sehnen mit besonderer Berücksichtigung der Verhinderung von Verwachsungen. Z. orthop. Chir. 36 (1916).
HERLEN, W.: Zur Behandlung des Panaritiums. Münch. med. Wschr. 69 (1922).
HERZ, M.: Ergebnisse bei Sehnentransplantationen. Chirurg 1, 555 (1928/29).
HESSE, F.: Experimentaluntersuchungen an Sehnentransplantationen nach eitrigen Heilungsvorgängen bei Sehnennähten innerhalb syn. Scheiden. Arch. klin. Chir. 169 (1932).
— Die Behandlung von Sehnenverletzungen innerhalb der Hohlhand und der Finger. Arch. klin. Chir. 170 (1932).
— Die Behandlung der Sehnenverletzungen. Erg. Chir. 26, 174 (1933).
— Einige Bemerkungen zur freien Sehnentransplantation bei Defekten nach eitriger Tendovaginitis. Žurnal sowremmenoj chirurgii, Bd. 2, Liefg. 5/6, 785—788 (1927). (Russisch.) Ref. Z. orthop. Chir., Bd. 43.
— Zur Behandlung der DUPUYTRENschen Kontraktur. Zbl. Chir. 1532—1533 (1931).
HIGHET, W. B., and F. K. SANDERS: Effects of stretching nerves after suture. Brit. J. Surg. 30, 355—369 (1943).
HILGENFELDT, O.: Operativer Daumenersatz. Stuttgart: Enke, 1950.
HILLER: Über den schnellenden Finger. Z. orthop. Chir. 20 (1908).
HINTZE, A.: Teilexision des Nagels bei Paronychie am Nagelgrund. Dtsch. med. Wschr. 17 (1921).
HIRSCH, M.: Konservative oder operative Therapie der Fraktur des Os naviculare carpi? Wien. med. Wschr. II, 803—804 (1935).
— Verletzung der Handwurzel. Erg. Chir. Orthop. 8 (1914).
HOCHENEGG: Lehrbuch der speziellen Chirurgie. Bd. 2, S. 1900—1909.
HOETS, J.: Early treatment of infections of the hand. Med. J. Austral. I, 652—653 (1928).

Hoffa, A.: Endresultate der Sehnenplastiken. Zbl. Chir. *34*, 727 (1907).
— Orthopädische Chirurgie. 6. Aufl. Stuttgart: Enke, 1920.
Hoffmann: Zur Ätiologie des schnellenden Fingers. Diss. Jena (1917).
Hoffmann, P.: Über eine Methode, den Erfolg einer Nervennaht zu beurteilen. Med. Klin. 359 (1915).
Hohmann, G.: Der heutige Stand der Sehnentransplantation. Wien. klin. Wschr. (1909).
— Die Indikation der Sehnenverpflanzung und ihre Anwendung bei Schußlähmungen peripherer Nerven. Münch. med. Wschr. 1349 (1918).
— Zur Sehnenverpflanzung bei Radialislähmung. Zbl. Chir. *46*, 147 (1019).
— Zur Behandlung der Spätschädigungen des N. ulnaris. Münch. Med. Wschr. 546 (1921).
— Hand und Arm. 1. Aufl. München: J. F. Bergmann, 1949.
— Operative Verbesserung der Gebrauchsfähigkeit der Stümpfe (Mittelhandgreiffinger). Z. Orthop. 37 (1917).
— Zur orthopädischen Behandlung der Dupuytrenschen Fingerkontraktur. Münch. med. Wschr. (1936).
— Dupuytrensche Kontraktur an beiden Händen und beiden Füßen. Z. Orthop. 73 (1941).
Honigmann, F.: Panaritium gangraenosum. Zbl. Chir., Nr. 18 (1929).
— Die traumatische Spätruptur der Sehne des langen Daumenstreckers. Med. Klin. 728 (1926).
Hooker, D. H., and C. R. Lam: Tendon injuries. Amer. J. Surg. *54*, 412 (1941).
Hopf, A.: Erfahrungen in der operativen Behandlung von Kahnbeinverletzungen. Jb. d. Wiederherstellungschir. u. Traumatologie, Vol. II. Basel-New York: Karger, 1954.
Horowitz, A.: Über die Behandlung der Sehnenscheidenphlegmone. Münch. med. Wschr. 73 (1926).
Hörhammer: Beitrag zur plastischen Operation des Daumenersatzes. Münch. med. Wschr. (1915).
Horwitz, A.: Zur Behandlung der Strecksehnenabrisse der Fingerendglieder. Zbl. Chir. 1463 (1930).
— Operative oder unblutige Behandlung der Strecksehnenabrisse am Fingerende. Dtsch. med. Wschr. 445 (1931).
Howard, L. D.: Problem of fractures of hand due to war wounds. Amer. Acad. Orthop. Surg. Lect. 196—201 (1944).
Howell, B. Wh.: Arthroplasty of fingers for malunion of fractures of phalanges. Proc. roy. Soc. med. *24*, 908—909 (1931). Ref. Z. orthop. Chir., Bd. 55.
Howitt, F.: Correction appliance for fingers and wrist. Lancet *II*, 1394—1395 (1934).
Hubbart, R. W.: Tendon suturing. Illinois Med. J. *63*, 534 (1933).
Huber, E.: Hilfsoperationen bei Medianuslähmung. Dtsch. Z. Chir. *162*, 271 (1921).
Huber, G. C.: Transplantation of peripheral nerve. Arch. Neurolog. Psychiat. *2*, 466—480 (1919).
— Repair of pheripheral nerve injuries. Surg. etc. *30*, 464 (1920).
Huber, H. S.: Application of general principles in tendon suture. Surg. Clin. Amer. *19*, 499 (1939).
Hudacsek, E.: Beiträge zur Kenntnis der Knochen- und Gelenkspanaritien und Sehnenscheidenphlegmonen. Bruns' Beitr. klin. Chir., Bd. 161 (1935).
Hueck, H.: Über Sehnenregeneration innerhalb synovialer Scheiden. Arch. klin. Chir. 127 (1923).
Huguier, P. C.: Phalangisation. Arch. Gen. med. (1874).
Hunt, A. H.: A method of splinting septic fingers. Lancet *II*, 370—371 (1936). Ref. Z. orthop. Chir., Bd. 80.

Imbert, L.: Expertise des blessés de la main et des doigts. Verh. 7. int. Kongr. Unfallheilk. Berufskr. *2*, 693—710 (1935).
Ingaramo, C.: Zur Behandlung der Sehnenscheidenphlegmone der Hand. Boll. Soc. Piemont. Chir. 2 (1932).
Introini, O. A.: Verfahren zur Herstellung der Flexorsehnen des Fingers. Ref. med. des. Rosario 25, 1191 bis 1200, und franz. Zusammenfassung 1200 (1935). (Spanisch.) Ref. Z. orthop. Chir., Bd. 78.
Irwin, C. E.: Problems in Surgical Rehabilitation of the Hand disabled by Poliomyelitis. Jb. d. Wiederherstellungschir. u. Traumatologie, Vol. I. Basel-New York: Karger, 1953.
Iselin, M., und G. Lafaury: Dégénérescence et réparation des tendons fléchisseurs sectionnés chez l'homme. Jb. d. Wiederherstellungschir. u. Traumatologie, Vol. II. Basel-New York: Karger, 1954.
Iselin, M.: Incisions modifiées pour la réparation des fléchisseurs au niveau des doigts. Presse méd. *1*, 124—126 (1929). Ref. Z. orthop. Chir., Bd. 46.
— Note sur la réparation des tendons fléchisseurs des doigts d'après 24 observations. Bull. Soc. nat. Chir. Paris *57*, 1227, 1231 (1931).
— Chirurgie de la main. I. Livre du praticien. Paris, 1945.

Iselin, M.: Phlegmons des espaces celluleux de la main. J. Chir. 39, 331—365 (1932).
— Chirurgie de la main. Paris: Masson & Co., 1933.
— Notes sur 19 cas de réparation des tendons fléchisseurs. Schweiz. Unfallmed. (1931).
— Réparation des tendons fléchisseurs sectionnés au niveau des doigts. J. Chir. 30, 530 (1927).
— Surgery of the hand. The Blackiston Co., 1940.
Iselin et H. Evrard: Etude anatomique des espaces celluleux de la main. Ann. d'Anat. path. 9, 37—62 (1932).
— Note sur les infections localisées aux espaces celluleux de la loge palmaire médiane. Bull. Soc. nat. Chir. Paris 57, 1620—1622 (1931).
Iselin et A. Tailhefer: Traitement des plaies tendineuses de la main et des doigts. Gaz. hôp. civ. milit. 100, 961—964 (1927).
Ivanov, A.: Die Entfernung des Nagelbettes mit Bildung von seitlichen Hautlappen bei eingewachsenem Nagel. Sovjet. Chir. 1, 158—160 (1932). (Russisch.) Ref. Z. orthop. Chir., Bd. 58.

Jahn: Aktiver Ersatz bei Oppositionslähmung des Daumens. Z. Orthop. 51 (1929).
Jahna, H.: Behandlung und Behandlungsergebnisse von 734 frischen einfachen Brüchen des Kahnbeinkörpers der Hand. Wien. Med. Wschr. 51/52, 1023.
Jahss: Der Drückerfinger bei kleinen Kindern. J. Amer. Med. Ass. 107 (1936).
— Fractures of the metacarpal: a new method of reduction and immobilization. J. Bone Jt. Surg. 20, 178—186 (1938).
— Fractures of the proximal phalanges. J. Bone Surg. 18, 726—731 (1936).
James, J. I. P.: Flexor Tendon Injuries of the Wrist and Hand. Jb. d. Wiederherstellungschir. u. Traumatologie, Vol. II. Basel-New York: Karger, 1954.
Jausly: Das harte traumatische Ödem des Handrückens. Zbl. Chir. 1699—1701 (1930).
Jelsma, F.: Finger splint that will not impair hand function. Amer. J. Surg. 50, 571—572 (1940).
Jensen und Bartels: Sehnensutur und Sehnentransplantat. Arch. klin. Chir. 106 (1915).
Jentzer, A.: Les lésions et les sutures tendineuses. Schweiz. Z. Unfallmed., Nr. 2 (1931).
Jerson, P. N.: Transformation of middle finger into a thumb. Minnesota Med. 8, 552 (1935).
Jerabek, V.: Fortschritte in der Behandlung eitriger Erkrankungen der Hand. Cas. lék. česk. 241—244 (1935), und franz. Zusammenfassung 244. (Tschechisch.) Ref. Z. orthop. Chir., Bd. 74.
Jirasek, A.: Eitrige Erkrankungen der Finger und Hand. (Tschechisch.) Prag: Melantrich, 1935. Ref. Z. orthop. Chir., Bd. 73.
Johnson, H. F.: Tendon and nerve injuries in fracture and dislocations. Nebraska Med. J. 23, 4—10 (1938).
Jones, R. A.: Method for closed traumatic defect of finger tip. Amer. J. Surg. 55, 326 (1942).
Jones, Rober and Lowett: Orthopedic surgery. Oxford, 1929.
Jones, R. W.: Ungeeignete Stellung und die Nichtvereinigung von Frakturen. Brit. Med. J., Nr. 3829, 936—963 (1943). Ref. Z. orthop. Chir., Bd. 68.
Josefsson, H.: Amputation neuroma on nerves of finger. Acta chir. Scand. 81 460—476 (1939).
Joyce, H. L.: A new operation for the substitution of a thumb. Brit. J. Surg. (Jan. 1918).
— The results of a new operation for the substitution of the thumb. J. Surg., Vol. XVI, Nr. 63 (1929).
Just, E.: Über die funktionelle Prognose der Sehnennaht. Arch. klin. Chir. 124 (1923).

Kaefer, N.: Zur Behandlung der Zerreißung des Strecksehnenapparates der Fingerendglieder. Zbl. Chir. 389 (1929).
Kaiser, F.: Über endständigen Brand am Finger bei Panaritium. Zbl. Chir. 47 (1920).
Kallius, H.: Knopflochartiger Strecksehnenabriß am Nagelendglied. Zbl. Chir. 2432 (1930).
Kanavel, A.: The dynamics of the functions of the hand with considerations as to methods of obtaining the position of function by splints. Med. J. Australia 2, 598—602 (1927).
— Infections of the hand. Philadelphia: Lea and Febiger Co., 1935.
Kanavel, A.: Infektionen der Hand (Lehrbuch). Philadelphia und New York (1925).
Kanavel, Summer, Koch and Mason: Dupuytren's Contraction with a description of the palmar fascia, a review of the literature and a report of twenty-nine surgically treated cases. Surg. etc. 48, 145—190 (1929). Ref. Z. orthop. Chir., Bd. 46.
Kantala, K.: Zur Behandlung des subkutanen Sehnenabrisses der Fingerendglieder. Duodecim (Helsinki) 52, 29—45 (1935). (Finnisch.) Ref. Z. orthop. Chir., Bd. 77.

KAPLAN, E. B.: Pathology and Correction of finger deformities due to injuries and contractions of extensor digitorum tendon. Surg. *6*, 35 (1939).
— Surgical anatomy of the flexor tendons of the wrist. J. Bone J. Surg. *27*, 368—372 (1945).
KATSURAGI, R.: Über die sogenannte traumatische Malacie des Handkahnbeines. Okayama-Igakkai-Zasshi *47*, 3049—3071 (1935). (Japanisch.) Ref. Z. orthop. Chir., Bd. 76.
KAUFMANN, K.: Handbuch der Unfallmedizin. Stuttgart: Enke, 1932.
— Die Technik der Sehnennaht der Hand und der Finger. Schweiz. med. Wschr. 201 (1926).
KAZDA, F.: Die Verletzungen der Hand mit Durchtrennung der äußeren Decken. Mitt. Volksgesd.amt, H. 5 (1925).
KELIKIAN, H., and E. W. BINTCLIFFE: Functional restauration of the thumb. Surg. etc. *83*, 807—814 (1946).
KELLY, E. G.: Treatment of hand infections. Memphis Med. J. *15*, 143—144 (1940).
KENNON, R.: The problem of the septic hand. Brit. Med. J., Nr. 3860, 1189—1192 (1934).
KEPPLER, W.: Zur Klinik der Sehnenscheidenphlegmone unter besonderer Berücksichtigung der Stauungsbehandlung. Vierde internat. Kongr. Amsterdam, Sept. 1925.
KEY, J. A.: Fixation of tendons, ligaments and bone by BUNNELL's pull-out wire suture. Ann. Surg. *123*, 656 (1946).
KEY and CONWELL: The management of fractures, dislocations and sprains (1934).
KIAER, S.: Behandlung der akuten Paronychie. Uskr. Laeger *I*, 425—427 (1930). (Dänisch.) Ref. Z. orthop. Chir., Bd. 53.
— Neuere anatomische Beobachtungen und ihre Bedeutung für die Chirurgie der Hand. Uskr. Laeger *II*, 755—764 (1930). (Dänisch.) Ref. Z. orthop. Chir., Bd. 52.
— The invalidism after cutting of the tendons of the hand. Acta ortop. scand., Vol. 2, Fasc. 3 (1931).
KIRCHMAYR: Zur Kasuistik der subkutanen Sehnenrupturen. Wien. klin. Wschr. 1038 (1900).
— Die Technik der Sehnennaht. Zbl. Chir. *44*, 906 (1917).
KIRK, N. T.: Amputations. Practice of Surg. Dean Lewis, Vol. 3, Chap. 10. Hagerstown, Md.: W. F. Prior, Co., Inc.
KIRSCHNER, M.: Über freie Sehnen- und Faszientransplantation. Beitr. klin. Chir. *65*, 472 (1909).
— Freie Sehnen- und freie Faszientransplantationen. Zbl. Chir. 36, Beil. Nr. 6 (1909).
— Der gegenwärtige Stand und die nächsten Aussichten der autoplastischen freien Faszienübertragungen. Bruns' Beitr. *I*, 86 (1913).
KLAPP: Plastische Operationen an Fingern und Hand. Dtsch. Z. Chir. 118 (1912).
KLAPP, R., und H. BECK: Das Panaritium. Leipzig: Hirzel, 1923.
KLASSEN: Über das chronische traumatische Handrückenödem. Mschr. Unfallheilk. 36, H. 7 (1929).
KLEINSCHMIDT, O.: Experimentelle Untersuchungen über den histologischen Umbau der frei transplantierten Faszie und Beweis für die Lebensfähigkeit derselben unter Heranziehung der vitalen Färbung. Arch. klin. Chir. *104*, 933 (1912).
— Versuch zur Klärung der Spätruptur der Ext.-poll.-long.-Sehne nach Radiusfraktur. Zbl. Chir. 941 (1928).
— Operative Chirurgie. Berlin und Heidelberg: Springer, 1948.
— Zum Ersatz des Daumens durch die zweite Zehe. Arch. klin. Chir. *164*, 809 (1931).
KOCH, S. L.: Tendon and nerve injuries. N. Y. State J. Med. *42*, 1819 (1942).
— Nerve and tendon injuries. Bull. Amer. Coll. Surg. *28*, 125 (1943).
— Injuries of nerves and tendons of hand. J. Oklahoma Med. Ass. *26*, 323—327 (1933).
— Some surgical principles in repair of divided nerves and tendons. Quart. Bull. Northw. Univ. Med. School *14*, 1—8 (1940).
— Treatment of the hand — with particular refererence to immediate treatment. Nebraska Med. J. *21*, 281—288 (1936).
— Injuries of the Parietes and Extremities. The Care of Wounds under Emergency Conditions. Surg. Gyn. Obstetr. *76*, 1 u. 189 (1943).
KOCH, S. L.: Prevention and treatment of infections of the hand. J. Amer. Med. Ass. *116*, 1365—1367 (1941).
KOCH, S. L., and M. L. MASON: Division of nerves and tendons of hand, with discussion on surgical treatment and its results. Surg. 56, 1—39 (1933).
KOCH-SUMNER, L.: The diagnosis and treatment of acute infections of the hand. J. Indiana State Med. Ass. *21*, 137—145 (1928).

Koch-Sumner, L.: Four splints of value in the treatment of disabilities of the hand. Surg. etc. 48, 416—418 (1929). Ref. Z. orthop. Chir., Bd. 46.
— Aquired contractures of the hand. Amer. J. Surg. N. s. 9, 413—423 (1930).
— Contractures of the hand. Surg. etc. 52, 367—370 (1931).
— Acute rapidly spreading infections following trivial injuries of the hand. Surg. Gyn. Obstetr. 59, 277—308 (1934).
— Disabilities of hand resulting from loss of joint function. J. Amer. Med. Ass. 104, 30—35 (1935).
Kochs: Opponensplastik. Chirurg 2 (1932).
König-Magnus: Handbuch der gesamten Unfallheilkunde. Stuttgart: Enke, 1934.
König, P.: Zur orthopädisch-chirurgischen Behandlung der endgültigen Muskelausfälle bei der Radialislähmung. Z. orthop. Chir. 77, 289 (1947).
Kopits, I.: Zur pathologischen Mechanik der Hand auf Grund eigener gelenksperimetrischer Messungen. Z. orthop. Chir. 62, Beil. H. 51—54 (1935).
Koster, K. H.: Plastic operation for loss of thumb. Acta orthop. Scand. 9, 115—131 (1938).
Kraft, R.: Daumenplastik bei vollständigem Fingerverlust. Dtsch. Z. Chir. 226, H. 4/5 (1930).
Krall, A.: Extension am Fingernagel bei Panaritium ossale. Dtsch. med. Wschr., Nr. 11 (1930).
Krecke, A.: Über die Behandlung der Fingerkuppenverletzungen. Münch. med. Wschr., Nr. 13, S. 571 (1928).
Krida, A.: Tendon transplantation for irreparable musculospinal injury. Amer. J. Surg. 9, 331 (1930).
Krogh, Ch. A.: Eine Modifikation der Extensionsbehandlung bei Frakturen in den Fingern und der Mittelhand. Uskr. Laeger 1239—1240 (1933). (Dänisch.) Ref. Z. orthop. Chir., Bd. 66.
Krömer, K.: Ein neuer Quengel- und Übungsapparat zur Behandlung von Bewegungseinschränkungen der Finger und des Handgelenkes. Chirurg 6, H. 22 (1934).
— Kriegschirurgische Erfahrungen bei Extremitätenverletzungen. Wien. klin. Wschr. 56, Nr. 41/42 (1934).
— Die verletzte Hand. Wien: Maudrich, 1945.
— Die sekundäre Einscheidung bei schwierigen Sehnennähten. Z. Orthop. 80, 408 (1951).
— Zur Behandlung des Fingerstrecksehnenausrisses. Mschr. Unfallhk. 56, 214 (1953).
Krukenberg: Über Ersatz des Musc. opponens pollicis. Z. Orthop. 42 (1922).
— Verstellung der Finger usw. Jb. Hamburger Staatskrankenanst., Jg. 2.
Kukovka: Fingerknochendefekt. Röntgenpraxis 5, 702 (1933).
Kümmel, Sen.: Das Endresultat des artefiziellen Ersatzes von Sehnen. Zbl. Chir. 647 (1893).
— Durchtrennte Sehnen. Zbl. Chir. 1008 (1896).
Kurtzahn: Über das Panaritium. Med. Klinik, Nr. 23 (1934).
Kuslik, M.: Fingerüberpflanzung nach Nicoladoni. Vestn. Chir., H. 97/99, 90—94 (1943). (Russisch.) Ref. Z. orthop. Chir., Bd. 70.
Kuth, J. R.: Isolated dislocation of carpal navicular, case report. J. Bone Jt. Surg. 21, 479—483 (1939).
Kutler, Wm.: New method for finger tip amputation. J. Amer. Med. Ass. 133, 29—30 (1947).
Küttner: Subkutane Sehnenscheidenhämatome. Beitr. klin. Chir. 44.
Küttner-Hertel: Lehre von den Ganglien. Erg. Chir. 18 (1928).

Labunskaja, O.: Über den operativen Ersatz der Finger durch Zehen. Sovjet. Chir. 6, 503—505 (1934). (Russisch.) Ref. Z. orthop. Chir., Bd. 72.
Lagardere, J.: Etiologie, étude anatomo-clinique et thérapeutique des infections aigues suppurées des synoviales digitales des fléchisseurs (1935).
Lahy: Tendon suture which permits immediate motion. Boston Med. J. 188, 851 (1923).
Lambotte, A.: Contribution à la chirurgie conservatrice de la main dans les traumatismes. Arch. Franco-belges, Chir. 31, 759—764 (1928).
Lameris, H. J.: Panaritium und Phlegmone. Ned. Tijdschr. Geneesk. II, 5562—5570 (1928). (Holländisch.) Ref. Z. orthop. Chir., Bd. 45.
Lance, M.: Importance of functionating positions; repair of extremities. Gaz. Hôp. 113, 113—122 (1940).
Landivar, A. F.: Phalangization of first metacarpal bone. Bol. Soc. cir. Buenos Aires 23, 637—645 (1939).
Lange, F.: Über periostale Sehnenverpflanzungen. Verh. Ges. Dtsch. Nat.-Forscher (1899).
— Über periostale Sehnenverpflanzungen bei Lähmungen. Münch. med. Wschr., Nr. 15 (1900).

LANGE, F.: Über Bildung von Sehnen aus Seide bei der periostalen Verpflanzung. Verh. Ges. Dtsch. Nat.-Forscher (1901).
— Weitere Erfahrungen über seidene Sehnen. Münch. med. Wschr., Nr. 1 (1902).
— Operationen an den Weichteilen, Muskeln und Sehnen im Handbuch der orthopädischen Chirurgie, Bd. 1, S. 265. Jena, 1905.
— Eine Verbesserung der künstlichen Sehnen. Z. orthop. Chir. *17*, 266 (1906).
— Die Sehnenverpflanzungen. Erg. Chir. *2*, 1 (1911).
— Die Verhütung von starren Verwachsungen bei der Sehnenverpflanzung durch Zwischenlagerung von Papier. Z. orthop. Chir. *41*, 4 (1921).
— Seidene Sehnen und seidene Gelenkbänder. Münch. med. Wschr. (1928).
— Sehnenverpflanzungen bei Lähmungen. Verh. Dtsch. Orthop. Ges. *24*, 97 (1929).
— Der Werdegang der Sehnenverpflanzung. Wien. med. Wschr. 927 (1929).
— Die Anpassung der bei einer Sehnenverpflanzung verschobenen Muskeln an ihre weitere Aufgabe. Münch. med. Wschr. 1133 (1933).
— Lehrbuch der Orthopädie. 3. Aufl. Jena: Fischer, 1928.
LANGE, M.: Die Bedeutung der Spannung für die Muskelatrophie und Muskelregeneration. Z. orthop. Chir. 51 (1921).
— Untersuchungen über die Festigkeit der Stoffe, die bei der Auto- und Alloplastik verwendet werden. Z. orthop. Chir. *47*, 346 (1926).
— Die Naht und das Nahtmaterial in der Orthopädie. Z. orthop. Chir. *51*, Beil.-Heft (1929).
— Sehnenverpflanzungen. Münch. med. Wschr. 1260 (1932).
— Unfallorthopädie. Stuttgart: Enke, 1949.
— Orthopädisch-chirurgische Operationslehre. München: J. F. Bergmann, 1951.
— El tratamiento de las lesiones irreparables de los nervios perifericos. Cir. apar. locom *9*, 3 (1952).
— Behandlung von Finger- und Handversteifungen ohne und mit Muskellähmung. Münch. med. Wschr. *24*, S. 894 (1934).
— Die Behandlung der irreparablen peripheren Nervenverletzungen. Jb. d. Wiederherstellungschir. u. Traumatologie, Vol. I. Basel-New York: Karger, 1953.
— Kritische Stellungnahme zur Behandlung der Beugesehnenverletzungen der Finger. Jb. d. Wiederherstellungschir. u. Traumatologie, Vol. II. Basel-New York: Karger, 1954.
LANGER, K.: Über die Spaltbarkeit der Cutis. Wien, 1861.
LANGER-TOLDT-HOCHSTETTER: Lehrbuch der Anatomie. Berlin-Wien: Urban & Schwarzenberg.
LANZ-WACHSMUTH: Praktische Anatomie. Berlin: Springer, 1935.
LATKOWSKI, M.: Die Sehnennaht. Ref. Z. orthop. Chir. 43 (1928).
LAUBER-ZAIS: Zur Wiederherstellung der Greiffähigkeit der Hand. Z. Orthop. 78 (1948).
LAUENSTEIN: Der Fingernagel und seine Bedeutung für die Amputation der letzten Phalanx. Wschr. Unfallheilk. 8 (1901).
LAURIE, R. D.: Operative treatment of fractures of forearm and hand. J. Med. Ass. S. Africa *1*, 585—587 (1927).
LEDDERHOSE: Ätiologie der karpalen Ganglien. Dtsch. Z. Chir. 37 (1893).
LEHMANN, W.: Nervennaht, Anfrischung, Blutstillung, Naht, Umscheidung. Die Chirurgie. Berlin-Wien: Urban & Schwarzenberg, 1930.
LEINER, W.: Die Behandlung schlecht heilender Fingerwunden mit Klebrobinde. Münch. med. Wschr. *I*, 303, 302 (1935).
LEJARS: Dringliche Operationen. Übersetzt von STIEDE (1914).
LEMORMANT, Ch., et M. ISELIN: Les opérations réparatrices après les traumatismes de la main et des doigts. Verh. 7. int. Kongr. Unfallheilk. Berufskr. *2*, 601—641 (1935).
LERICHE, R., et R. FONTAINE: Les séquelles trophiques et douloureuses des traumatismes de la main et des doigts. Verh. 7. int. Kongr. Unfallheilk. Berufskr. *2*, 645—688 (1935).
LESER, A.: Eine Schiene zur unblutigen Extension und Ruhigstellung von Finger- und Mittelhandbrüchen. Zbl. Chir. 795—797 (1936).
LESTER, Ch. W.: A coaptation splint for immobilization of the thumb in abduction. J. Amer. Med. Ass. *91*, 96—97 (1928).
LEVY, W.: Über die Sehnenluxation der Fingerstrecker. Zbl. Chir. 482 (1921).
LEWIN, P.: A simple splint for baseball finger. J. Amer. Med. Ass. *85*, 1059 (1925).

Lexer, E.: Die Behandlung der pyogenen Infektion und ihre Folgen. Arch. klin. Chir. 180/193 (1934).
— Die Verwertung der freien Sehnentransplantation. Verh. dtsch. Ges. Chir. *II*, 76 (1912).
— Die freien Transplantationen. Neue dtsch. Chir., Bd. 26. Stuttgart: Enke, 1924.
— Über Ulnarisersatzoperation. In: Handbuch der ärztlichen Erfahrungen im Weltkriege. Bd. II, S. 681.
— Wiederherstellungschirurgie. II. Aufl. Leipzig: Barth, 1931.
— Ersatz der Fingerbeugesehnen. Dtsch. Z. Chir. 234.
Liebegott, G.: Über die Behandlungsergebnisse beim Panaritium ossale und articulare. Bruns' Beitr. *159*, 484—493 (1934).
Lier, H.: Die funktionelle Prognose der offenen und subkutanen Sehnenverletzungen der Finger und der Hand. Arch. orthop. Chir. 19 (1921).
Liesegang, H.: Nagelveränderungen nach Traumen mit besonderer Berücksichtigung des traumatischen Doppelnagels. Diss. Bonn (1933).
Lindemann, K.: Über die gekreuzte Muskelplastik bei Radialislähmung. Z. orthop. Chir. *76*, 79 (1947).
Lindner, W.: Subkutane Zerreißung der Sehne des Ext. poll. long. Münch. med. Wschr. 753 (1890).
Linnartz: Zur Technik der Naht eingescheideter Sehnen. Zbl. Chir. 338 (1921).
Littler, J. W.: Free tendon grafts in secondary flexor tendon repair. Amer. J. Surg. *74*, 315 (1947).
— Metacarpal reconstruction. J. Bone J. Surg. 29, 723—737 (1947).
— Median and Ulnar Nerve Injuries. Jb. d. Wiederherstellungschir. u. Traumatologie, Vol. I. Basel-New York: Karger, 1953.
Livsitz, M.: Basisfraktur des 1. Metakarpalknochens (Bennetsche Fraktur). Vestn. Chir., H. 58/60, 276 bis 281 (1930.) (Russisch.) Ref. Z. orthop. Chir., Bd. 53.
Löhr, R.: Das Frühröntgenbild beim Panaritium ossale. Dtsch. Z. Chir. *243*, 366—370 (1934).
Lossen: Grundrisse der Frakturen und Luxationen (1897).
Lotheisen: Zur Technik der Nerven- und Sehnennaht. Arch. klin. Chir. 64 (1901).
Lotsch, F.: Die allgemeine Lehre von den Verletzungen und den Wunden. Die Chirurgie. Berlin-Wien: Urban & Schwarzenberg, 1930.
Luksch: Plastische Operationen an der Hand. Münch. med. Wschr. (1916).
Lyford, J.: III. Two small wire splints for treatment by traction of fractures and deformities of fingers and metacarpal bones. J. Bone Jt. Surg. *24*, 202—203 (1942).
Lyle, H. H. M.: Formation of thumb from first metacarpus. Ann. Surg. *76*, 121 (1922).

MacAusland, W. R.: Perilunar dislocation of the carpal bones and dislocation of the lunate bone. Surg. etc. *79*, 256—266 (1944).
MacAusland, W. R., and A. R. MacAusland: Mobilization of ancylosed joints by arthroplasty. Pp. 64 and 171. Philadelphia: Lea u. Febiger, 1929.
MacConaill, M. A.: Mechanical anatomy of carpus and its bearing on some surgical problems. J. Anat. *75*, 166—175 (1941).
Mackuth, E.: Ein Beitrag zur Funktionswiederherstellung bei Phlegmonen der Hand. Arch. klin. Chir. *185*, 370—372 (1936).
Magliulo, A.: Sulle fratture della base del primo metacarpo con speciale riguardo al loro meccanismo di produzione. Giorn. med. milit. *76*, 89—91 (1928).
Magnus, G.: Über Wundbehandlung. Münch. med. Wschr. *II*, 1172—1174 (1934).
Magnuson, P.: Fractures of metacarpals and phalanges. J. Amer. Med. Ass. *91*, 1339—1340 (1928).
Maguire, D. L.: Infections of the hand. South Surgeon 9, 11—20 (1940).
Majanz, I.: Neue Methode der Hodensackhautplastik zur Deckung des skalpierten Fingers. Nov. Chir. Arch. *32*, 180—185 (1934). (Russisch). Ref. Z. orthop. Chir., Bd. 77.
Malewitsch: Die verschiedenen Formen der Sehnennaht. Diss. Basel (1908).
Malgaigne: Knochenbrüche und Verrenkungen. Deutsch von Burger. Stuttgart, 1856.
Maloney, H. P.: Porcelain fauced handle injuries. J. Amer. Med. Ass. *103*, 1618—1619 (1934).
Mandl, F.: Typische Fingerverletzung beim Handballspiel. Wien. med. Wschr. 965 (1927).
Manninger, W.: Über die Wundinfektion. Orv. Hétil. 107—113 (1933). (Ungarisch.) Ref. Z. orthop. Chir., Bd. 62.
Manzke, J. G.: Über den Erfolg von Sehnennähten. Diss. Greifswald (1923).
Marble, H. C.: Purposeful splinting following injuries to hand. J. Amer. Med. Ass. *116*, 1375 (1941).
— Management of hand injuries. Jour. Indust. Hyg. and Toxic. *26*, 189—192 (1944).

MARCHAND: Prozesse der Wundheilung. Dtsch. Z. Chir. (1901).
MARCUS: Sehnenplastik im Bereich des Handrückens. Zbl. Chir. 99 (1930).
MARIQUE, P.: A propos des fractures de la base du premier métacarpien. Arch. franco-belges Chir. 31, 232—235 (1928).
MARQUARDT, W.: Aussprache über Ersatzoperationen bei Ulnarislähmungen. Verh. dtsch. orthop. Ges. 36, 174 (1947).
MASINI, P.: A propos de 5 cas de „fracture de BENNET". Bull. Soc. nat. Chir. Paris 57, 904—915 (1931).
MASLAND, H. C.: Adjustable hand and foot extension appliances. Americ. J. Surg. 5, 55 (1928).
MASON, A.: Infection of the hand. New Zealand Med. J. 38, 304—315 (1939).
MASON, M. L.: Rupture of tendons of the hand. Surg. etc. 50, 611—624 (1928).
— Rupture of tendons of the hand, with study of extensor tendon insertions in fingers. Surg. etc. 50, 611—624 (1930).
— Immediate and delayed tendon repair. Surg. etc. 62, 449 (1936).
— Primary and secondary tendon suture descension of significance of technique in tendon surgery. Surg. etc. 70, 392 (1940).
MASON, M. L., and H. S. ALLEN: The Rate of Healing of Tendons. Ann. Surg. 113, 424 (1941).
— Indelible Pencil Injuries of the Hands. Ann. Surg. 113, 131 (1941).
MATTI: Behandlung der Navikularfraktur. Zbl. Chir. 41 (1937).
MAU: Strecksehnendefekt am Handrücken. Freie Sehnenüberpflanzung. Zbl. Chir. 2876 (1928).
MAUCLAIRE, M.: Pfropfung von Sehnen und Muskeln. (Französisch.) Ref. Z. orthop. Chir. 10 (1920).
MAYDL: Subkutane Muskel- und Sehnenzerreißungen. Dtsch. Z. Chir. 17, 18.
MAYER, L.: The physiological method of tendon transplantation. Surg. etc. 33, 528 (1921).
— Repair of severed tendons. Amer. J. Surg. 42, 714 (1938).
— Operative reconstruction of paralysed upper extremity. J. Bone Surg. 21, 377 (1939).
— The evolution of modern tendon surgery. Ann. Roy. Coll. Surg. 2, 69 (1952).
— The physiological method of tendon transplantation. Surg. etc. 22, 298—472 (1916).
MAYER, L., and N. RANSOHOFF: Reconstruction of the digital tendon sheath. J. Bone Surg. 18, 607—616 (1936).
— Contribution of the physiological method of repair of damaged finger tendons. Amer. J. Surg. N. s. 31, 56 (1936).
MAZZINI, O.: Luxation zwischen Multangulum majus und Metacarpus. Semana med. 1, 220—223 (1929). (Spanisch.) Ref. Z. orthop. Chir., Bd. 46.
MCBRIDE, E. D.: Dislocation of semilunar bone; neurospastic fixation of hand; deformity characteristic of injury. Arch. Surg. 14, 584—599 (1927).
MCKEE, G. K.: Metal anastomosis tubes in tendon suture. Lancet 1, 659 (1945).
MCKEEVER, F. M.: Upper-extremity amputations and prothesis. J. Bone Jt. Surg. 26, 660—671 (1944).
MCKIM, L. H.: Infections of the hand. Canad. Med. Ass. J. 18, 17—22 (1928).
— Conservatism in the treatment of infective bone lesions of the fingers. Canad. Med. Ass. J. 18, 642—644 (1930).
MCMASTER, Ph., and St. S. MUDACK: The participation of skin lymphatis in repair of the lesions due to incisions and burns. J. Exper. Med. 60, 479—501 (1934).
MCMASTER, P. E.: Tendon muscle ruptures; clinical and experimental studies on causes and location of subcutaneous ruptures. J. Bone Jt. Surg. 15, 705—722 (1933).
MCMURRAY, T. P.: Use and abuse of splints and other instruments in treatment of nerve lesions. Brit. J. Phys. Med. 5, 20—25 (1942).
MCNEALY, R. W., and M. LICHTENSTEIN: Fractures of the metacarpals and the phalanges. Surg. etc. 55, 758—761 (1932).
— BENNET's fracture and other fractures of the metacarpal. Surg. etc. 56, 197—201 (1933).
— Fractures of the metacarpals and phalanges. West. J. Surg. etc. 43, 156—161 (1935).
— Fractures of bones of hand. Amer. J. Surg. 50, 563—570 (1940).
MELTZER, H.: Behandlung frischer Finger- und Handverletzungen. Münch. med. Wschr., Nr. 12 (März 1930).
— Wire extension treatment of fractures of fingers and metacarpal bones. Surg. etc. 55, 87—89 (1932).
— Die Behandlung von Finger- und Mittelhandbrüchen. Chirurg 4, H. 2 (1932).
MELTZER, H.: Dauerergebnisse nach Fingerkuppenplastik. Chirurg 8, H. 10 (1936).

Memmi, R.: La frattura delle ossa del carpo. Patogenesi e contributo clinico. Ortop. Traumat. Appar. mot. 7, 75—143 (1935).

Mensch: Spätruptur der Sehne des Ext. poll. long. Münch. med. Wschr. 830 (1925).

— Untersuchungen über Sehnenersatz. (Methode Nageotte). Chir. Kongr. (1928).

Mermingas, K.: Behandlung der akuten diffusen Phlegmone des Unterarmes und der Hand Bull. Soc. grequ. Chir. 2, 5 (1929). (Griechisch.) Ref. Z. orthop. Chir., Bd. 47.

Meyer, W.: Knochenregeneration bei Panaritium ossale und articulare. Dtsch. Z. Chir. 232, H. 1—7 (1931).

Miller, H.: Repair of the severed tendon of hand and wrist. Statical analysis of 300 cases. Surg. etc. 75, 693 (1942).

Mitchiner, P. H.: Wounds of peripheral nerves and blood vessels. Brit. J. Med. 2, 124—125 (1939).

Moberg, E., und B. Stehner: Acta chir. Scand. 106, 166 (1953).

Moberg, E.: On the technique and possibilities of reconstructive hand surgery. Acta Orth. Scand., Vol. XIX, Fasc. 1.

— Experiences with Bunnell's pull-out Wire Suture. Brit. J. Plastic Surg., Vol. III, Nr. 4 (Jan. 1951).

— Framsteg inom handkirurgien och varden av hänernas olycksfallskador. Särtryck ur Svenska Läkartidningen 46, Nr. 48, 2593 (1949).

— Akute Handchirurgie. Lund, 1953.

— Behandlung frischer und veralteter Beugesehnenverletzungen in der Hand. Jb. d. Wiederherstellungschir. u. Traumatologie, Vol. II. Basel-New York: Karger, 1954.

Mock, H. E., and J. D. Ellis: The treatment of fractures of the fingers and metacarpals with a description of the autor's finger caliper. Surg etc. 45, Nr. 4, S. 551—556.

Model, R.: Geglückte Naht einer abgehackten Fingerspitze unter Unguentolanverband. Münch. med. Wschr. II, 1355 (1936).

Morkel, D.: Über die konservative Behandlung der Handverletzungen. Diss. Erlangen (1889).

Moser, E.: Zur Sehnennaht. Zbl. Chir. 1606 (1927).

— Eine neue Sehnennaht. Zbl. Chir. 46, 294 (1919).

— Einiges über Dupuytrensche Fingerkontraktur. Zbl. Chir. 3 (1936).

Moses, W. R.: The diagnosis of acute flexor tendon tenosynovitis. Surg. etc. 82, 101—102 (1946).

Moszkowicz, L.: Kleine Chirurgie. Wien: Maudrich, 1937.

Motnenko, A.: Die Abhängigkeit der Fingereiterungen vom Beruf. Verh. d. 21. russ. Chir. Kongr., Leningrad (1930).

Mouchet, A., et P. Desfosses: Fracture partielle en coin de la première phalange du pouce gauche. J. Radiol. 12, 331—333 (1928). Ref. Z. orthop. Chir., Bd. 43.

Mouchet, A.: Behandlung der Phlegmone der karpalen Sehnenscheiden. Rev. d'Orthop. etc. 18 (1931).

Moure: Autoplastic de la paume de la main et de la face palmaire des doigts par greffe italienne. Bull. Soc. nat. Chir. Paris 54, 1084—1085 (1928).

Mueller, R. F.: Management of compound injuries of hand. Minn. Med. 27, 110—114 (1944).

Müller, C.: Interosseuslähmung usw. Münch. med. Wschr. (1915).

Müller, O.: Klinische Beobachtungen an Sehnennähten. Bruns' Beitr. 128, 754 (1923).

Müller, R. F.: Bemerkungen zum plastischen Ersatz verlorener Fingerkuppen. Vierde internat. Congr. Amsterdam (Sept. 1925).

Müller, W.: Die Chirurgie der Muskeln, Sehnen und Faszien. In Kirschner-Nordmann: Die Chirurgie. 2. Aufl. Bd. 2. Berlin-München: Urban & Schwarzenberg, 1940—1949.

— Die angeborenen Fehlbildungen der menschlichen Hand. Leipzig: Thieme, 1937.

— Beitrag zur Kenntnis des dreigliedrigen Daumens. Arch. klin. Chir. 185 (1936).

— Anatomische Studien zur Frage des Daumenersatzes. Beitr. klin. Chir. 120, 595—598 (1920).

Murless, B. C.: Fracture dislocation of base of fifth metacarpal bone. Brit. J. Surg. 31, 402, 404 (1944).

Murray, A. R.: Reconstructive surgery of the hand. Brit. J. Surg. 34, 131—140 (1946).

Murray, G.: End-results of bone grafting for non-union of the carpal navicular. J. Bone Jt. Surg. 28, 749—756 (1946).

— Bone graft for non-union of the carpal scaphoid. Surg. etc. 60, 540—541 (1935).

Muskat: Gewinnung eines Daumenersatzes ohne Operation. Arch. orthop. usw. 16 (1919).

Mutel et Durand: Beitrag zur Entstehung der ischämischen Kontraktur. Rev. ortop. 21, 510—517 (1934).

Nachlas, I. W.: A Splint for the correction of extensior contractures of the metacarpophalangeal joints. J. Bone Jt. Surg. 27, 507—512 (1945).
Neuhof, H.: Transplantation of toe for missing finger; end result. Ann Surg. 112, 291—293 (1940).
Ney, K. W.: Treatment of nerve injuries. Mil. Surgeon 49, 277 (1921).
Nicoladoni: Über Sehnennaht. Wien. Med. Wschr. 1414 (1880).
— Daumenplastik und organischer Ersatz der Fingerspitze. Arch. klin. Chir. 65, 606 (1900).
Niedermeyer, A.: Primärer Wundverschluß und Sehnennaht bei unreinen Wunden. Ref. Z. orthop. Chir. 30 (1925).
Nikolaysen: Transplantation des M. abductor digiti V bei mangelhafter Opposition des Daumens. Ref. Zbl. Chir. 13 (1922).
— Über die Behandlung der Opponenslähmung des Daumens. Acta orthop. scand. (København). (Dänisch.) 1 (1930).
Nilsonne, H.: Weiterer Beitrag zur Behandlung der Opponenslähmung durch Karpometakarpalarthrodese. Acta orthop. scand. (København). (Dänisch.) 6 (1935).
— Über die Behandlung der Opponenslähmung des Daumens. Acta orthop. scand. (København). (Dänisch.) 1, 66—72 (1930). Ref. Z. orthop. Chir., Bd. 51.
Nissen-Lie, H. S.: Die Behandlung von tendovaginösen Panaritien. Norsk. Mag. Laegevindensk 98 (1937).
Nöesske: Zur Behandlung der Sehnenscheidenphlegmonen. Med. Ges. Kiel, 21. XI. 1912. Ref. Münch. med. Wschr. 160 (1913).
Nörvi, E. J.: Beiträge zur Kenntnis der Sehnenregeneration und Behandlung der Sehnenrupturen, insbesondere im Gebiete der synovialen Scheiden. Acta chir. scand. (Stockholm) 60 (1926).
— Über die Regeneration der Sehnen in den Sehnenscheiden und die Behandlung durchschnittener Sehnen. Zbl. Chir. 1151 (1926).
Nösske: Die Behandlung der Sehnenscheidenentzündung. Münch. med. Wschr. 160 (1930).
Novak, V.: Ergebnisse der Frakturbehandlung. Rozhl. Chir. Gynaek. Č. chir. 12, 216—218 (1933). (Tschechisch.) Ref. Z. orthop. Chir., Bd. 66.
Novell, E. D.: Die Behandlung steriler, verschmutzter und infizierter Wunden. South. Med. J. 27, 53 (1943). Ref. Z. orthop. Chir., Bd. 68.
Novotny, H.: Über die Bewegung der Mittelhandknochen beim Faustschluß. Z. orthop. Chir., Bd. 56 (1932).
Nussbaum: Sehnenplastik bei Ulnarislähmung. Zbl. Chir. 43, 49 (1916).

Obermatt, W.: Spontaner Spätsehnenriß des langen Daumenstreckers, eine typische Kombinationsverletzung mit Radiusbruch, Lunatumluxation oder Distorsion des Handgelenkes. Schweiz. Med. Wschr. 977 (1923).
Oberniedermayr: Panaritium gangraenosum. Zbl. Chir. 578—583 (1930).
Obletz, B. E.: Fresh fractures of the carpal scaphoid. Surg. etc. 78, 83—90 (1944).
Oehlecker: Demonstration zur Dupuytrenschen Fingerkontraktur. 54. Tag. Dtsch. Ges. orthop. Chir., Berlin, Sitzg. v. 23.—26. IV. 1930.
Ohm: Über Knochenpanaritium. Dtsch. Z. Chir. 99, 171.
Oldham, J. B.: War wounds of fingers. Med. Press. 204—480 (1940).
Oliveira, A. B. de: Erhaltende und wiederherstellende Chirurgie der Hand. Sao Paulo med. 3, 1—26 (1931). (Portugiesisch.) Ref. Z. orthop. Chir., Bd. 55.
O'Malley, T. S.: Full-thickness skin grafts in finger amputation. Wisconsin Med. J. 33, 337 (1934).
Orbach, E.: Über die Therapie der Dupuytrenschen Fingerkontraktur. Med. Welt 955—956 (1932).
— Verband zur Behandlung des Streckaponeurosenabrisses am Fingerendglied. Zbl. Chir. 874—875 (1935).
— Die funktionelle Behandlung der Dupuytrenschen Fingerkontraktur. Arch. orthop. Chir. 34, 572—579 (1934).
Orero, E. D.: Abnormal insertion of Extensor poll. brev. and long. Ref. de Med. y cir. Habana 39, 733 (1934).
Orr, H. W.: Wounds and fractures; a clinical guide to civil and military practice. Springfield, Ill.: Thomas, 1941.
— Importance of primary care of compound fractures. South. med. J. 34, 315—319 (1941).
— Treatment of the infected wound in compound fractures. Surg. Clin. N. Amer. 22, 1135—1152 (1952).
O'Shea, M. C.: Treatment and results of 870 severed tendons and 57 severed nerves of hand and forearm (in 362 patients). Amer. J. Surg. 43, 346—366 (1939).
Ottendorf: Zur Frage des dreigliedrigen Daumens. Z. Orthop. 17 (1906).

PACHER: Beugesehnenplastiken an der Hand mit Beitrag zur Opponenslähmung. Arch. orthop. Chir. 40 (1940).

PAGE, C. M.: Treatment of acute primary infection of the hand. Brit. Med. J. 2, 1027—1028 (1923).

PAITRE, F.: Traitement des phlegmons synoviaux et lymphangitiques de la main. Bull. méd. II, 1171—1177 (1929). Ref. Z. orthop. Chir., Bd. 48.

PAITZE: Behandlung der Sehnenscheiden- und der übrigen Phlegmonen der Hand. Bull. méd. II (1929).

PAMPERL (SCHLOFFER): Knopflochluxation der Streckaponeurose eines Fingerstreckers. Bruns' Beitr. 111 (1918).

PATTERSON, R.: Carpometacarpal arthroplasty of thumb. J. Bone Jt. Surg. 15, 340—341 (1933).

PAYR, E.: Sehnenersatz durch Faszie. Münch. med. Wschr. 614 (1913).

— Ersatz des verlorenen Daumens durch die Großzehe. Med. Welt 24 (1941).

PEABODY: Tendon transposition and endresult study. J. Bone Surg. 20, 193 (1938).

PEDOTTI, F.: Du traitement des lésions du tendon extenseur des doigts. Helvet. med. Acta 3, 161—165 (1936).

PEKAREK, F.: Fingerringschienenapparat. Verh. Dtsch. orthop. Ges. 358—359 (1931).

PENNAUER, O.: Die Vollhautplastik in der Handchirurgie. Österr. Orthop. Tag. Linz (1954).

PERRY, R. S., und M. E. ROBLEDO: Studie über 50 Fälle von Durchschneidung der Handsehnen. Chir. Ortop. Traumatol. 3, 177—181, und dtsch. Zusammenfassung 181—182 (1935). (Spanisch.) Ref. Z. orthop. Chir., Bd. 77.

PERTHES, V.: Über Sehnenoperationen bei irreparabler Radialislähmung. Beitr. klin. Chir. 113, 289 (1918).

— Supravaginale Sehnentransplantation bei irreparabler Radialislähmung. Zbl. Chir. 44, 717 (1917).

— Über plastischen Daumenersatz, insbesondere bei Verlust des ganzen Daumenstrahles. Arch. orthop. Unfall-Chir. 19, 198 (1921).

PETERSEN, N.: Plastic reconstruction of thumb. S. Afr. Med. J. 17, 137—138 (1943).

PFAB, B.: Über Hand- und Fingerverletzungen. Unfallheilk. u. Vers. med. 35, H. 5 (1928).

PHALEN, G. S., and R. C. MILLER: The transfer of wrist extensor muscles to restore or reinforce flexion power of the finger and opposition of the thumb. Zit. nach BUNNELL: Surg. of the hand. Second Ed. Philadelphia and London: Lippincott Co.

PIERCE, G. W.: Reconstruction of thumb after total loss. Surg. etc. 45, 825—826 (1927).

PIERI, G.: Reconstruction of thumb. Chir. org. movim. 3, 325 (1919).

PITZEN, P.: Wie können störende Verwachsungen bei Sehnenverpflanzungen verhindert werden? Verh. dtsch. orthop. Ges. 17, 60 (1922).

— Experimentelle Beiträge zur Verhütung von Verwachsungen bei Sehnenverpflanzungen und zur Erzeugung eines straffen Bindegewebes mit chemischen Mitteln, soweit es für die Behandlung orthopädischer Leiden in Betracht kommt. Z. orthop. Chir. 47, 385 (1926).

PLATT, H.: Beobachtungen über einige Sehnenrupturen. Ref. Z. orthop. Chir. 54 (1931).

— Discussion on injuries of peripheral nerves. Proc. Roy. Soc. Med. 30, 863—874 (1937).

— Operation for injuries of peripheral nerves. Brit. J. Surg. 11, 535—565 (1924).

POLANO, H.: Zur Behandlung der Pseudarthrose des Kahnbeines an der Hand. Chirurg 7, 245—249 (1935).

POLLOCK, L. J.: Peripheral nerve injuries. New York: Hoeber Inc., 1933.

POPOFF, N. W.: The digital vascular system. Arch. Path. 18, 295—330 (1934).

PORT, K.: Über die Mißerfolge bei den Sehnentransplantationen. Dtsch. Z. Chir. 232, 12 (1931).

PORZELT, W.: Über die Schienung von Panaritien. Münch. med. Wschr., Nr. 1, S. 18—19 (1919).

— Daumenersatz aus dem verstümmelten Zeigefinger unter Erhaltung der Trennungsfalte zum Mittelfinger. Chirurg 5, H. 2 (1933).

— Umpflanzung des Zeigefingers als Ersatz des verlorenen Daumenstrahles mit Schonung der Trennungsfalte zum Mittelfinger und Neugestaltung des Daumenballens durch Stiellappenübertragung aus der Bauchhaut unmittelbar nach frischer Verletzung. Zbl. Chir. 2248—2253 (1935).

POSCH, J. L.: Primary tendon repair. Surg. Clin. N. Amer. 28, 1323 (1948).

POTTER, PH., and LEVINE: Knochenregeneration nach eitriger Ostitis der Endphalanx. Ann. Surg. 80 (1924).

POULSEN: Der schnellende Finger. Arch. klin. Chir. 94.

PRATT, G. H.: Nine years experience with steel wire as a suture material. Surg. etc. 74, 845 (1942).

PREIS, G. A.: Über eine schwer diagnostizierbare Navikularfraktur. Schweiz. med. Wschr. I, 105 (1935).

Preston, D. J.: Effects of sutures on strength of healing wounds with notes on clinical use of annealed stainless steel on sutures. Amer. J. Surg. *49*, 56 (1940).
Probstein, J. G.: Treatment of infections of the hand. Surg. Clin. N. Amer. *20*, 1457—1472 (1940).
Przewalsky, B.: Chirurgische Behandlung der akuten Infektionen der Fingerbeugesehnen und ein zuverlässiges Hilfsmittel zur Unterdrückung der Infektionsvirulenz. Arch. klin. Chir. *168*, H. 2 (1931).
Pulvertaft, R. C.: Repair of tendon injuries in hand with special reference to flexor tendons. Postgrad. Med. *8*, 81 (1950).
Purruker, K.: Ergebnisse der Frakturbehandlung bei Unfallverletzten. Arch. orthop. Chir. *29*, 294—298 (1931).
Püschel, K.: Zur funktionellen Prognose der Sehnennaht. Diss. Berlin (1920).

Quervain, de: Wesen und Behandlung der stenosierenden Teondovaginitis am Proc. styl. radii. Münch. med. Wschr. (1912).

Rabinovic, I.: Neue Wege in der Behandlung infizierter Wunden. Naucn. Trudy *1*, 3—17 (1935). (Russisch.) Ref. Z. orthop. Chir., Bd. 79.
Rahm: Die Morestinsche Plastik bei Fingerkontrakturen. Bruns' Beitr. 127 (1922).
Rank, B. K., and A. R. Wakefield: Surgery of Repair as Applied to Hand Injuries. Edinburgh-London: Livingstone, 1953.
Ransohoff, N. S.: Support for paralysed hands in crutch walking. J. Bone Surg. *13*, 606—608 (1931).
Ree, A. van: Treatment of subcutaneous rupture of extensor tendons of distal phalanges of fingers. Ned. Tijdschr. Geneesk. *80*, 1999—2000 (1936).
Rfed, J. V., and A. K. Harcourt: Immediate full-thickness grafts to finger tips. Surg. etc. *68*, 925—929 (1939).
Regele, H.: Über Fingerverletzungen und ihre Behandlung. Etschländer Ärztebl., Nr. 4, 24. II. 1927.
— Zur Behandlung subkutaner Sehnenrisse. Arch. Orthop. Unfallchir. 34, H. 5 (1934).
— Sulla cura della lussazione perilunare inveterata. Arch. Ortop. *51*, 103—118 (1935).
Regler: Schnellender Daumen bei Kindern. Münch. med. Wschr. (1936).
Rehn, E.: Freie Sehnenverpflanzung. Verh. dtsch. Ges. Chir. *1* (1909), *1*, 129 (1913).
— Klinischer Beitrag zur freien Sehnenverpflanzung. Arch. klin. Chir. 12 (1913).
— Autoplastische Sehnentransplantation, Regeneration und ortseinsetzende Metaplasie. Arch. klin. Chir. 112 (1919).
— Die freie Verpflanzung von Sehnen, die freie Faszienverpflanzung, die freie funktionelle Cutistransplantation. In Lexer: Die freien Transplantationen. Neue dtsch. Chir. 26 (1924).
Reichel: Tetanie bei Panaritium. Zbl. Chir. 54 (1927).
Reinhardt, F. E.: Über den Ansatz der Mm. lumbricales an der Hand des Menschen. Anat. Anz. *20*, 129 (1901).
Reisinger, M.: Fingerverletzungen in der Land- und Forstwirtschaft und ihre Behandlung. Ärztl. Sachverständigenztg., Nr. 7 (1931).
Remijnse, J. G.: Über die Behandlung von Unfallverletzungen. Vierde internat. Congr. Amsterdam (Sept. 1925).
Reschke: Panaritium. Zbl. Chir. 1431 (1938).
Rider, D. L.: Fractures of the metacarpals, metatarsals and phalanges. Amer. J. Surg. *38*, 549 (1937).
Rieder, W.: Thrombophlebitis des Arcus volaris venosus profundus bei Sehnenscheidenpanaritium als Sepsisherd. Zbl. Chir. 691 (1934).
Riese, J.: Gegen die gewaltsame Blutstillung in der Haut und im Unterhautzellgewebe. Ein Beitrag zur Verhütung postoperativer Wundkomplikationen. Zbl. Chir. 1342—1364 (1934).
Riess, J.: Indikation zur Fingerkuppenplastik. Chirurg *24*, 468 (1953).
— Sekundäre Naht und Transplantation von Beugesehnen der Hand, unter Berücksichtigung der Drahtnaht nach Bunnell. Arch. orthop. Unfallchir. *45*, 212 (1952).
— Die Drahtnaht der Strecksehnen an Hand und Fingern. Wien. med. Wschr. *99*, 145 (1949).
Robertson, R. C., Cawley and Faris: Treatment of fracture-dislocations of the interphalangeal joints of the hand. J. Bone Jt. Surg. *28*, 68—70 (1946).
Roedelius, E.: Fingergangrän nach Operation Dupuytrenscher Kontrakturen. Zbl. Chir., Nr. 15 (1930).
Rogers, L.: Injuries and infections of the hand. J. Roy. Nav. Med. Serv. *22*, 2—6 (1936).
Rohrbach, R.: Die Röntgenbehandlung der chronischen Paronychie. Strahlentherapie 35.

Rosthorn, v.: Synovialsäcke und Sehnenscheiden der Hohlhand. Arch. klin. Chir. 34, 813.

Rostock, P.: Die Navikulare-Pseudarthrose. Arch. orthop. Chir. 35, 193—223 (1935).

Rotter: Zur randständigen Sehnennaht. Münch. med. Wschr. 594 (1894).

Royle, M. D.: Lebende Naht bei Sehnenplastiken. Ref. Z. orthop. Chir. 28 (1924).

Rozov, V.: Zur Methodik der operativen Behandlung bei isolierten Sehnenverletzungen der tiefen Fingerbeuger. Orthop. i traumat. 53—55 (1934). (Russisch.) Ref. Z. orthop. Chir., Bd. 73.

Rudberg, H.: Behandlung und Prognose der septischen Sehnenscheidenentzündung der Finger. Svenska Läkartidn. (1941).

Rudenko, O.: Panaritium und Beruf. Verh. d. 21. russ. Chir. Kongr. Leningrad (1930). (Russisch.)

Rudofsky, F.: Behandlung chronisch rezidivierender Paronychien mittels Exzision und Thiersch-Transplantation. Med. Klin. I (1934).

Ruef, H.: Eine neue Methode zur Verbesserung der Sehnennaht nach Zerreißung von Beugesehnen. Arch. klin. Chir. (1924).

Rufanov, I.: Zur Frage der Wundbehandlung. Klin. med. 10, 1434—1442 (1935). (Russisch.) Ref. Z. orthop. Chir., Bd. 81.

Ruschenberg: Beugekontraktur des Daumens bei kleinen Kindern. Z. Orthop. 68 (1938).

Russe, O.: Erfahrungen und Ergebnisse bei der Spongiosaauffüllung der veralteten Brüche und Pseudarthrosen des Kahnbeines der Hand. Jb. d. Wiederherstellungschir. u. Traumatologie, Vol. II. Basel-New York: Karger, 1954.

— Atlas unfallchirurgischer Operationen. Wien-Bonn: Maudrich, 1955.

Saar, v.: Die Sportverletzungen. Neue Dtsch. Chir. 13.

Sacherjan, S.: Die Hämatome des Nagelbettes und ihre Behandlung. Nov. Chir. 8, 46—49 (1929). (Russisch.) Ref. Z. orthop. Chir., Bd. 47.

Saegesser, M.: Das Panaritium. Berlin: Springer, 1938.

Saikku, L. H.: Tendon transplantation for radial paralysis. Acta Chir. scand. (Stockholm) 64 (96). Erg.-Bd. 132 (1947).

Salomon, A.: Über den Ersatz von Sehnendefekten durch Regeneration. Arch. klin. Chir. 113 (1919).

— Untersuchungen über die Transplantation verschiedenartiger Gewebe in Sehnendefekten. Arch. klin. Chir. 114 (1920).

— Regeneration oder funktionelle Metaplasie. Arch. klin. Chir. 115 (1920).

— Über Sehnenscheidenbildungen. Arch. klin. Chir. 118 (1921).

— Über Sehnenersatz ohne Muskeln. Arch. klin. Chir. 119 (1922).

— Zur Prognose und Heilung der Sehnennähte. Zbl. Chir. 74 (1922).

— Klinische und experimentelle Untersuchungen über Heilung von Sehnenverletzungen, insbesondere innerhalb der Sehnenscheiden. Arch. klin. Chir. 129 (1924).

— Was hat der Praktiker bei offenen Sehnenverletzungen zu tun? Z. ärztl. Fortbild. 559 (1932).

Salsbury, C. R.: Consideration of tendon in hand injuries. Amer. H. Surg. 21, 354 (1933).

— Some practical points in hand surgery. J. Oklahoma Med. Ass. 26, 315—319 (1933).

Satkovsky, E.: Zur Frage der Behandlung des Panaritiums. Sovet vrač. Ž. 20 (1936).

Saxl, A.: Hebeschienenverband zur Behandlung des Abrisses der Streckaponeurose eines Fingerendgliedes. Zbl. Chir. 63, Nr. 7 (1936).

Scaglietti, O., und F. Perazzini: Die Kahnbeinpseudarthrosen. Jb. d. Wiederherstellungschir. u. Traumatologie, Vol. II. Basel-New York: Karger, 1954.

Scerbina, I.: Die primäre Naht bei Hand- und Fingerwunden. Sovjet Chir. 3, 22—27 (1935). (Russisch.) Ref. Z. orthop. Chir., Bd. 78.

Schade, A.: Kasuistischer Beitrag zu den Luxationen im Handgelenk auf Grund pathologischer Zustände. Diss. Kiel (1906).

Schepelmann: Plastischer Ersatz bei Totaldefekt des rechten Daumens. Z. Orthop. 34 (1914).

Scherb, R.: Dynamische und biologische Indikationsstellung zur Sehnenverpflanzung. Verh. dtsch. orthop. Ges. 17, 55 (1922).

— Über den Ersatz poliomyelitisch gelähmter Daumenmuskeln durch Sehnentransplantation und über das Fehlen antagonistischer Bindungen an der oberen Extremität. Schweiz. med. Wschr. 75, 744 (1943)

Schiessl, M.: Incision in den natürlichen Falten der Hand. Münch. med. Wschr. 72 (1925).

Schilling, W.: Über das Sehnenscheidenpanaritium der Hände und seine Heilergebnisse. Diss. Basel (1941).

Schinz-Baensch-Friedl: Lehrbuch der Röntgendiagnostik. Leipzig: Thieme, 1928.

Schlack, P., und E. Ibar: Über eine Behandlungsmethode der Fingerfrakturen. Rev. méd. Chile 57, 33 bis 41 (1929). (Spanisch.) Ref. Z. orthop. Chir., Bd. 47.

Schlatter: Subkutane Sehnenzerreißungen der Finger. Dtsch. Z. Chir. 91 (1908).

Schleimer, M.: Über Enderfolge bei Sehnennähten. Diss. Hamburg (1924).

Schlesinger, A.: Zur Behandlung der Paronychie. Zbl. Chir. 48 (1921).

Schloffer: Traumatische Sehnenverdickungen im Ext. poll. brev. und Abd. poll. long. Prag. Med. Wschr. 612 (1900).

— Zur Behandlung des Abrisses der Streckaponeurose von der Endphalange. Zbl. Chir. 1053—1055 (1930).

Schmidt, L.: Anatomische Untersuchungen über die Ausbreitungsmöglichkeiten von Panaritien auf dem Lymphwege.

Schneck, F.: Ein Fall einer schweren Handverletzung mit voller Funktion geheilt. Arch. Orthop. Unfallheilk. 26, H. 2 (1928).

— Die Schäden des Handbades bei offenen Hand- und Fingerverletzungen. Münch. med. Wschr., Nr. 2, S. 57 (1929).

— Die Supinationsdrehung des Mondbeines als Repositionshindernis bei der perilunären Handverrenkung. Arch. Orthop. Chir. 34, 580—584 (1934).

Schönbauer, L.: Brüche im Bereiche des Handgelenkes. Die Chirurgie. Berlin-Wien: Urban & Schwarzenberg, 1930.

Schöne, G.: Die heteroplastische und homoioplastische Transplantation. Berlin: Springer, 1912.

Schörcher, F.: Septische Chirurgie. Leipzig: Barth, 1938.

— Die Ausrenkung zweier Glieder an demselben Finger. Chirurg 4, H. 4 (1932).

— Sehnenscheidenphlegmonen. Med. Klin. II (1938).

Schoolfield, B. L.: Injuries about carpometacarpal joint and thumb. South. Med. J. 33, 354—355 (1940).

Schosserer, W.: Über primäre Plastiken bei Hand- und Fingerverletzungen. Dtsch. Z. Chir. 233, H. 5, 6 und 7 (1931).

Schramm, G.: Der Ersatz des M. opponens poll. durch den M. palm. long. Z. Orthop. 78, 245 (1949).

Schreiner, B. F., and W. H. Wehr: Primary new growths involving the hand. Amer. J. Roentgenol. 32, 516—523 (1934).

Schrödl, P.: Kasuistischer Beitrag zur Verletzung und Regeneration der Sehnen. Münch. med. Wschr. 1730 (1925).

Schwartz, A.: Die Erfolge der Sehnennähte an der Hand. Aus der Chir. Univ.-Klinik Basel (1934).

Schwarz: Über die anatomischen Vorgänge bei der Sehnenregeneration und dem plastischen Ersatz von Sehnendefekten durch Sehne, Faszie und Bindegewebe. Dtsch. Z. Chir. 173, 301 (1922).

Sebold, A.: Über Fehler bei der Sehnennaht. Ref. Z. orthop. Chir. 44 (1929).

— Die Phalanxresektion als Methode zur Beseitigung von Hautdefekten der Finger. Vestn. Chir. 39, 204—206. (Russisch.) Ref. Z. orthop. Chir., Bd. 77.

Seddon, J. H.: Nerve lesions complicating certain closed bone injuries. J. Amer. Med. Ass. 135, 691—694 (1947).

Sedgenidse, G. A.: Vergleichende pathologisch-anatomische und röntgenologische Angaben über Knochenpanaritien. Virchows Arch. 293, 207—217 (1934). Ref. Z. orthop. Chir., Bd. 69.

Seemen: Operation der Palmarkontraktur. Dtsch. Z. Chir. 246 (1936).

Seewald, H.: Zur Sehnennaht unter besonderer Berücksichtigung ihrer funktionellen Prognose. Diss. Leipzig (1932).

Seifert: Hand- und Fingerplastiken. Arch. orthop. usw. 28 (1930).

— Eine einfache Schiene bei Radialislähmung. Arch. Orthop. Unfallchir. 34, H. 4 (1934).

Seifert, E.: Beobachtungen über das Vorkommen von Panaritien. Arch. Orthop. Unfallchir. 23 (1924).

Sheehan, J.: Replacement of thumb nail. J. Amer. Med. Ass. 92, 1253—1255 (1929).

Shnayerson, N.: Finger splint for extension or flexion. J. Amer. Med. Ass. 110, 2071 (1938).

Siegmund, E.: Zur Behandlung der Bennetschen Fraktur. Arch. Orthop. Chir. 28, 680—684 (1930).

Silfoerskjöld, N.: Zur Behandlung der Zerreißung des Streckapparates der Fingerendglieder. Zbl. Chir. 3210 (1929).

Silfoerskjöld, N.: Sehnentransplantation bei Lähmung der Oppositionsfähigkeit des Daumens. Acta chir. scand. (Stockholm) 64 (1928).
— Zur Behandlung der Zerreißung des Streckapparates der Fingerendglieder. Zbl. Chir. 3210 (1929).
Simon, W. O.: Zur Spätruptur der Sehne des langen Daumenstreckers nach Radiusfraktur. Zbl. Chir. 1298 (1931).
Slocum, D. B.: Stabilization of articulation of greater multangular and first metacarpal. J. Bone Jt. Surg. 25, 626—630 (1943).
Smith, C. H.: Compound fractures of fingers. Ann. Surg. *119*, 266—273 (1944).
Soeur, R.: La tendosynovite sténosante. Ref. Orthop. 22 (1935).
Sokolov, S.: Behandlung eitriger Prozesse im Bereich von Fingern und der Hand. Arch. klin. Chir. *161*, 89—116 (1930).
Sommer, R.: Knochenbrüche und Verrenkungen der Gelenke. Handbuch der ärztlichen Begutachtung (1931).
Sonntag, E.: Zur Fingerstrecksehnenruptur am Endglied. Zbl. Chir., Nr. 7 (1928).
— Zur Behandlung der subkutanen Fingerstrecksehnenruptur am Endglied. Münch. med. Wschr. 1333 (1922).
Speed, K.: Injuries of carpal bones. Surg. Clin. N. Amer. 25, 1—13 (1945).
Spencer, W. G.: Plastic operations on the thumb. Med. Sc. Abstr. Rev. *3*, 29 (1920).
Spisic, B.: Watte als orthopädisches Redressionsmittel. Erfolgreiche Behandlung von Kontrakturen der Hand- und Fingergelenke. Z. orthop. Chir. *57*, 195—202 (1932).
Spitzenberger: Zur Röntgentherapie des Panaritiums (insbesondere des Panaritium osseum und articulare). Fortschr. Röntgenstr. *56*, Beih. 2 (1937).
Spitzy, H.: Plastische Operationen bei Lähmungen. Ref. Münch. med. Wschr., Nr. 8 (1914).
— Zur Radialislähmung. Wien. klin. Wschr. 49 (1915).
— Natürliche und künstliche Bandmuskelbildungen. Z. orthop. Chir. *46*, 111 (1925).
Spurling, R. G.: Peripheral nerve injuries. J. Amer. Med. Ass. *129*, 1011—1014 (1945).
Staher, W.: Über Sehnenverletzungen der Hand. Schweiz. med. Wschr., S. 51, 6937, Nr. 3 (1937).
Staiil, W.: Sehnenverletzungen an der Hand. Schweiz. med. Wschr. *67*, 51 (1937).
Stahnke, E.: Zur Behandlung der Dupuytrenschen Fingerkontraktur. Zbl. Chir. *54*, 2438—2442 (1927).
Stapelmohr, S. v.: Über den Hohlraum der Hand von chirurgischen Gesichtspunkten. Nord. med. Tijdskr. 1341—1344 (1935). (Schwedisch.) Ref. Z. orthop. Chir., Bd. 75.
Starr, C. L.: Army experience with tendon transference. J. Bone Surg. *4*, 3 (1922).
Staub, H.: Eine neue Fixationsschiene bei Verletzungen der Fingerstrecksehne. Münch. med. Wschr. 119 (1922).
Steiger, W.: Ein Beitrag zur Kasuistik subkutaner Sehnenverletzungen. Wien. klin. Wschr. 175 (1925).
Steindler, A.: Flexor plasty of the thumb in thenar palsy. Surg. etc. *50*, 1005 (1930).
— Mechanics of muscular contractions in wrist and fingers. J. Bone Surg. *14*, 1 (1932).
— Tendon transplantation in the upper extremity. Amer. J. Surg. *44*, 260 (1939).
— Reconstructive surgery of the upper extremity. New York: Appleton & Co., 1923.
— The traumatic deformities and disabilities of the upper extremity. Springfield: Thomas, 1946.
— A textbook of operative orthopedics. New York und London: Appleton & Co., 1925.
— Orthopedic reconstruction work on hand and forearm. Surg. etc. Pag. 476—481 (1927).
— Die Behandlung der poliomyelitischen Lähmung des Daumens. Jb. d. Wiederherstellungschir. u. Traumatologie, Vol. I. Basel-New York: Karger, 1953.
Stephens, R.: A baseballfinger cured by operation. J. Bone Surg. 6 (1924).
Stewart, D.: Experimental Study of return of function after tendon section. Brit. J. Surg. *24*, 383 (1936).
Stiles, J. H., and Forrester-Brown: Treatment of injuries of peripheral spinal nerves. New York-Oxford: Univ. Press, 1922.
Stoffel: Neue Gesichtspunkte auf dem Gebiete der Sehnenüberpflanzung. Verh. dtsch. orthop. Ges. *12*, 251 (1913).
Stolze, M., und H. Meltzer: Deckung frischer Fingerverletzungen mit modifizierter Thiersch-Plastik. Chirurg *1*, 1068, 1073 (1929).
Stookey, B.: Surgical and mechanical treatment of peripheral nerves. Philadelphia: Sounders & Co., 1922.
Stracker, O.: Zur Behandlung der Fingerstrecksehnenruptur am Endglied. Zbl. Chir. 965 (1931).
— Durchtrennung der Strecksehnen am Fingerendglied. Zbl. Chir. 965 (1931).

Straus, F. H.: Luxation of tendons of hand. Ann. Surg. *111*, 135 (1940).

Stringa, G.: Risse der tiefen Beugesehnen. Arch. orthop. Unfallchir. *46*, 527 (1954).

Stucke, K.: Fingerspitzenverletzungen. Bruns' Beitr. klin. Chir. *189*, 257 (1954).

Stupnicki, F. E.: Beiträge zur Kenntnis der Frakturen und Luxationen am Handgelenk. Diss. Bern (1910).

Sudeck: Die Sehnentransplantation bei der Radialislähmung. Dtsch. med. Wschr. 1009 (1919). Zbl. Chir. *46*, 651 (1919).

Sutreo, C. H.: Treatment of non-union of carpal navicular bone. Year Book of Gen. Surg. (1947).

Swan, J., and C. Worster-Drought: Discussion of injuries to peripheral nerves. Proc. Roy. Soc. Med. *34*, 521—532 (1941).

Szappanos, M.: Die Therapie der akuten infektiösen Erkrankungen der Hand. Orvosképzés, Sonderh. d. III. Chir. Univ.-Klinik Budapest 71—82 (1935). (Ungarisch.) Ref. Z. orthop. Chir., Bd. 75.

Tailchefer, A.: Suture primitive des deux tendons fléchisseurs du 4 doigt dans la région palmaire. Bull. soc. chir. Paris 54 (1928).

Tarlov, I. M., and J. Epstein: Nerve grafts importance of adequate blood supply. J. Neurosurg. 2, 49—71 (1945).

Tartokovskij, M. V.: Zur Frage der Panaratiumbehandlung. Nov. Chir. Arch. 47 (1940).

Teece, L.: Treatment of wounds of hand. Med. J. Australia *2*, 532—534 (1939).

Tempest, M. N.: Crossfinger Flaps in the Treatment of Injuries to the Finger Tip. Plastic. Surg. *9*, 205 (1952).

Tempsky, v.: Gangrän des ganzen Fingers. Zbl. Chir. 472—473 (1931).

Tendler, M. J.: Anatomy, pathology and treatment of infections of finger tip and nail. Memphis Med. J. *15*, 139—140 (1940).

Teuber: Über Sehnennähte. Diss. Breslau, 1902.

Thiem: Handbuch der Unfallerkrankungen. Stuttgart: Enke, 1910.

Thomas, F. B.: A splint for radial nerve palsy. J. Bone Jt. Surg. *126*, 602—605 (1944).

Thornburn, W.: End results of injuries to peripheral nerves, treated by operation. Brit. Med. J. *2*, 462 (1920).

Tiesenhausen, K.: Die plastischen Operationen der Haut. Die Chirurgie. Berlin-Wien: Urban & Schwarzenberg, 1930.

Tillaux: Suture par anastomose des tendons. Bull. soc. Chir. Paris (1876).

Tinker, M. B., and M. B. Tinker jun.: Repair of peripheral nerve injuries. Ann. Surg. *106*, 943—951 (1937).

Toell, A.: Fall von Leberabszeß nach Panaritium. Acta chir. scand. 62 (1927).

Tranquilli-Leali, E.: Laval. Méd. *1*, 186 (1935).

Travers, M.: Treatment of injuries of hand. J. Florida Med. Ass. *28*, 66—71 (1941).

Troell: Tendovaginitis crepitans. Dtsch. Z. Chir. 143 (1918).

Trojan, E.: Ein Beitrag zu einer seltenen offenen divergierenden Karpometakarpal- und Interkarpalverrenkung der rechten Hand. Mschr. Unfallhk. *55*, 65 (1952).

Trojan, E., und H. Jahna: Die konservative Behandlung des veralteten Kahnbeinbruches der Hand. Arch. Orthop. Unfallchir. *47*, 99 (1955).

Trueta, J.: Treatment of injuries of hand. J. Florida Med. Ass. *28*, 66—71 (1941).

Tschalenko, S.: Eine neue Methode der Sehnennaht. Zbl. Chir. 2388 (1929).

— Die Extension an der Endphalange des Fingers. Zbl. Chir. 2660—2664 (1930).

Tuomikoski, V.: Primäre Plastik bei Unterarm-, Hand- und Fingerverletzungen. Duodecim (Helsingfors) *48*, 393—411 (1932). (Finnisch.) Ref. Z. orthop. Chir., Bd. 58.

Unonius, E.: Lokale Penicillinbehandlung der eitrigen Entzündung der Sehnenscheide. Acta chir. scand. *95*, 532 (1947).

Vasko, J. R.: An operation for old unreduced Bennet's fracture. J. Bone Jt. Surg. *29*, 753—756 (1947).

Vascotto, G.: Proposta di un nuovo metodo per la cura del patereccio sottocutaneo al polpastrello delle dita. Triestiner ärztl. Gesellschaft. Vortrag am 3. VI. 1955.

Vassitsch, M.: Considérations sur le traitement des pannaris souscutanés des phalanges proximales. Rev. Chir. *52*, 775—790 (1933).

VERTH, ZUR: Dorsale Abbrüche an der Basis des Handnagelgliedknochens. Arch. klin. Chir., Bd. 118 (1921).
— Das Panaritium. Erg. Chir. Orthop., Bd. XVI (1923).
— Knochenbrüche an den Fingern. Z. ärztl. Fortbild. 23, Nr. 19 (1926).
— Absetzung und Auslösung an Hand und Fuß vom Standpunkt der Funktion. Erg. Chir. Orthop., Bd. 20, 131—155, 1027.
— Absetzung an den oberen Gliedmaßen. (Erläuterungen siehe ZUR VERTH: Amputationsfigur. Erschienen bei Otto Gmelin, München.)
— Zweckmäßige Hand- und Fingerschienen. Zbl. Chir. 2270—2274 (1935).
— Behandlung der Verletzung und Eiterung an Fingern und Hand. 2. Aufl. Berlin: Springer, 1936. Ref. Z. orthop. Chir., Bd. 81.
— Zur Behandlung der Finger- und Handverletzungen. Wschr. Unfallheilk. 6.
— Über spontane Zerreißung der Sehne des langen Daumenstreckers. Dtsch. Z. Chir. 112 (1900).
VIELHAUER, W.: Erfahrung beim Panaritium. Med. Klin. *I*, 651 (1941).
VIERING: Experimentelle Untersuchungen über die Regeneration des Sehnengewebes. Virchows Arch. 125.
VIRCHOW, H.: Kahnbein. Virchows Arch. *305*, 108 (1939).
VOLKMANN, J.: Über die Versorgung von Hand- und Fingerverletzungen. Mschr. Unfallheilk. Vers.-Med. *43*, Nr. 9 (1936).
— Handbuch der Chirurgie von PITHA-BILLROTH, Bd. 2, S. 910 (1882).
VOSKRESENSKIJ, N.: Primärer Verband bei Verletzungen der Hand. Sovjet Chir. 7, 171—172 (1934). (Russisch.) Ref. Z. orthop. Chir., Bd. 77.
VULPIUS, O.: Die Sehnenverpflanzung und ihre Verwertung. Leipzig: Veit u. Co., 1902.
— Über die Widerstandskraft von Sehnen und Sehnennähten. Verh. dtsch. orthop. Ges. *10*, 85 (1911).
— Über die Sehnenverlängerung und das Rutschenlassen. Münch. med. Wschr. 710 (1914).
— Operationspläne für Sehnenüberpflanzungen. Verh. Dtsch. orthop. Ges. *17*, 57 (1922).
VULPIUS und STOFFEL: Orthopädische Operationslehre. Stuttgart: Enke, 1920.

WAINSTEIN, V.: Behandlungsmethode offener Fingerfrakturen. Ortop. i Travmat. 8, 56—60 (1934). (Russisch.) Ref. Z. orthop. Chir., Bd. 73.
WATSON-JONES, R.: Fractures and other bone and joint injuries. Baltimore: Williams & Wilkins Co., 1940.
WAUGH, R. L., and G. P. FERRAZZANO: Fractures of the metacarpals exclusive of the thumb. A new method of treatment. Amer. J. Surg. 59, 186—194 (1943).
WAUGHTER, H. W.: Carpal bone injuries, conservative treatment. J. Michigan Med. Soc. 39, 759—763 (1940).
WEIL, S.: Operative Behandlung der sogenannten Opponenslähmung. Klin. Wschr. 650 (1926).
WEINER: Neue Schnittführung für geschlossene Infektionsherde (Panaritien) an den Endphalangen der Finger. Ann. Surg. 111 (1940).
WEISKITTEL, R. J.: Fractures of wrist. J. Med. 20, 483—485 (1940).
WELCHER, E. R.: Zur Ätiologie und Therapie des Sehnenscheidenpanaritiums. Zbl. Chir. 1564 (1941).
WERTHEIM, W.: A new type of splint for fractures of bones of the hand. J. Amer. Med. Ass. 92, 2171 (1929).
WESTERMANN: Die Behandlung der Pseudarthrose des Kahnbeines der Hand. Mschr. Unfallhk. 6 (1936).
WHELDON, T.: The use of cellophane as a permanent tendon sheath. J. Bone Surg. 21, 293 (1939).
WHEELER, W. I. de C.: Splints for fingers and thumb. Lancet 2, 546—547 (1940).
WILMOTH, C.: Tendinoplasty of the flexor tendons of the hand. J. Bone Surg. *19*, 152 (1937).
WILMS-SIEVERS: Zur Technik der Sehnennaht. Zbl. Chir. 32, 40 (1905).
WILSON, H.: Secondary suture of war wounds: a clinical study of 305 secondary closures. Ann. Surg. *121*, 152—156 (1945).
WINFIELD, J. M.: Anatomic diagnosis of injuries of hand. J. Amer. Med. Ass. *116*, 1367—1370 (1941).
WINKELBAUER, A.: Die Operation an den Knochen und Gelenken. Die Chirurgie. Berlin-Wien: Urban & Schwarzenberg, 1930.
WINTERSTEIN: Sehnenscheidenstenosen. Erg. Chir. Orthop. 23 (1930).
WISE, R. A.: Unusual fracture of terminal phalanx of finger. J. Bone Jt. Surg. 21, 467—469 (1939).
WITT, A. N.: Die Medianusersatzoperation. Med. Klinik 724 (1947).

Witt, A. N.: Die Ersatzoperationen bei irreparablen Lähmungen nach Nervenverletzungen einschließlich der Unfallverletzungen, ihr Anwendungsgebiet und ihre Aussichten. Verh. Dtsch. orthop. Ges. *36*, 141 (1947).
— Der funktionelle Ersatz bei der irreparablen Radialislähmung. Chir. *19*, 167 (1948).
— Die Ulnarisersatzoperation. Med. Klinik 241 (1949).
— Handverstümmelung. Kongreß der gewerbl. Berufsgen. (1950).
— Die Behandlung veralteter Handverletzungen. Mschr. Unfallheilk. 10 (1950).
— Aussprache zur poliomyelitischen Handlähmung. Verh. Dtsch. orthop. Ges. 40 (1952).
— Sehnenverletzungen und Sehnen-Muskeltransplantationen. München: J. F. Bergmann, 1953.
Wittek: Operative Behandlung der Ulnarisklumphand. Zbl. Chir. 44 (1918).
— Arthrodesenoperationen. 13. Orthop. Kongr. (1914).
— Hand- und Fingerverletzungen. Vierde internat. Congr. voor Ongevallengeneeskunde en Beroepsziekten, Amsterdam (Sept. 1925).
Wolf, J.: Die Schraubenzugbehandlung der Fingerkontrakturen. Mschr. Unfallheilk. Vers.-Med. *36*, H. 10 (1929).
Wollenberg: Die Arterienversorgung von Muskeln und Sehnen. Z. orthop. Chir. *14*, 312 (1905).
Wood-Jones, Fr.: The Principles of Anatomy as seen of the Hand. 2. Aufl. London, 1949.
Woods, A. H.: Misleading motor symptoms in diagnosis of nerve wounds. Arch. Neurol. Psychiat. 2, 532 (1919).
Woolhouse, F. M.: Reconstruction of hand; early surfacing of burns. Amer. Acad. Orthop. Surg. Lect. 187—190 (1944).
Worthmann, F.: Über Furunkel, Panaritium und ähnliches. Münch. med. Wschr. III (1936).
Wrede: Vorweisung einer gestielten Fingerplastik. Zbl. Chir. *55*, 1061 (1928).
Wullstein-Wilms: Lehrbuch der Chirurgie (1919).
Wymer: Klinik und Behandlung der Paronychia chronica (ein operationsloses, naturgemäßes Behandlungsverfahren). Münch. med. Wschr. I (1940).
Wynne, F. E.: Non-operative treatment of fractures on the forearm and hand. J. Med. Ass. S. Africa *1*, 582—584 (1927).

Young, F.: Surgical repair of long disabled hand. Surg. etc. *67*, 73—81 (1938).

Zachary, R. B., and W. Homes: Primary suture of nerves. Surg. Gynec. Obstetr. 82, 632—651 (1946).
Zaicenko, J.: Über Fingerbrüche. Ortop. i Travmat. 7, 34—42 (1933). (Russisch.) Ref. Z. orthop. Chir., Bd. 69.
Zajcev, G.: Klassifikation akuter entzündlicher Hand- und Fingeraffektionen. Nov. Chir. Arch. *31*, 394 bis 399. (Russisch.) Ref. Z. orthop. Chir., Bd. 73.
Zelondz, A.: Hand- und Fingerverletzungen, ihre Folgen und Therapie. Nov. Chir. Arch. *25*, 528—553 (1932). (Russisch.) Ref. Z. orthop. Chir., Bd. 74.
Zweigbergk, J. O. v.: Die funktionelle Prognose bei abgeschnittenen Fingersehnen. Sv. Läkartidn. 1064 bis 1070 (1935). (Schwedisch.) Ref. Z. orthop. Chir., Bd. 74.
— Spätergebnisse der Fingersehnennähte. Chirurg *8*, H. 7 (1936).

Sachverzeichnis

Die fettgedruckten und Kursiv-Zahlen bezeichnen die Seiten, auf denen der Begriff hauptsächlich behandelt wird

Abduktion des Daumens 3
— des Handgelenkes 12
Abduktionsschiene bei Verletzungen der Hand 54
Achternaht 91
Adduktion des Daumens 3, 13
— des Handgelenkes 12
Allgemeines über die Hand 1
Amputation der Finger, Indikation und Technik 176—180
— — — Nachamputation 113
— — — Nachbehandlung bei 179
— — — Hand 178
— — — Handwurzel 179
— — — Mittelhand 178
Anästhesie, Leitungs- 50
— Lokal- 50
— Plexus- 50
Anastomose der Gefäße 12, 16
— — Nerven 16
Annularligament 6, 11
Antibiotika 50
Arteria interossea 16
— princeps pollicis 16
— radialis 16
— ulnaris 16
— ulnaris ramus profundus 13
Arterieller Hohlhandbogen, oberflächlicher 16
— — tiefer 16
Arterielle Versorgung der Finger 16, 17
Arthrodesen 119
Arthrodese der Fingergelenke 126—129
— nach FÖRSTER 126
— des Handgelenkes 120—123, 135
— Indikation zur 119
— der Metakarpalgelenke II—V, 123—125
— des Mittelgelenkes, primäre 100
— des Sattelgelenkes des Daumens 125—126, 169
Arthrodesen, Übersicht über 129
Atrophie nach Nervenverletzungen 142
Ausfallserscheinungen, motorische 13, 143
— bei Nervenverletzungen 142
Ausfallserscheinungen, sekretorische, 15, 16, 143
— sensible 13—15, 142
— trophische 143
— vasomotorische 143
— vegetative 16, 143
Autoplastische Sehnentransplantation 155, 159 und 160

Bandplastik 119
Bänderzerreißungen 21, 22
Bänderzerrungen 20
Behandlung des Bänderrisses am Daumen 21
— der Bänderrisse an den Fingern 22
— der Bänderzerrungen an den Fingergelenken 20

Behandlung der Bänderzerrungen des Handgelenkes 20
— von Beugesehnenverletzungen 94—98
— der Epiphysenfugenlösung am distalen Radiusende 34
— — — an den Fingergliedern 43, 44
— der Epiphysenlösung an den Mittelhandknochen 43
— der Fingerbrüche 44—46
— der Fingerkontrakturen 110
— frischer Hautwunden 54, 79
— von gleichzeitiger Durchtrennung von Streck- und Beugesehnen 102
— von Handgelenksverletzungen 46
— der Handgelenksverrenkungen 23—25
— der Handgelenkszerrung 20
— von Hautdefekten 69, 78
— der ischämischen Kontraktur 146—198
— der Kahnbeinbrüche 36—38
— der Mittelhandknochenbrüche 39—43
— von Narben 109—112
— von Nervenverletzungen 84, 85
— offener Knochenbrüche 79, 80
— von Quetschungen 19
— von Sehnenverletzungen 88
— von Speichenbrüchen an typischer Stelle 30—34
— von Strecksehnendefekten 100
— von Strecksehnendurchtrennungen 98—100
— des subkutanen Strecksehnenausrisses am Endglied 101
— der Überstreckungsbrüche des Endgliedes der Finger 101—103
— von veralteten BENNETschen Frakturen 137
— — — Gelenksverletzungen 113
— — — Kahnbeinbrüchen 113
— — — Mittelhandknochenbrüchen 138
— — — Nervenverletzungen 145, 152, 153
— — — offenen Verletzungen der Hand und Finger 104—107
— — — Sehnenverletzungen 154
— — — Speichenbrüchen 134
Behandlungsplan bei offenen Verletzungen 50
— bei veralteten Verletzungen, allgemein 108
BENNETsche Fraktur 1. Mittelhandknochen 38—41
Beugesehnen, Anatomie 8—10
— Lage der 9
Beugesehnendurchtrennung, Ausfallserscheinung und Behandlung 94—98
— Daumen 95, 96
— Fingerbereich 94
— Handgelenk 97, 98
— Hohlhand 95
— isolierte, oberflächliche Beugesehnen 94
— tiefe Beugesehnen 94
— Plastik bei 95, 158—164

Beugesehnendurchtrennung, radialer Handbeuger 98
— Ruhigstellung 98, 104, 164
— Sehnennaht 91—93
— ulnarer Handbeuger 98
— veraltet 158, 159
— — beider Beugesehnen 158
— — Hohlhand 159
— — Niemandsland 159
— — Unterarm 158
Beweglichkeit der Mittelhandknochen 5
Blutleere 51
Blutsperre 51
Blutstillung 52
Blutversorgung der Hand 16
Bolzungsarthrodese 126
Brückenspanarthrodese 126
BUNNELLsche Sehnennaht 91—93
— T-Operation 176

Chronaxiewert 86

Daumen, Anatomie und Funktion 2, 3
Daumenersatz, nach NICOLADONI 186
Daumengliedbrüche, siehe Knochenbrüche
Deckung von Hautdefekten **65,** 55—78, 105, 106
Defekt der Speiche bei Handgelenksarthrodese 123
Defektpseudarthrosen am distalen Radiusende 132
Dehnung von Nerven, therapeutische 150
DE-QUERVAINsche Luxationsfraktur 25
Dermatom *60,* 107
Dermatomlappen 60—62
Diskus des Handgelenkes 18
Distorsion der Hand- und Fingergelenke 20
Doppelrechtwinkelnaht 81
Dorsalaponeurose der Finger 6
Dorsalflexion des Handgelenkes 18
Drainage bei Wundnaht 52
Drehosteotomie 185
DUPUYTRENsche Kontraktur 192—195

Elektrische Erregbarkeit bei Nervennaht *86,* 144
Elevationsschiene 54
Entfernung des Ellenköpfchens 133
Entspannungsstellung bei Nervennaht 149
— bei Sehnennaht *98,* 100, 104, 164
Epiphysenlösung an der Basis des 1. Mittelhandknochens 40
— im Bereich der Mittelhandknochen 43
— am distalen Radiusende 34
— an den Fingergliedern 43, 44
ERBsche Entartungsreaktion 144
Ermüdungsriß der Strecksehnen des Daumens 135

Fallhand 13, *165—167*
Faszienlogen der Hohlhand 6, 9
Fehlhaltung, Korrektur 109
Fehlstellung, Korrektur 109
Fernplastik, gestielte 73—75
Fettpreßverletzungen 49
Fingeramputationen, siehe bei Amputationen
Fingerauswechslung 187

Finger, Bau und Funktion der 6—9
Fingergelenke, Lage der 7
Fingergelenksverletzungen, frische 46
— veraltete 113
Fingergelenksverrenkungen, irreponible 22, 84
Fingergelenkszerrungen 20, 84
Fingergips nach MOMMSEN 101
Fingergliedbrüche, geschlossene 44—46
— offene 82
— veraltete 139—142
Fingerkuppenplastik 64
Fingernägel, Verletzung der 54
Fingerschiene 19, *42*
Fingerstümpfe, Korrektur schmerzhafter 113
Fingerverletzungen, frische, geschlossene 19—22
— — offene 46
— veraltete 107, 128, 139—142
Fingerverrenkungen 22—84
— irreponible 22
Fixation bei Beugesehnennähten *98,* 104, 164
— — Sehnenplastik 164
— — Strecksehnennähten 100, 104
FOWLERsche Sehnenplastik 164
Freie Hauttransplantation 58
— Nerventransplantation 150
— Sehnentransplantation 159, 160
Fremdkörperverletzungen 49
Frische Verletzungen 48
FRIEDRICHsche Wundausschneidung 49

Gefäßanastomosen 16
Gekreuzte Lappen bei Fingerverletzungen 65
Gelenke erster Ordnung, Fingergelenke 7, 8, 119, 164
— zweiter Ordnung, Handgelenk 12, 119, 164
Gelenksbrüche der Finger 46
Gelenksinfektionen, Folgen von 114
Gelenksresektionen 118
Gelenksveränderungen nach Nervenverletzungen 113
Gelenksverletzungen, geschlossene 22
— offene 84
Gelenksverrenkungen 84
Gelenkszerrungen 20
Gipsschiene, dorsale *19,* 30, *32*
— — mit Daumeneinschluß 30
— — mit Kleinfingereinschluß 43
— volare 19, 30, *32*
Greifformen 1
Grobgriff 1

Handbäder 114
Handgelenk, Anatomie und Funktion 12
Handgelenksverrenkungen, geschlossene 23
— offene 84
Handphlegmone 205, 206
Handteller 6
Handverletzungen, geschlossene 19
— offene 46, 84
Handwurzelknochen 12, 23
— Brüche der 34—38
Hautplastik, Arten der 69—77
— Technik der 69

Hauttransplantation, freie 58
Hautwunden, alte, siehe Narben 110
— frische 54
Heftpflasterverband 19, 20, 22
Henkelstiellappen 77
HILGENFELDT, Fingerauswechslung 187
— Methode der Spalthandbildung 182—184
Hohlhand, Faszienlogen 6
Hohlhand, Haut der 6
— Schnittführungen 56
Hohlhandphlegmone 206, 207
HOHMANNsche Operation bei Radialislähmung 166

Infektionen, Diagnose und Behandlung 199—208
— der Lymphwege 201
Ischämische Kontraktur, lokale, Diagnose und Behandlung 198
— — nach VOLKMANN, Diagnose und Behandlung 195—198
Iunktura tendinum 10, 98

Kahnbeinbrüche, Einteilung der veralteten 133
— Röntgenuntersuchung bei 35
Karpalbogen 6
Karpalkanal 3, 9
Kapsulektomie 115—117
Kippgelenke nach HASS 118
Knochenbrüche, frische, geschlossene, der Finger 44—46
— — — der Handgelenksgegend 29
— — — der Handwurzelknochen 23, 25
— — — des Kahnbeines 34—38
— — — der Mittelhandknochen 38—43
— — — perilunäre Verrenkungsbrüche 25
— — — des Radius oder der Speiche an typischer Stelle 30—33, 34
— — — der Speiche an typischer Stelle, volarer Verrenkungsbruch 34
— — offene 79—84
— veraltete 131—142
— — BENNETsche Brüche 137
— — Fingerbrüche 139, 141
— — Kahnbeinbrüche 133—136
— — Mittelhandknochenbrüche 138
— — Speichenbrüche an typischer Stelle 131
Knochenspan nach Phemister 138
Knopflochmechanismus bei Strecksehnenverletzungen 100
Kompressionsverband 194
Konservative Behandlung veralteter Nervenverletzungen 145
— Wundbehandlung 48
Kontrakturen an Fingern 110
— nach Nervenverletzungen 141
Kontusion der Finger und Hand 19
Koordination der Gelenke 17
Korrektur der Fallhand 165—167
— von Fehlhaltungen 109
— von Fehlstellungen 109
— der Krallenhand 172—176
— von Narben 109—112
— der Schwurhand 169—172
— von veralteten Knochenverletzungen 131—142

Korrektur von veralteten Nervenverletzungen 145—154
— — — Sehnenverletzungen 154—164
Kragenknopfpanaritium 202
Krallenhand 173
Krauselappen 59
KREUZ, Spalthandbildung nach 181
Kuppenplastik bei Fingerverletzungen 64

Längsbogen der Hand 5
Lappen, gekreuzte, bei Hautdefekten 65
— gestielte, bei Fingerverletzungen 64—66
Lappenplastik 58
— gestielte 61—68
Lappenschnitt 179
LAUENSTEIN, Drehosteotomie nach 185
Leitungsanästhesie 59
Ligamenta cruciata 11
Ligamentum annulare 11
— carpi dorsale 11
— — transversum 13
— vaginale 11
LINDEMANN, gekreuzte Sehnenplastik nach 167
Lokalanästhesie 59
LUKSCH, Fingerauswechslung nach 187
Lymphangitis 201

Mädchenfänger 31
Medianuslähmung 13, 17, 146
— Ersatzoperation bei 169—172
— Mittelgliedbrüche 44, 79, 139
Mittelhand, Querschnitt durch die 5
Mittelhandknochen 6
Mittelhandknochenbrüche 38—43, 138
Mobilisierung der Gelenke 109
— der Nerven 85, 149
Mondbeinbrüche 34—38, 79, 133, 137
Motorische Ausfallserscheinungen 143
Muskulatur der Hand, Strecker und Beuger 2—13

Nachamputation 113
Nachbehandlung von Fingeramputationen 179
— — Knochenbrüchen 32
— — Nervennähten 86
— — offenen Verletzungen 53, 54
— — Sehnennähten 104
Nagelreste 54, 178
Nahplastik, gestielte 61—69
Nahtmaterial 53, 85, 91
Narben 110
Narbenkorrektur, Möglichkeiten 110, 113
Nekrose bei nicht frischen, offenen Verletzungen 105
Nerven der Finger und Hohlhand 13—15
— — Hand, Bau und Funktion 12
Nervendefekte, Behebung der 85
Nervendehnung, therapeutische 150
Nervennaht 84—87, 151
— Entspannungsstellung bei 149
— Gegenanzeige der 84
— Indikation zur nochmaligen 87, 152
— Nahtmaterial zur 85
— partielle 85

Nervennaht, Plexusanästhesie bei 84
— primäre 84
— Regenerationszeit bei 86
— Ruhigstellung bei 149
— Schnittführung bei 52, 53
— sekundäre **84**, *109*, 148
Nerventransplantationen 150
Nervenverlagerung 149
Nervus medianus 2, 3, 9, **13**, *14*, 85
— radialis **12**, *14*, 85
— ulnaris **14**, *14*, 85
Neurolyse 86, 151, 152
Neurome bei Fingeramputationen 113
Nussbaum, Operation bei Krallenhand 173

Oberarmgips bei Radiusfrakturen an typischer Stelle 32
Offene Brüche 79, 80
— — der Fingerglieder 82, 83
— — des 1. Mittelhandknochens 80—83
— — des 2. bis 5. Mittelhandknochens 82—85
— — der Speiche 80
— Gelenksverletzungen 84
— Hand- und Fingerverletzungen 46
— Sehnenverletzungen 88
Operationsarten bei Gelenksschäden 114
Operative Wundbehandlung 49
Opponenslähmung, Ersatzoperation bei 169—171
Opposition des Daumens 2
Osteofibröse Kanäle 9, 11
Osteosynthese der Mittelhandknochen 42, 43

Palmaraponeurose 6
Panaritium articulare 207, 208
— cutaneum 202
— osseum 207
— subcutaneum 203
— subunguale 203
Paronychie 102
Perkutane Bohrdrähte 33, 42, 43
Perilunäre Verrenkungsbrüche 25—27
Perthessche Operation 165, 166
Phalangisation *139*, 181
Phlegmone 199—208
Plastik bei Beugesehnendurchtrennung 96
— des Fingergrundgelenkes 116—118
— der Gelenke 118
— des Handgelenkes 129
— der Haut 69
— bei Lähmungen 164—176
— der Sehnen 160—176
— bei veralteten Nervenverletzungen 164—176
Plexusanästhesie *50*, 84
Pseudarthrosen der Fingerglieder 141
— des Kahnbeines 133—135
— der Mittelhandknochen 138

Quengelbehandlung bei Dupuytrenscher Kontraktur 195
— bei Gelenksplastiken 118
— bei Gelenksverletzungen 114, 115
— bei ischämischen Kontrakturen 196
— bei Kapsulektomie 117

Quengelmethode, die 114, 115
Querschnitt durch die Mittelhand 5
Quetschungen, Diagnose und Behandlung 19
Quetschung der Finger 19
— der Hand 19

Radialislähmung *13*, 165
— und Sehnenplastik 165
Radialisschiene 87
Rakettschnitt 179
Regeneration von Nervenverletzungen, spontane 145
— der Sensibilität 86
— der verletzten Nerven 85
Regenerationszeit bei Nervennaht 87
Reinsertion einer Sehne nach Bunnell 93
Reposition des Daumens 2
Resektion des distalen Ulnaendes 123
Restitution der Motorik 86
— der vegetativen Störungen 86
Reverdin-Plastik **60—62** *73*, 84, 100, 107
Rotationslappen *56*, 69, 77
Ruhestellung der Finger 18
— der Hand 18
Ruhigstellung, Gefahren der 113, 114
— bei Knochenbrüchen 30—43
— bei Nervenverletzungen 149
— bei offenen Verletzungen 53
— bei Sehnenverletzungen 98, 104, 164
Rundstiellappen 77

Schaftbruch des 1. Mittelhandknochens 40
Schienung gelähmter Handpartien 87
Schlüsselgriff 14
Schnittführung nach Bunnell 52, 53
— bei Strecksehnendurchtrennungen 99
Schwielenabszeß 206
Schwurhand 13
Sehnen, Anatomie 8, 9
Sehnendefekte bei Strecksehnenverletzungen 100
Sehnendurchflechtung bei Sehnentransplantation
Sehnenfächer *3*, 4, 10
Sehnengleitapparat 16
Sehnennaht 88
— Achternaht 91, 92
— Anästhesie bei 91
— Blutleere bei 91
— nach Bunnell und Rehn 91, 92
— Doppelrechtwinkelnaht 91, 92
— Nachbehandlung bei 104
— Nahtmaterial 91
— Niemandsland für 88, 89
— primäre 88—90
— sekundäre *88—90*, 109, **154**
— Schnittführung bei 91
— Sehnentransplantation 90
— bei Strecksehnenverletzungen 99, 100
— Technik der 91
— Ursache des Mißlingens 94
Sehnenplastik, gekreuzte 167
— — nach Fowler 100
— der tiefen Beuger 164

Sehnenscheiden 11
— Lage der 7
Sehnentransplantate *158*, 90, 96
— Entnahmestelle der 161
— Technik der Entnahme 161
Sehnentransposition bei Defekten der Strecker 107
Sehnenverletzungen 88
Sehnenverpflanzungen bei Nervenlähmung und Muskeldefekten 164—176
Sekundäramputation 105, 106
Sekundärnaht des kurzen Daumenstreckers 155
— der Sehne des Abductor pollicis longus 155
Sekretorische Ausfallserscheinungen 143
Sensibilität, Prüfung der 108
Sensible Ausfallserscheinungen 142
Spalthandbildung 3, *181—184*
Stabilisierung der Gelenke 17
STEINDLER, Opponensplastik 169—171
Stereognosie 86
Stichverletzungen 48, 55
Strecksehnenausriß, subkutaner, am Endglied 101 bis 103
Strecksehnendurchtrennungen 98—100
Strecksehnendurchtrennung am Daumen 99
— an den Fingern 100
— mit gleichzeitiger Beugesehnendurchtrennung 102
— am Handrücken 101
Strecksehnenverletzungen, Ruhigstellung 100
— Schnittführung 99
— Sehnennaht 99
Subluxation der Fingerendglieder 117
Subunguales Hämatom 54

Tabatiere 3, *16*
Teilverrenkung im Sattelgelenk des Daumens 26
Tenodese des Endgelenkes an den Fingern 94
— des Handgelenkes 165, 166
Tetanusprophylaxe 53
THIERSCHE Hautplastik 69, 71, 72
THOMPSON, Opponensplastik 172
TIMMEL-HOFFMANNsches Zeichen 145
T-Operation nach BUNNELL 176
Totalexstirpation des Kahnbeines 135
Transfixationsgips 33
Transposition von Sehnen 164
Trophische Ausfallserscheinungen 143

Überstreckungsbrüche des Endgliedes 101—103
Übungsbehandlung 19, 32, 113, 114
Übungsgeräte zur Nachbehandlung von Finger- und Handverletzungen 195
Ulnare Fingerschiene 19
Ulnarislähmung 5, 13, 17, 145, 172—176
— Ersatzoperation bei 169

Ulnarisspange 87
Umschläge 19
Unblutige Korrektur von veralteten Speichenbrüchen an typischer Stelle 131
Untersuchung alter Hand- und Fingerverletzungen 107
— frischer Hand- und Fingerverletzungen 45—48
Ursachen von trophischen Störungen 109

Verband nach MOMMSEN 101
Verbrennungen 78, 79
Verbrennungsnarben, Korrektur der 111, 116
Vergleichsaufnahmen, gehaltene 20
Verrenkung im Karpometakarpalgelenk 26—28, 84
— — — divergierende 26
— der Fingergelenke 22, 84
— der Hand, interkarpale 23, 24
— — — perilunäre 23—26
— — — radiokarpale 23
— des Handgelenkes 23, 84
Verrenkungsbruch des 1. Mittelhandknochens 38—40
— perilunärer 25—27
— der Speiche, volarer, an typischer Stelle 33
Verschiebelappen 56, 57
— bei offenen Gelenken 84—107
Vincula tendinum 11
Visierlappen 56, 69
Volarflexion des Handgelenkes 11
VOLKMANN, ischämische Kontraktur 195
Vollhautplastik 58, 59, 71
Vorbereitung des Operationsfeldes zur Hautplastik 70
V-Phlegmone 204—206

WALLERsche Degeneration 85
Wiederherstellung bei Defekten der Strecker, Muskulatur und Sehnen 167
— bei Fingerverlusten 180—192
— bei Medianuslähmung 169—172
— bei Nervenlähmungen, allgemein 165—176
— bei Radialislähmung 165—167
— bei Ulnarislähmung 172—176
— bei veralteten Sehnenverletzungen 155—168
Wundausschneidung, Technik 49—53
Wundbehandlung 48
Wundverschluß, primärer 53—55
— sekundärer 105

Zangenmechanismus der Hand 2
Zerreißung der Gelenksbänder 20
— des ulnaren Seitenbandes am Daumen 20, 21
Zerrung der Fingergelenke 20
— des Handgelenkes 20
Z-Plastik 70, 110

If you have any concerns about our products,
you can contact us on
ProductSafety@springernature.com

In case Publisher is established outside the EU,
the EU authorized representative is:
**Springer Nature Customer Service Center GmbH
Europaplatz 3, 69115 Heidelberg, Germany**

Printed by Libri Plureos GmbH
in Hamburg, Germany